自疗有方

中医推拿轻图典

臧俊岐◎主编

黑龙江科学技术出版社
HEILONGJIANG SCIENCE AND TECHNOLOGY PRESS

图书在版编目（CIP）数据

中医推拿轻图典/臧俊岐主编. --哈尔滨:黑龙江科学技术出版社，2018.4
（自疗有方）
ISBN 978-7-5388-9524-7

Ⅰ. ①中… Ⅱ. ①臧… Ⅲ. ①推拿－图解 Ⅳ. ①R244.1-64

中国版本图书馆CIP数据核字(2018)第016756号

中医推拿轻图典

ZHONGYI TUINA QING TUDIAN

主　　编　臧俊岐
责任编辑　项力福
摄影摄像　深圳市金版文化发展股份有限公司
策划编辑　深圳市金版文化发展股份有限公司
封面设计　深圳市金版文化发展股份有限公司
出　　版　黑龙江科学技术出版社
　　　　　地址：哈尔滨市南岗区公安街70-2号　邮编：150007
　　　　　电话：（0451）53642106　传真：（0451）53642143
　　　　　网址：www.lkcbs.cn
发　　行　全国新华书店
印　　刷　深圳市雅佳图印刷有限公司
开　　本　685 mm×920 mm　1/16
印　　张　13
字　　数　120千字
版　　次　2018年4月第1版
印　　次　2018年4月第1次印刷
书　　号　ISBN 978-7-5388-9524-7
定　　价　39.80元

前言 PREFACE

在远古时代，在没有先进的医疗设备和医疗技术的恶劣环境下，人们常常需要通过其他方式来解决自身病痛。我们的祖先在长期的实践中发现，若在病痛的局部按一按、揉一揉，或者用小石头刺刺、用小木棍扎扎，就能减轻或者消除病痛。因此，推拿逐渐从无意识的偶然动作演变成为人们自由运用的治病方法。

推拿疗法又称为按摩疗法，在中国流传了几千年，是我国传统的非药物自然疗法之瑰宝。中国现存最早的医典《黄帝内经》，其中《素问》有9篇、《灵枢》有5篇对按摩进行了论述。《素问·血气形志篇》说："形数惊恐，经络不通，病生于不仁，治之以按摩、醪药。"指出了如果经络不通、气血不通，人体的某个部位就会出现疾病，在治疗上可以用按摩的方法疏通经络气血，达到治疗的作用。

推拿（按摩）疗法深受现代人的青睐，它绿色健康、简单易学、无毒、无不良反应，所以也受到养生家的重视。现代人大多数将其用于保健和休闲，患病时则较少用推拿的方法来治疗。然而，推拿用于治疗疾病，效果往往不错，尤其是治疗软组织损伤、慢性劳损类疾病，如颈椎病、肩周炎、头痛、卒中偏瘫等疗效显著，对儿科、心脑血管科、男科、妇科等病症的治疗均有良效。

本书详细讲述了经络推拿基础知识以及近百种常见病的推拿疗法。对于每种疾病，书中选取疗效最佳的特效穴进行推拿治疗示范，教您10分钟轻松祛病。本书图文并茂，配有真人取穴图和操作图，让读者轻松找穴，自如操作，快速祛病。

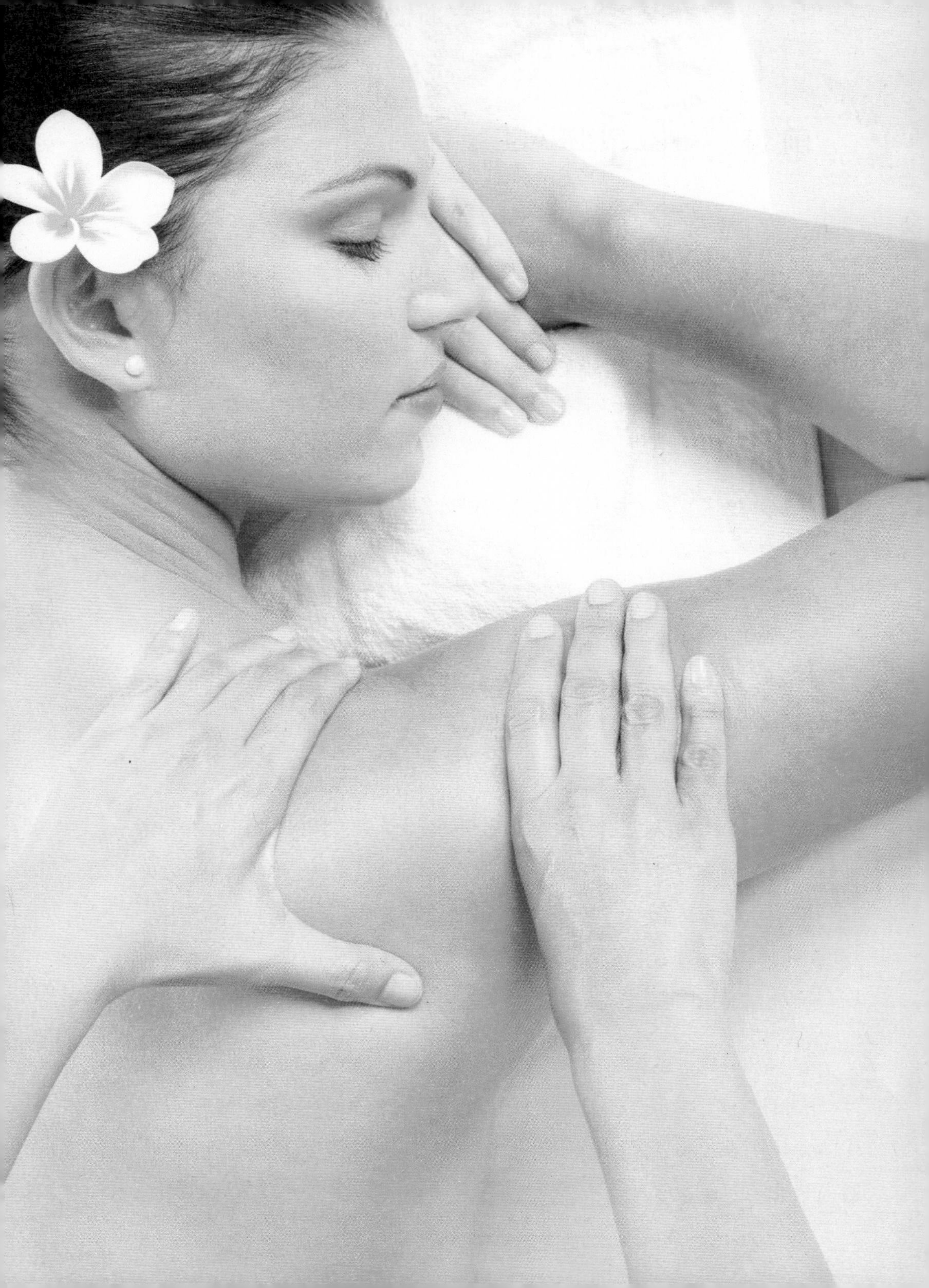

目录 CONTENTS

第1章

推拿——源于自然，归于神奇

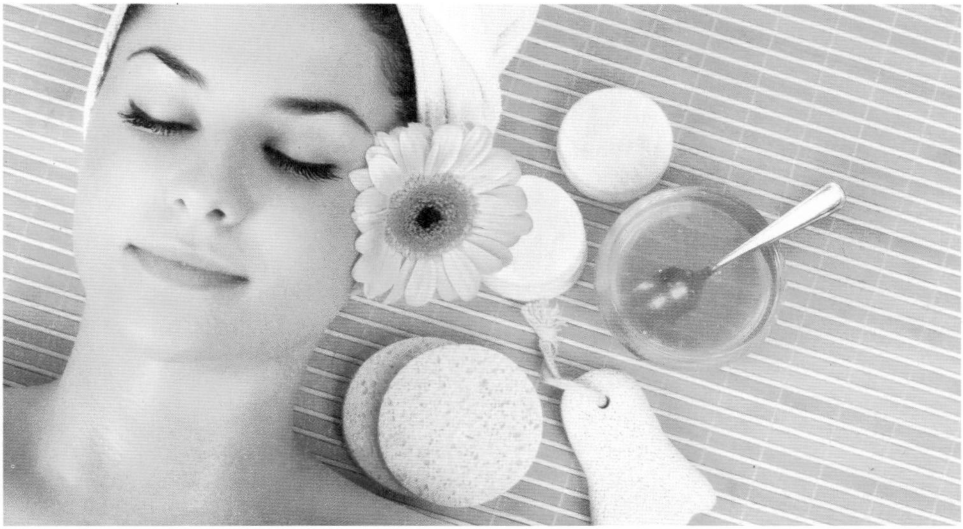

目录 CONTENTS

第2章 呼吸系统：宣肺平喘，让呼吸更畅通

第3章 心脑血管系统：告别痛苦，健康伴您行

第4章 精神与神经系统：养心安神，调整心态

第5章 消化系统：推拿是健脾养胃的“灵丹妙药”

第 6 章 泌尿生殖系统：穴位推拿，滋阴益肾利尿

第 7 章 内分泌及循环系统：内调外养是关键

第 8 章 妇科：用好妙“穴”，让女人的身体春暖花开

目录 CONTENTS

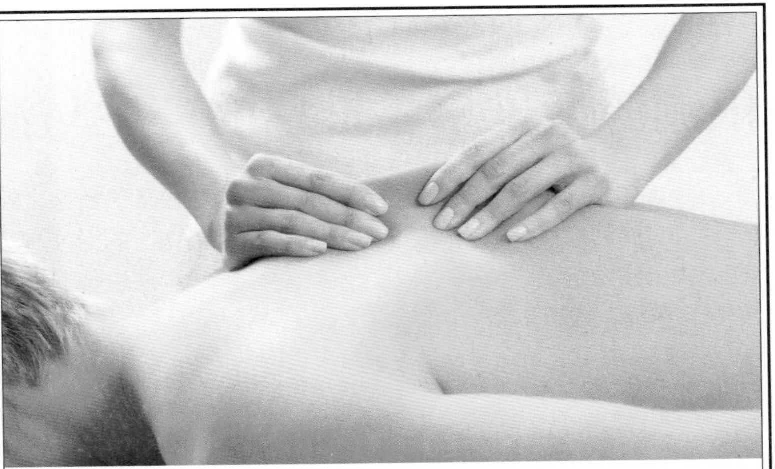

推拿——源于自然，归于神奇

第1章

推拿又称按摩，古称按跷，其历史悠久，是我国传统医学中独特的治疗方法之一。推拿是以中医的脏腑、经络学说为理论基础，并结合西医的解剖和病理诊断知识，用手法作用于人体体表的特定部位以调节机体生理、病理状况，达到理疗目的的方法。

从性质上来说，推拿是一种物理的自然治疗方法。入门简单，易掌握，人人都可以成为推拿师。

追根溯源话推拿，推拿的产生与演化

穴位是人体脏腑经络之气输注于体表的部位，也是邪气所客之处。推拿是一种特有的治疗疾病的手段，它是一种“从外治内”的治疗方法，是用手在人体上按经络、穴位用推、拿、提、捏、揉等手法进行治疗。推拿与穴位结合祛病，效果常事半功倍。

推拿的历史起源和发展

我们的祖先在长期的实践中发现，若在病痛的局部按按揉揉，或者用小石头刺刺、用小木棍扎扎，就能减轻或者消除病痛，由此逐渐发现了经络穴位的神奇之处。其实这种“以痛为腧”的取穴方式，就是推拿腧穴的原形。后来先古医家不断总结经验，对腧穴有了进一步的认识，对按压什么位置能起到什么样的治疗作用有了较为清晰的了解。大约在公元前 1 世纪的时候，已有具体名称的穴位大概有 160 个。之后，古代的医学家们对穴位主治功能方面的认识也逐步丰富、完善起来。到了清代，有名称的穴位一共有 361 个。这 361 个穴位分别位于十二经和任督二脉之上，有固定的名称和固定的位置，这也是我们现代人常说的“经穴”，或者“十四经穴”。另外有一些穴位，也都有自己的名字和固定的位置，但是却不属于十四经，而是属于另外一个系统，那就是“经外奇穴”，比如说四缝、定喘等。除了上面所提到的穴位之外，其实还有一类穴位，它们既没有固定的名字，也没有固定的位置，这就是“阿是穴”。“阿是穴”其实就是病痛局部的压痛点或者敏感点。

人体穴位的主要功效

中医认为，人体穴位主要有四种大的作用：首先它是经络之气输注于体表的部位；其次它是疾病反映于体表的部位，当人体生理功能失调的时候，穴位局部可能会有一些变化；再次，我们可以借助于这些变化来推断到底是身体的什么部位出现了问题，从而来协助诊断；最后，当人体出现疾病的时候，这些穴位还是针灸、推拿等疗法的刺激部位。

推拿的主要功效

穴位是人体脏腑经络之气输注于体表的部位，也是邪气所客之处。在防治疾病时，穴位是治疗疾病的刺激点与反应点，以通经脉、调气血，使阴阳归于平衡、脏腑趋于调和，从而达到祛除病邪的目的。推拿穴位可以增强机体免疫力，防病治病。临床实践证明：推拿一般有以下五大功效。

平衡阴阳，调整脏腑

阴阳失调便会引发脏腑功能的紊乱，从而导致疾病的发生。推拿能够调整脏腑的功能，使之达到阴阳平衡。

疏通经络，调和气血

作为运行气血的通道，经络内归于脏腑，外络归于肢节，它将人体的各个部分有机地联系在一起。当经络不通时，机体便会发生疾病，通过推拿，可以使经络疏通，气血流通，进而消除疾病。

扶正祛邪，增强体质

自我推拿是患者通过自我刺激穴位，来增强其扶正、祛邪功能的一种手段，可促进机体消化吸收和营养代谢，保持软组织弹性，提高肺活量。

强壮筋骨，通利关节

骨伤疾患会直接影响到运动系统功能，自我推拿能够强健筋骨，令患者的正常功能得以恢复，可使由于肌肉等软组织痉挛、粘连而导致关节失利的患者解痉松粘、滑利关节。

活血化瘀，消肿止痛，松解粘连

肢体软组织损伤之后，这个部位的毛细血管便会破裂出血，形成局部瘀血及肿胀疼痛现象。外伤或者出血这种局部的刺激可引起血管的痉挛。推拿能够加速局部供血、消散瘀血、松解粘连、消除痉挛、恢复关节功能。推拿不仅能强身健体，还可以防治疾病。

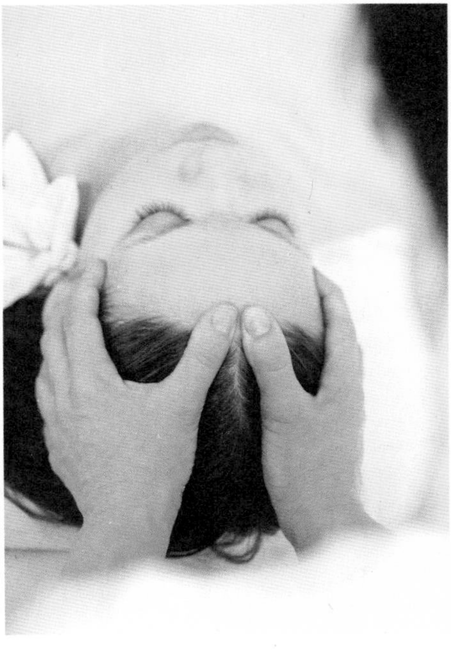

简便穴位定位法，轻轻松松找穴位

穴位是人体脏腑经络气血输注于体表的部位。取穴的正确与否，直接影响推拿等疗法的疗效。掌握正确的方法是准确取穴的基础。常用的取穴方法有手指度量法、骨度分寸法、体表标志参照法、简便定位法和感知找穴法 5 种。

手指度量法

利用患者本人的手指作为测量的尺度来量取穴位的方法称为手指度量法，又称为“手指同身寸”，是临床上最常用的取穴方法。“同身寸”中的“寸”并没有具体数值。“同身寸”中的“1 寸”在不同的人身体上的长短是不同的：较高的人的“1 寸”要比较矮的人的“1 寸”要长，这是由身体比例来决定的。所以，“同身寸”只适用于本人身上，而不能用自己的手指去测量别人身上的穴位，这样做是找不准穴位的。

拇指同身寸：是以拇指第一关节的横度（宽度）为 1 寸；适用于四肢部取穴。

中指同身寸：是手指度量法中较常用的方法之一，中指弯曲时中节内侧两端横纹之间的距离为 1 寸；适用于四肢部和背部取穴。

横指同身寸：又称“一夫法”。食指、中指、无名指和小指并拢，以中指第二节纹线处四横指并紧后的共同横行长度为“一夫”，四指宽度为 3 寸；另外，食指、中指并拢，以中指第二节纹线处二横指并紧后的共同横行长度为 1.5 寸；适用于下肢、腹部和背部取穴。

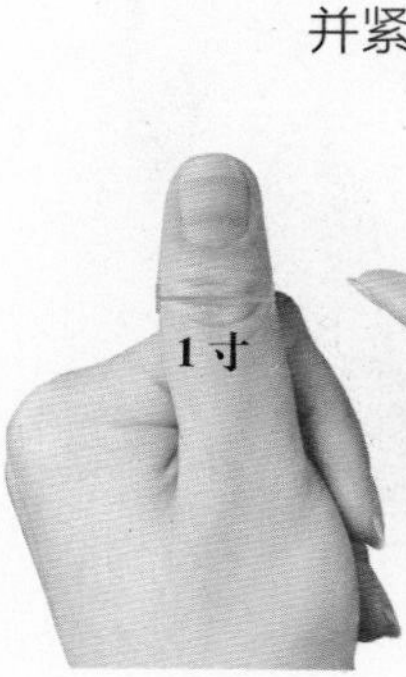

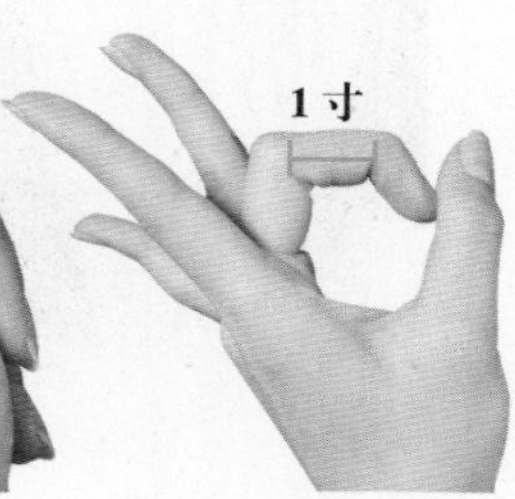

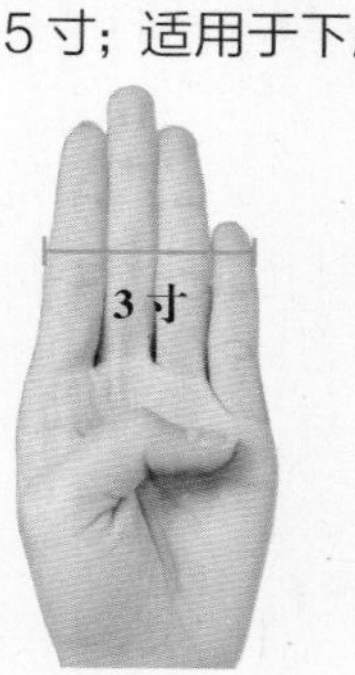

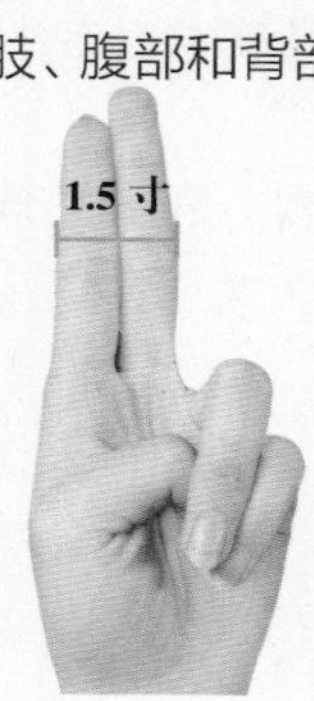

简便定位法

简便定位法是临床中一种简便易行的俞穴定位方法。如立正姿势，手臂自然下垂，其中指端在下肢所触及处为风市穴；两手虎口自然平直交叉，一手指压在另一手腕后高骨的上方，其食指尽端到达处取列缺穴；握拳屈指时中指尖处为劳宫穴；两耳尖连线的中点处为百会穴等。此法是一种辅助取穴方法。

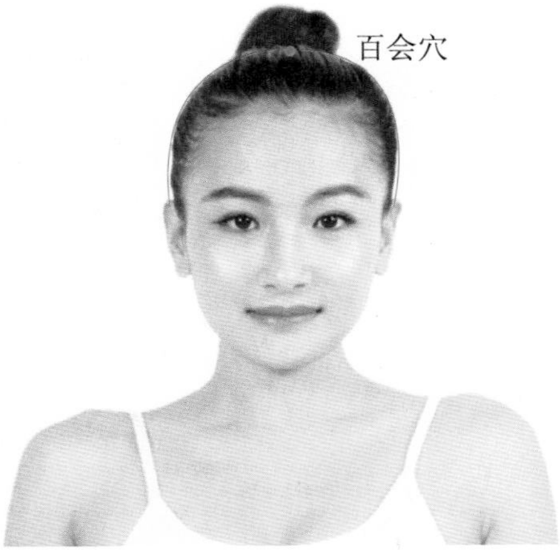

标志参照法

固定标志：常见判别穴位的标志有眉毛、乳头、指甲、趾甲、脚踝等。如：神阙位于腹部脐中央；膻中位于两乳头中间。

动作标志：需要做出相应的动作姿势才能显现的标志。如张口取耳屏前凹陷处即为听宫穴。

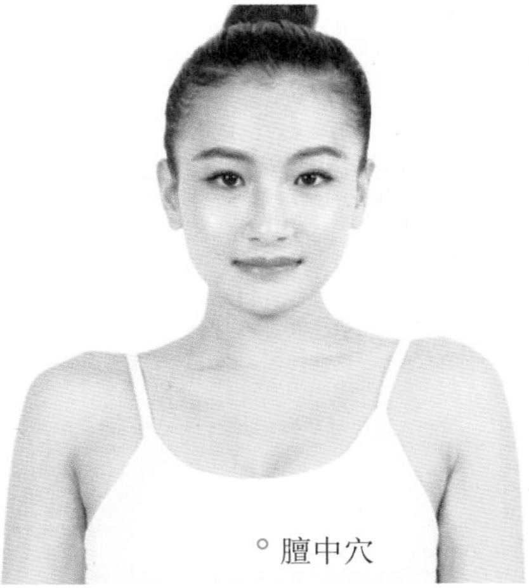

感知找穴法

感觉疼痛的部位，或者按压时有酸、麻、胀、痛等感觉的部位，可以为阿是穴进行治疗。阿是穴一般在病变部位附近，也可在距离病变部位较远的地方。

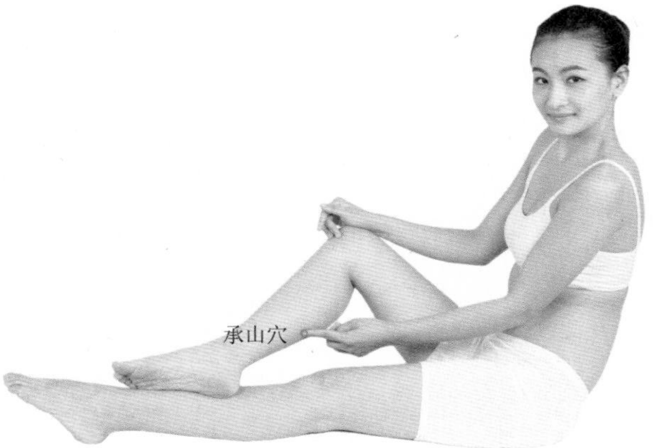

骨度分寸法

前后发际间为 12 寸；两乳头之间为 8 寸；胸骨体下缘至脐中为 8 寸；脐孔至耻骨联合上缘为 5 寸；肩胛骨内缘至背正中线为 3 寸；腋前（后）横纹至肘横纹为 9 寸；肘横纹至腕横纹为 12 寸；股骨粗隆（大转子）至膝中为 19 寸；膝中至外踝尖为 16 寸；胫骨内侧髁下缘至内踝尖为 13 寸。

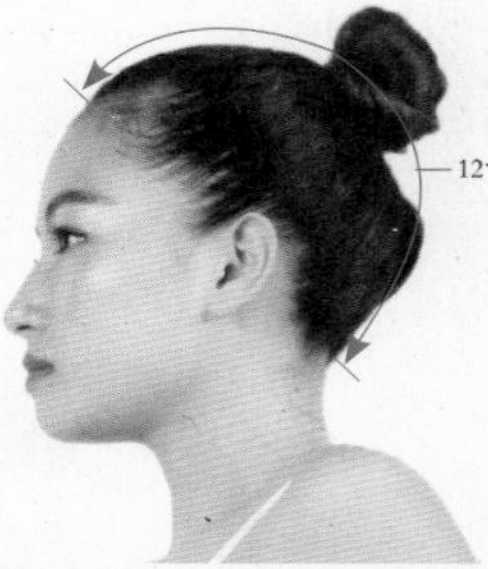

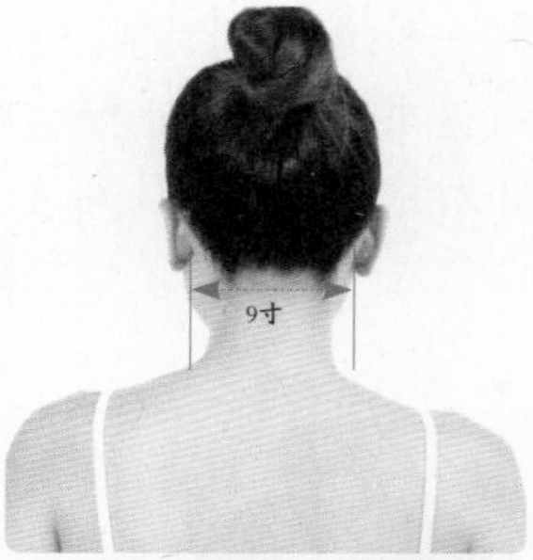

骨度分寸度量法

部位	起止点	骨度分寸
头部	前发际至后发际	12寸
	前额两发角之间	9寸
	耳后两乳突之间	9寸
胸腹部	岐骨至脐中	8寸
	脐中至横骨上廉	5寸
	两乳头之间	8寸
背腰部	肩胛骨内侧缘至后正中线	3寸
侧胸部	腋下至第11肋端下方	12寸
上肢部	腋前纹头至肘横纹	9寸
	肘横纹至腕横纹	12寸
下肢部	耻骨联合上缘至股骨内上髁	18寸
	胫骨内侧髁下缘至内踝高点	13寸
	股骨粗隆至膝中	19寸
	膝中至外踝高点	16寸
	外踝高点至足底	3寸

图解基础推拿（按摩）手法

推拿是中医治疗疾病的手段，也是中国百姓日常保健的常用手法，推拿的方法不同，其效果也不一样。下面为大家详细介绍推拿的各种手法，让您一目了然，手到病除！

压法

以肢体在施术部位压而抑之的方法称为压法。压法具有疏通经络、活血止痛、镇静安神、祛风散寒和舒筋展肌的作用，经常被用来进行胸背、腰臀以及四肢等部位的推拿。

指压法

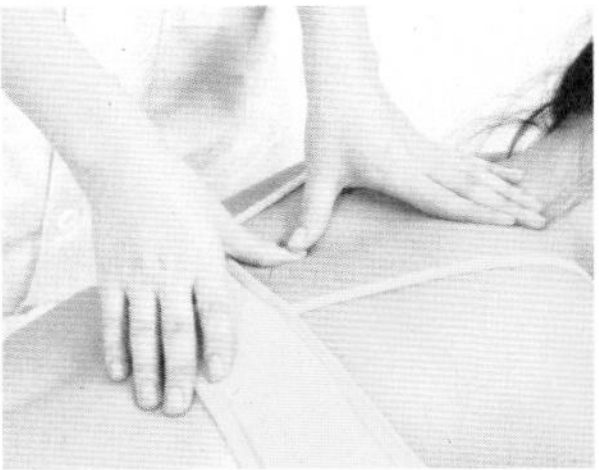

以手指用力按压穴位，还可以一边用力，一边顺着一定的方向滑动。

掌压法

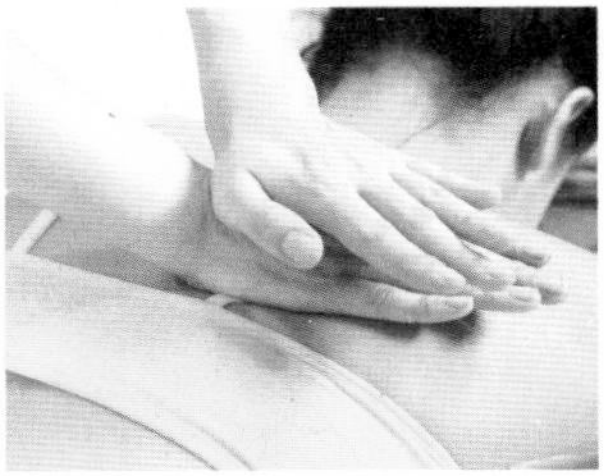

以掌面为着力点对体表的治疗部位进行按压，可以一边用力一边进行滑动。

肘压法

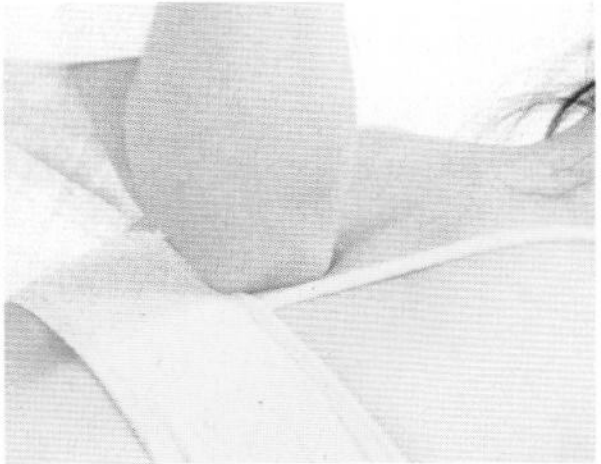

肘关节屈曲，以肘尖部为着力点，对体表治疗部位进行按压。

捏法

捏法就是用拇指、食指和中指相对用力，提捏身体某一部位皮肤肌肉的推拿手法。捏法的动作和拿法相似，只是用力较轻微，动作较小。捏法如果施用于脊柱两侧部位，就是我们平时所称的“捏脊”。捏法适用于头部、颈部、四肢和脊背，具有活血化瘀、舒经活络、安神益智的作用，能够治疗消化道疾病、月经不调、神经衰弱等多种慢性疾病。

捏法

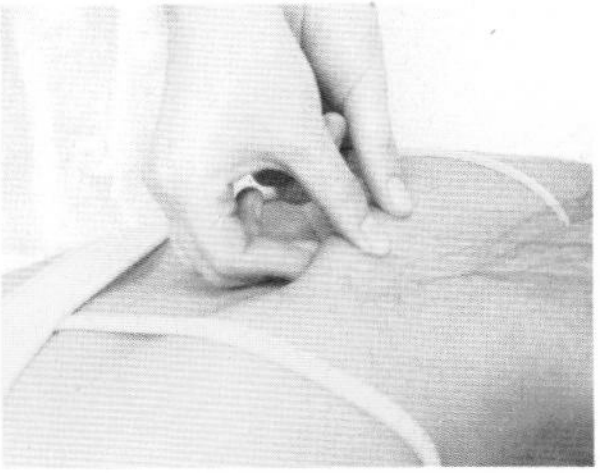

用拇指、食指和中指相对用力，提捏某一部位的皮肤肌肉。

点法

用指端、肘尖或屈曲的指关节突起部分着力，点压在一定部位的推拿手法称为点法，也称点穴。点穴时也可瞬间用力点按人体的穴位，具有开通闭塞、活血止痛、解除痉挛、调整脏腑功能的作用。

拇指指端点法

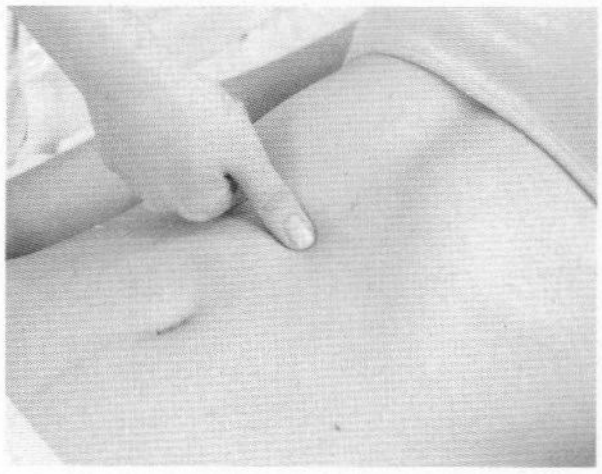

手握空拳，拇指伸直并紧靠于食指中节，用拇指端点压一定的部位。

屈拇指点法

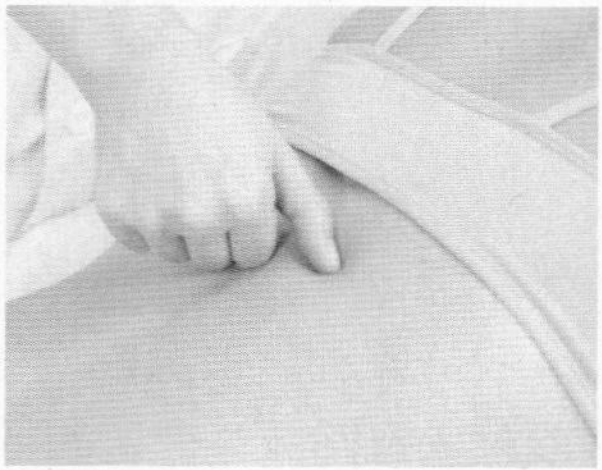

拇指屈曲，用拇指指间关节桡侧点压一定部位。操作时可用拇指端抵在食指中节外缘以助力。

屈食指点法

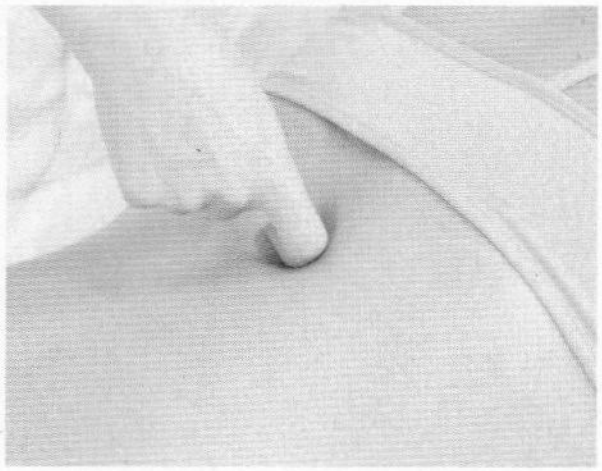

食指屈曲，其他手指相握；用食指第一指间关节突起部分点压一定部位。

拿法

以单手或者双手的拇指与其余四指相对，握住施术部位，相对用力，并做持续、有节律的提捏方法，称为拿法。主要用于颈部、肩背部及四肢部位。在临床应用的时候，拿后需配合揉摩动作，以缓解刺激引起的不适。

二指拿法

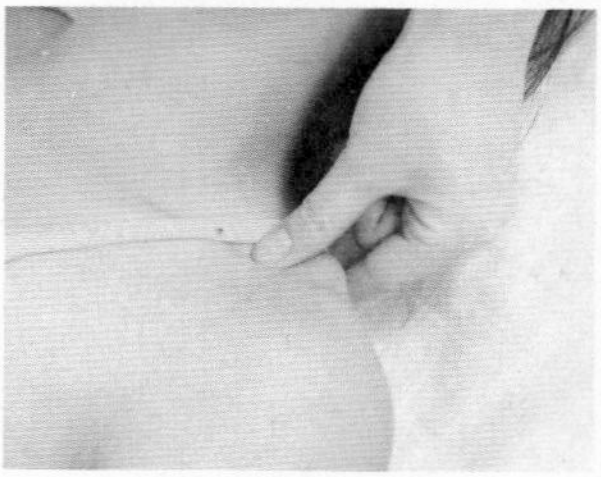

用拇指和食指提拿推拿部位。一般适用于颈项部、骨关节处，动作宜轻柔，切忌用力过猛。

三指拿法

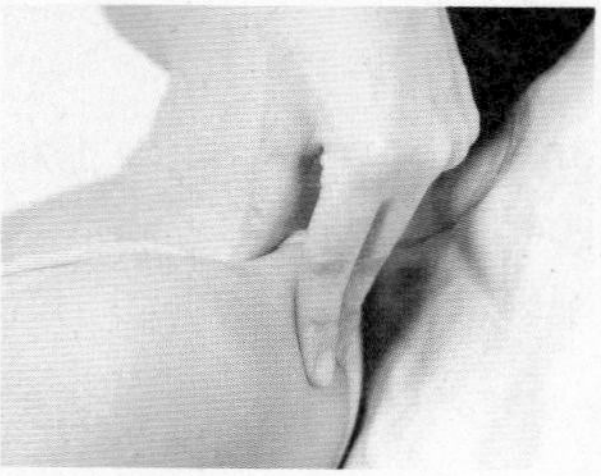

用拇指、食指和中指提拿推拿部位。逐渐用力内收，提起肌肤，做轻重交替而连续的提捏或揉捏。

掌拿法

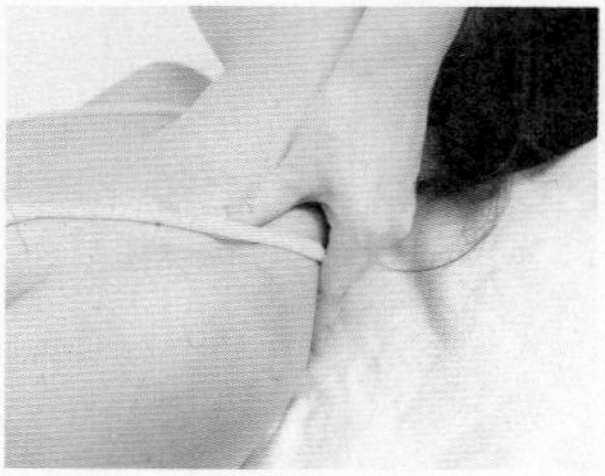

让拇指与四指分开，用掌部力量提拿推拿部位。操作时，手法要稳而柔和，力度适中。

按法

用指、掌或肘深压于体表一定部位或穴位的推拿手法，称为按法。按法是一种较强刺激手法，有镇静止痛、开通闭塞、放松肌肉的作用。指按法适用于全身各部位穴位；掌根按法常用于腰背部及下肢穴位；肘按法常用腰背部穴位。

指按法

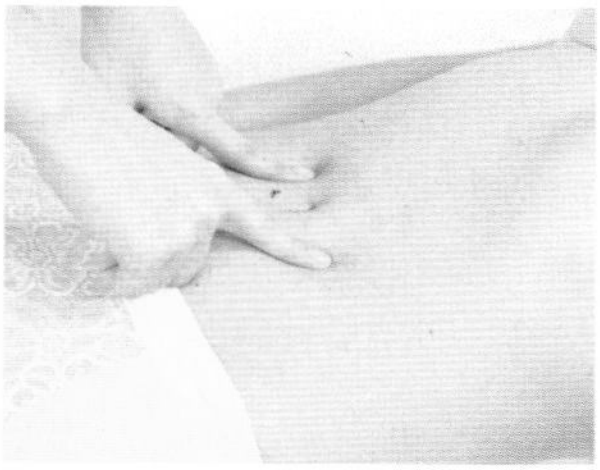

用手指着力于体表某一部位或穴位上，做一掀一压的动作，逐渐用力下压，称为指按法。

掌根按法

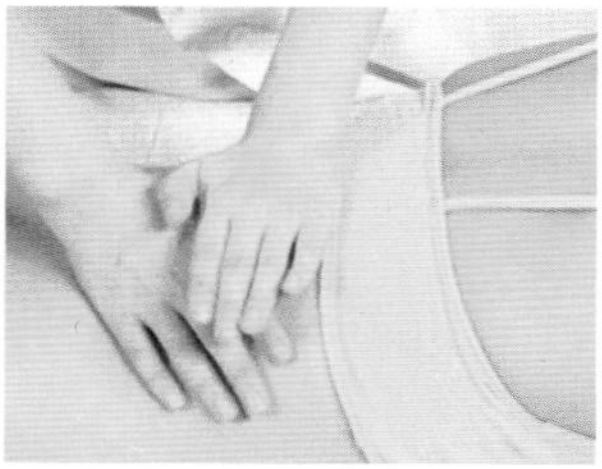

用掌根或全掌着力于体表某一部位或穴位上，逐渐用力下压，称为掌按法。

肘按法

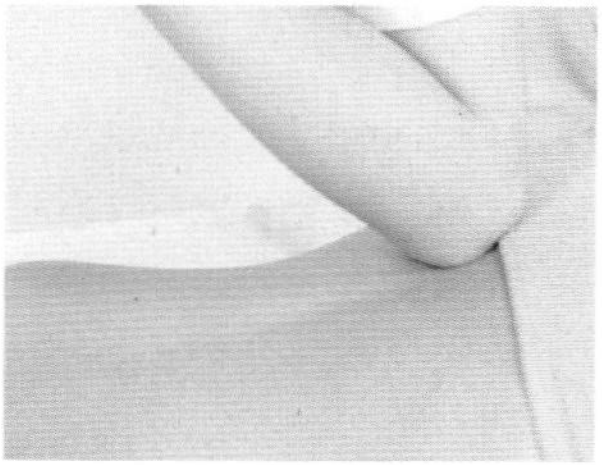

用手肘的力量着力于体表某一部位或穴位上，逐渐用力下压，称为肘按法。

揉法

揉法指的是用指、掌、肘部吸附于肌体表面某些部位或穴位，或在反射区上做柔和缓慢的回旋转动或摆动，并带动皮下组织一起揉动的一类推拿手法。揉法具有宽胸理气、缓解肌肉痉挛等作用。

单指揉法

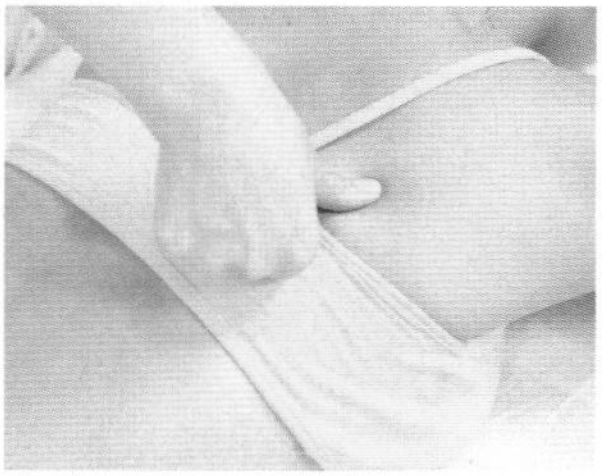

用拇指指腹吸附于肌体的某些部位、穴位或反射区上做回旋的揉动，力度适中，适用于狭小部位。

多指揉法

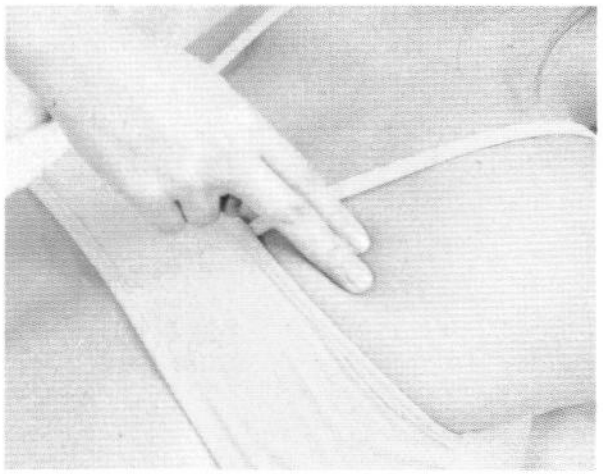

将食指、中指或多指并拢，指腹着力，吸附于肌肤的某些部位或穴位上，做腕关节连同前臂小幅度回旋转动。

大鱼际揉法

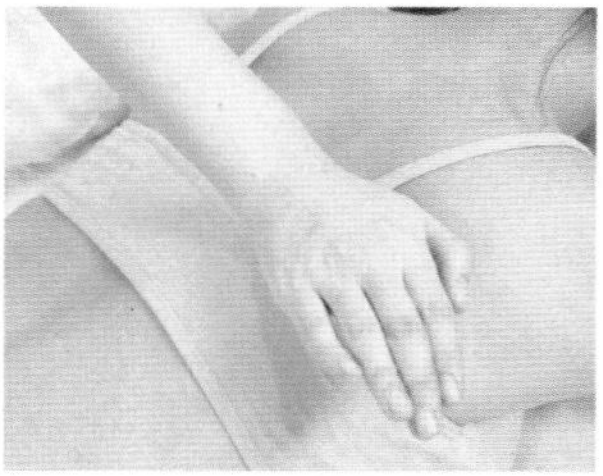

用大鱼际着力于肌肤的一定部位上，腕部放松，以前臂为支点，前臂做主动转动，带动腕部做柔和缓慢的旋转动作。

掌根揉法

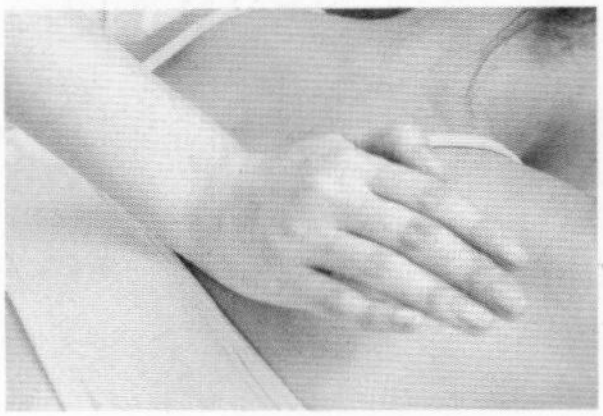

以掌根部吸附于肌体的某些部位或穴位上，腕部放松，以肘部为支点，前臂做主动摆动，带动腕部做回旋转动。

掌揉法

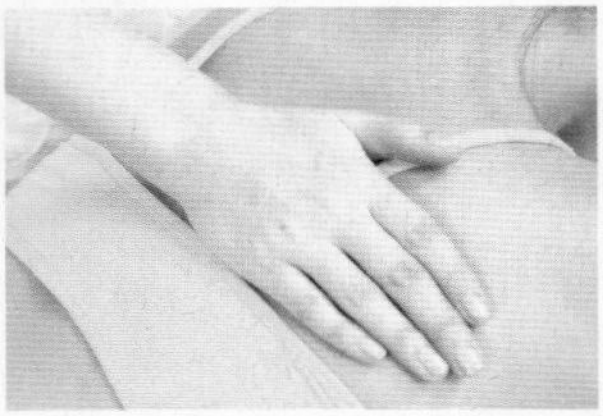

全掌紧贴于肌肤的某些部位上，腕部自然放松，以肘为支点，前臂做主动摆动，带动手腕做柔和缓慢的回旋转动。

肘揉法

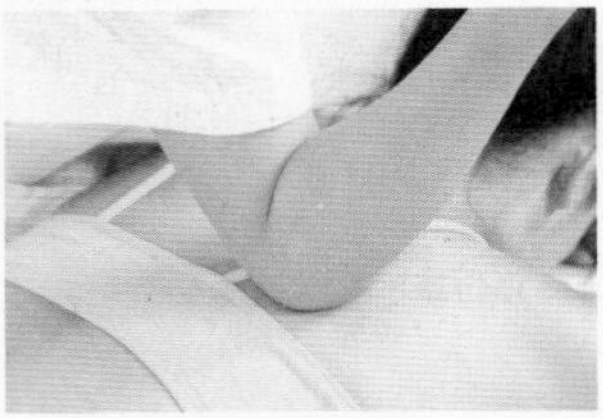

用肘的尺桡交界处肌肉丰满的部位着力于肌体的某些部位上，以肩为支点，上臂做主动摆动，带动前臂做回旋转动。

提拿法

提拿法指的是用拇指和其余四指，或用双手分置于患部肌肉或肌腱上，用力向上提起并进行节律性拿提的推拿手法。提拿法能够通经活络、解除疲劳，多适用于颈肩部、腰背部等部位。

单手提拿法

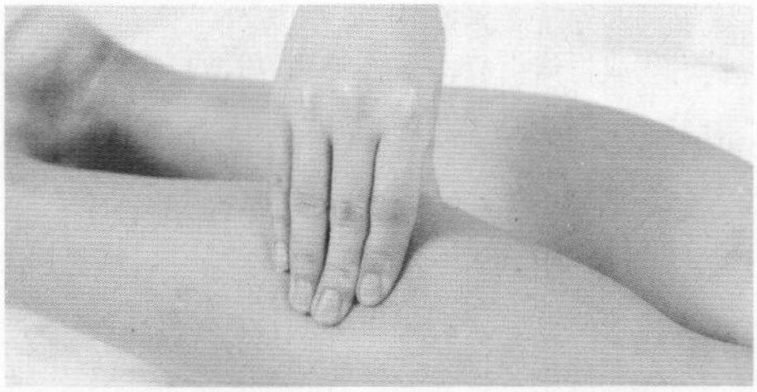

用拇指和其余四指分别置于患部肌肉或肌腱两侧，用力向上提起并进行节律性拿提。

双手提拿法

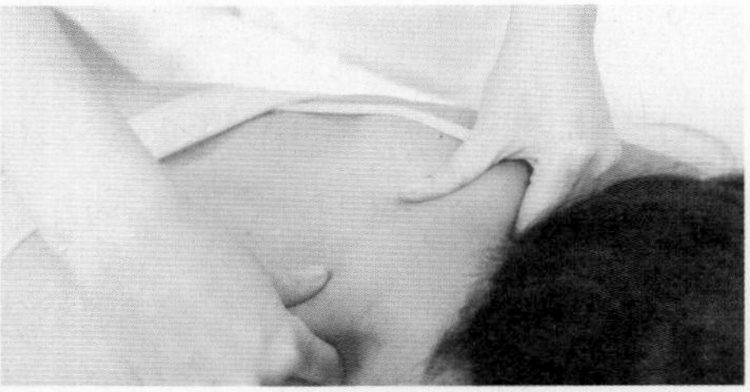

双手分置于患部肌肉或肌腱上，用力向上提起并进行节律性拿提。

掐法

掐法指的是以拇指指甲在一定的部位或穴位上用力按压的一种推拿手法。掐法适用于面部及四肢部位的穴位，是一种强刺激的手法，具有开窍解痉的功效。

掐法

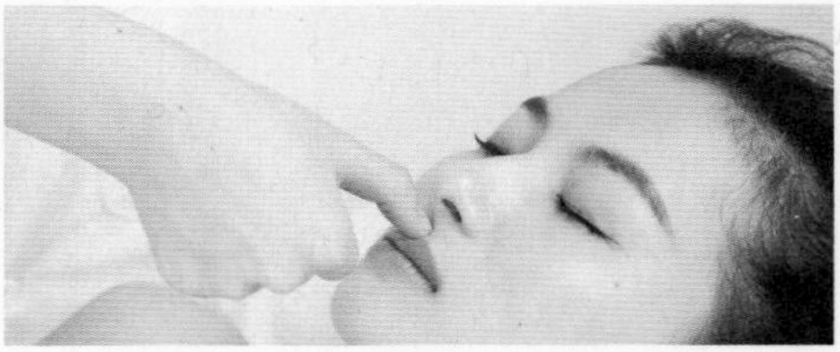

以拇指指甲在一定的部位或穴位上用力掐压的一种推拿手法。

按揉法

按揉法指的是用指腹和掌根置于一定的部位上进行短时间的按压，再做旋转揉动或边按边揉的推拿方法。按揉法能够开窍提神、调和气血、散寒止痛，适用于全身各个部位的推拿。

拇指按揉法

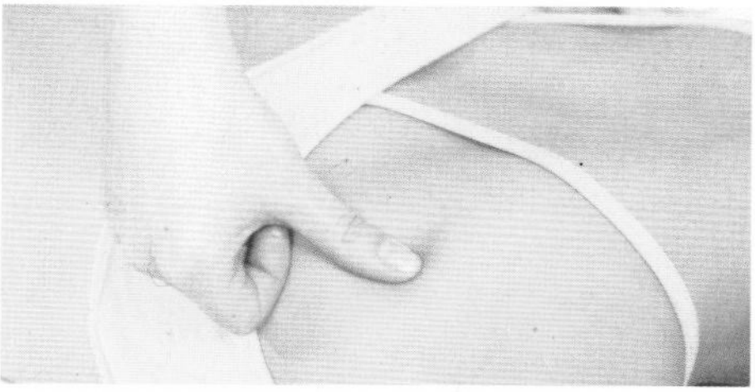

以拇指指腹置于施术部位进行短时间的按压，再旋转揉动或边按边揉。

多指按揉法

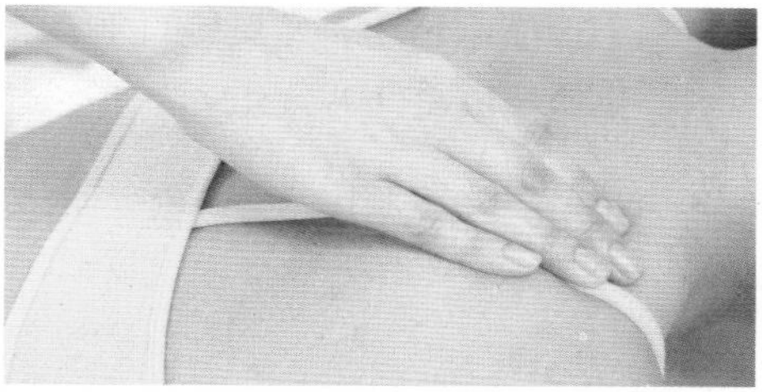

以多指指腹置于施术部位进行短时间的按压，再旋转揉动或边按边揉。

鱼际按揉法

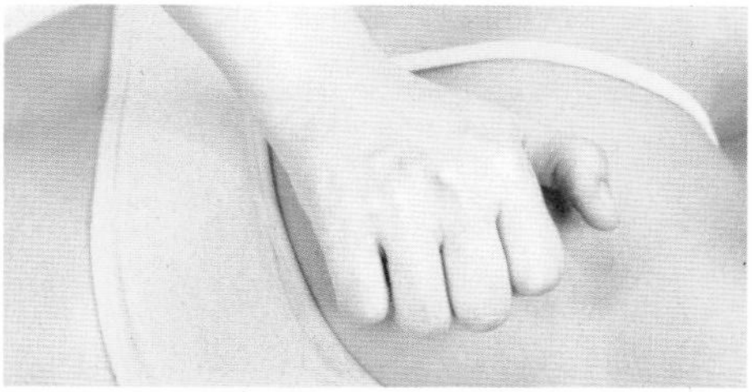

用大鱼际或小鱼际置于身体上进行短时间的按压，再旋转揉动或边按边揉。

掌根按揉法

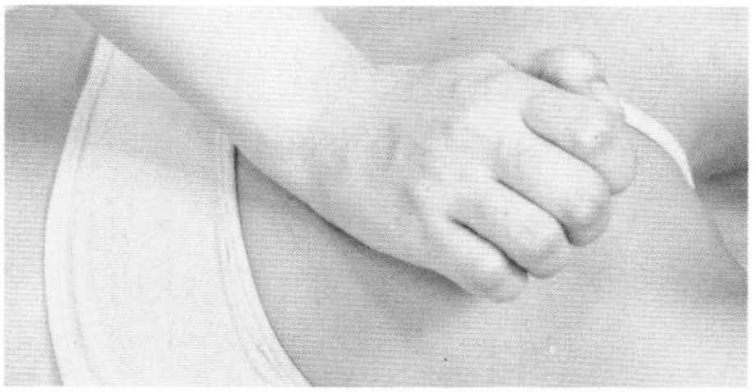

用手掌根部置于施术部位进行短时间按压，再旋转揉动或边按边揉。

拍法

用虚掌或适用的拍子拍打体表部位的一种推拿手法，称为拍法，又称拍打法。拍法在临床上较为常用，多作为治疗的辅助手法，可用于全身各部，但是胸腹部极少运用，常用于肩背部、腰骶部及大腿部。

拍法

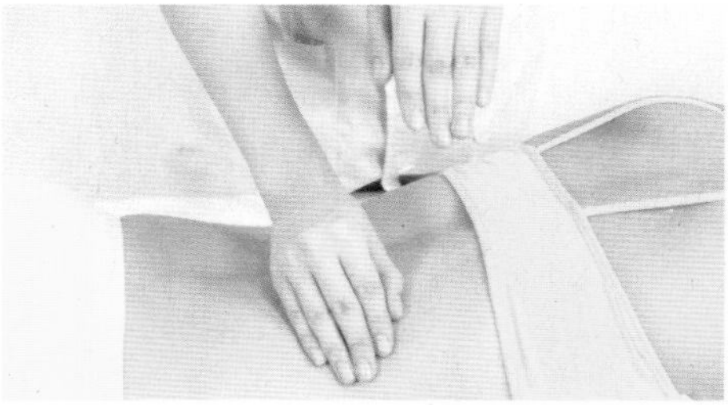

以虚掌拍之，常用于肩背部、腰骶部及臀部。在操作过程中忌用实心掌拍打，作用力度应一致。

推拿的适应证和禁忌证

推拿治疗的范围很广，在外科、内科、妇科、儿科、五官科以及保健美容方面都适用，尤其是对于慢性疾病、功能性疾病疗效较好。但是它也不能够包治百病，有些疾病便不适合通过推拿来进行治疗。

推拿的适应证

（1）外科：如上肢部伤筋（肩关节周围炎、肱骨外上髁炎、腕关节扭伤、腱鞘炎等）、脊柱部伤筋（落枕、颈椎病、急性腰扭伤、慢性腰肌劳损、腰椎间盘突出症等）、下肢部伤筋（膝关节骨性关节炎、踝关节扭伤、跟痛症）等。

（2）内科：治疗范围包括心脑系病症（不寐、卒中后遗症等）、脾胃肠系病症（胃痛、泄泻、便秘等）、肝胆系病症（胁痛）等。

（3）妇科：包括月经病（月经不调、痛经）、带下病、产后病（产后缺乳、乳腺炎等）、妇科杂症（乳腺增生、更年期综合征）等。

（4）儿科：包括感冒、发热、咳嗽、厌食、疳积、呕吐、腹泻、便秘等。

另外，其他方面的疾病也适合用推拿方法进行治疗，如男科疾病、五官科疾病等。

推拿的禁忌证

（1）脑部出现栓塞和处于急性发作期的脑出血患者，以及各种恶性肿瘤患者。

（2）出现了皮肤破溃或者是患有妨碍推拿施术的皮肤病者。

（3）患伤寒、流行性乙型脑炎、流行性脑脊髓膜炎、霍乱以及其他急性传染病的病人。

（4）皮肤常有瘀斑的血小板减少性紫癜或变应性紫癜患者、皮肤容易出血者。

（5）患有诊断不明的急性颈部脊椎损伤伴有脊髓症状的患者。

（6）癌症、恶性贫血、久病体弱而又极度消瘦的患者要禁用头部推拿按摩。

（7）处于特殊生理期，如月经期和怀孕期的妇女，均不宜推拿按摩。

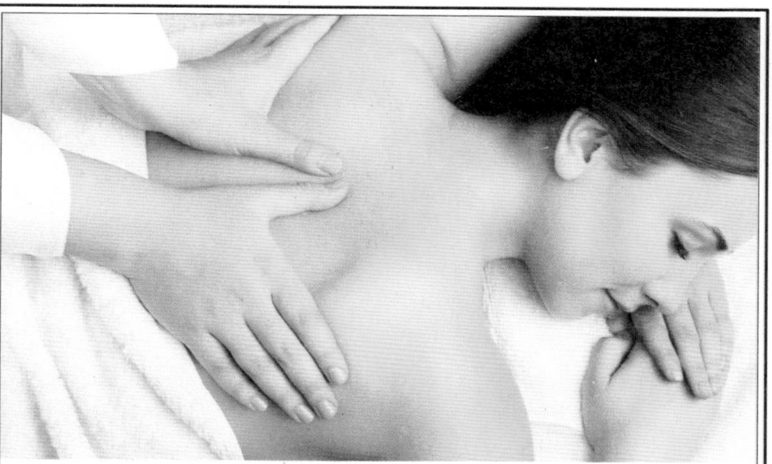

呼吸系统：宣肺平喘，让呼吸更畅通

第2章

呼吸系统疾病是一种常见病、多发病，主要病变在气管、支气管、肺部及胸腔，病变轻者多咳嗽、胸痛、呼吸受影响，重者呼吸困难、缺氧，甚至因呼吸衰竭而致死。随着空气污染的加重和社会老龄化加剧，呼吸系统疾病已占有相当大的比例，因此日常生活中呼吸系统疾病的护理和治疗就显得尤为重要。

感冒

呼吸科

推拿方法

临床症状：感冒，中医称『伤风』，是一种由多种病毒引起的呼吸道常见病。感冒一般分为风寒感冒和风热感冒。风寒感冒的主要症状为起病急、发热轻、恶寒重。风热感冒的主要症状为发热重、恶寒轻、流黄涕、咳吐黄痰等。

基础治疗：风池、迎香、合谷、风府、大椎。

随症加穴：若风热感冒，加按曲池；若鼻塞，加按迎香；若头痛，加按印堂。

风池 疏风祛邪解表

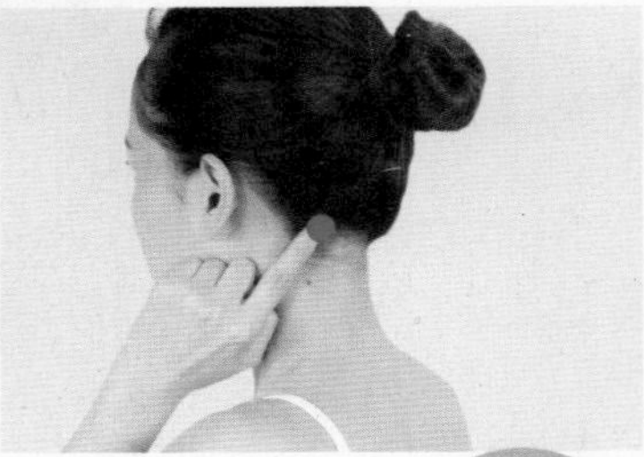

定位

当枕骨之下，与风府相平，胸锁乳突肌与斜方肌上端之间的凹陷处。

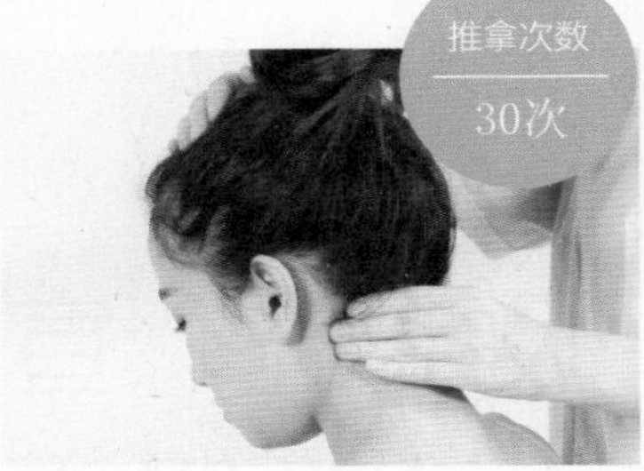

推拿方法

将拇指和食指、中指相对成钳形拿捏风池穴。

迎香 宣通鼻窍

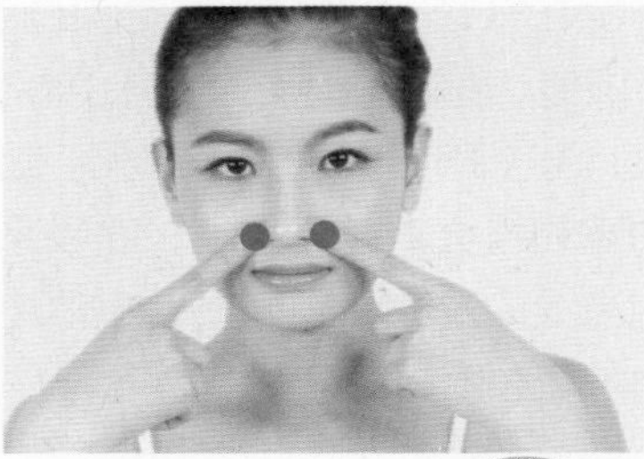

定位

位于鼻翼外缘中点旁，当鼻唇沟中。

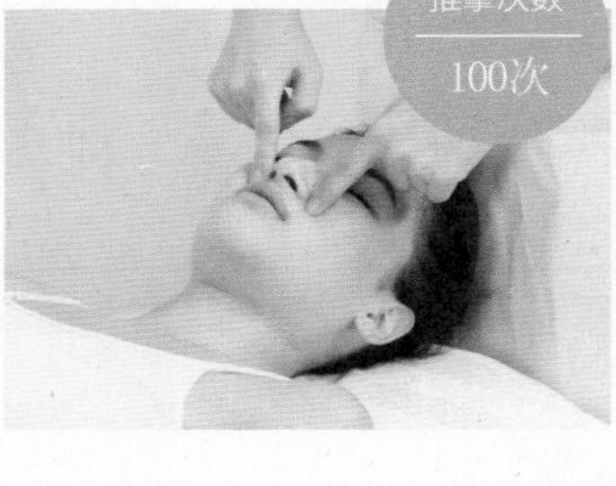

推拿方法

用食指指腹点按迎香穴，以重刺激手法操作。

合谷 祛风解表清热

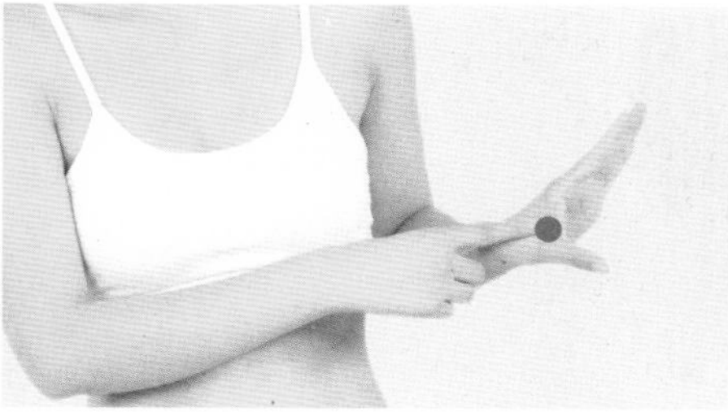

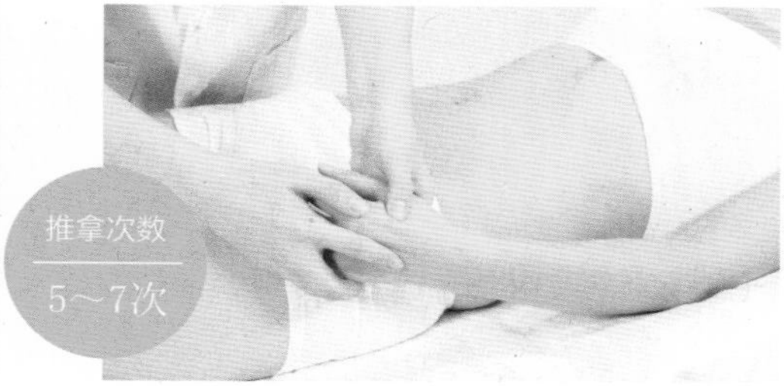

定位 位于手背，第一、第二掌骨间，当第二掌骨桡侧的中点处。

推拿方法 将拇指和食指两指相对置于合谷穴上，用掐法掐按合谷穴。

风府 泻热安神、祛风解表

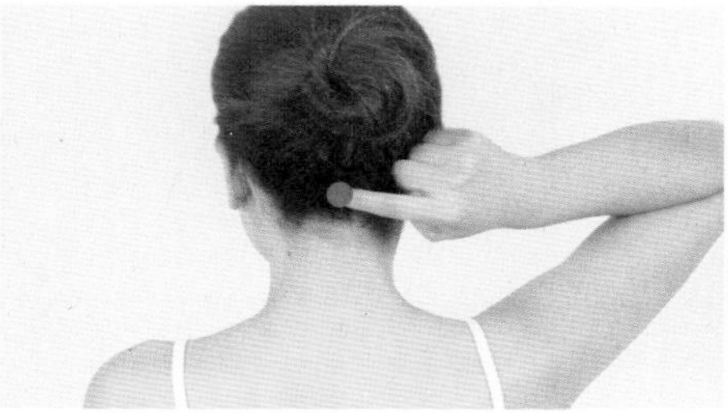

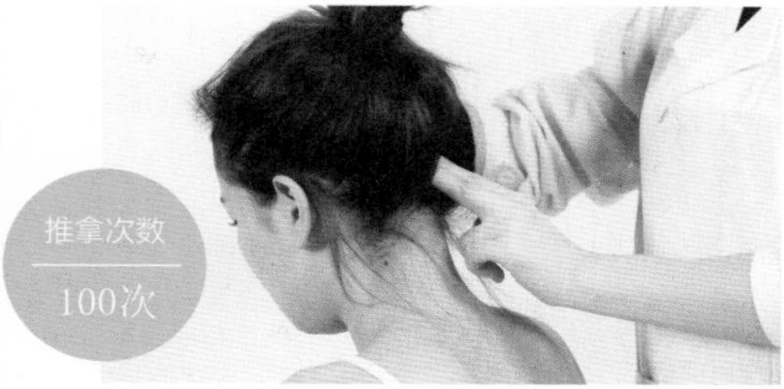

定位 当后发际正中直上1寸，枕外隆凸直下，两侧斜方肌之间凹陷中。

推拿方法 将食指与中指并拢按在风府穴上，环形揉按。

大椎 疏风祛邪解表

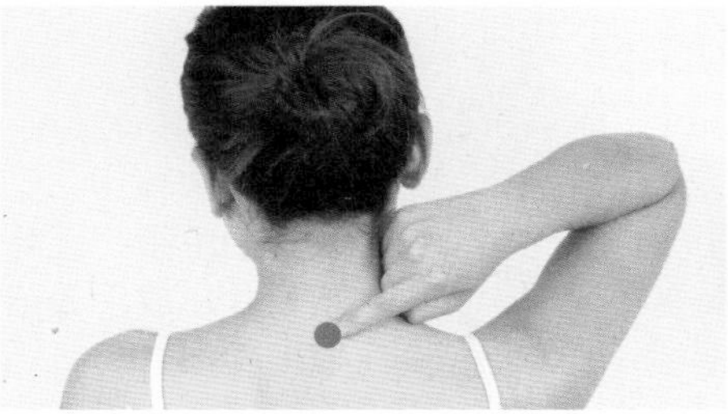

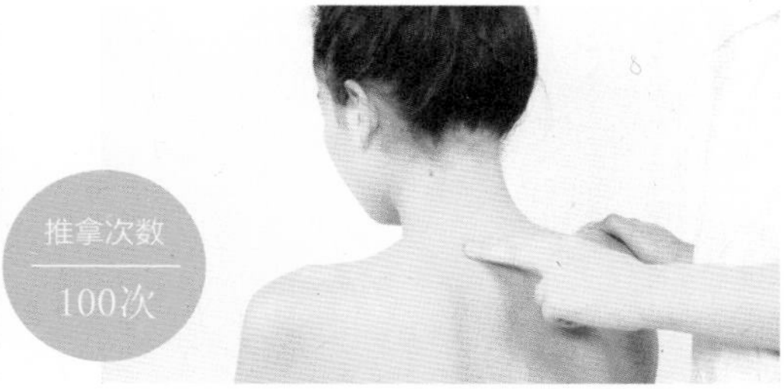

定位 位于后正中线上，第七颈椎棘突下凹陷中。

推拿方法 将食指、中指指腹放于大椎穴上，用力按揉。

咳嗽

呼吸科

推拿方法

临床症状：咳嗽是呼吸系统疾病的主要症状。咳嗽的病因有上呼吸道感染、支气管炎、肺炎、咽炎等。咳嗽的主要症状为喉间有痰声，似水笛哮鸣声，痰多色稀白或痰色黄稠、量少、易咳出，喉痒欲咳等。

基础治疗：肺俞、云门、膻中、尺泽、太渊。

随症加穴：若咽喉干痒，加按太溪；若汗多，加按三阴交。

肺俞 宣肺化痰理气

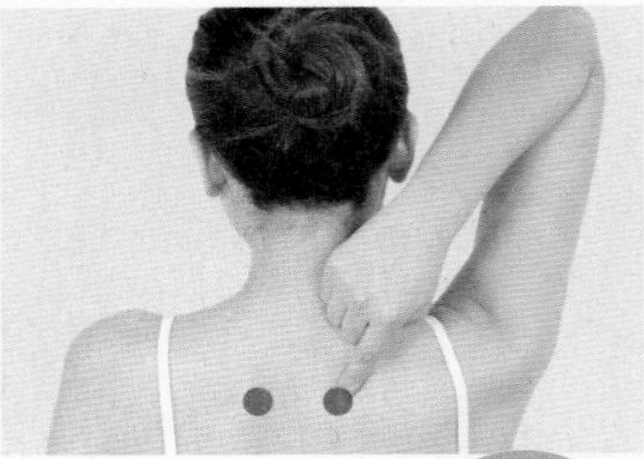

定位

位于背部，当第三胸椎棘突下，旁开1.5寸。

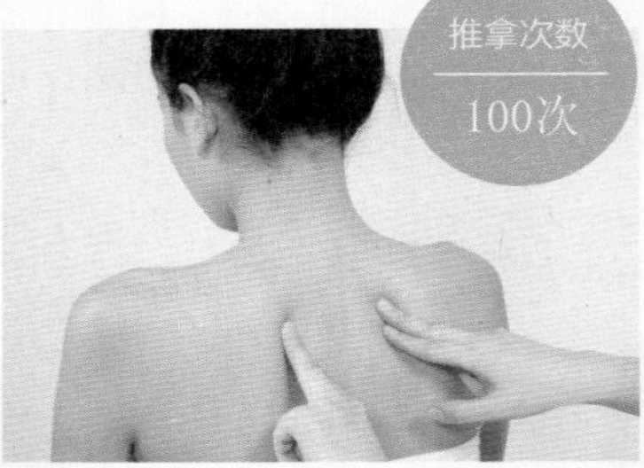

推拿方法

将食指紧并于中指，手指前端放于肺俞穴上，环形按揉。

云门 宣肺化痰

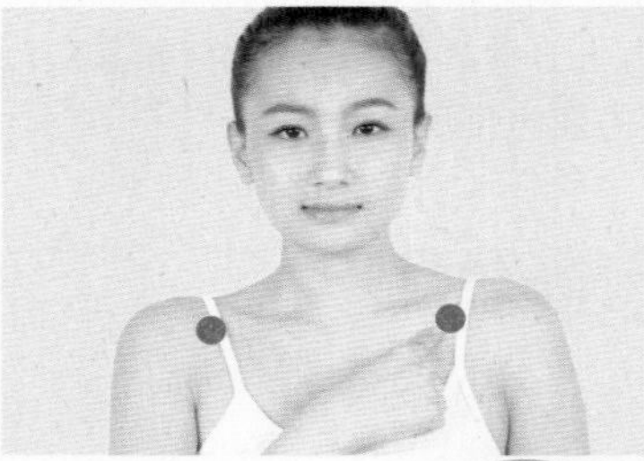

定位

位于肩胛骨喙突上方，锁骨下窝凹陷处,距前正中线6寸。

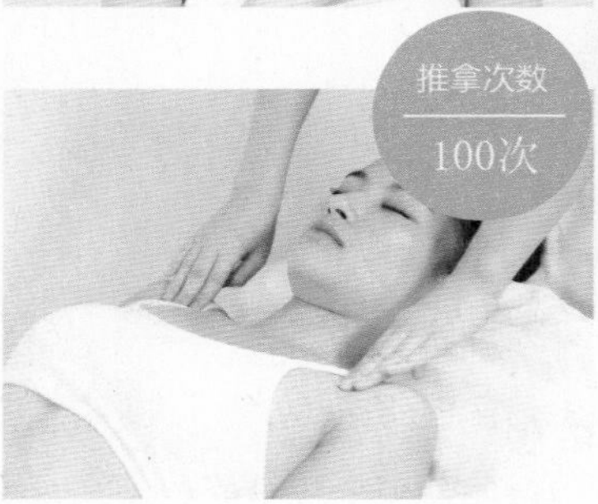

推拿方法

食指、中指、无名指紧并，放于云门穴上揉按。

膻中 宽胸理气、止咳平喘

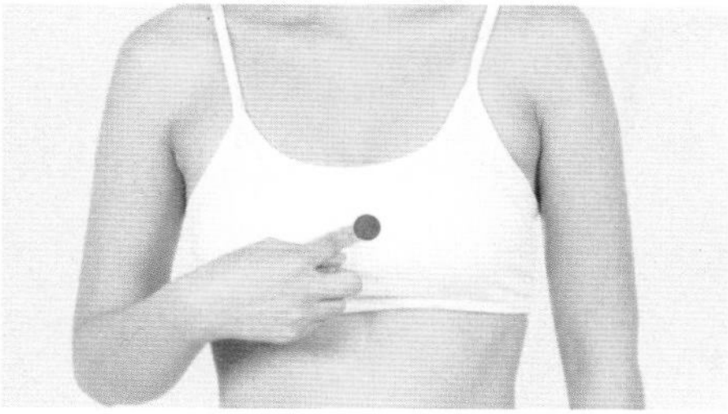

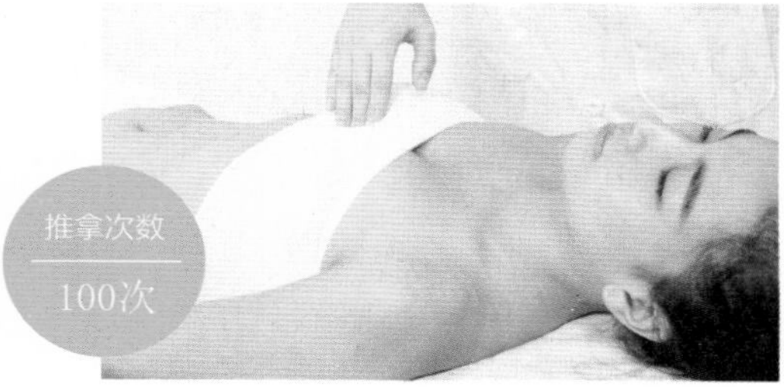

定位 位于胸部，当前正中线上，平第四肋间，两乳头连线的中点。

推拿方法 将食指、中指、无名指并拢，三指指腹放于膻中穴上按揉。

尺泽 清宣肺气

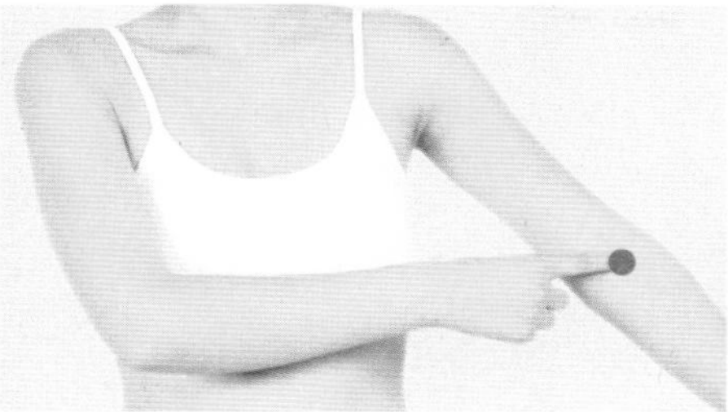

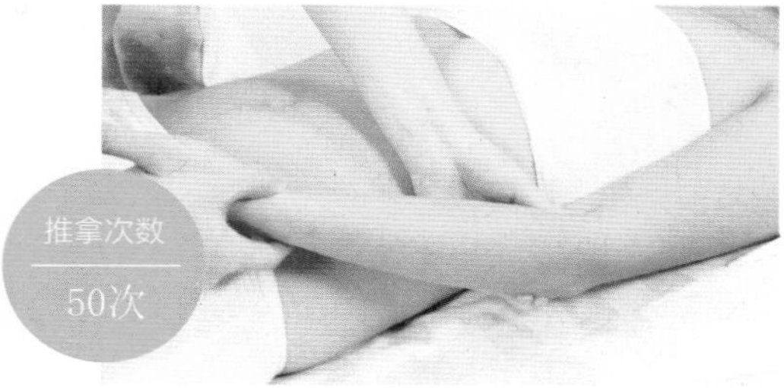

定位 位于肘横纹中，肱二头肌腱桡侧凹陷处。

推拿方法 将拇指指腹放在尺泽穴上，适当用力揉按，以有酸胀感为佳。

太渊 调理肺气、通调血脉

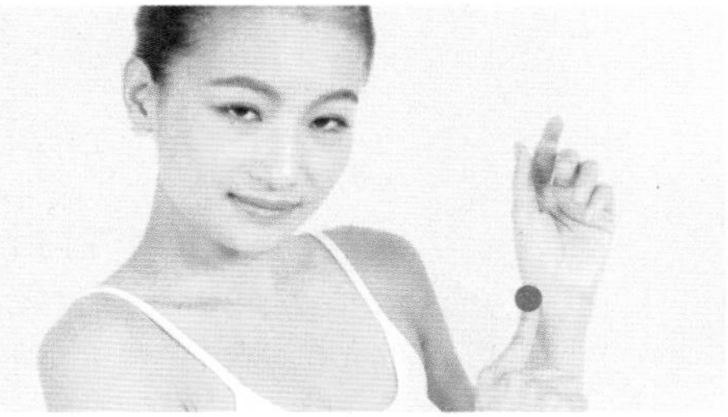

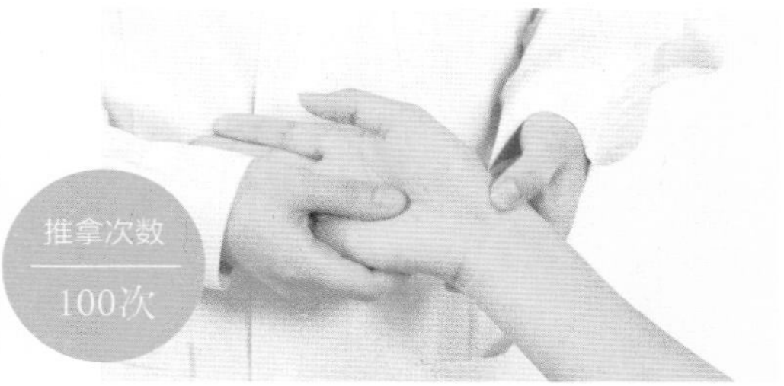

定位 位于腕掌侧横纹桡侧，桡动脉搏动处。

推拿方法 用拇指指尖垂直轻轻掐按太渊穴，以有酸胀感为佳。

肺炎

呼吸科

推拿方法

临床症状：肺炎是指终末呼吸道、肺泡和肺间质等组织病变所致的炎症。主要临床表现为寒战、高热、咳嗽、咳痰，深呼吸和咳嗽时，有少量或大量的痰。部分患者可伴胸痛或呼吸困难。

基础治疗：天突、中府、膻中、肺俞、经渠。

随症加穴：若咳嗽声重，加按风池；若胸闷气短，加按曲池；若痰多黏稠，加按丰隆。

天突 宣通肺气、化痰止咳

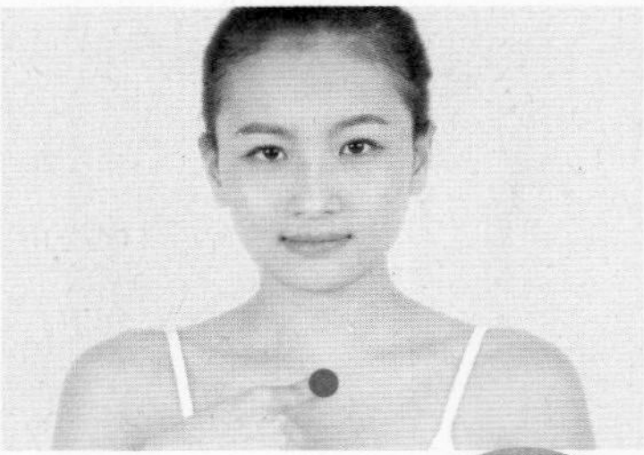

定位

位于颈部，当前正中线上，胸骨上窝中央。

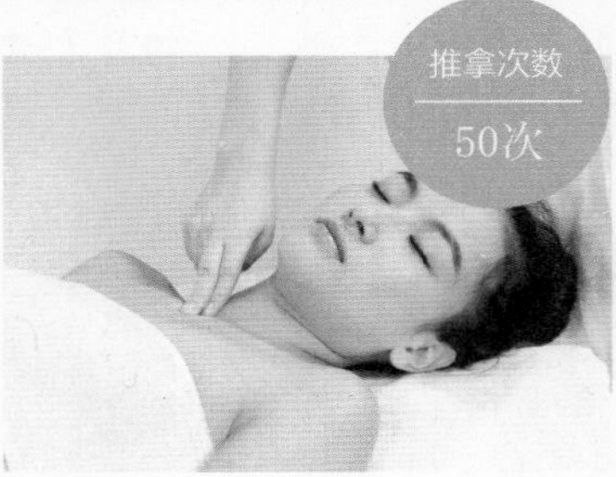

推拿方法

将食指、中指并拢，用指腹环形按揉天突穴，力度轻柔。

中府 调理肺脏气机

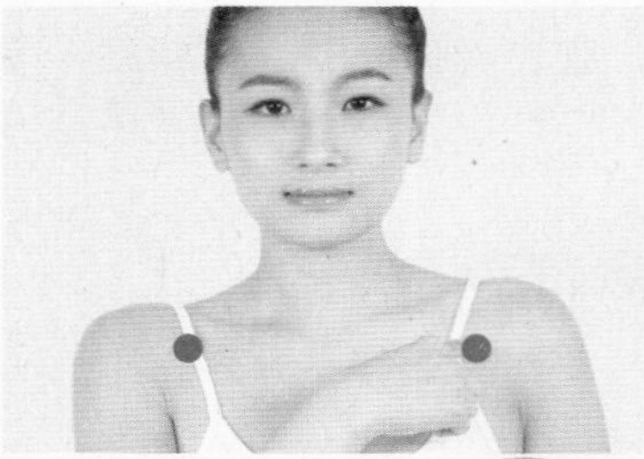

定位

位于胸前壁的外上方，平第一肋间隙，距前正中线6寸。

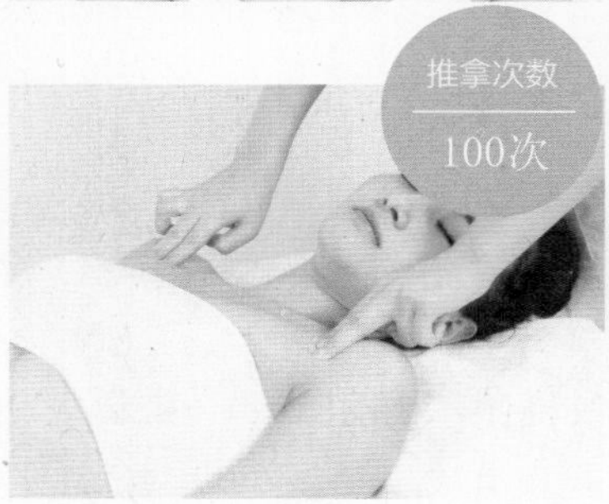

推拿方法

用食指和中指指腹点按中府穴100次，然后向外揉按。

膻中 清肺止喘、宽胸理气

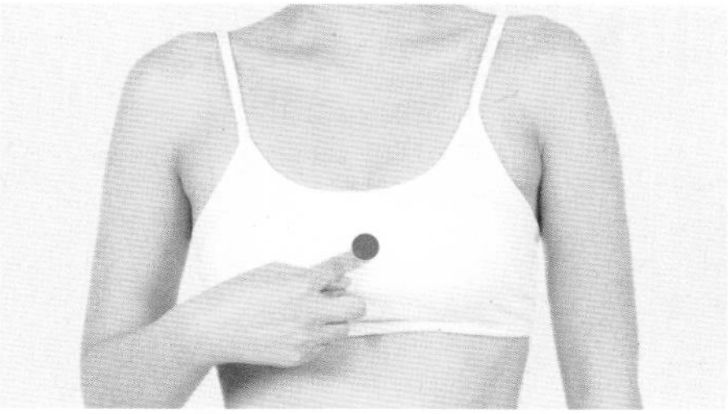

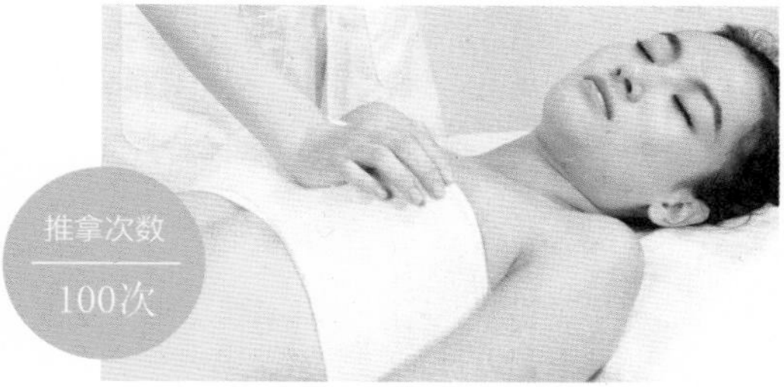

定位 位于胸部，当前正中线上，平第四肋间，两乳头连线的中点。

推拿方法 用大鱼际或掌根贴于膻中穴上，逆时针揉按。

肺俞 宣肺化痰

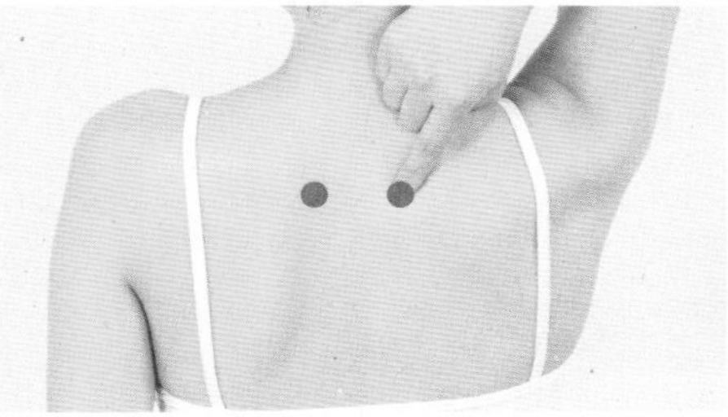

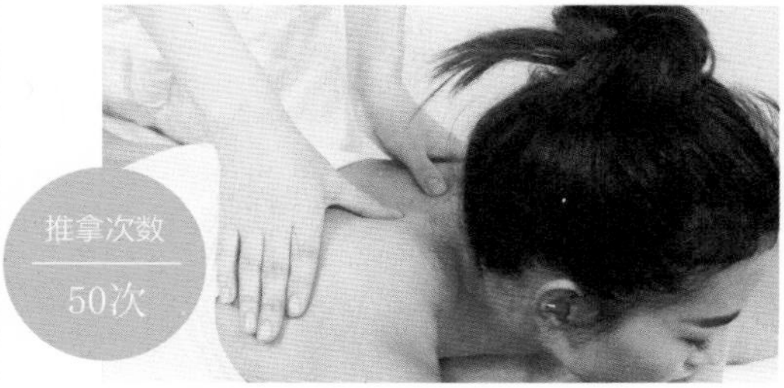

定位 位于背部，当第三胸椎棘突下，旁开 1.5 寸。

推拿方法 用拇指指腹着力于肺俞穴按压，以局部有酸痛感为宜。

经渠 宣肺利咽、降逆平喘

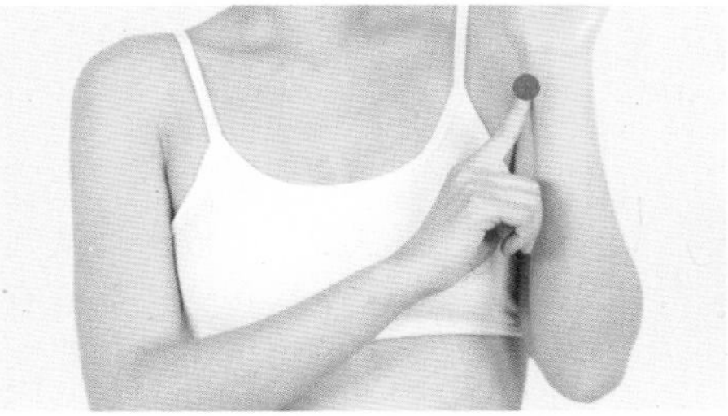

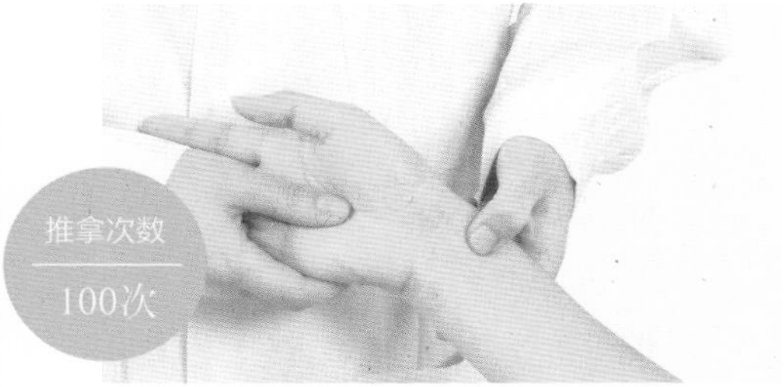

定位 位于前臂掌面桡侧，桡骨茎突与桡动脉之间凹陷处，腕横纹上1寸。

推拿方法 用拇指指腹按压经渠穴，以有轻微的酸胀感为宜。

哮喘

呼吸科

推拿方法

临床症状：哮喘是一种常见的呼吸道慢性炎症性疾病，主要特征是具有多变和复发的症状、可逆性气流阻塞和支气管痉挛。常常表现为喘息、气促、咳嗽、胸闷等症状突然发生。

基础治疗：天突、列缺、曲池、孔最、丰隆。

随症加穴：恶寒发热，加按风府；喘急胸闷，加按大椎；咳喘气短，加按脾俞。

天突 降逆顺气、祛痰利肺

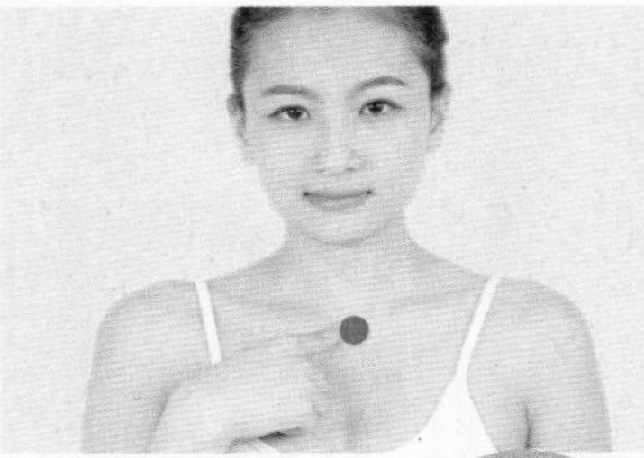

定位

位于颈部，当前正中线上，胸骨上窝中央。

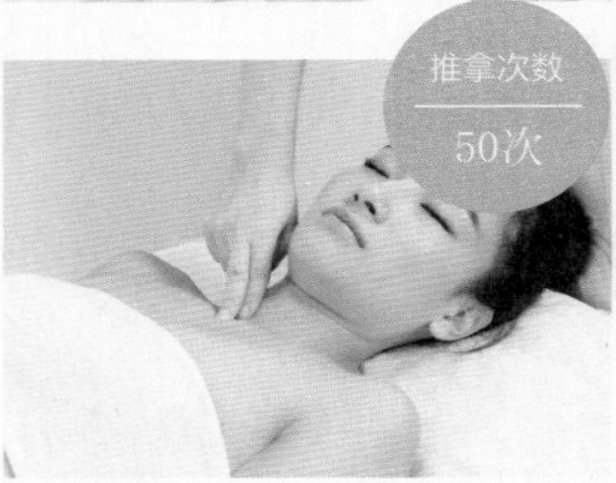

推拿方法

食指与中指并拢，用两指指尖放于天突穴，环形按揉。

列缺 宣肺散邪、止咳平喘

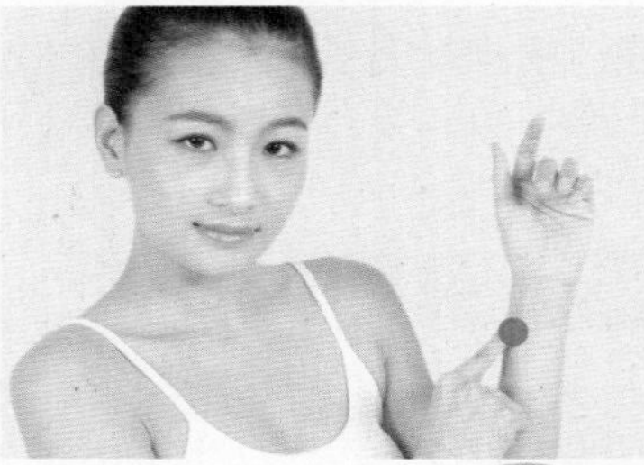

定位

位于桡骨茎突上方，腕横纹上1.5寸，当肱桡肌与拇长展肌腱之间。

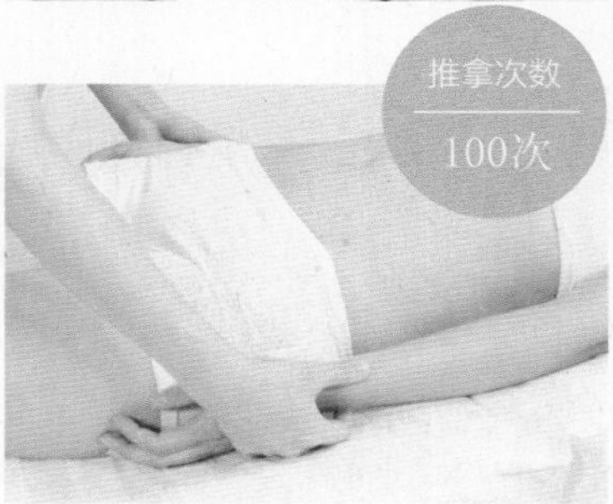

推拿方法

将拇指放于列缺穴上揉按，以局部有酸痛感为宜。

曲池 清热和营、降逆活络

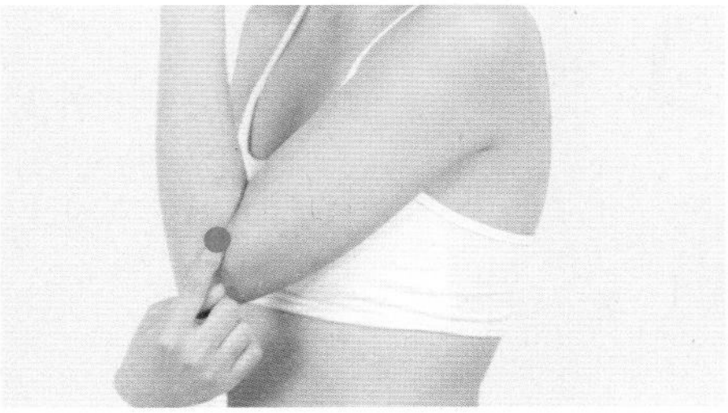

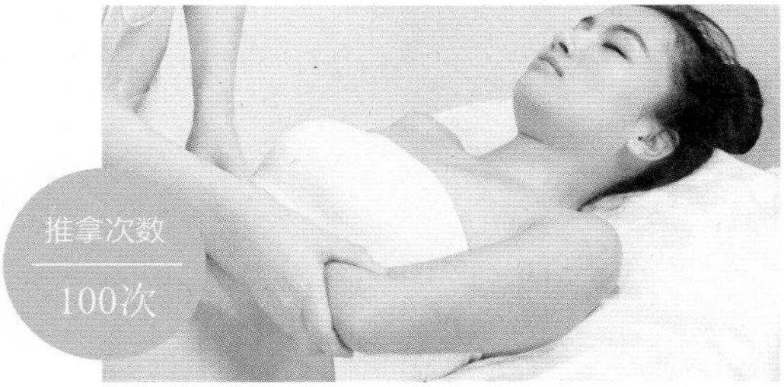

定位 位于肘横纹外侧端，屈肘，当尺泽与肱骨外上髁连线中点。

推拿方法 将拇指放于曲池穴上揉按，以局部有酸痛感为宜。

孔最 宣肺解表、肃降肺气

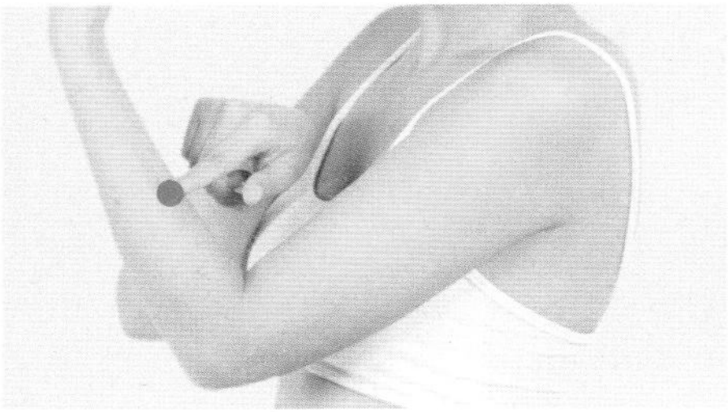

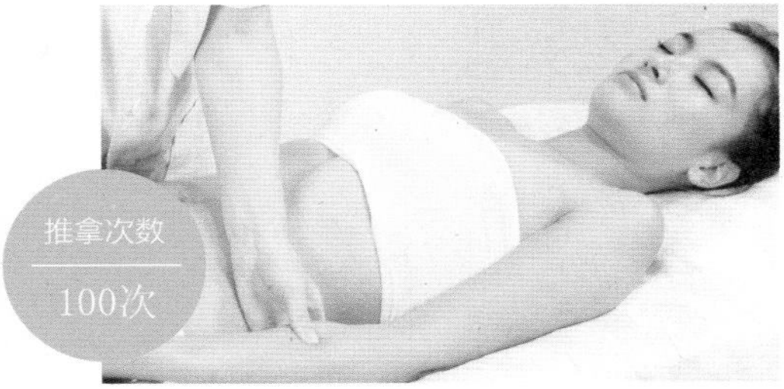

定位 位于前臂掌面桡侧，当尺泽与太渊连线上，腕横纹上7寸。

推拿方法 将拇指指腹放于孔最穴上揉按，力度适中。

丰隆 健脾化痰祛湿

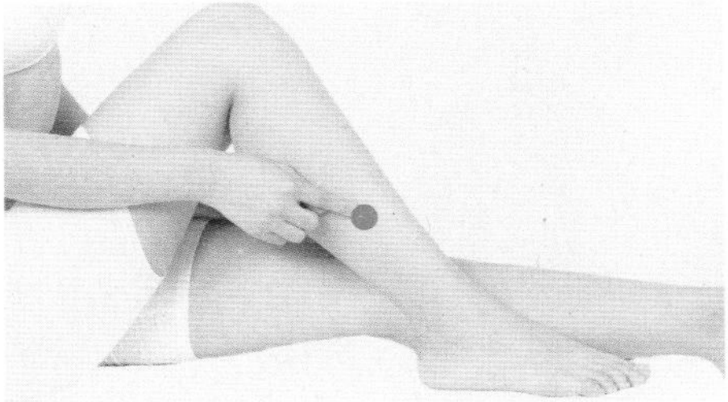

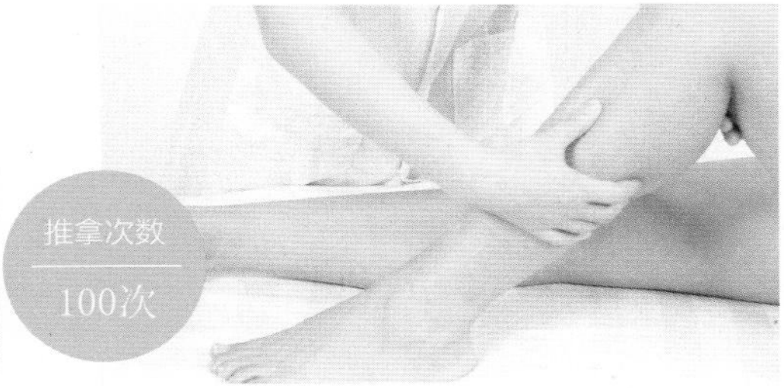

定位 位于小腿前外侧，当外踝尖上8寸，距胫骨前缘二横指。

推拿方法 将拇指指腹放于丰隆穴上揉按，力度适中。

支气管炎

呼吸科

推拿方法

临床症状：支气管炎是指气管、支气管黏膜及其周围组织的慢性非特异性炎症，临床上以长期咳嗽、咳痰、喘息以及反复呼吸道感染为特征。部分患者起病之前先有急性上呼吸道感染。

基础治疗：中府、膻中、尺泽、列缺、肺俞。

随症加穴：若咳嗽声重，加按风池；若胸满气胀，加按太冲；若痰多黏稠，加按丰隆。

中府 宣肺化痰、止咳平喘

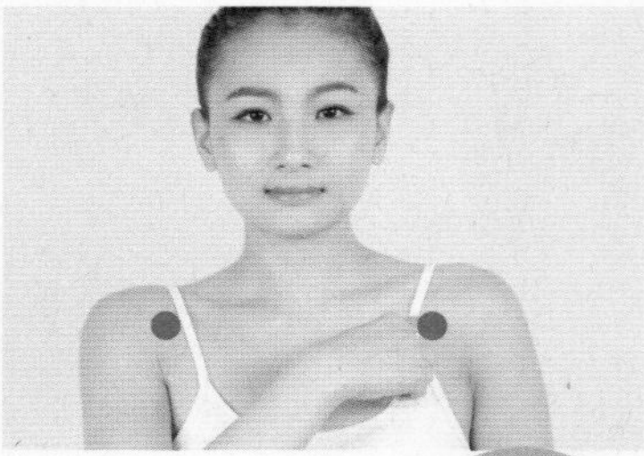

定位

位于胸前壁的外上方，平第一肋间隙，距前正中线 6 寸。

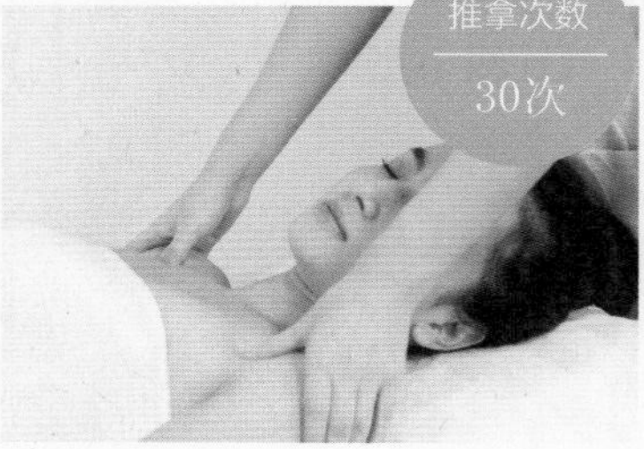

推拿方法

用拇指适当用力按揉中府穴，以有酸胀感为佳。

膻中 活血通络、清肺止喘

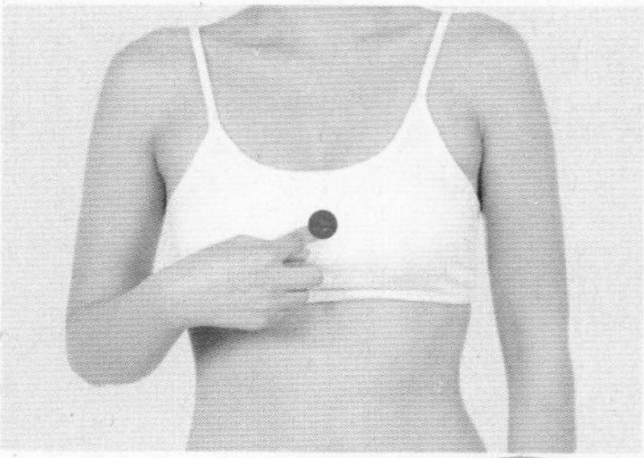

定位

位于胸部，当前正中线上，平第四肋间，两乳头连线的中点。

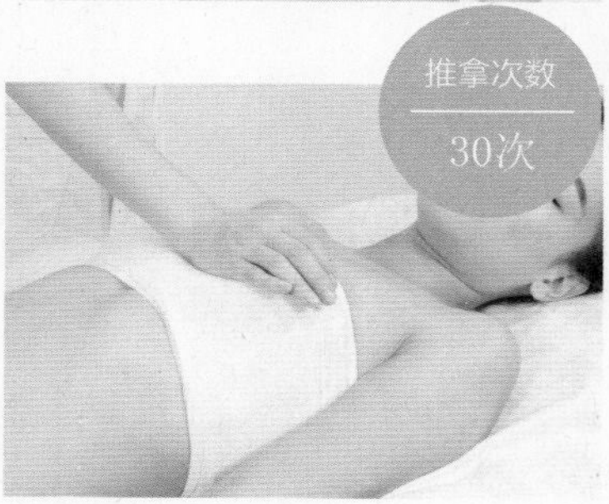

推拿方法

将右手掌根放在膻中穴上，适当用力按揉。

尺泽 清热和胃、通络止痛

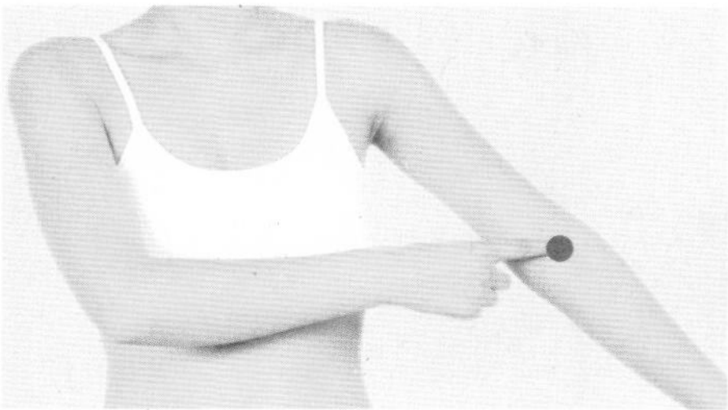

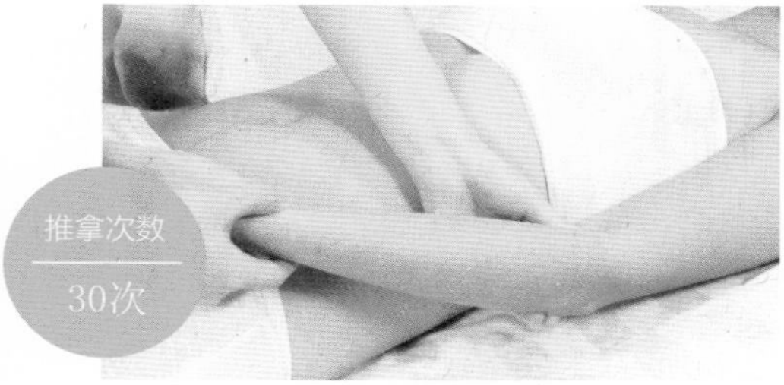

定位 位于肘横纹中，肱二头肌腱桡侧凹陷处。

推拿方法 将拇指放在尺泽穴上，适当用力揉按，以有酸胀感为佳。

列缺 宣肺理气、利咽宽胸

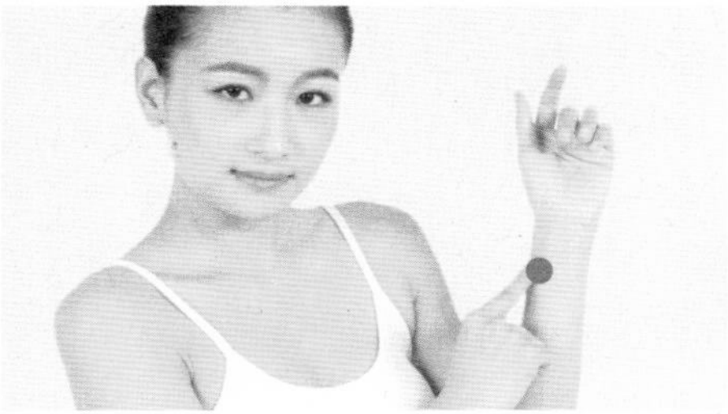

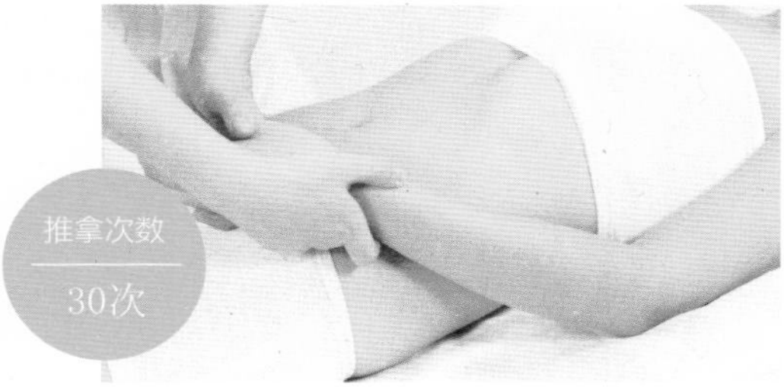

定位 位于前臂桡侧缘，桡骨茎突上方，腕横纹上 1.5 寸。

推拿方法 用拇指的指腹按压列缺穴，以潮红发热为佳。

肺俞 调补肺气、补虚清热

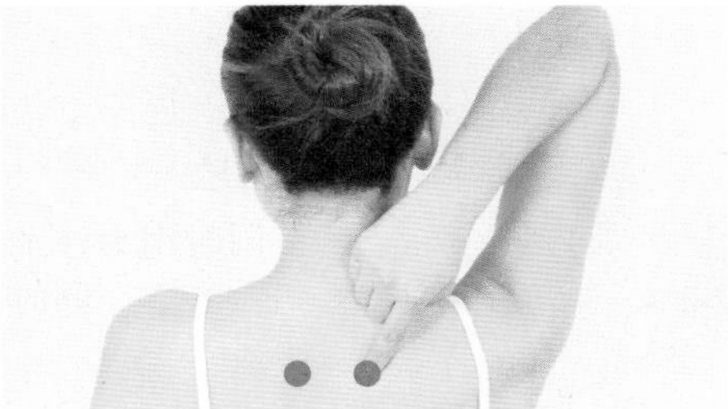

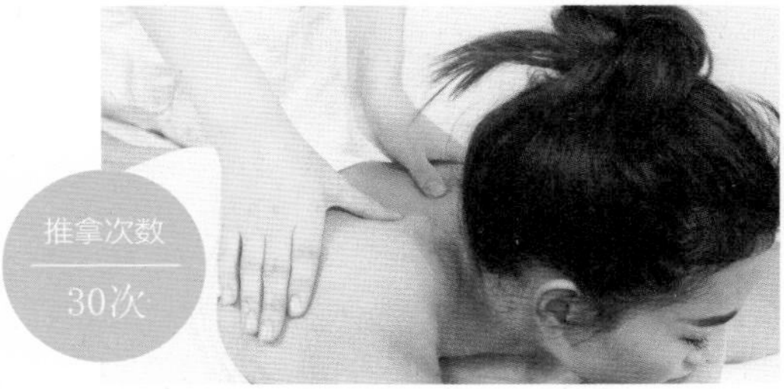

定位 位于背部，当第三胸椎棘突下，旁开 1.5 寸。

推拿方法 将拇指指腹放在肺俞穴上，适当点揉，以有酸胀感为佳。

胸闷

呼吸科

推拿方法

临床症状：胸闷，可轻可重，是一种自觉胸部闷胀及呼吸不畅的自主感觉。轻者可能是功能性的，即心脏、肺的功能失调引起的，经西医诊断无明显的器质性病变。

基础治疗：膻中、胸乡、俞府、中府、云门。

随症加穴：若身倦乏力，加按百会；若头晕头痛，加按印堂。

膻中 活血通络、宽胸理气

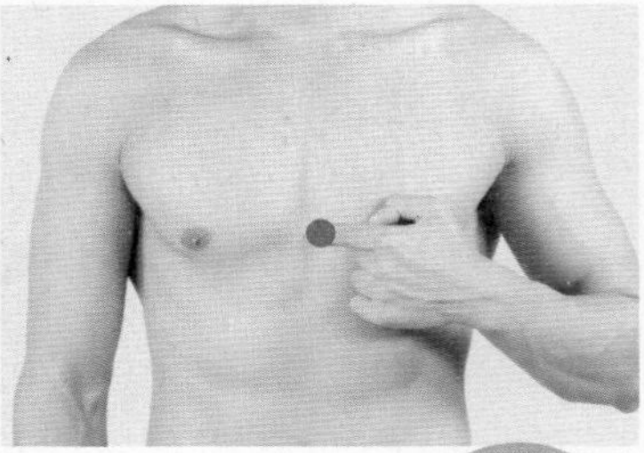

定位

位于胸部，当前正中线上，平第四肋间，两乳头连线的中点。

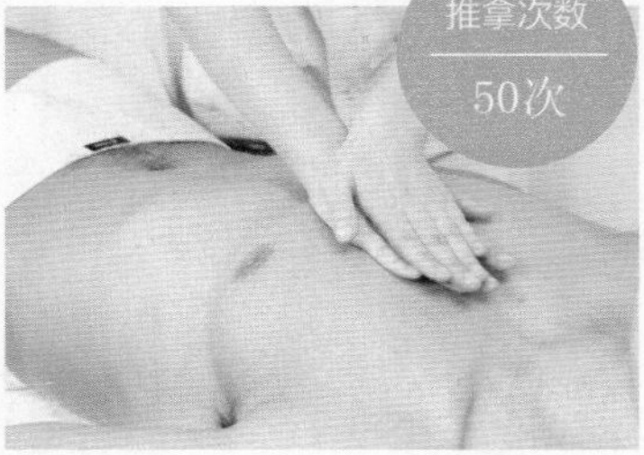

推拿方法

双掌重叠，以膻中穴为中心，顺时针方向旋转推拿。

胸乡 清宣肺气

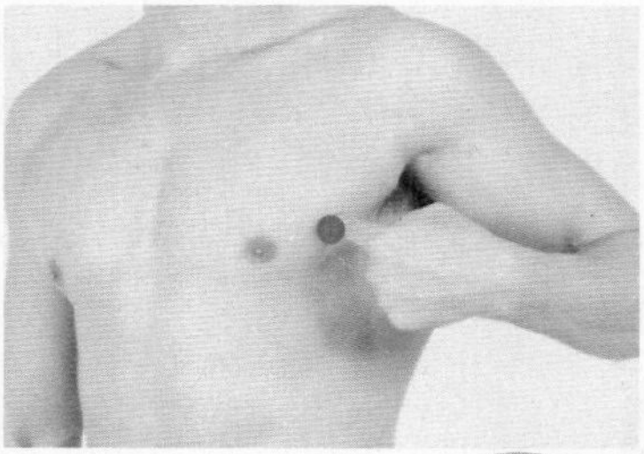

定位

位于胸外侧部，当第三肋间隙，距前正中线 6 寸。

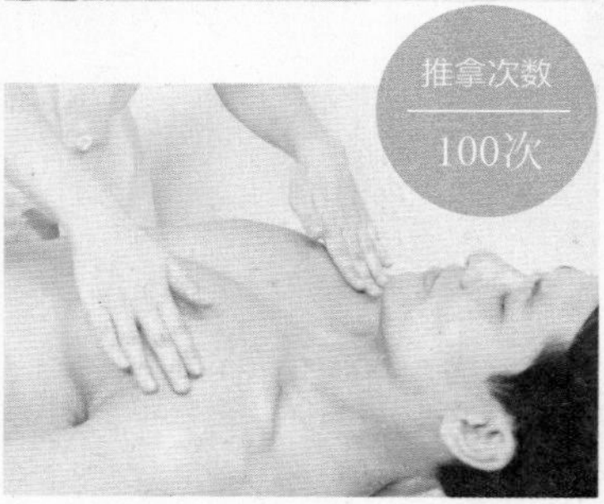

推拿方法

两手同时用力往上提擦胸乡穴，同时深吸气。

俞府 宣肺理气

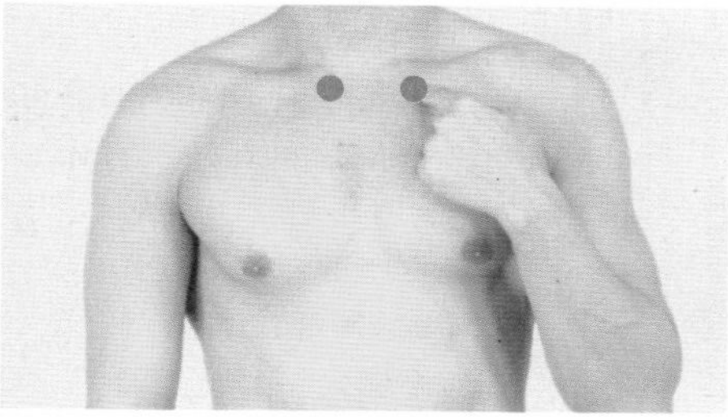

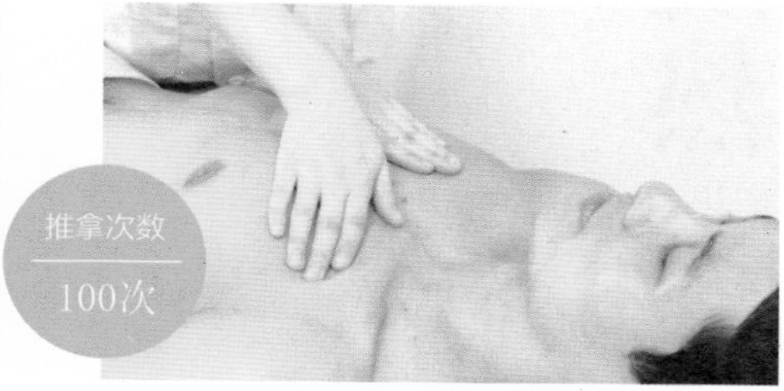

定位 位于胸部，当锁骨下缘，前正中线旁开 2 寸。

推拿方法 两掌交错对推，从俞府穴推摩至对侧腋窝。

中府 清泻肺热、宽胸理气

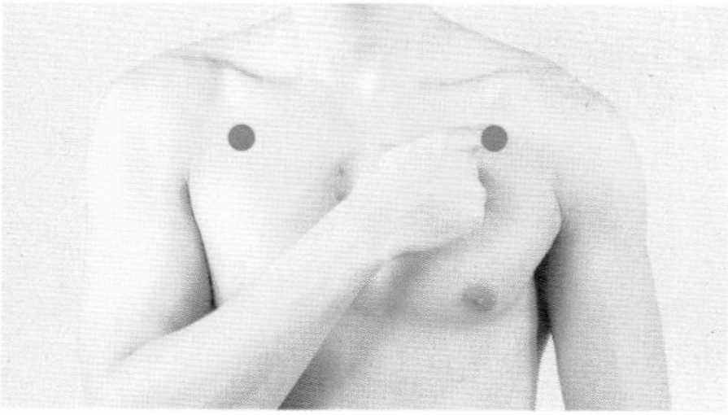

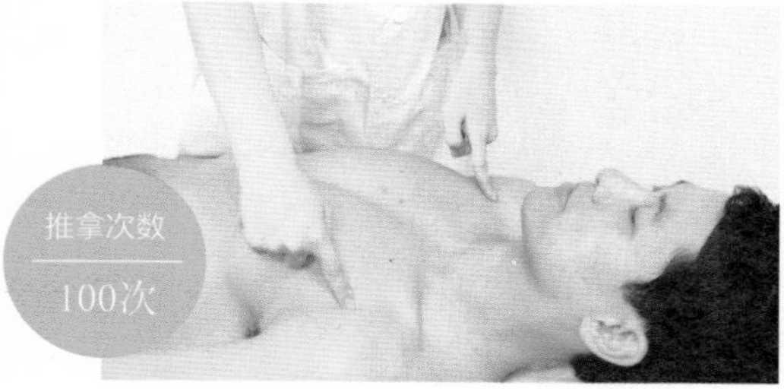

定位 位于胸前壁的外上方，云门下 1 寸，平第一肋间隙，距前正中线 6 寸。

推拿方法 用食指指腹推按中府穴，以酸胀发热为度。

云门 清肺理气

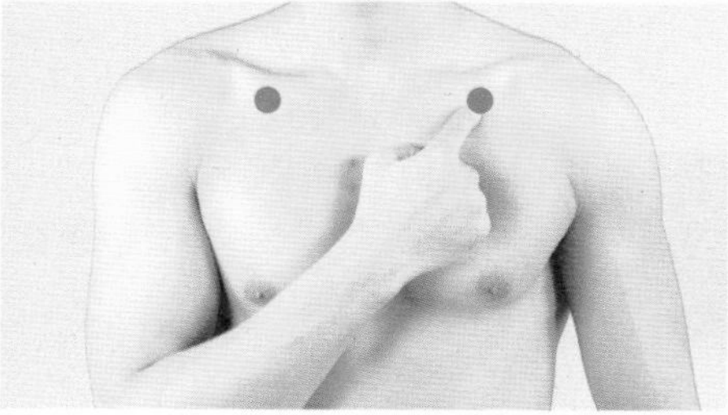

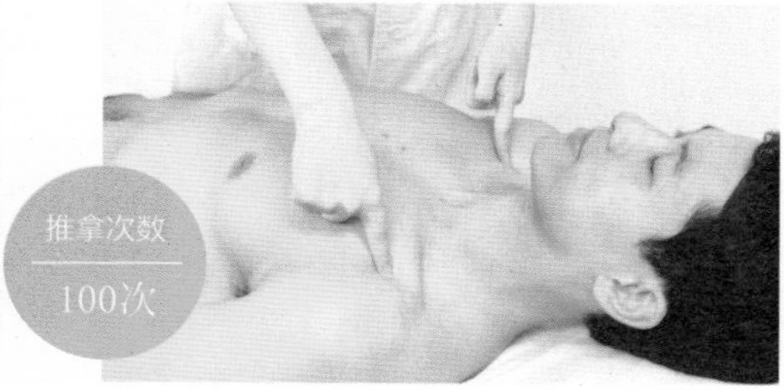

定位 位于肩胛骨喙突上方，锁骨下窝凹陷处，距前正中线 6 寸。

推拿方法 用食指指腹推按云门穴，以酸胀发热为度。

发热

常见病症 推拿方法

临床症状：发热是指体温高出正常标准。中医认为，发热分外感发热和内伤发热。外感发热见于感冒、伤寒、瘟疫等病症。内伤发热有阴虚发热、阳虚发热、血虚发热、气虚发热等。

基础治疗：上星、风池。

随症加穴：若内伤发热，加按肺俞；若外感发热，加按大椎；若头晕头痛，加按百会。

上星 息风清热、宁神通鼻

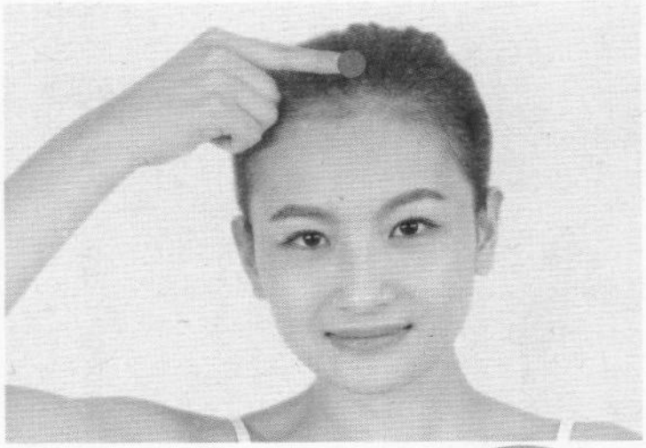

定位

位于头部，当前发际正中直上 1 寸。

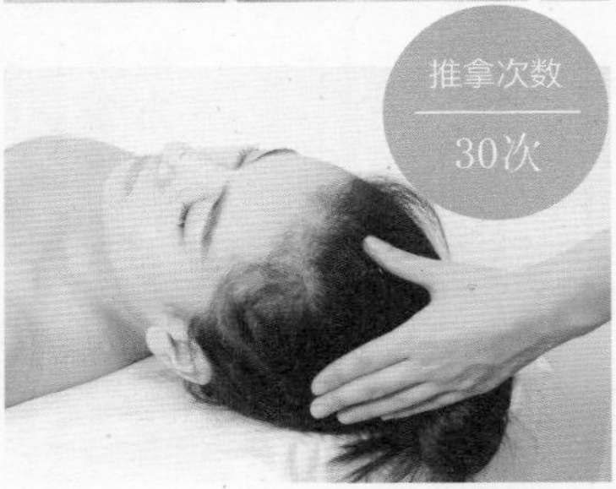

推拿方法

用拇指轻轻按揉上星穴。

风池 疏风祛邪、清热解表

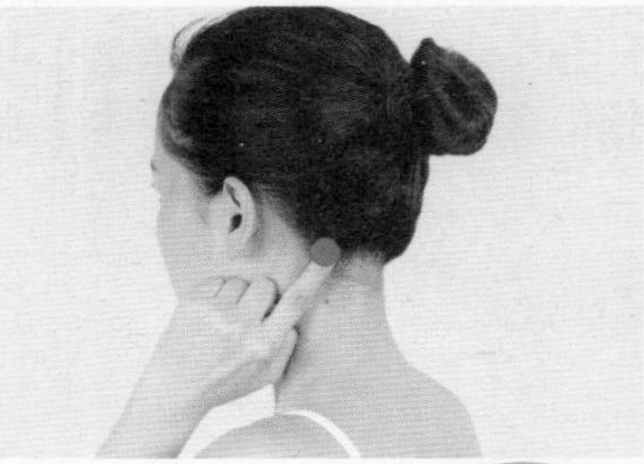

定位

位于项部，当枕骨之下，与风府相平，胸锁乳突肌与斜方肌上端之间的凹陷处。

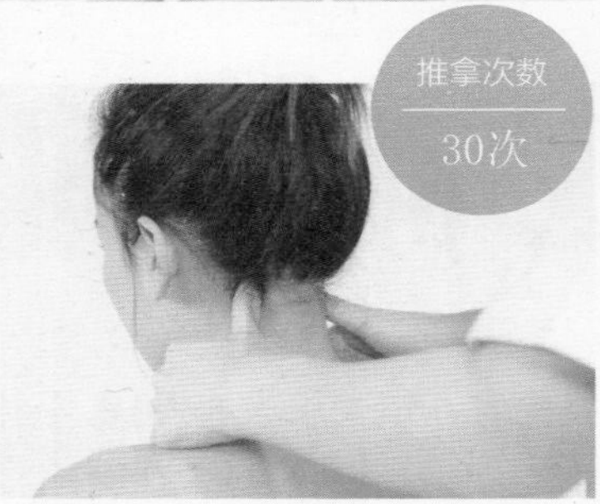

推拿方法

用双手拇指指腹揉按风池穴。

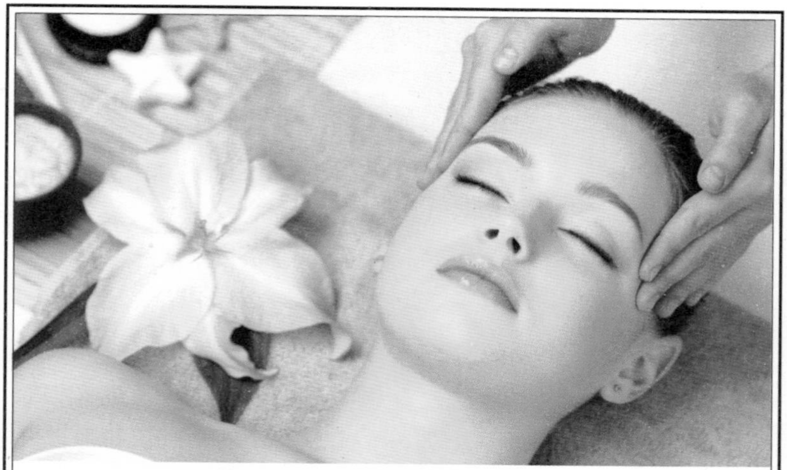

心脑血管系统：告别痛苦，健康伴您行

第3章

心脑血管疾病就是心血管和脑血管的疾病统称，泛指由于高脂血症、血液黏稠、动脉粥样硬化、高血压等所导致的心脏、大脑及全身组织发生缺血性或出血性疾病。50岁以上中老年人发病概率较高。

头痛

内科

推拿方法

临床症状：头痛是临床常见的病症。痛感有轻有重，疼痛时间有长有短，形式也多种多样。常见的症状有胀痛、闷痛、撕裂样痛、针刺样痛，部分伴有血管搏动感及头部紧箍感，以及发热、恶心、肢体困重等症状。

基础治疗：头维、印堂、百会、太阳、列缺。

随症加穴：若前额痛，加按合谷；若偏头痛，加按外关；若后枕痛，加按风池。

头维 疏经活络、通行气血

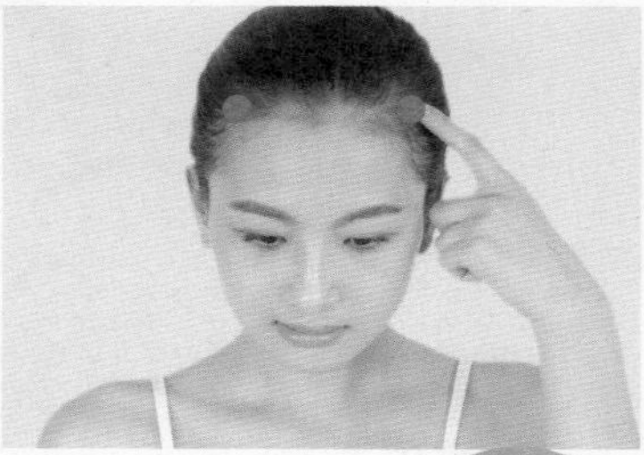

定位

位于头侧部，当额角发际上 0.5 寸，头正中线旁开 4.5 寸。

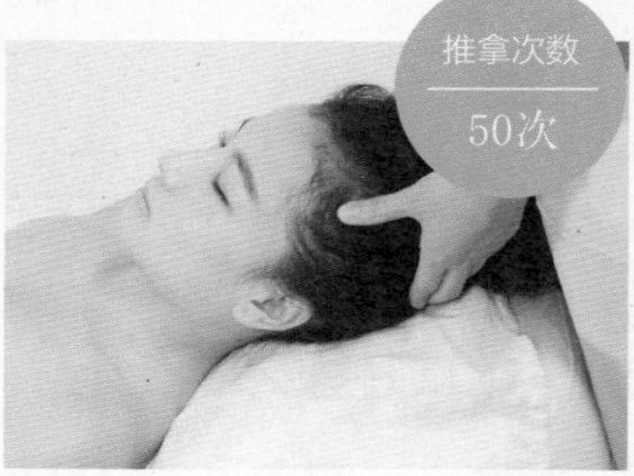

推拿方法

将拇指指尖放于头维穴上，力度由轻渐重地揉按。

印堂 疏通经络、宁心安神

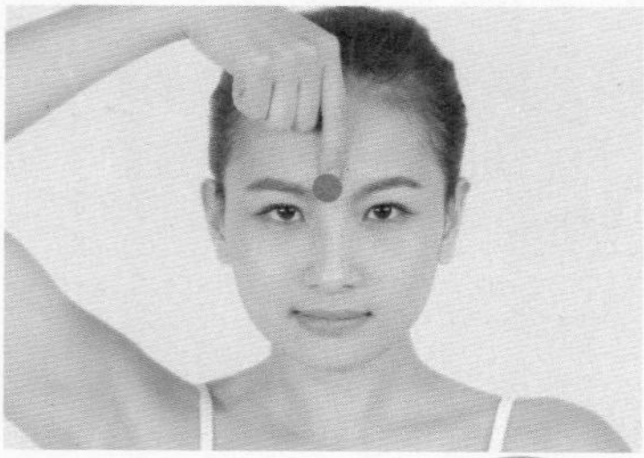

定位

位于额部，当两眉头之中间。

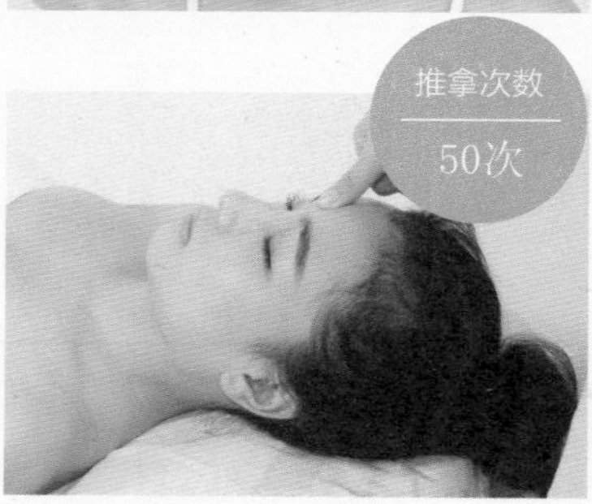

推拿方法

将拇指放于印堂穴上揉按。

百会 疏经活络、行气止痛

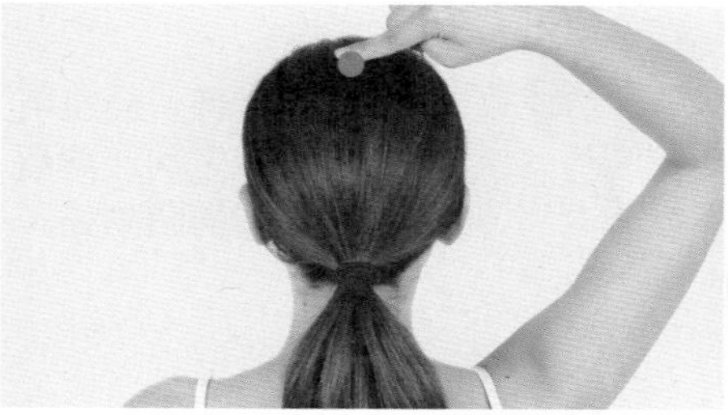

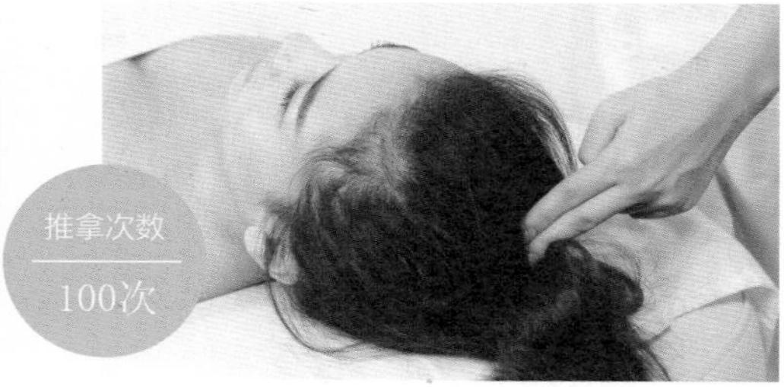

定位 位于头部，当前发际正中直上5寸，或两耳尖连线的中点处。

推拿方法 用食指、中指指腹由轻渐重地按揉百会穴。

太阳 改善大脑气血运行

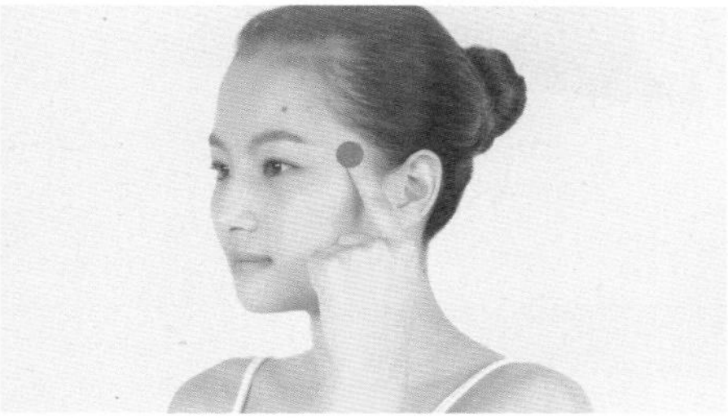

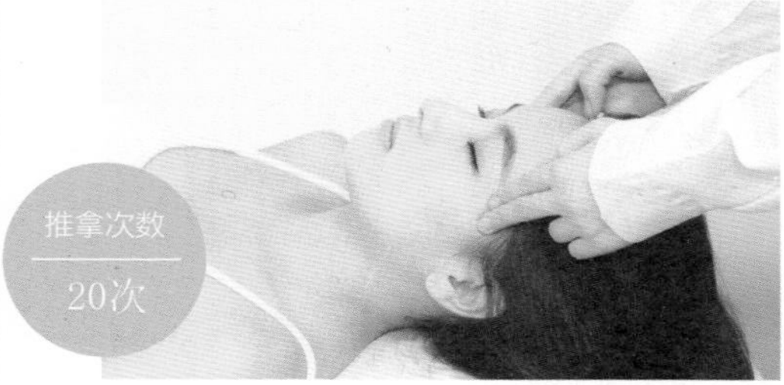

定位 位于颞部，当眉梢与目外眦之间，向后约一横指的凹陷处。

推拿方法 用食指、中指指腹放于太阳穴上，顺时针或逆时针揉太阳穴。

列缺 可治疗头痛、落枕

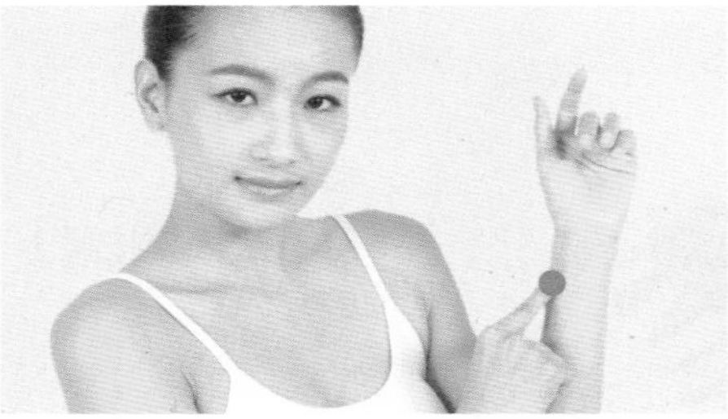

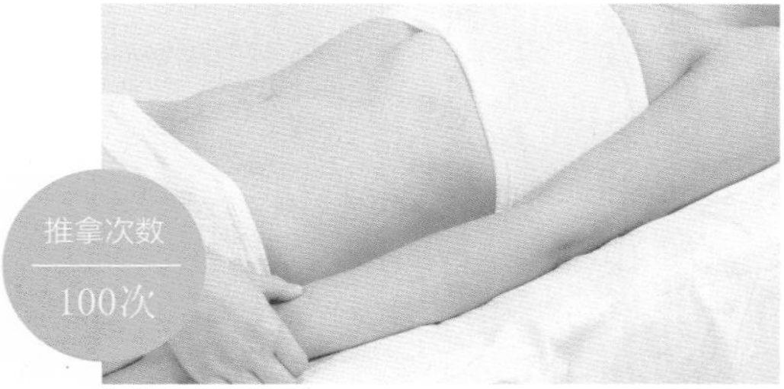

定位 位于桡骨茎突上方，腕横纹上1.5寸，当肱桡肌与拇长展肌腱之间。

推拿方法 将拇指放于列缺穴上揉按，力度适中。

偏头痛

内科

推拿方法

临床症状： 偏头痛是临床最常见的原发性头痛类型，是一种常见的慢性神经血管性疾患。临床以发作性中重度搏动样头痛为主要表现，头痛多为偏侧，可伴有恶心、呕吐等症状。

基础治疗： 太阳、上星、百会、风池、头维。

随症加穴： 若恶心呕吐，加按中脘；若头痛剧烈，加按内关。

太阳 振奋精神、止痛醒脑

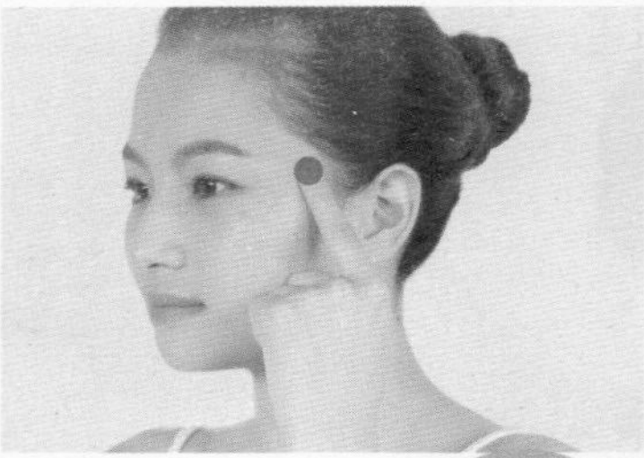

定位

位于颞部，眉梢与目外眦之间，向后一横指的凹陷处。

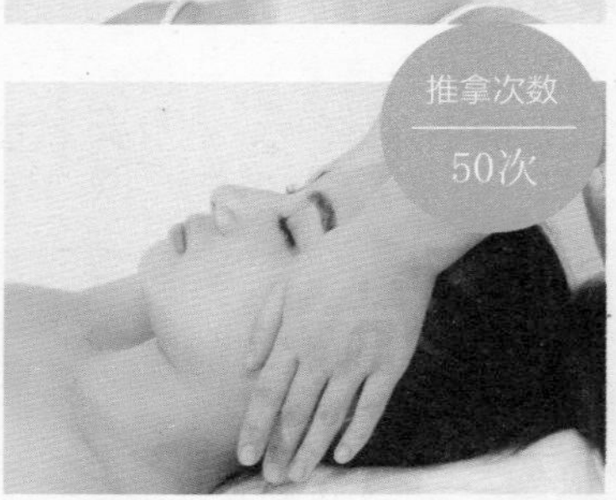

推拿方法

双目自然闭合，将手掌根贴于太阳穴上，轻缓平和地揉按。

上星 熄风清热、宁神止痛

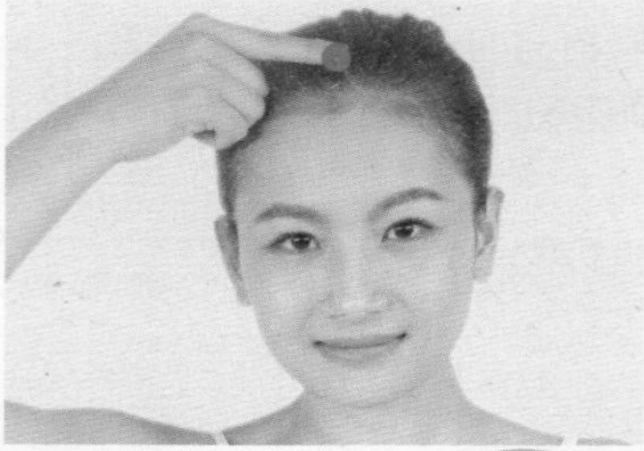

定位

位于头部，当前发际正中直上1寸。

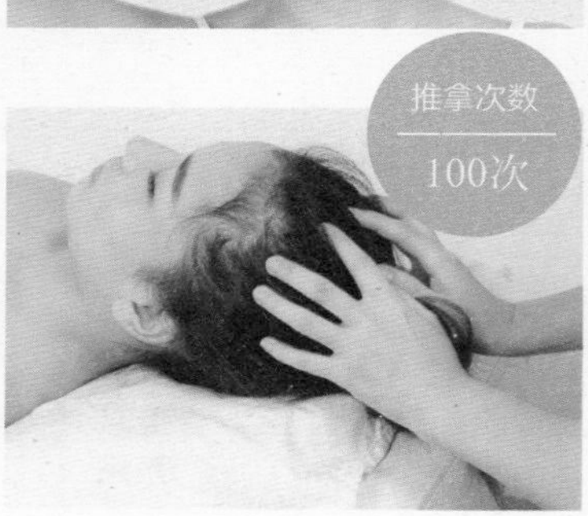

推拿方法

用手指指腹按揉上星穴。

百会 疏经活血止痛

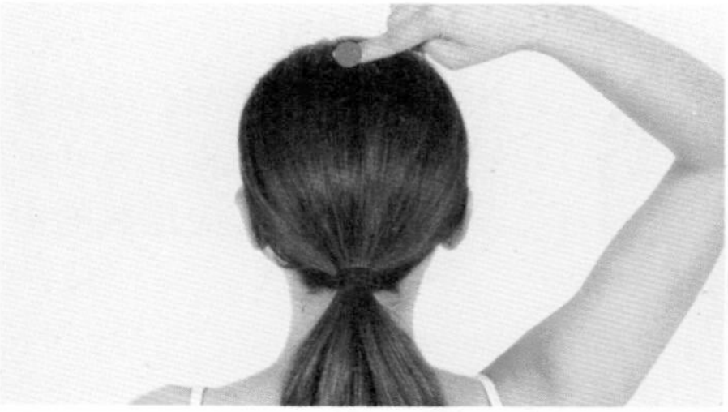

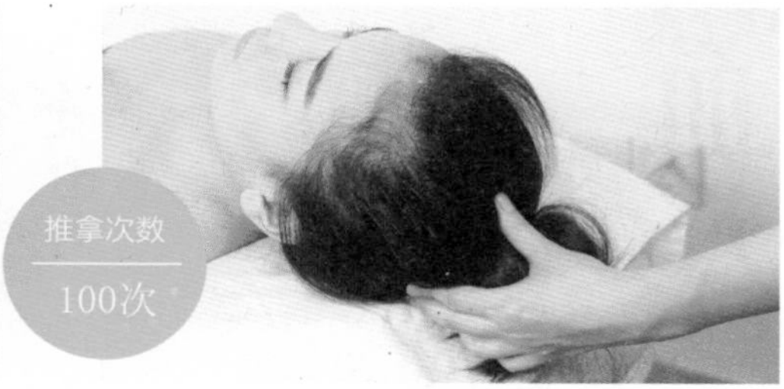

定位 位于头部，当前发际正中直上5寸，或两耳尖连线的中点处。

推拿方法 用拇指指腹由轻渐重地按揉百会穴，有酸胀感为佳。

风池 疏经活络、通行气血

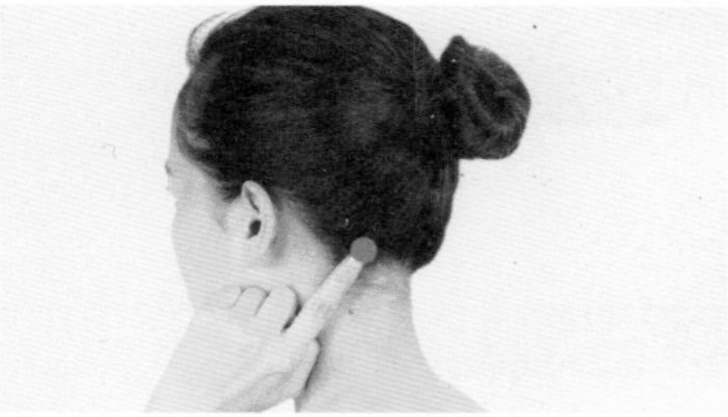

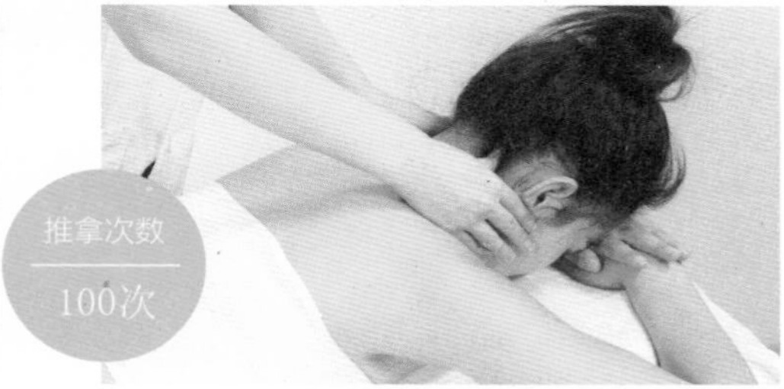

定位 位于项部，当枕骨之下，胸锁乳突肌与斜方肌上端之间的凹陷处。

推拿方法 用拇指指腹稍用力点按风池穴，有酸胀感为佳。

头维 疏经活络、止痛安神

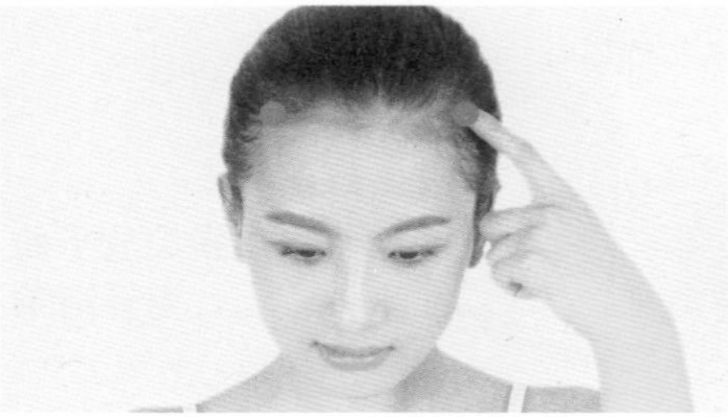

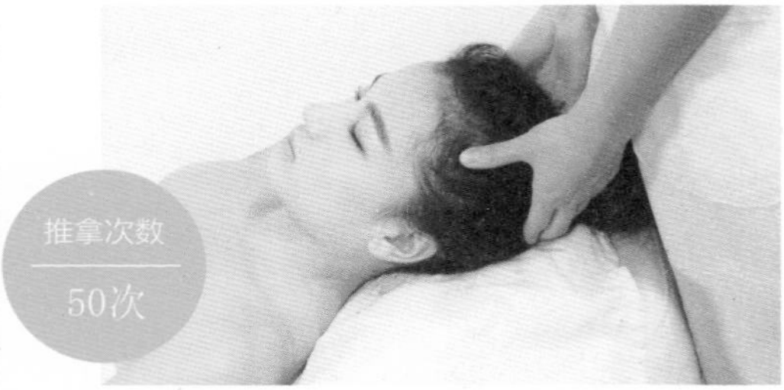

定位 位于头侧部，当额角发际上0.5寸，头正中线旁开4.5寸。

推拿方法 将拇指指尖放于头维穴上，力度由轻渐重地揉按。

高血压

内科

推拿方法

临床症状：高血压是以动脉血压升高为主要临床表现的慢性全身性血管性疾病，血压高于19/12千帕即可诊断为高血压。本病早期无明显症状，部分患者会出现头晕、头痛、心悸、耳鸣、乏力、颜面潮红或肢体麻木等不适表现。

基础治疗：百会、曲池、神门、肾俞、足三里。

随症加穴：若烦躁不安，加按风池；若头晕头重，加按印堂。

百会 开窍醒脑、回阳固脱

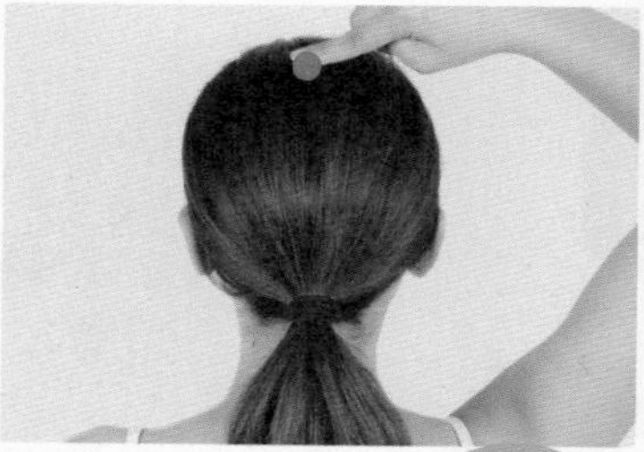

定位

位于头部，当前发际正中直上5寸，或两耳尖连线的中点处。

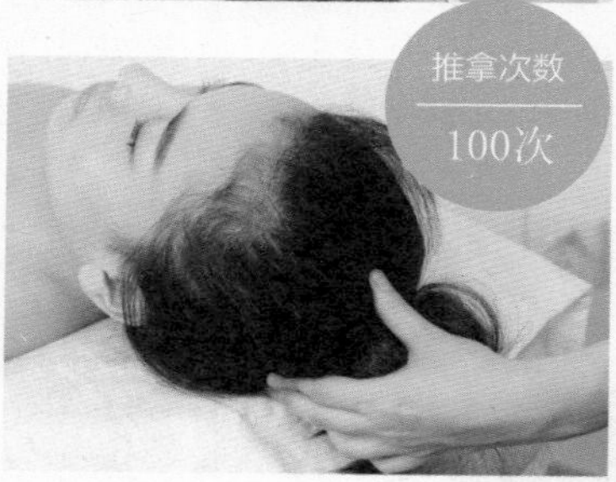

推拿方法

用拇指指腹由轻渐重地按揉百会穴。

曲池 扑灭火气、平缓降压

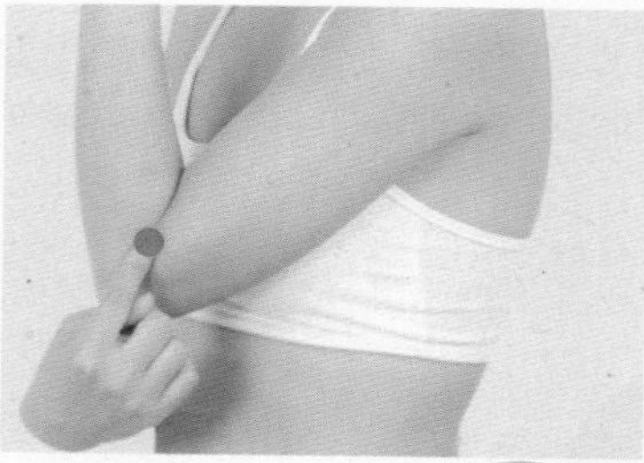

定位

位于肘横纹外侧端，屈肘，当尺泽与肱骨外上髁连线中点。

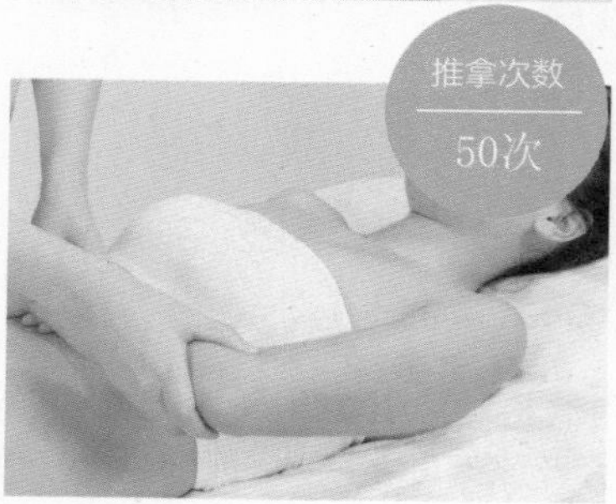

推拿方法

将拇指指尖放于曲池穴上，由轻渐重地揉按。

神门 宁心安神、清心调气

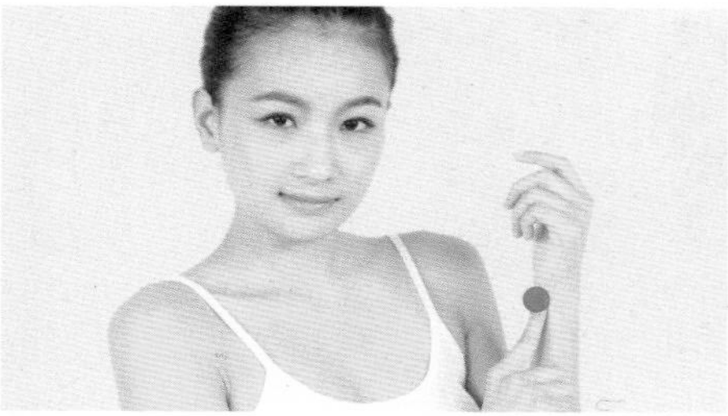

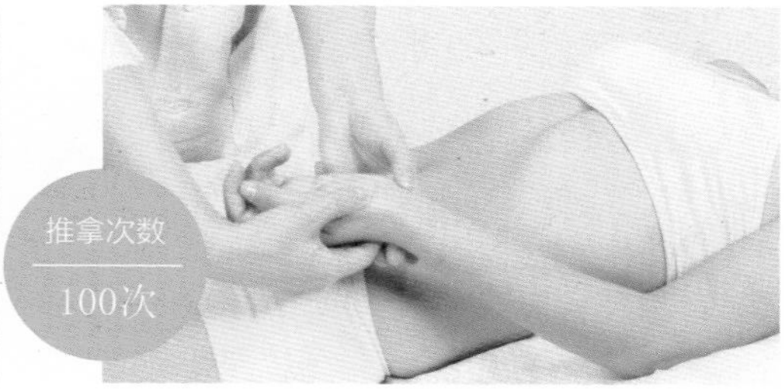

定位 位于腕部，腕掌侧横纹尺侧端，尺侧腕屈肌腱的桡侧凹陷处。

推拿方法 将拇指指腹放于神门穴上按揉，其余四指附于腕关节处。

肾俞 培补肾元

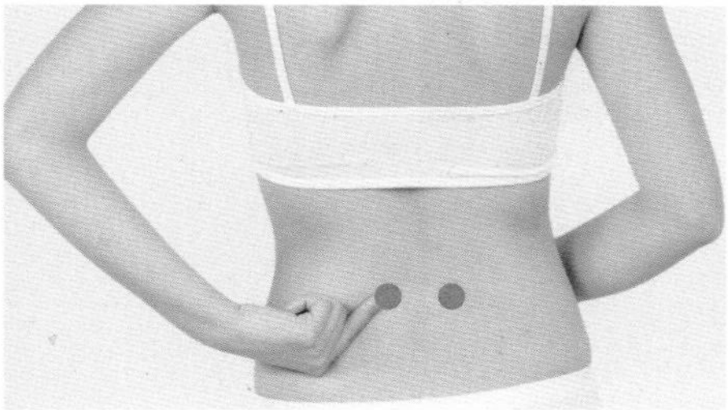

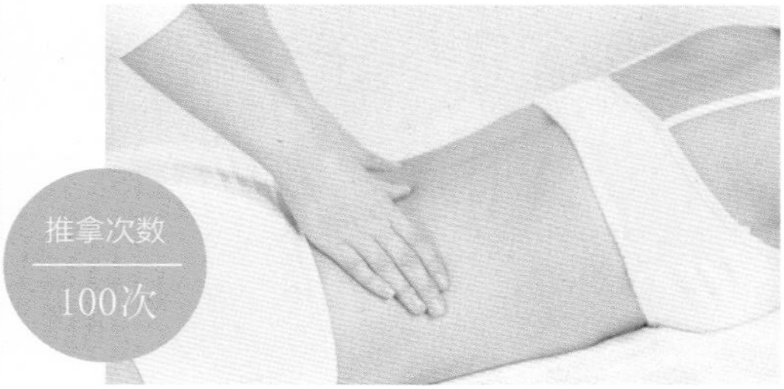

定位 位于腰部，当第二腰椎棘突下，旁开 1.5 寸。

推拿方法 用拇指指腹按揉肾俞穴。

足三里 健脾化痰降压

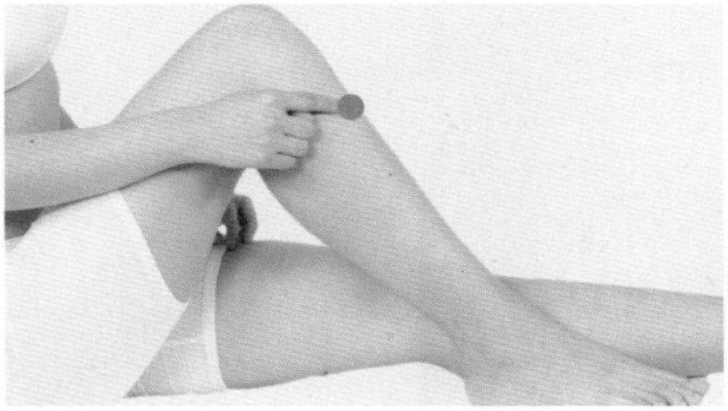

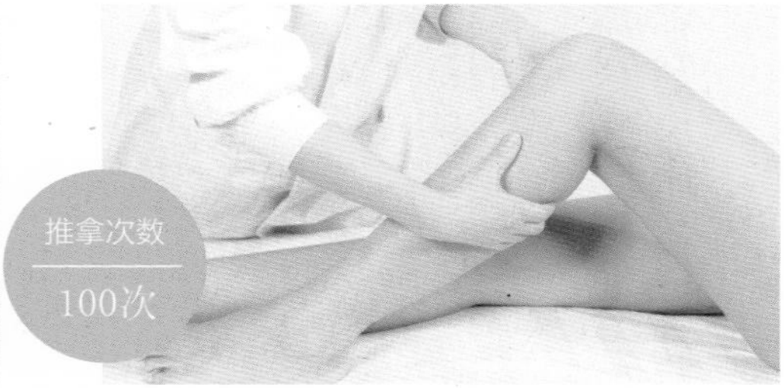

定位 位于小腿前外侧，当犊鼻下 3 寸，距胫骨前缘一横指。

推拿方法 用拇指指腹按揉足三里穴。

冠心病

内科

推拿方法

临床症状：冠心病是由冠状动脉发生粥样硬化导致心肌缺血的疾病，是中老年人心血管疾病中最常见的一种。主要症状有胸骨后疼痛，呈压榨样、烧灼样疼痛。中医认为本病主要是气滞血瘀所致。

基础治疗：大椎、心俞、膻中、巨阙、内关。

随症加穴：若手足不温，加按关元；若心悸而痛，加按肾俞。

大椎 调和阴阳、补虚治劳

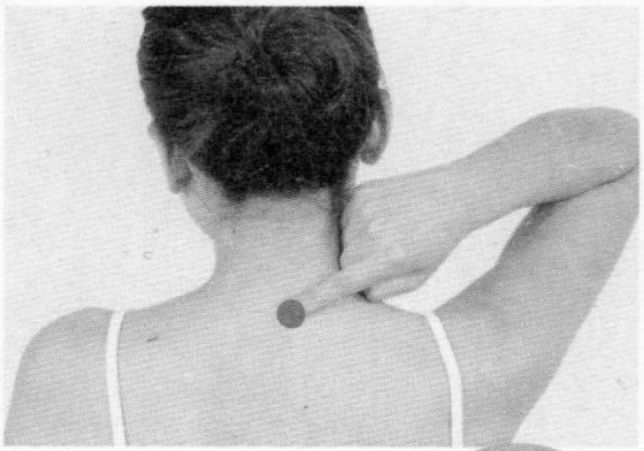

定位

位于后正中线上，第七颈椎棘突下凹陷中。

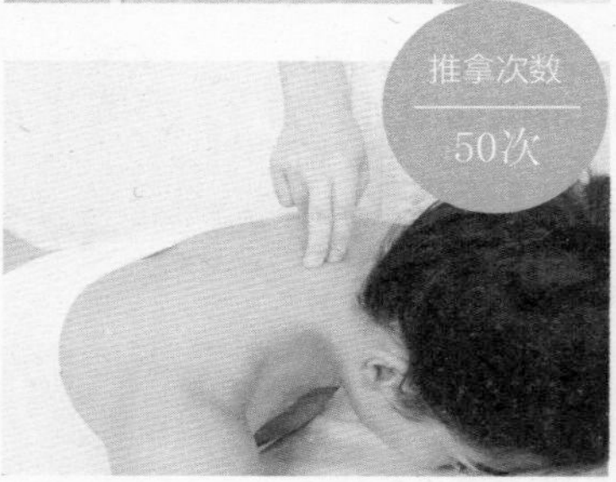

推拿方法

将食指、中指并拢，用两指指腹放于大椎穴上，用力按揉。

心俞 益气养血、养心安神

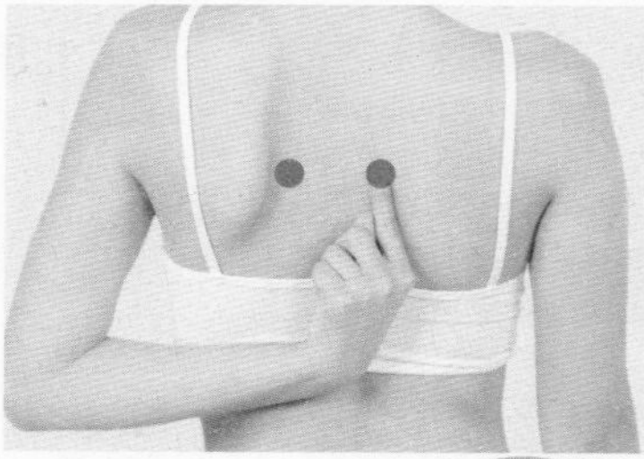

定位

位于背部，当第五胸椎棘突下，旁开1.5寸。

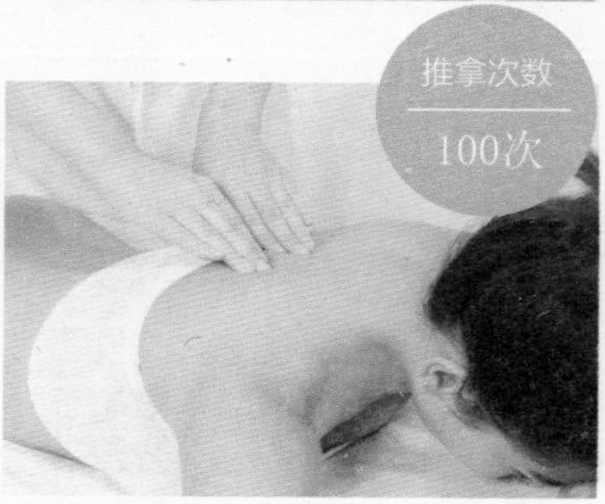

推拿方法

将食指、中指、无名指并拢放于心俞穴上点揉。

膻中 行气通阳、化瘀镇痛

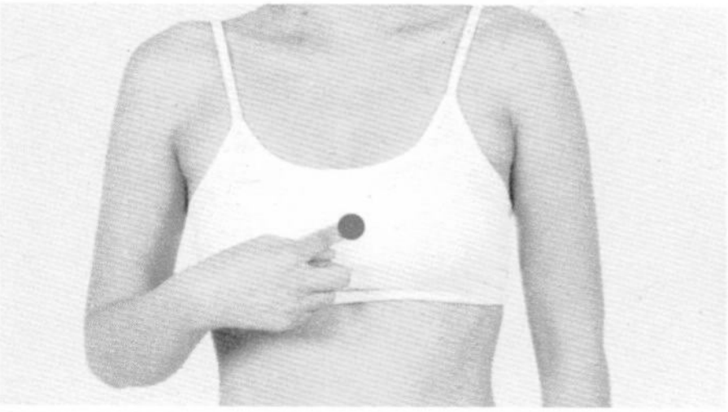

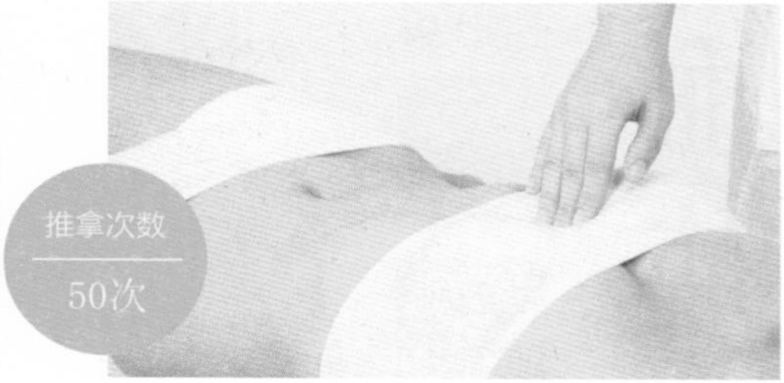

定位 位于胸部，当前正中线上，平第四肋间，两乳头连线的中点。

推拿方法 将食指、中指、无名指并拢，三指指腹放于膻中穴上按揉。

巨阙 活血化瘀、镇静安神

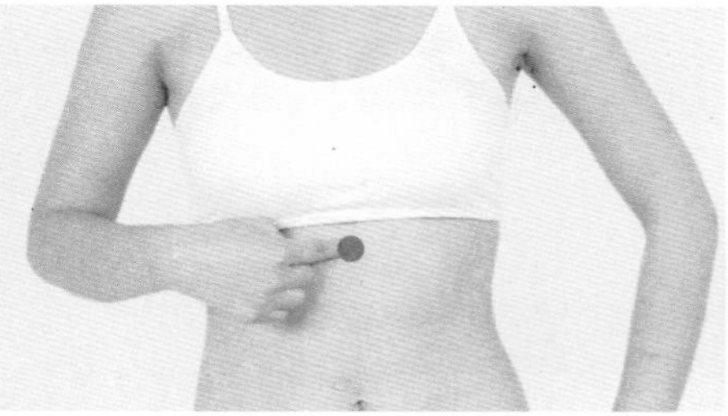

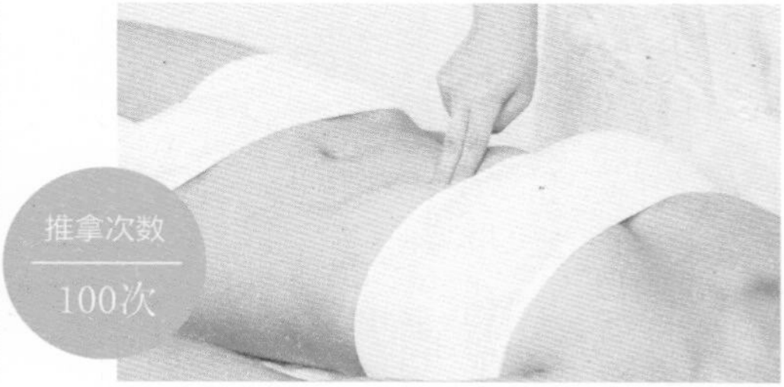

定位 位于上腹部，前正中线上，当脐中上6寸。

推拿方法 将食指、中指并拢，两指指腹放于巨阙穴上点揉。

内关 宽胸理气、活血通络

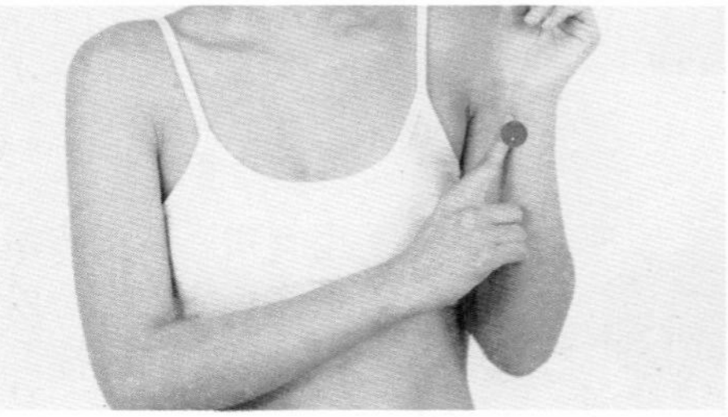

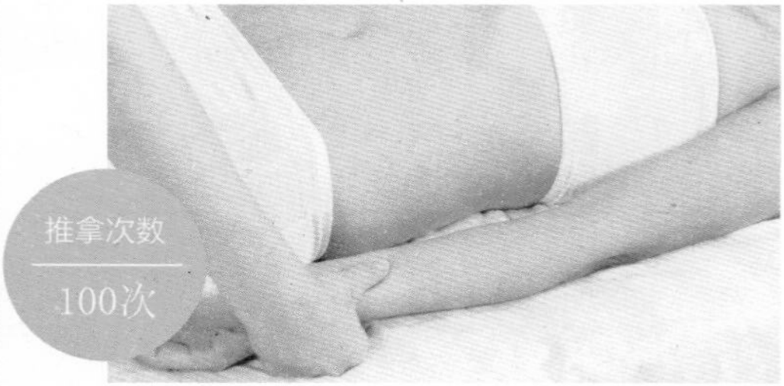

定位 位于前臂腕横纹上2寸，掌长肌腱与桡侧腕屈肌腱之间。

推拿方法 将拇指指腹放于内关穴上揉按，以局部有酸痛感为宜。

低血压

内科

推拿方法

临床症状：低血压指血压降低引起的一系列症状。部分人群无明显症状，病情轻微者可有头晕、头痛、食欲不振、疲劳、脸色苍白等，严重者会出现直立性眩晕、四肢冰凉、心律失常等症状。

基础治疗：气海、百会、足三里、太溪、心俞。

随症加穴：若自汗，加按中脘；若失眠健忘，加按四神聪；若四肢不温，加按关元。

气海 补气升压

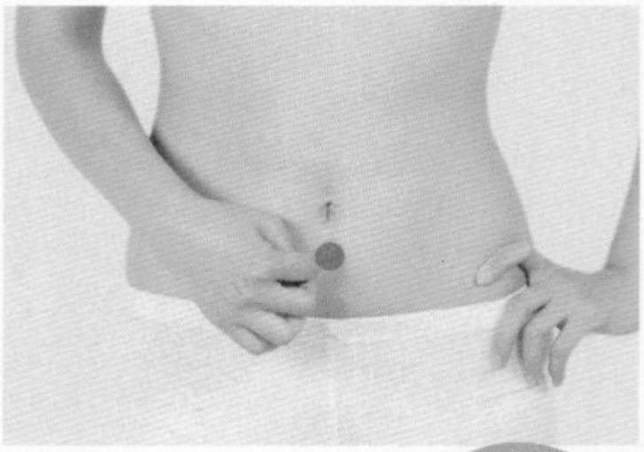

定位

位于下腹部，前正中线上，当脐中下1.5寸。

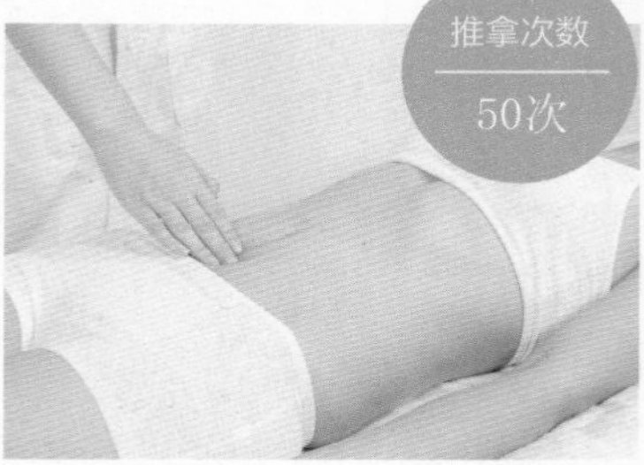

推拿方法

用食指、中指指腹按揉气海穴，以局部潮红、发热为度。

百会 调诸阳经、提升阳气

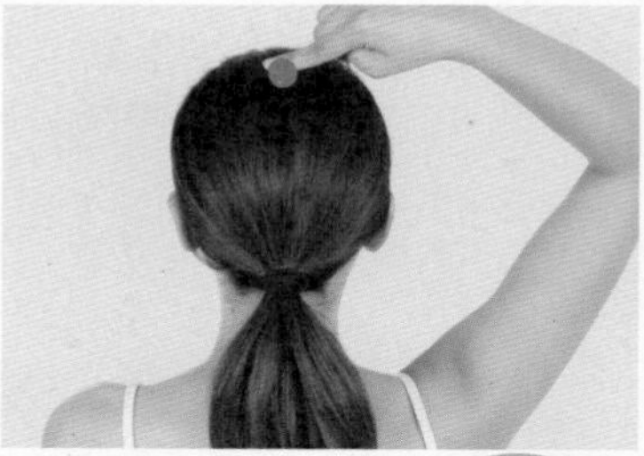

定位

位于头部，当前发际正中直上5寸，或两耳尖连线的中点处。

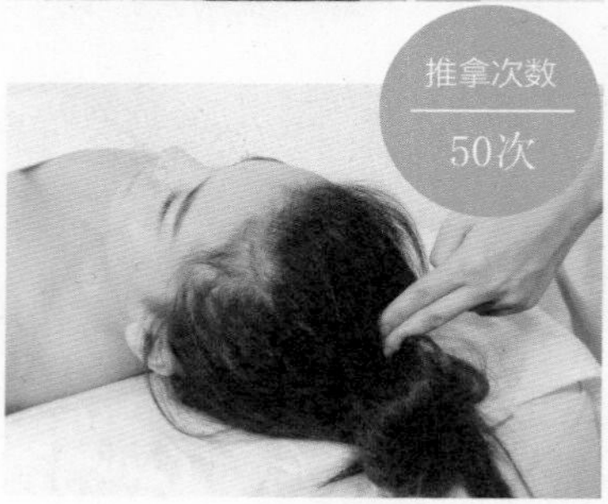

推拿方法

用食指、中指指端按在百会穴上，以顺时针方向揉按。

足三里 补脾养血升压

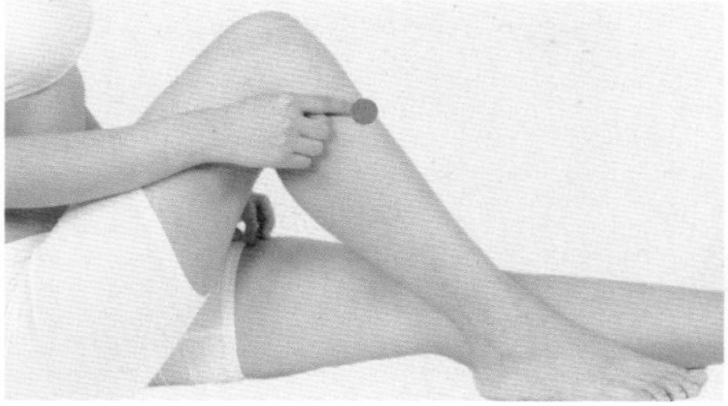

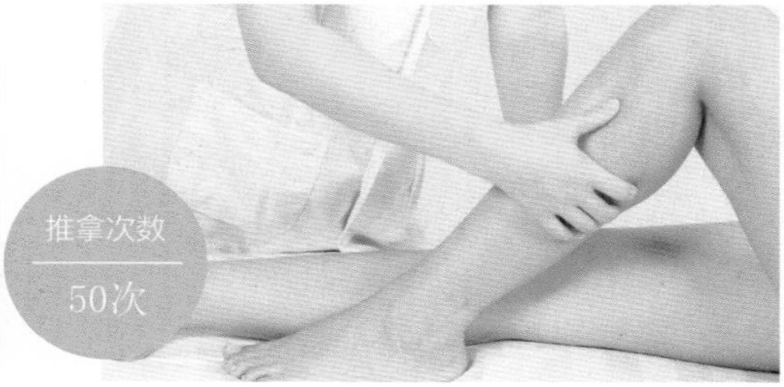

定位 | 位于小腿前外侧，当犊鼻下 3 寸，距胫骨前缘一横指。

推拿方法 | 用拇指指腹按揉足三里穴50次，以局部潮红、发热为度。

太溪 滋阴益肾、益气升压

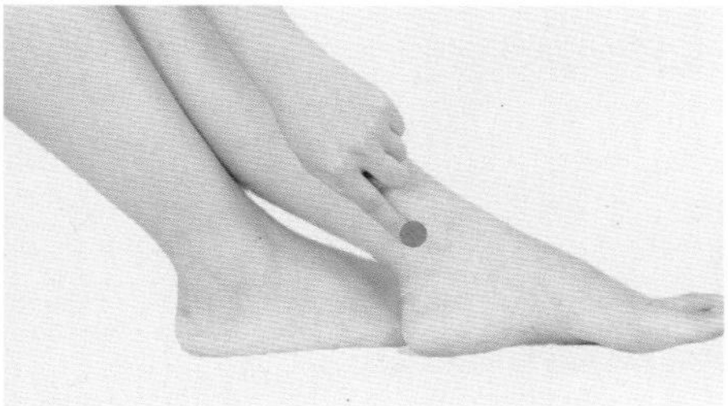

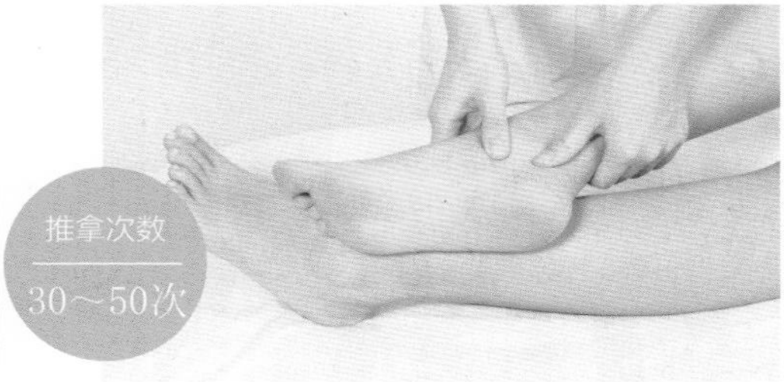

定位 | 位于足内侧，内踝后方，当内踝尖与跟腱之间的凹陷处。

推拿方法 | 用拇指按在太溪穴上，以顺时针的方向揉按。

心俞 补心养血升压

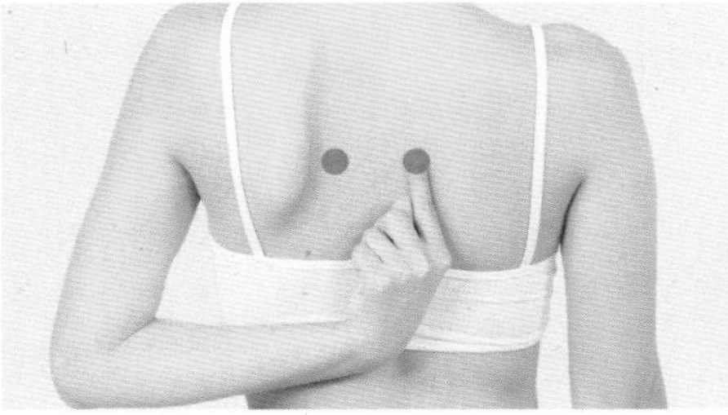

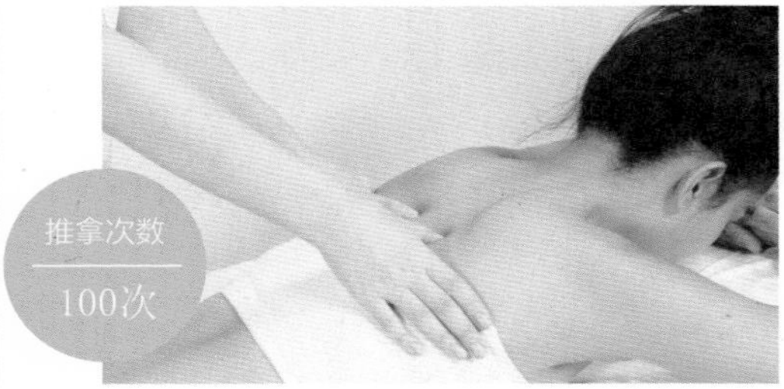

定位 | 位于背部，当第五胸椎棘突下，旁开 1.5 寸。

推拿方法 | 用拇指指腹点按心俞穴，以有酸胀感为度。

血栓闭塞性脉管炎

内科

推拿方法

临床症状：血栓闭塞性脉管炎是一种慢性持续性、进行性的血管节段性炎症，是指血管炎症病变处形成血栓，导致血管腔闭塞的病症。病变主要累及四肢远端的中、小动脉、静脉，以下肢病变最为常见。

基础治疗：足三里、阳陵泉、中都、解溪、太溪。

随症加穴：若痛有定处，加按阿是穴；若肌肉疼痛，加按三阴交。

足三里 化瘀止痛、益气养血

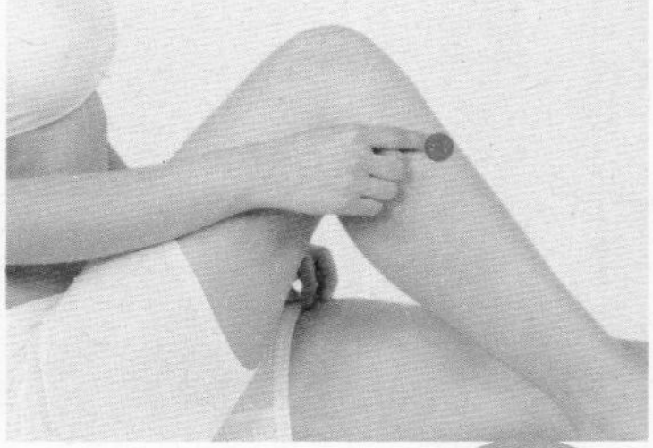

定位

位于小腿前外侧，当犊鼻下3寸，距胫骨前缘一横指（中指）。

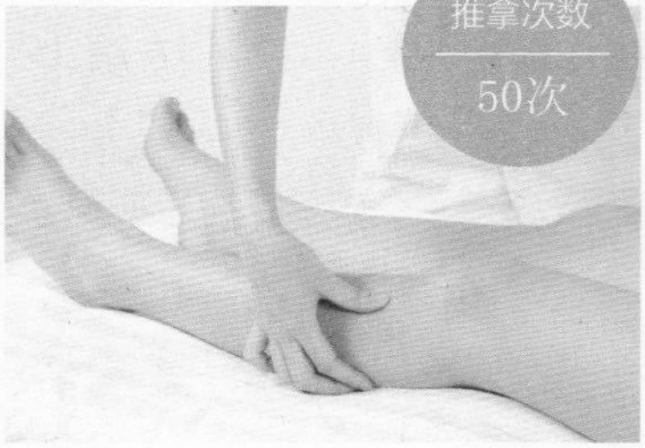

推拿次数

50次

推拿方法

将拇指放于足三里穴上，由轻渐重、顺时针方向轻摩。

阳陵泉 疏筋通络、化瘀止痛

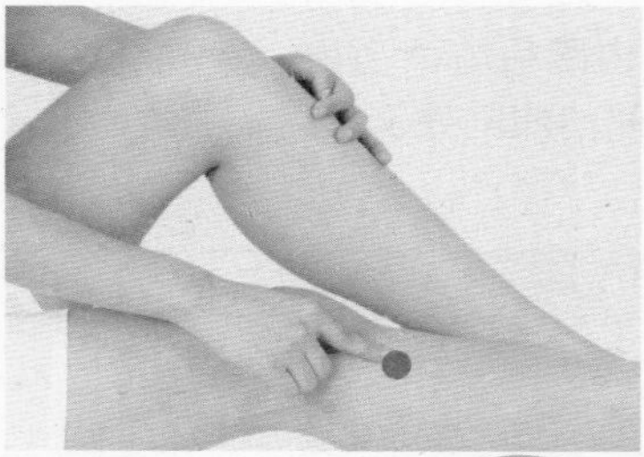

定位

位于小腿外侧，当腓骨头前下方凹陷处。

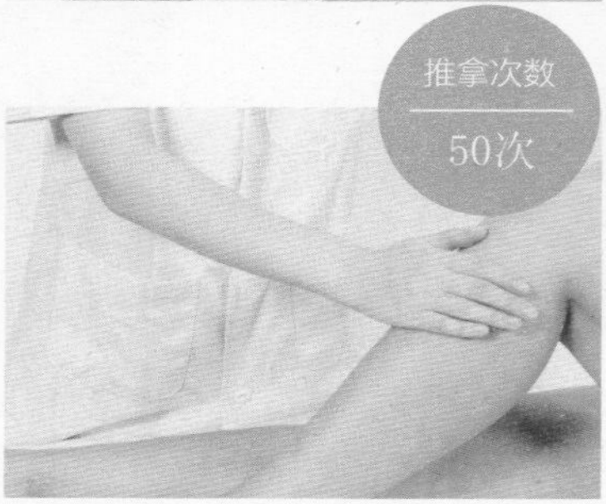

推拿次数

50次

推拿方法

搓热双手手心后，迅速覆盖在阳陵泉穴上，顺时针方向轻摩。

中都 疏通局部经络气血

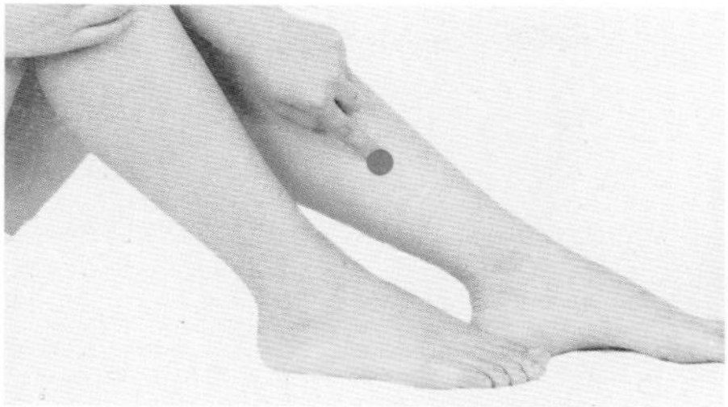

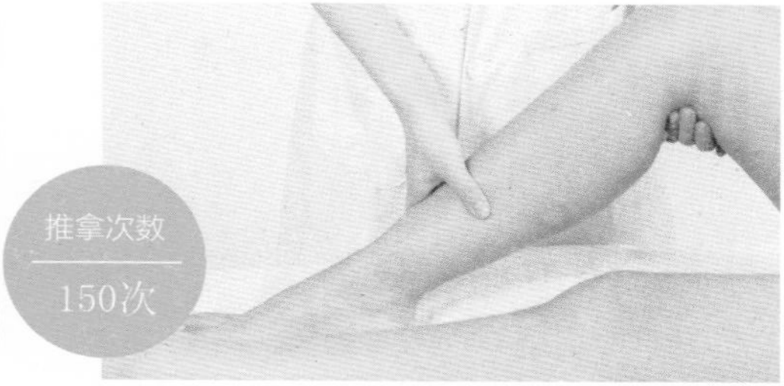

定位 位于小腿内侧，当足内踝尖上7寸，胫骨内侧面的中央。

推拿方法 用拇指放于中都穴上由轻渐重地揉按。

解溪 舒筋活络、通行气血

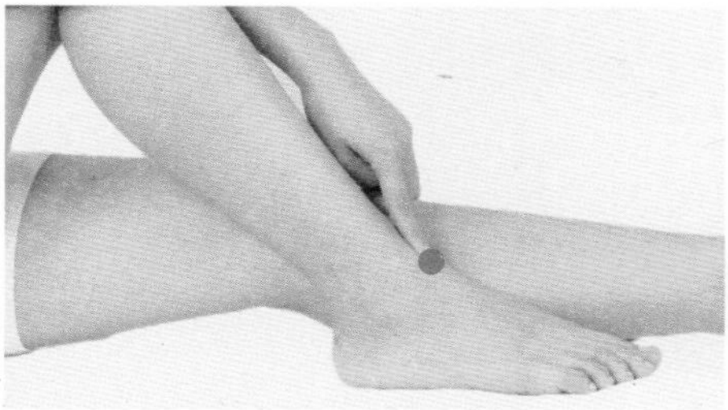

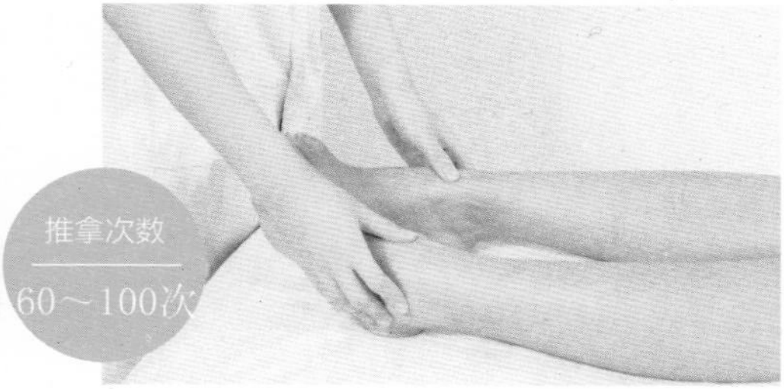

定位 位于足背与小腿交界处的横纹中央凹陷中。

推拿方法 双手拇指放于解溪穴上，由轻渐重点按。

太溪 滋阴益肾

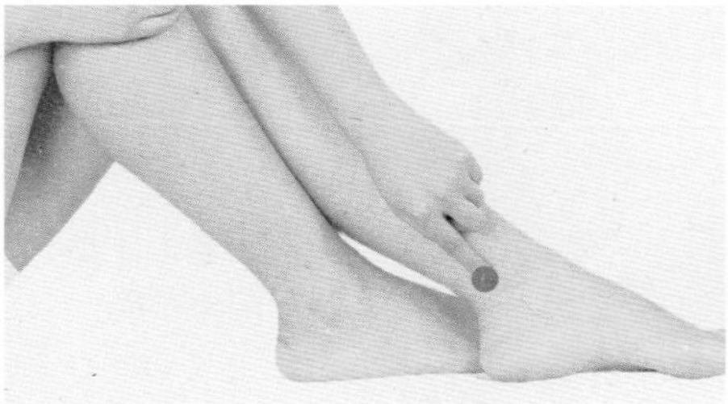

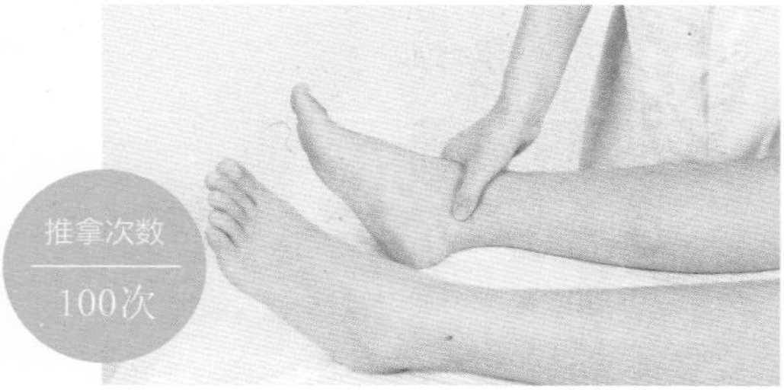

定位 位于足内侧，内踝后方，当内踝尖与跟腱之间的凹陷处。

推拿方法 拇指放于太溪穴上压揉，其余四指附于患者小腿外侧。

贫血

内科

推拿方法

临床症状：贫血是指人体外周血红蛋白（Hb）减少，低于正常范围下限的一种临床症状。头昏、耳鸣、失眠、记忆力减退、注意力不集中等，为贫血导致神经组织损害的常见症状。

基础治疗：膻中、中脘、神阙、血海、足三里。

随症加穴：若头晕，加按百会；若心悸，加按内关；若食欲不振，加按脾俞。

膻中 益气养血

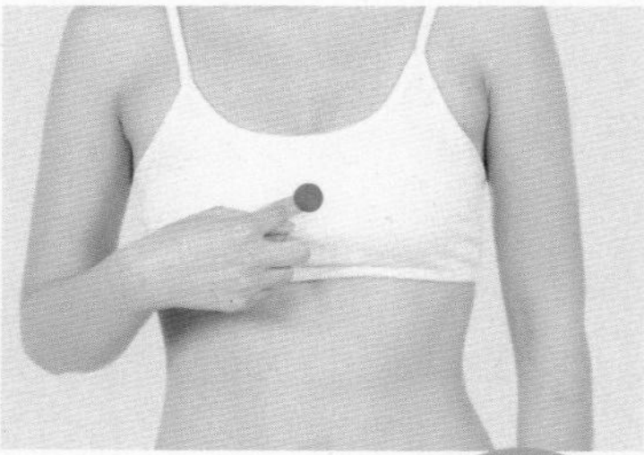

定位

位于胸部，当前正中线上，平第四肋间，两乳头连线的中点。

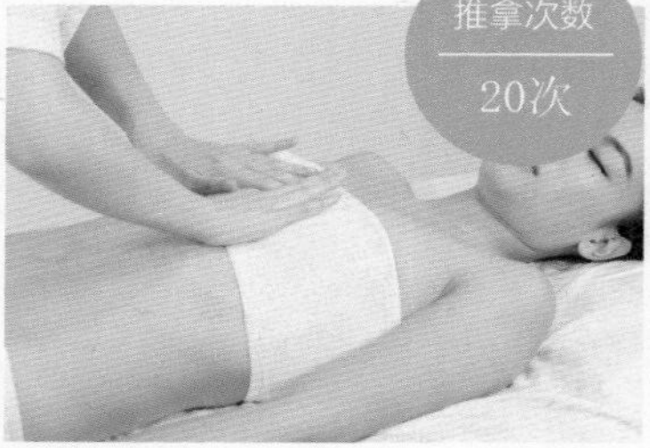

推拿次数 20次

推拿方法

两手十指相交叉，横置按于膻中穴上，两掌根推至腹尽处。

中脘 调理脾胃、生化气血

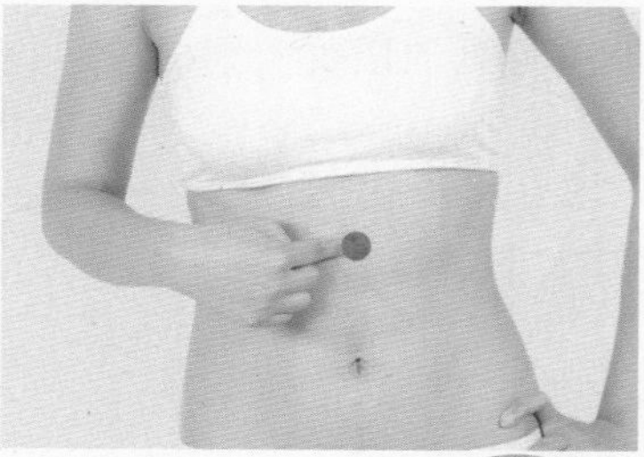

定位

位于上腹部，前正中线上，当脐中上4寸。

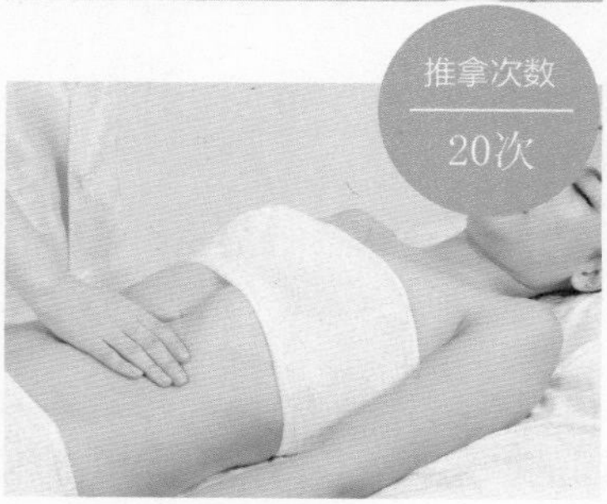

推拿次数 20次

推拿方法

右手掌置于中脘穴上，往返摩擦。

神阙 健运脾胃、生化气血

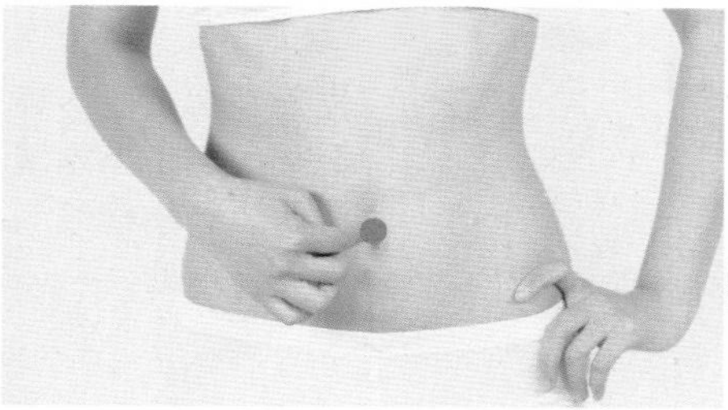

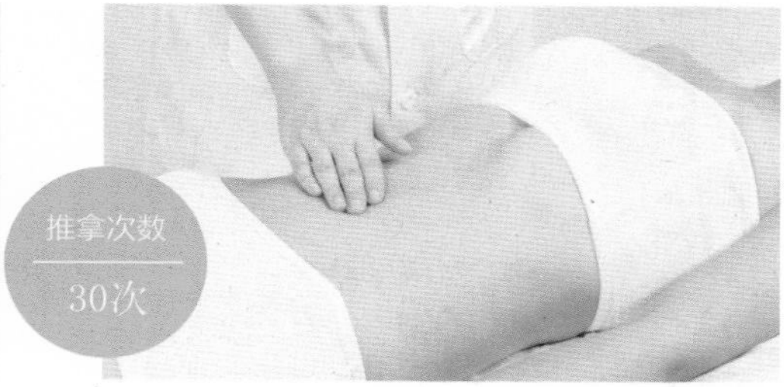

定位 位于腹中部，脐中央。

推拿方法 四指置于神阙穴上，先逆时针摩腹，再顺时针摩动。

血海 健脾和胃、生化气血

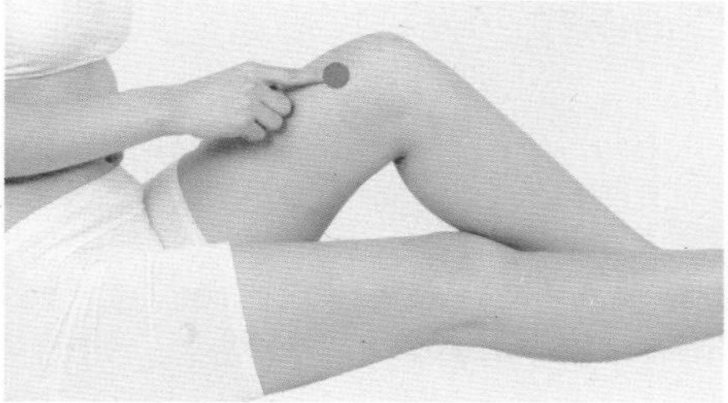

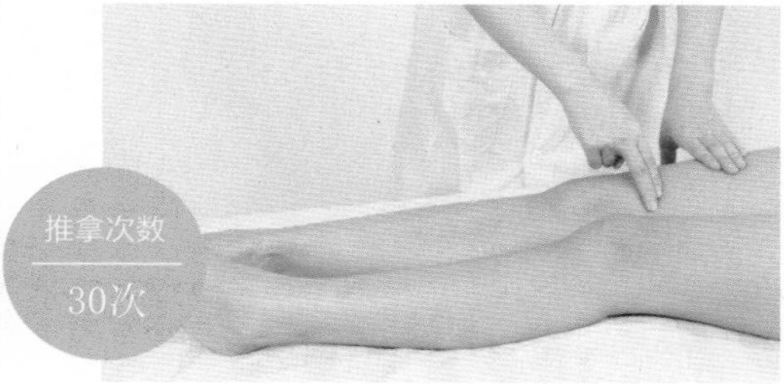

定位 屈膝，位于髌底内侧端上 2 寸，当股四头肌内侧头的隆起处。

推拿方法 中指、食指并拢，按于血海穴上，以顺时针方向旋转按揉。

足三里 调理脾胃、益气养血

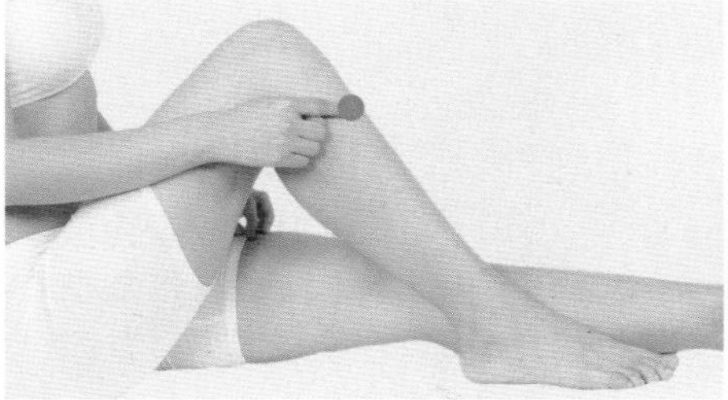

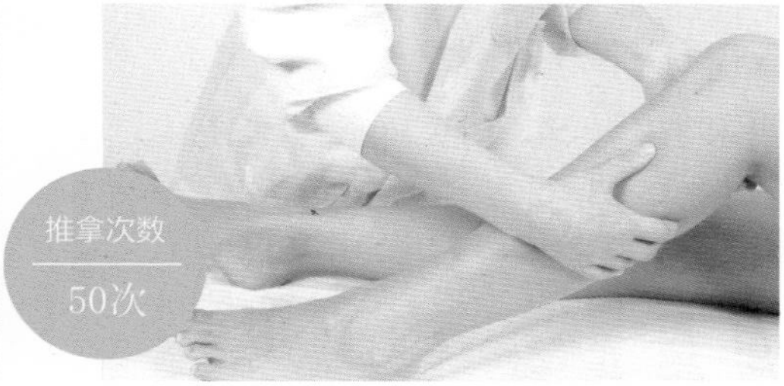

定位 位于小腿前外侧，当犊鼻下 3 寸，距胫骨前缘一横指。

推拿方法 拇指放于足三里穴上压揉，其余四指附于患者小腿后外侧。

心律失常

内科

推拿方法

临床症状： 心律失常属于中医『心悸』的范畴。发作时，患者自觉心跳快而强，并伴有胸痛、胸闷、喘息、头晕或失眠等症状。引起心律失常的生理性因素有运动过量、冷热刺激等，去除诱因后可自行缓解。

基础治疗： 后溪、内关。

随症加穴： 若活动后加重，加按关元；若倦怠自汗，加按气海；若胸痛，加按膻中。

后溪 通经活络、清心安神

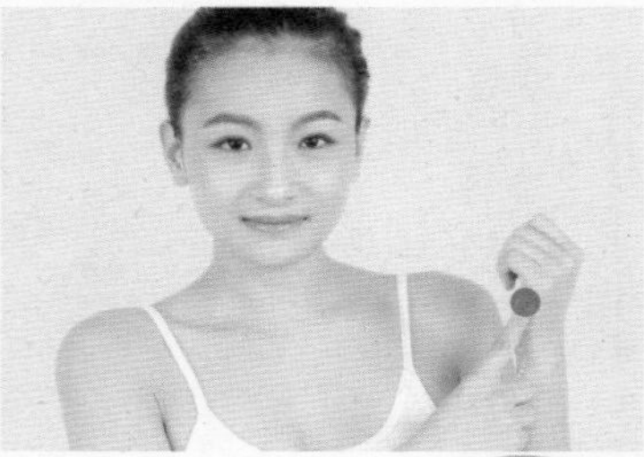

定位

位于手掌尺侧，微握拳，当小指本节后的远侧掌横纹头赤白肉际处。

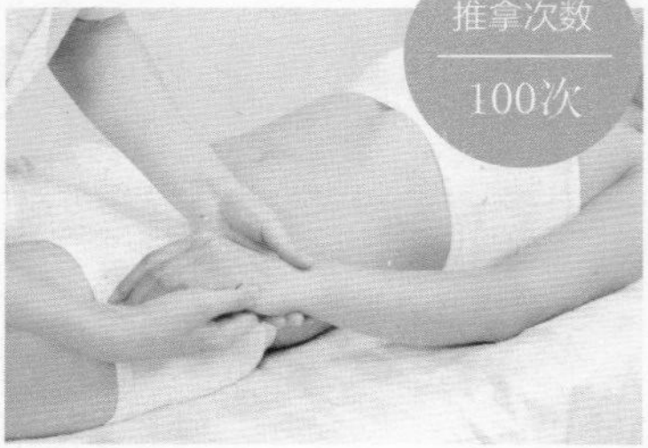

推拿方法

将拇指指腹放于后溪穴上揉按，以局部有酸痛感为宜。

内关 镇静安神、通络定悸

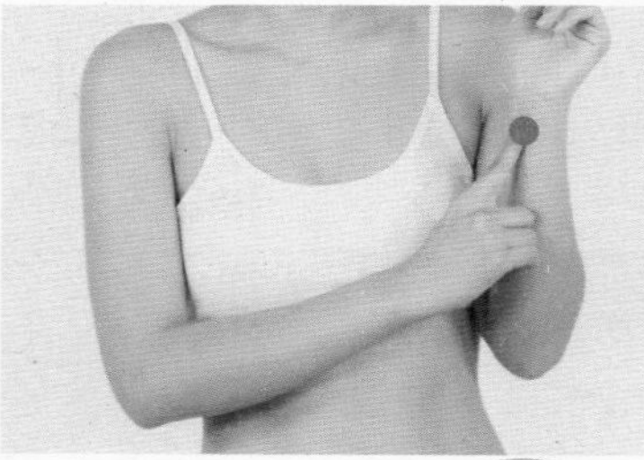

定位

位于前臂掌侧，腕横纹上 2 寸，掌长肌腱与桡侧腕屈肌腱之间。

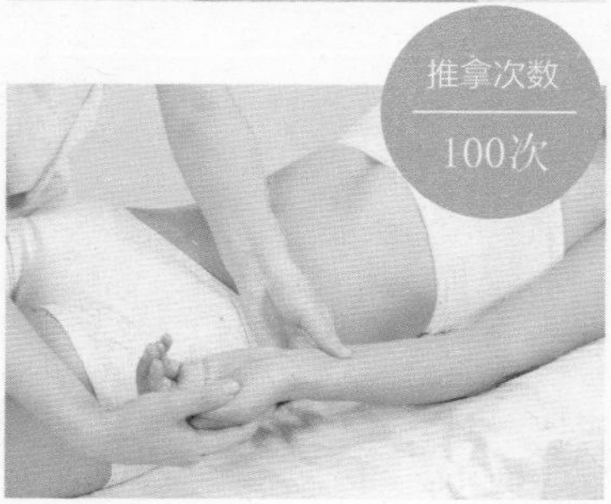

推拿方法

将拇指放于内关穴上揉按，以局部有酸痛感为宜。

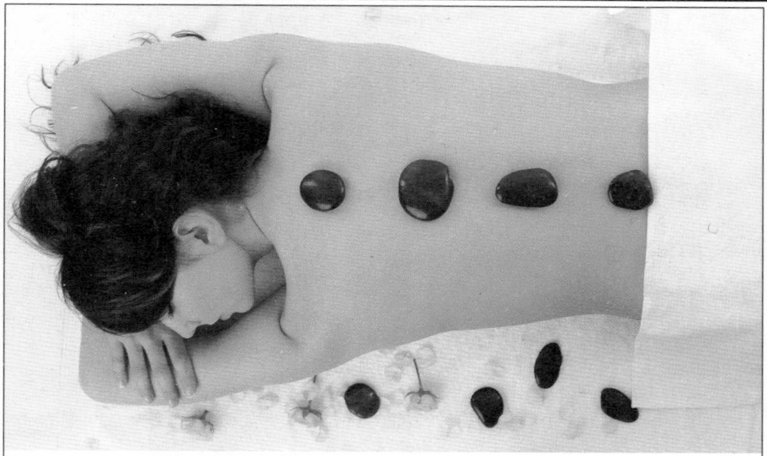

第4章

精神与神经系统：养心安神，调养心态

人体的结构与功能均极为复杂，体内各器官、系统的功能和各种生理过程都不是各自孤立地进行，而是在神经系统的直接或间接调节控制下，互相联系、相互影响、密切配合，使人体成为一个完整统一的有机体，实现和维持正常的生命活动。经常推拿刺激穴位可以有效养护神经功能，保障机体的正常运行。

神经衰弱

内科

推拿方法

临床症状：神经衰弱是指大脑由于长期情绪紧张及承受精神压力，从而使精神活动能力减弱的功能障碍性病症，其主要特征是易兴奋，脑力易疲劳，记忆力减退等，伴有各种躯体不适症状。

基础治疗：肺俞、白环俞、神阙、足三里、涌泉。

随症加穴：若五心烦热，加按太溪；若头痛，加按太阳；若失眠，加按四神聪。

肺俞 调补肺气、补虚清热

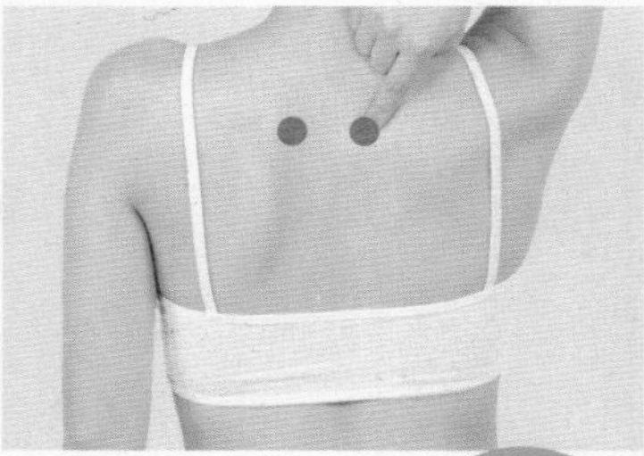

定位

位于背部，当第三胸椎棘突下，旁开1.5寸。

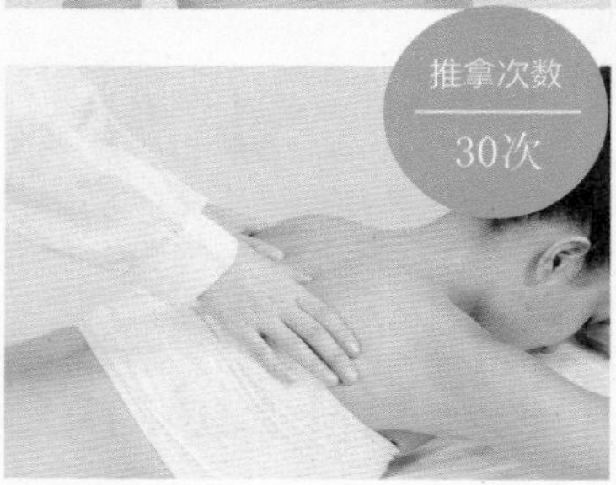

推拿方法

双手拇指自上而下推拿肺俞穴。

白环俞 温补下元、调理气血

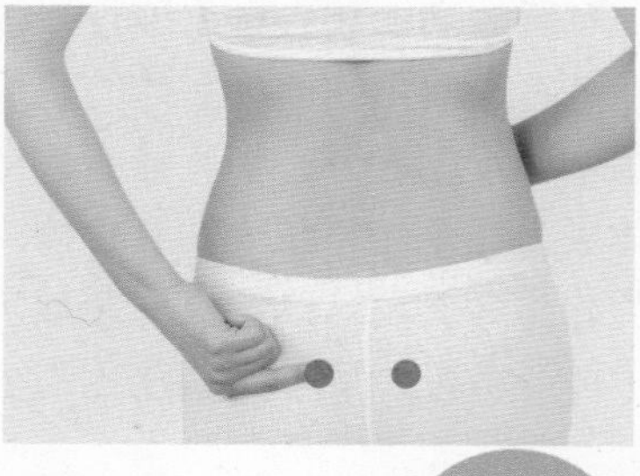

定位

位于骶部，当骶正中嵴旁1.5寸，平第四骶后孔。

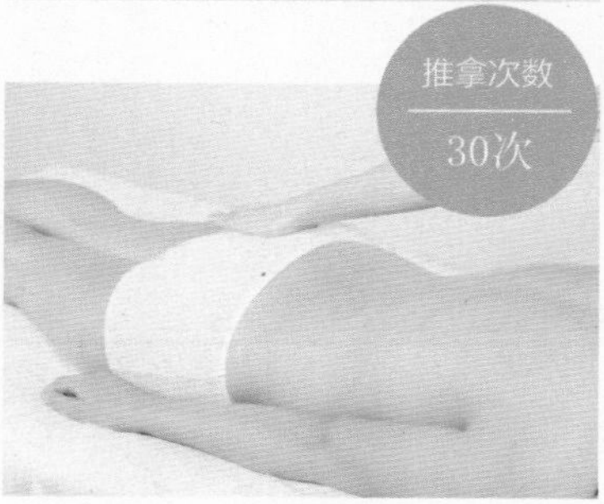

推拿方法

用手掌自上而下推拿白环俞穴。

神阙 健运脾胃、温补阳气

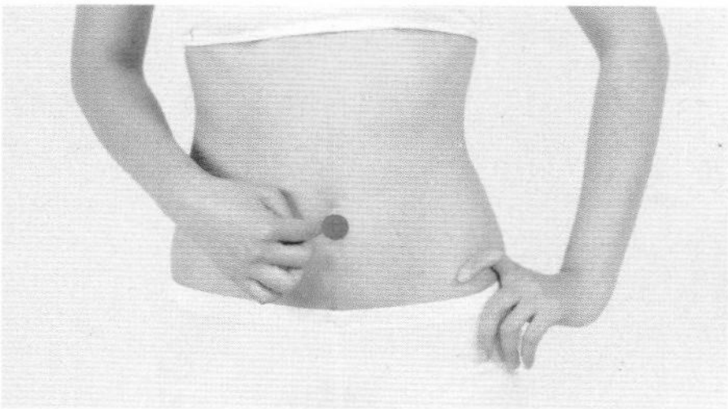

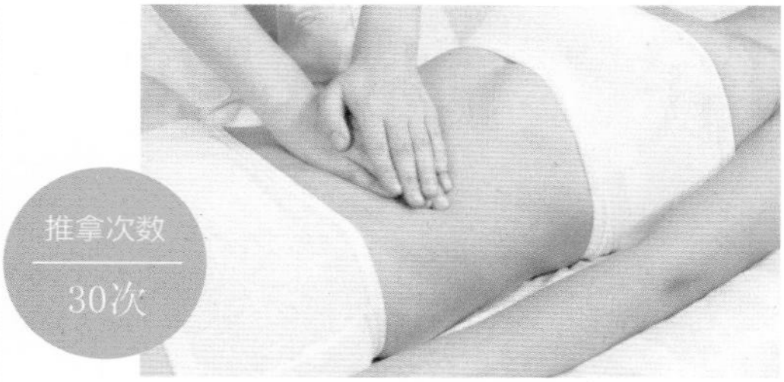

定位 位于腹中部，脐中央。

推拿方法 双掌相叠，以神阙穴为中心，顺时针方向揉腹。

足三里 调理脾胃、补中益气

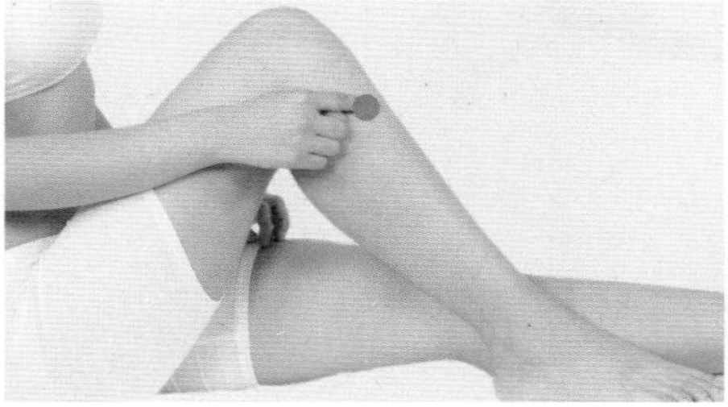

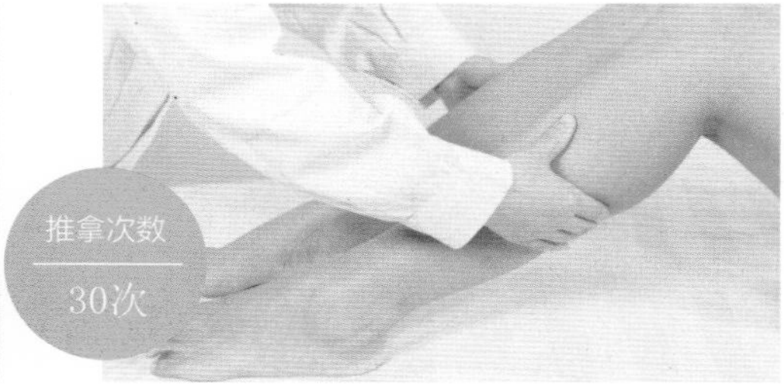

定位 位于小腿前外侧，当犊鼻下 3 寸，距胫骨前缘一横指。

推拿方法 双手按于两腿足三里穴上，由外向内揉动。

涌泉 散热升气、延缓衰老

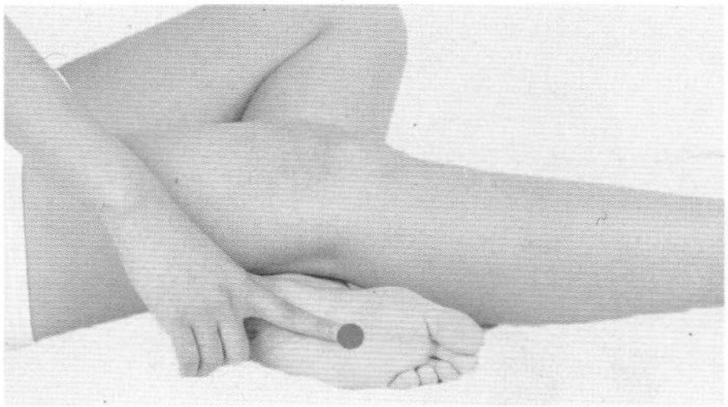

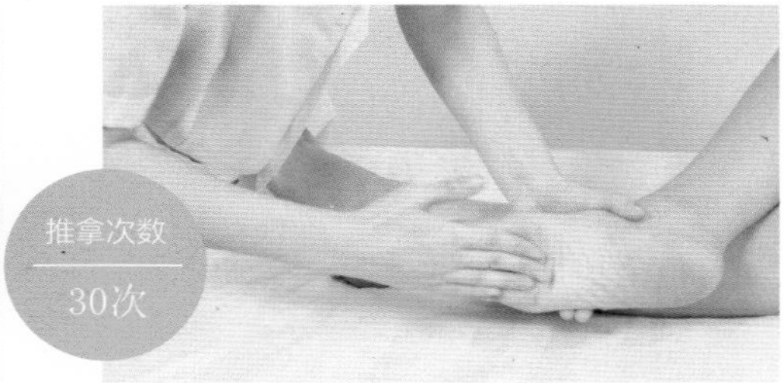

定位 位于足前部第二、第三趾趾缝纹头端与足跟连线的前 1/3 处。

推拿方法 用手掌来回搓擦涌泉穴，以有热感为度。

失眠

内科

推拿方法

临床症状：失眠是指无法入睡或无法保持睡眠状态，即睡眠失常。失眠虽不属于危重疾病，但影响人们的日常生活。睡眠不足会导致状态不佳，生理节奏被打乱，继之引起人的疲劳感及全身不适。

基础治疗：印堂、太阳、百会、心俞、少海。

随症加穴：若多梦易醒，加按三阴交；若心悸胆怯，加按胆俞。

印堂 清头明目、宁心安神

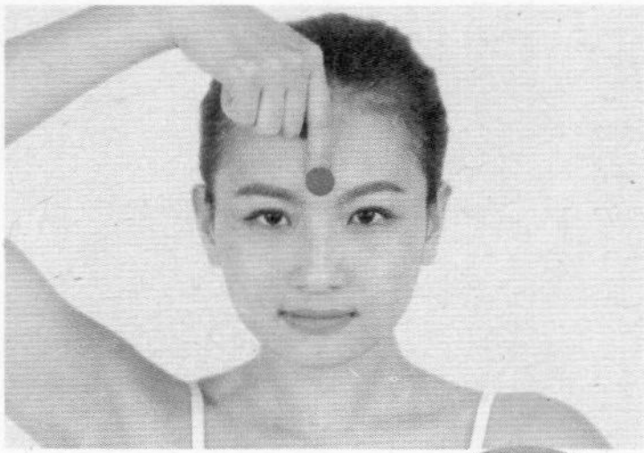

定位

位于额部，当两眉头之中间。

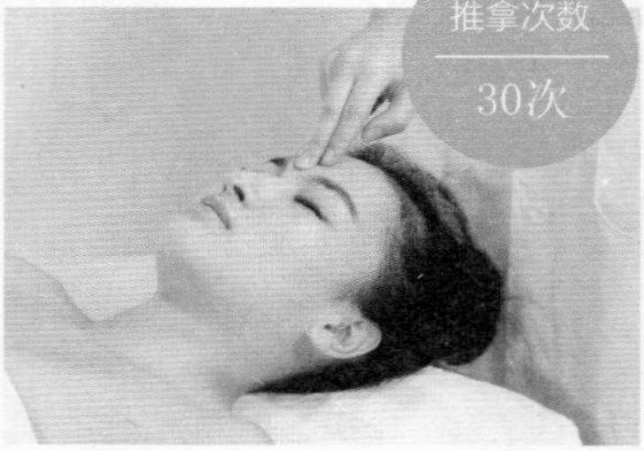

推拿方法

将食指、中指并拢点按印堂穴，以有酸胀感为度。

太阳 解除疲劳、安神助眠

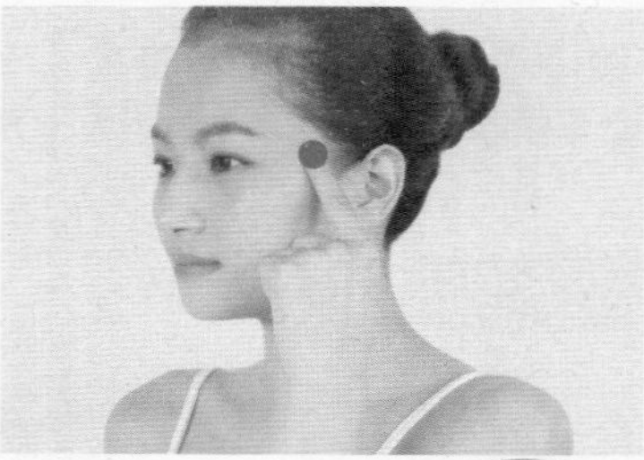

定位

位于颞部，当眉梢与目外眦之间，向后约一横指的凹陷处。

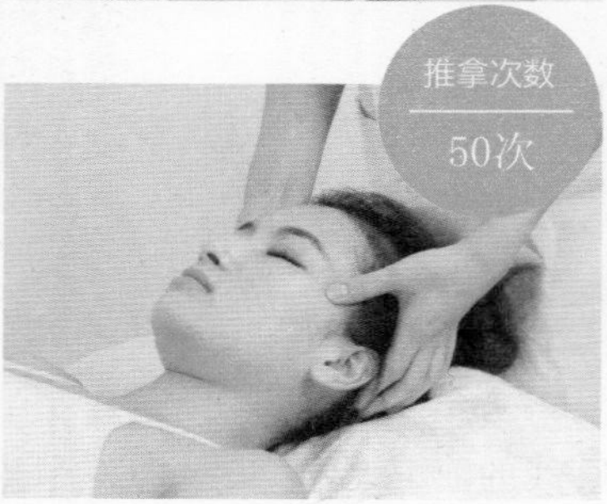

推拿方法

用拇指指尖放于太阳穴上，力度由轻渐重地揉按。

百会 清头目、宁神志

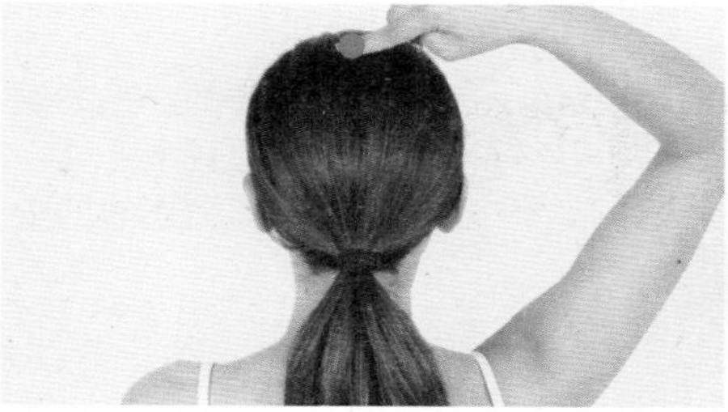

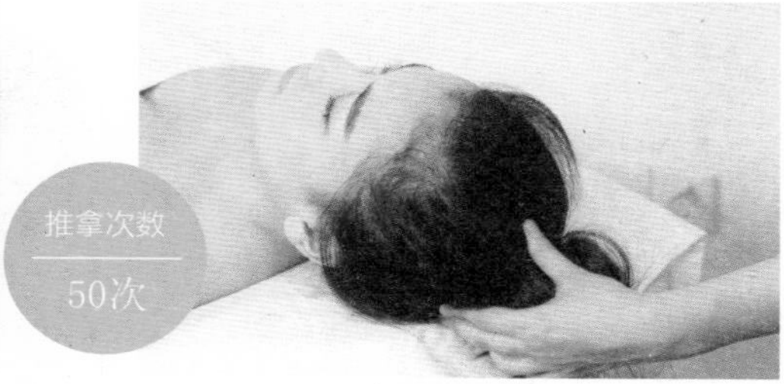

定位 位于头部，当前发际正中直上5寸，或两耳尖连线的中点处。

推拿方法 将拇指放于百会穴上，其余四指半握拳，适当用力压揉。

心俞 养心安神

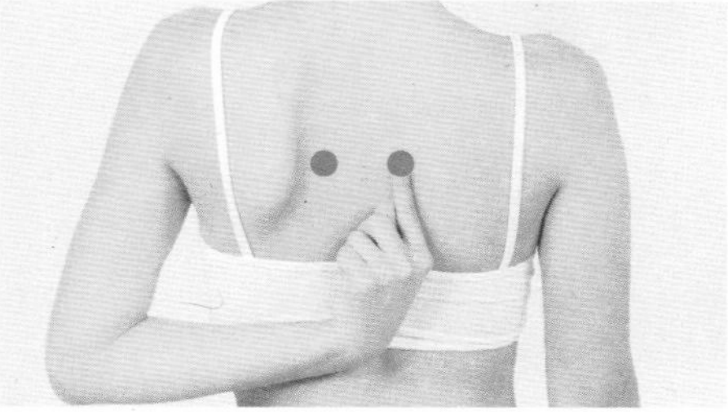

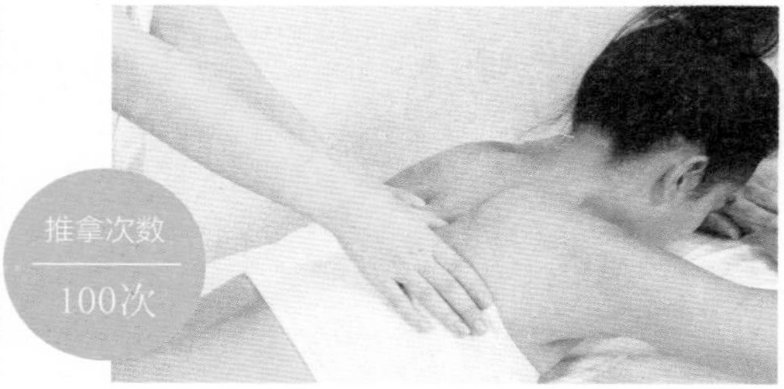

定位 位于背部，当第五胸椎棘突下，旁开1.5寸。

推拿方法 用拇指指腹点按心俞穴，以有酸胀感为度。

少海 滋阴降火

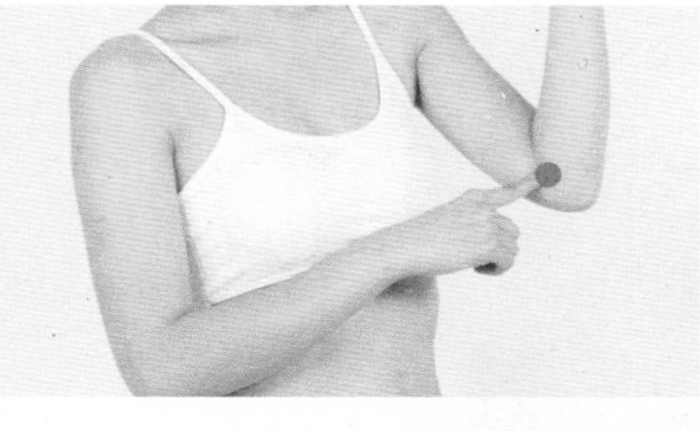

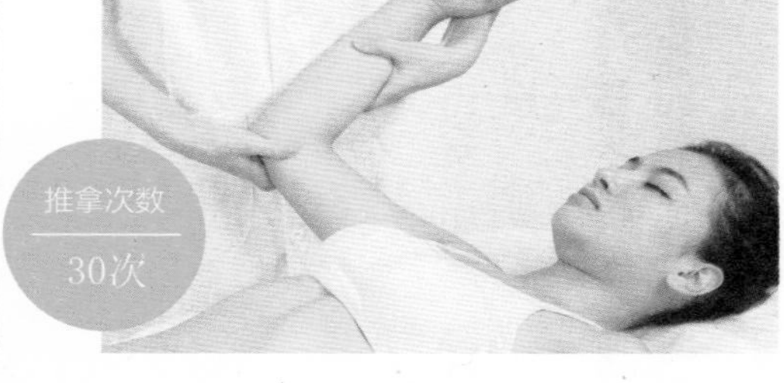

定位 位于肘横纹内侧端与肱骨内上髁连线的中点处。

推拿方法 将拇指指尖放在少海穴上，适当用力掐按1分钟。

眩晕

内科

推拿方法

临床症状：眩晕与头晕有所相似，但本质不同。眩晕分为周围性眩晕和中枢性眩晕。中枢性眩晕是由脑组织、脑神经疾病引起。周围性眩晕发作时多伴有耳聋、耳鸣、恶心、呕吐、出冷汗等自主神经系统症状。

基础治疗：百会、印堂、翳风、头窍阴、涌泉。

随症加穴：若头目胀痛，加按行间；若头痛如裹，加按内关。

百会 清头目、止眩晕

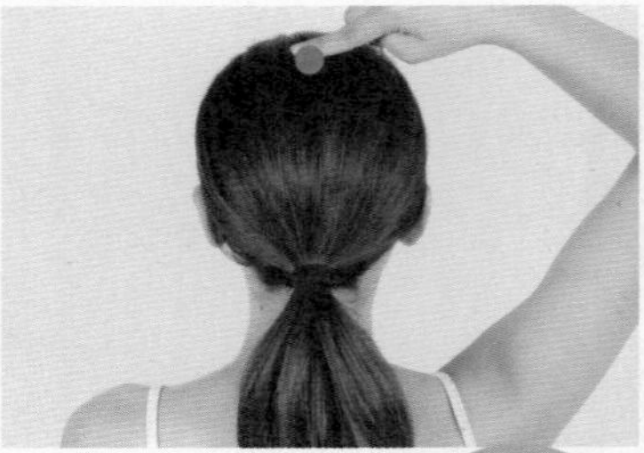

定位

位于头部，当前发际正中直上 5 寸，或两耳尖连线的中点处。

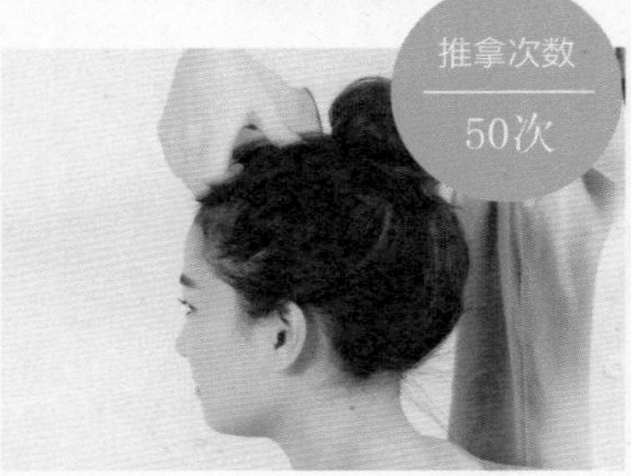

推拿方法

将拇指放于百会穴上，以顺时针和逆时针方向各揉按。

印堂 清头明目、宁心安神

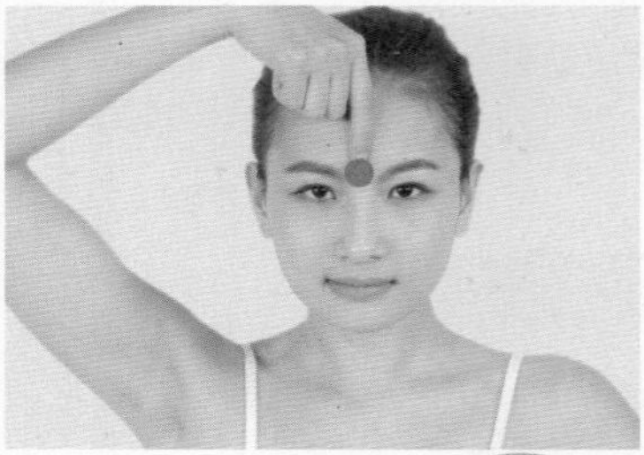

定位

位于额部，当两眉头之中间。

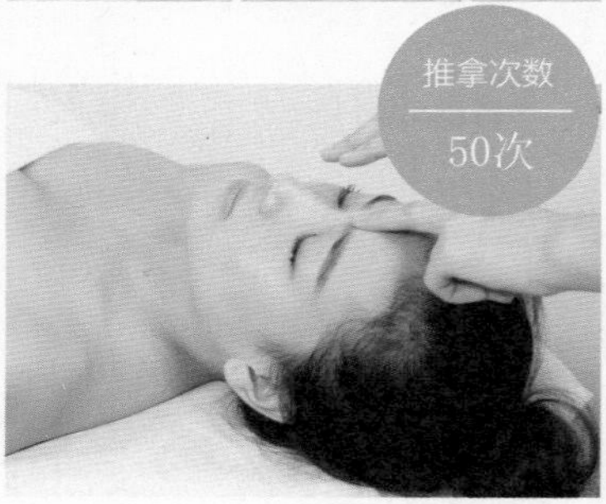

推拿方法

食指与中指紧并，从鼻梁向额头方向推揉印堂穴。

翳风 疏调头部气血

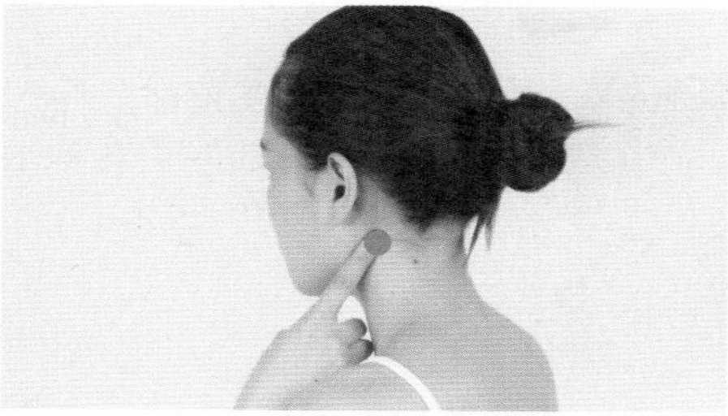

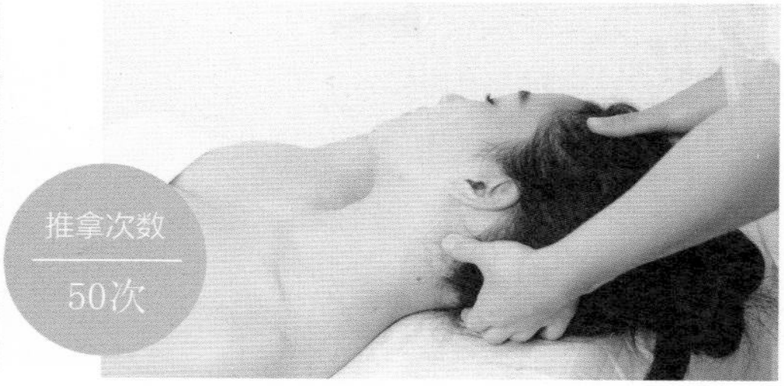

定位 位于耳垂后方，当乳突与下颌角之间的凹陷处。

推拿方法 将拇指放于头部的翳风穴上，以顺时针方向揉按。

头窍阴 疏调头部气机

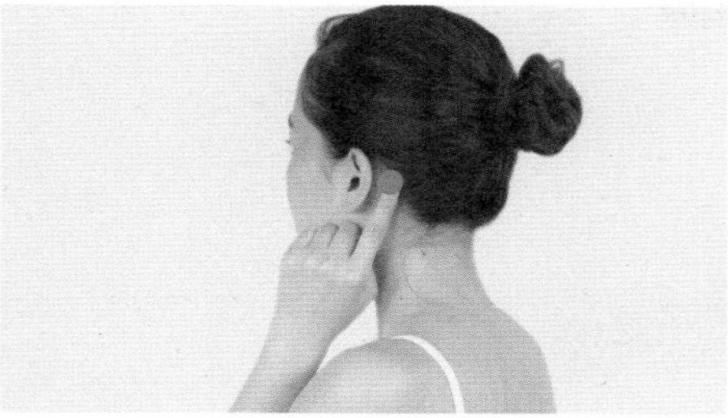

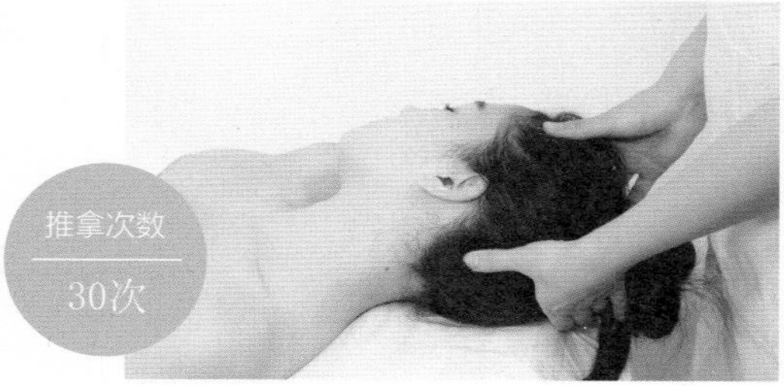

定位 位于耳后乳突的后上方，天冲与完骨的中 1/3 与下 2/3 交点处。

推拿方法 将拇指放于头部的头窍阴穴上，以顺时针方向揉按。

涌泉 平肝潜阳、滋阴益肾

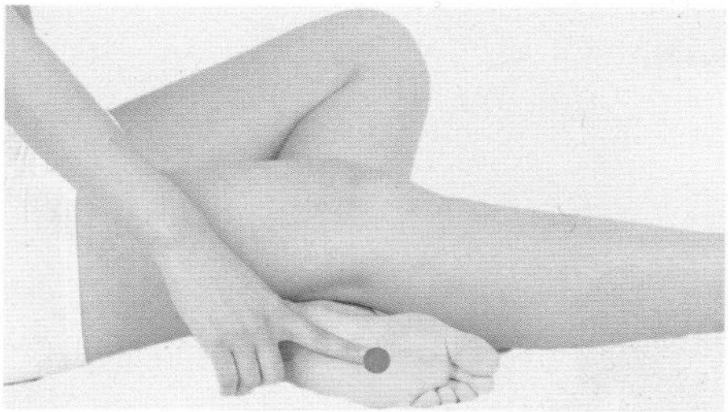

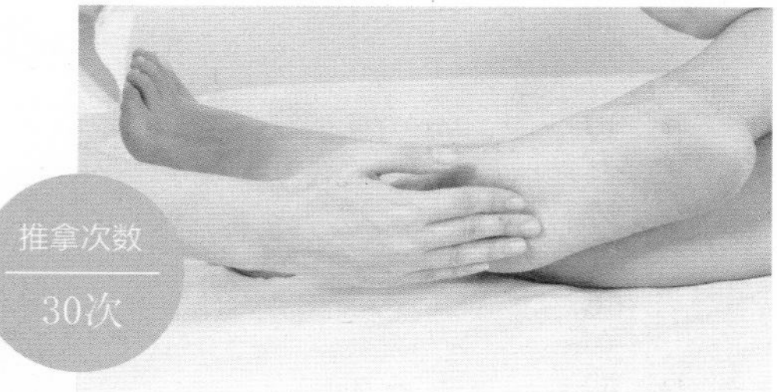

定位 位于足前部第二、第三趾趾缝纹头端与足跟连线的前 1/3 处。

推拿方法 四指并拢按在涌泉穴，反复搓擦，以足心发热为佳。

抑郁症

内科

推拿方法

临床症状：抑郁症的发病与心理、遗传、生活等诸多因素都有关。以患者情绪消沉低落、思维迟缓、认知功能出现障碍以及行动迟缓为典型症状，日久则出现自卑抑郁、悲观厌世症状，严重者会出现幻觉。

基础治疗：四神聪、百会、印堂、太冲、心俞。

随症加穴：若多梦易醒，加按三阴交；若心悸胆怯，加按胆俞。

四神聪 提神醒脑

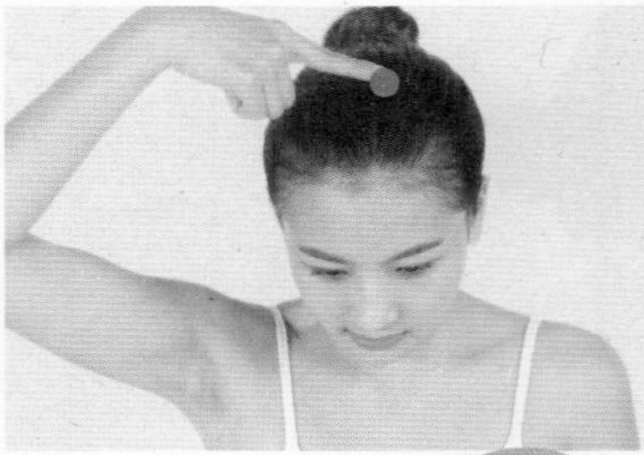

定位

位于头顶部，百会穴前后左右各开1寸，共4穴。

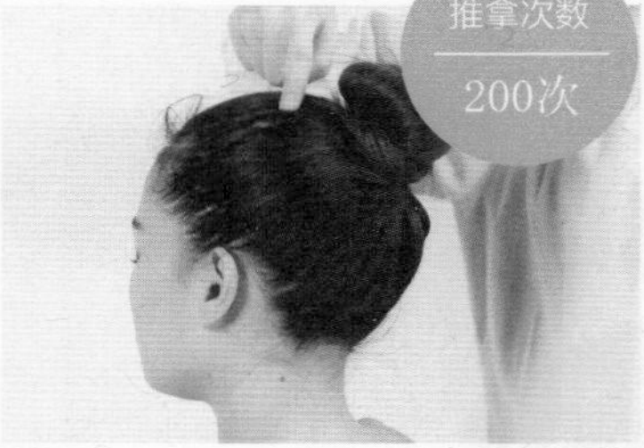

推拿次数 200次

推拿方法

用食指指腹点按四神聪穴，以有酸胀感为度。

百会 开窍醒神

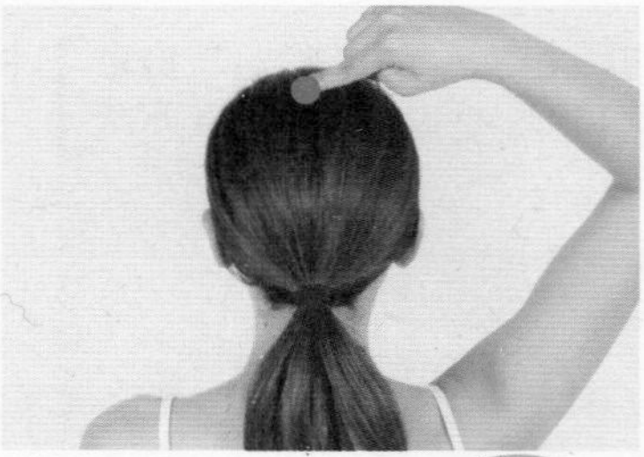

定位

位于头部，当前发际正中直上5寸，或两耳尖连线的中点处。

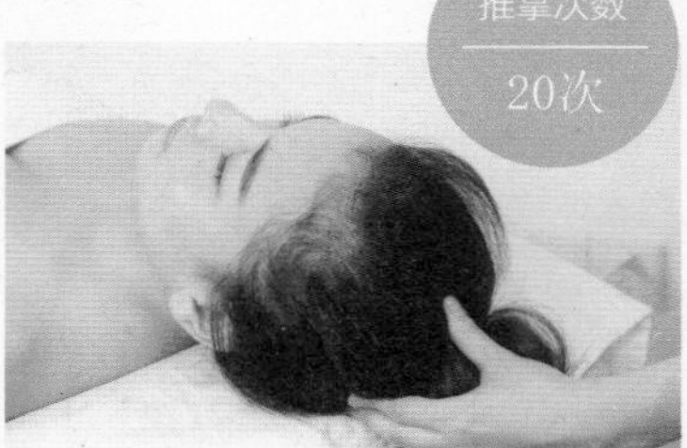

推拿次数 20次

推拿方法

用拇指指腹按揉百会穴，感到酸胀时，由轻到重，顺时针揉动。

印堂 清头明目、宁心安神

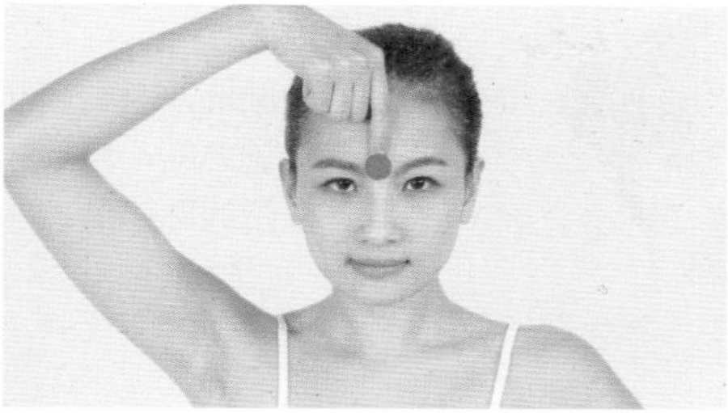

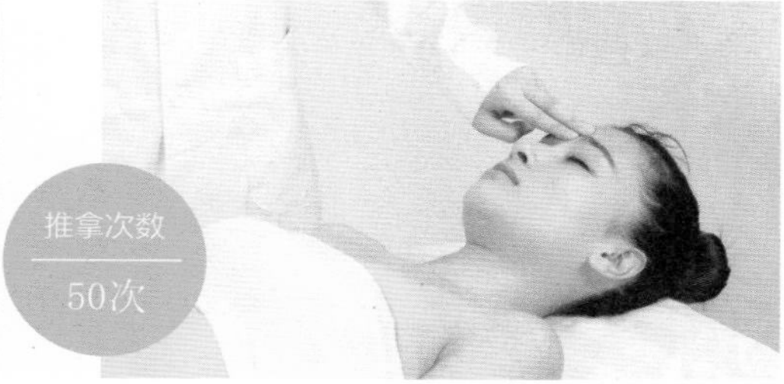

定位 位于额部，当两眉头之中间。

推拿方法 将食指、中指紧并放于印堂穴上按揉，力度由轻渐重。

太冲 疏肝理气解郁

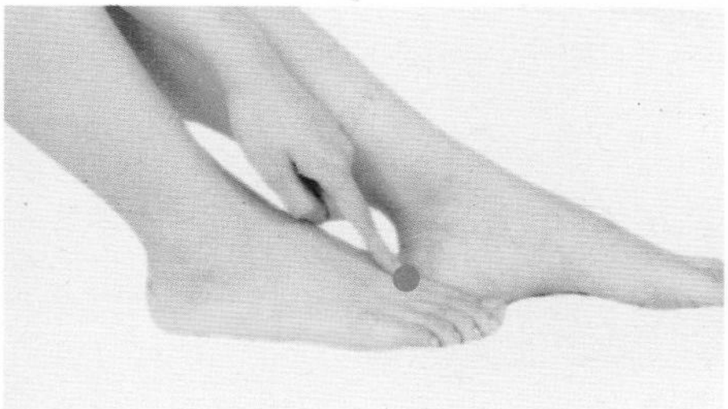

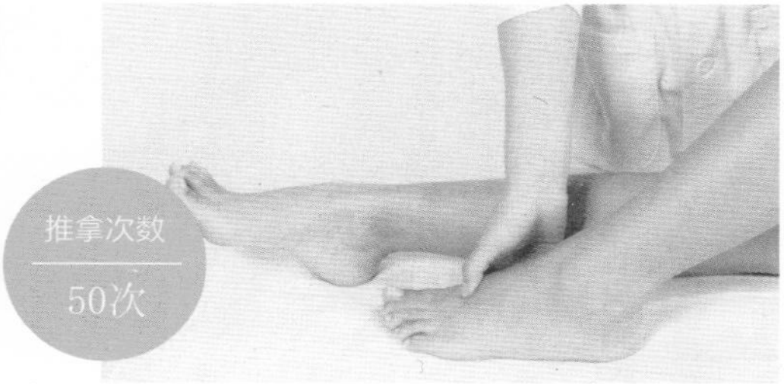

定位 位于足背侧，当第一跖骨间隙的后方凹陷处。

推拿方法 用拇指指腹来回推按太冲穴，以潮红发热为度。

心俞 理气调血、宁心安神

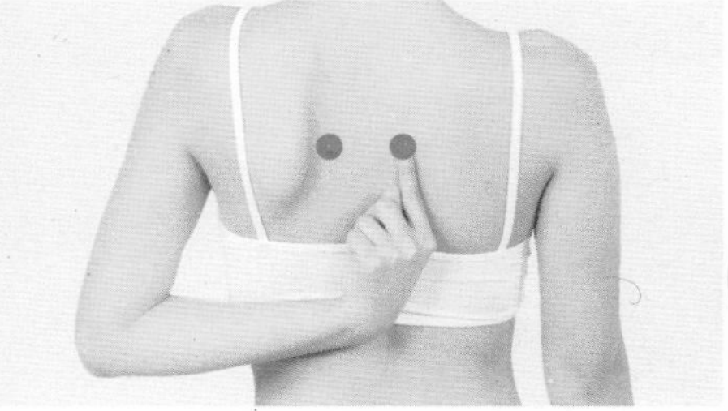

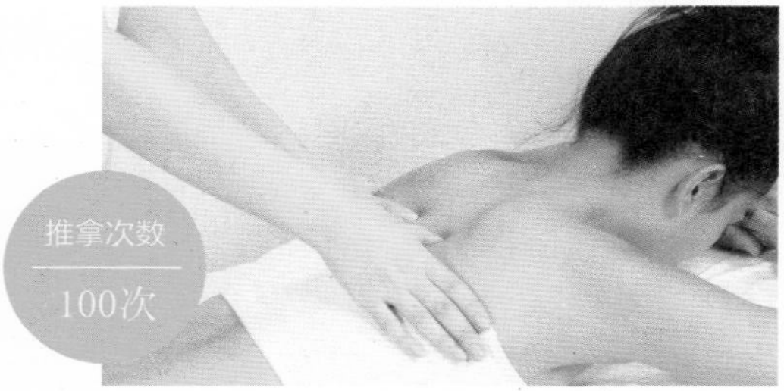

定位 位于背部，当第五胸椎棘突下，旁开 1.5 寸。

推拿方法 四指合拢做支撑点，以拇指指腹点按心俞穴。

三叉神经痛

内科

推拿方法

临床症状：三叉神经痛是最常见的脑神经疾病，多发生于40岁以上的女性，右侧头面部多于左侧。主要特点是：发病骤发、骤停，呈刀割样、烧灼样、顽固性、难以忍受的剧烈性疼痛。

基础治疗：太阳、风池、合谷、内关、外关。

随症加穴：若疼痛剧烈，加按后溪；若恶寒怕风，加按大椎；若发热，加按曲池。

太阳 疏经活络、行气止痛

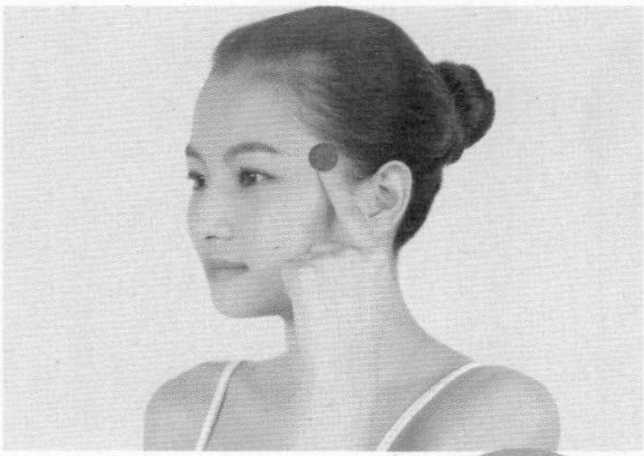

定位

位于颞部，当眉梢与目外眦之间，向后约一横指的凹陷处。

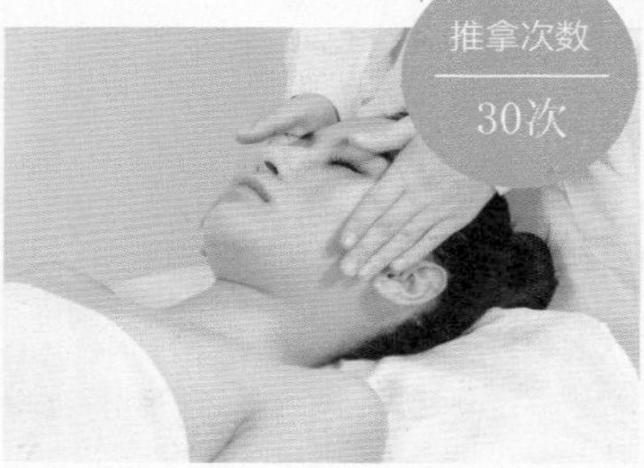

推拿方法

用双手掌掌心，紧贴在同侧太阳穴上，适当用力按揉。

风池 疏风清热、开窍镇痛

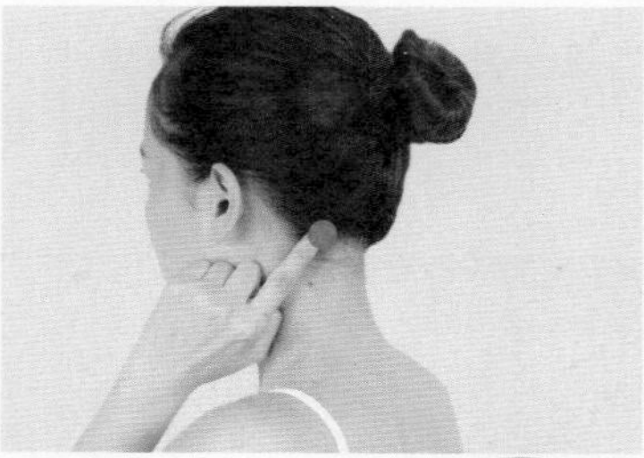

定位

位于项部，当枕骨之下，与风府相平，胸锁乳突肌与斜方肌上端之间的凹陷处。

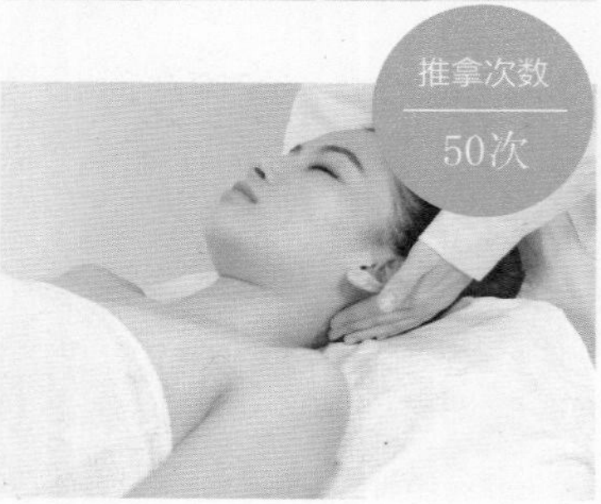

推拿方法

用中指指腹点按风池穴。

合谷 镇静止痛、通经活络

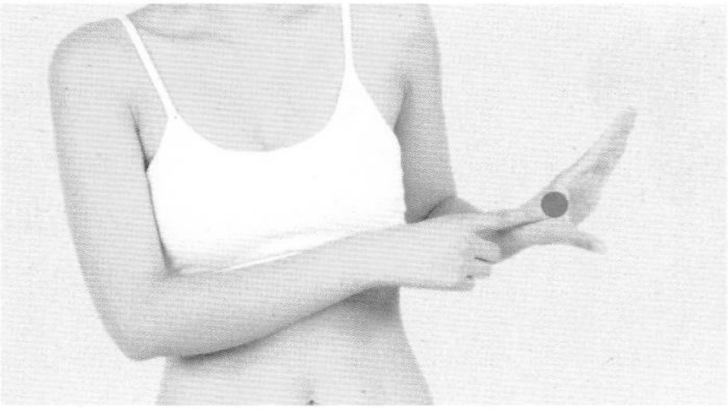

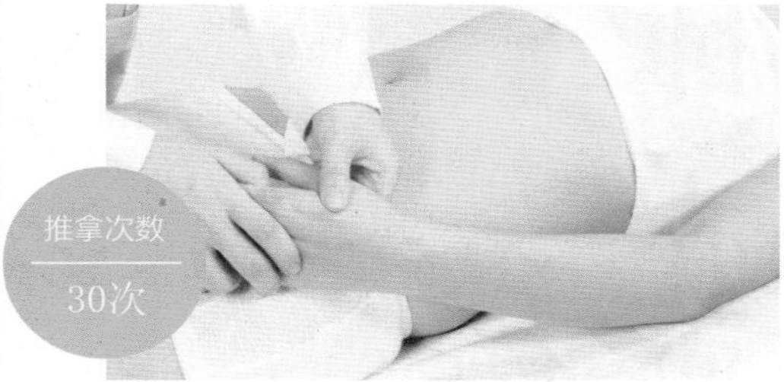

定位 位于手背，第一、第二掌骨间，当第二掌骨桡侧的中点处。

推拿方法 用拇指指尖放在合谷穴上，以顺时针方向由轻渐重掐揉。

内关 宁心安神、止痛定痉

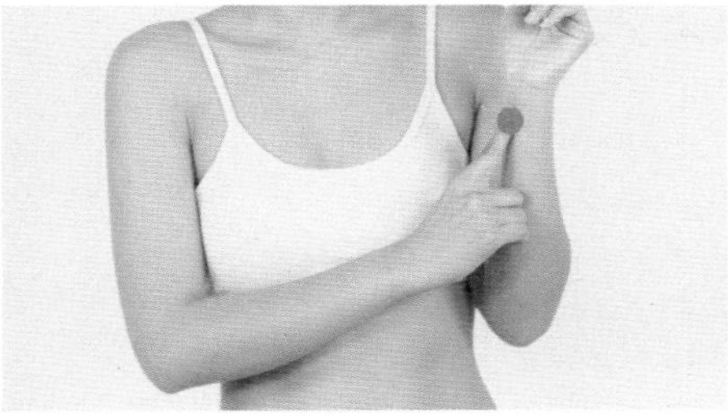

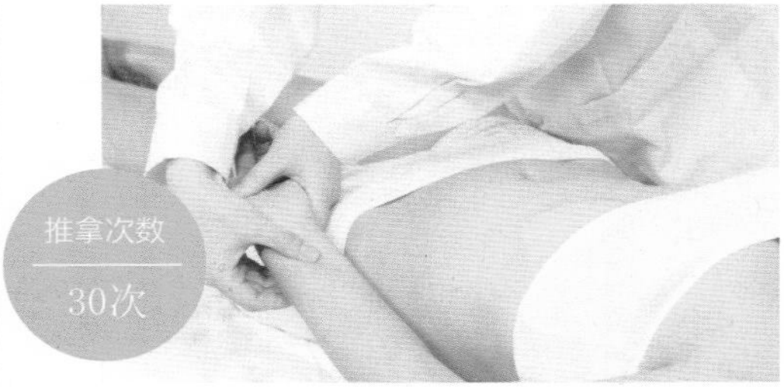

定位 位于前臂掌侧，当曲泽与大陵的连线上，腕横纹上 2 寸。

推拿方法 用拇指指尖放在内关穴上，用力按压，双手交替进行。

外关 清热解表、通经活络

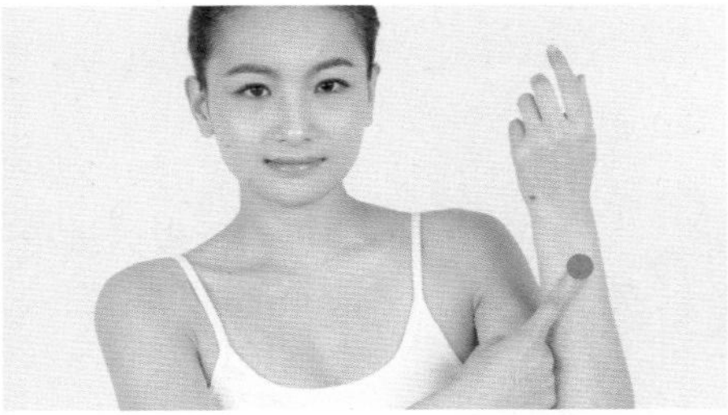

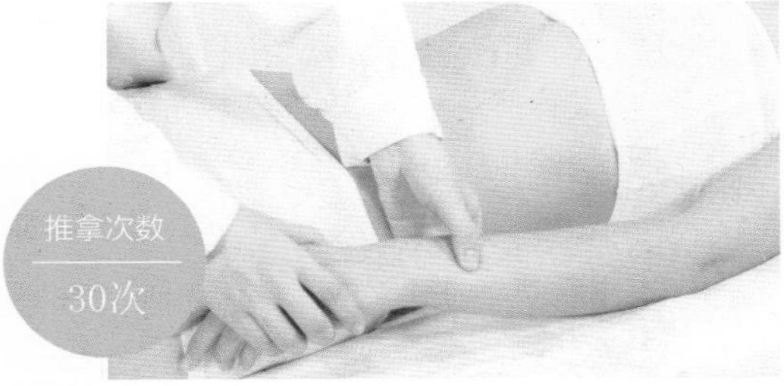

定位 位于前臂背侧，当阳池与肘尖的连线上，腕背横纹上 2 寸。

推拿方法 用拇指指腹揉按外关穴，以有酸麻胀痛感为佳。

面神经麻痹

内科

推拿方法

临床症状：面神经麻痹也叫面瘫。临床主要表现为患侧面部肌瘫痪，眼裂大，眼睑不能闭合，流泪。中医认为本病多因风寒之邪侵袭面部经络，致使经络阻滞、营卫失调、气血不和、经脉失养所致。

基础治疗：风池、阳白、四白、迎香、下关。

随症加穴：若眼睑不能闭合，加按阳陵泉；若嘴角不能闭合，加按地仓。

风池 疏风散寒

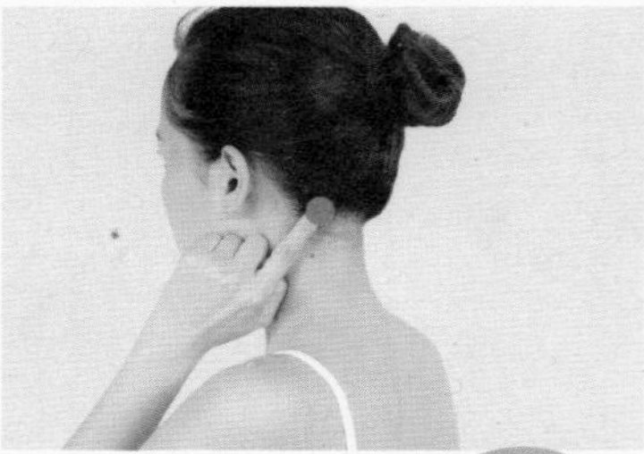

定位

位于项部，当枕骨之下，与风府相平，胸锁乳突肌与斜方肌上端之间的凹陷处。

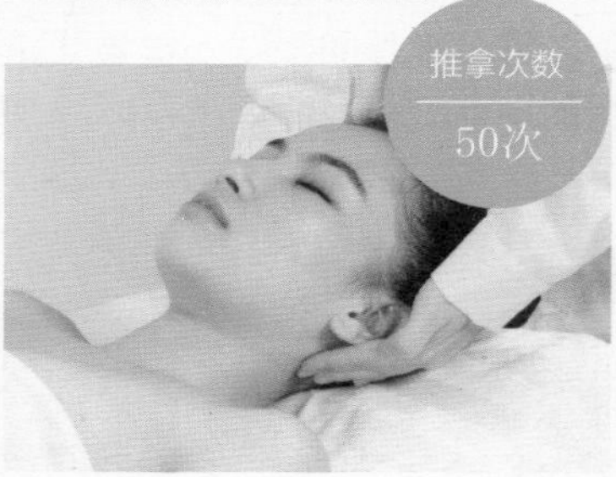

推拿方法

用中指指腹按揉风池穴，以有酸麻胀痛感为佳。

阳白 疏调经筋、活血通络

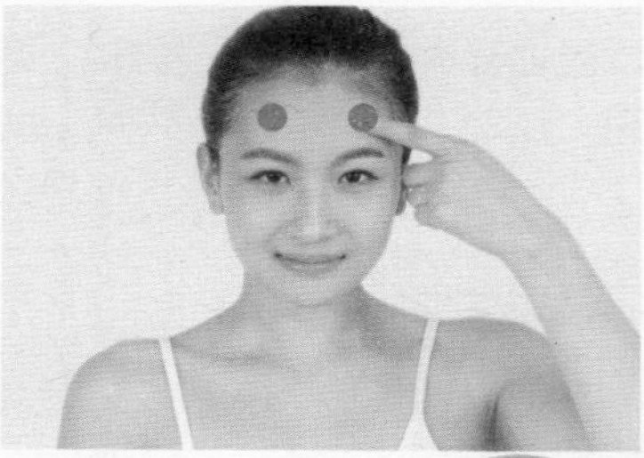

定位

位于前额部，当瞳孔直上，眉上 1 寸处。

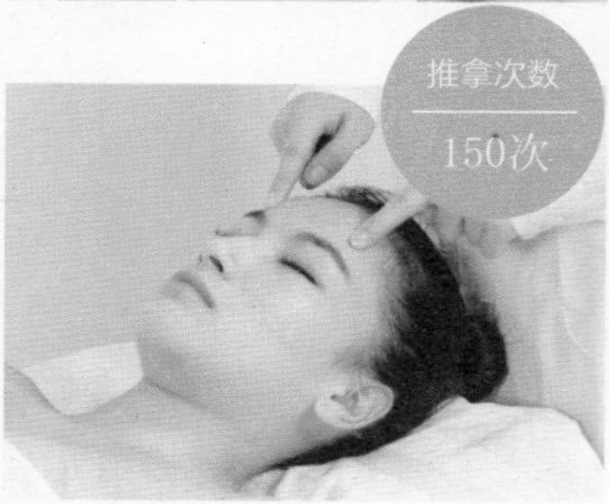

推拿方法

伸出双手食指放于前额部两侧阳白穴上揉按。

四白 疏调经筋、活血通络

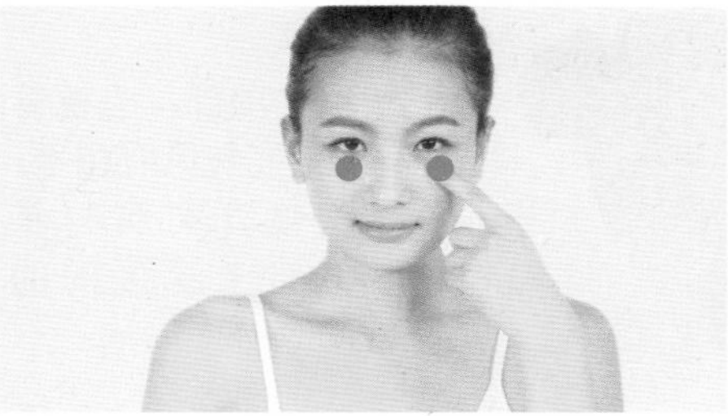

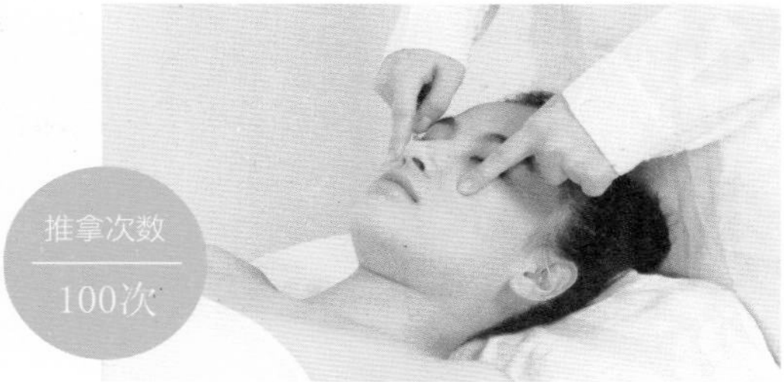

定位 位于面部，瞳孔直下，当眶下孔凹陷处。

推拿方法 伸出双手食指放于患者面部两侧的四白穴上揉按。

迎香 治疗鼻唇沟变平坦

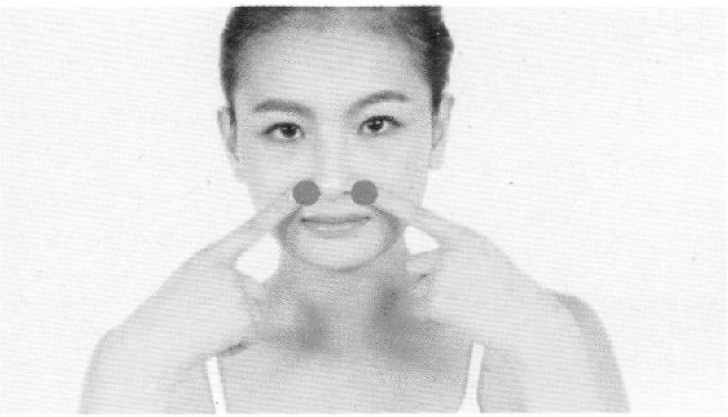

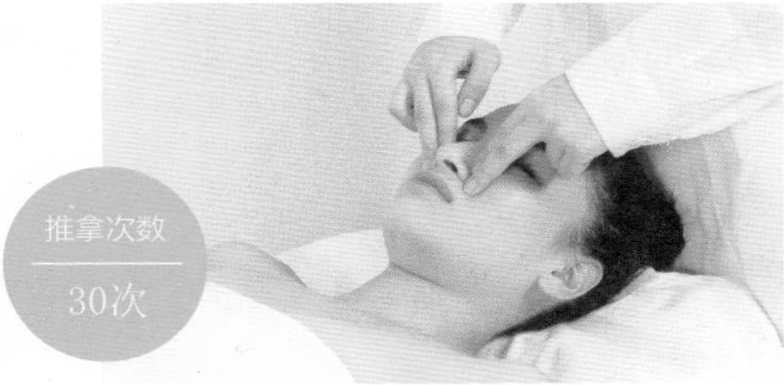

定位 位于鼻翼外缘中点旁，当鼻唇沟中。

推拿方法 食指紧并于中指，拇指指腹紧抵在中指近端指关节处点按。

下关 疏通面部经络

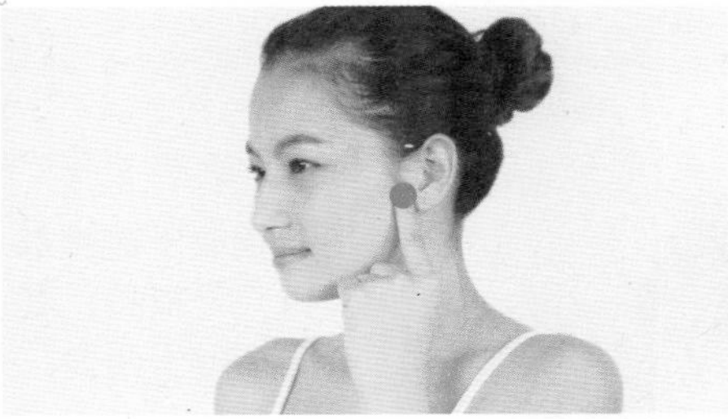

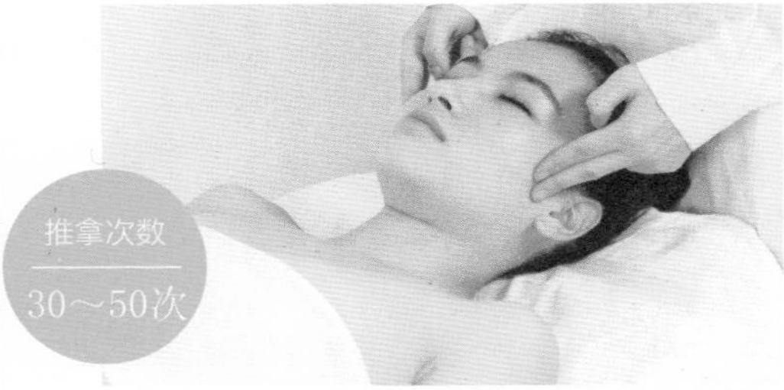

定位 位于面部耳前方，当颧弓与下颌切迹所形成的凹陷中。

推拿方法 双手食指与中指紧并，两指指腹放于头部侧面的下关穴上揉按。

面肌痉挛

内科

推拿方法

临床症状：面肌痉挛又称面肌抽搐，表现为一侧面部肌肉不自主地抽搐。抽搐呈阵发性且不规律，程度不等，可因疲倦、长期精神紧张、精神压力大及自主运动等因素而加重。

基础治疗：风池、阳白、四白、下关、地仓。

随症加穴：若肌肉拘谨，加按承扶；若疼痛剧烈，加按后溪。

风池 祛风散寒

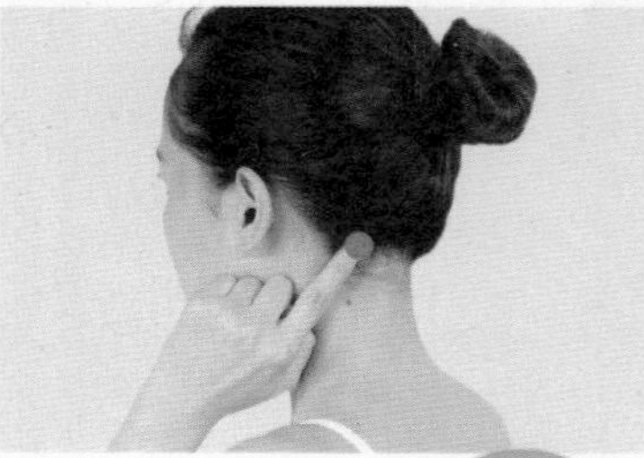

定位

位于项部，当枕骨之下，与风府相平，胸锁乳突肌与斜方肌上端之间的凹陷处。

推拿次数

50次

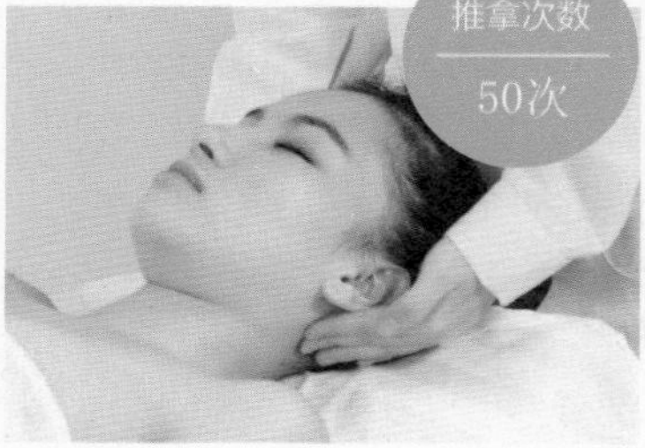

推拿方法

位于前额部，当瞳孔直上，眉上1寸处。

阳白 疏调经筋、活血通络

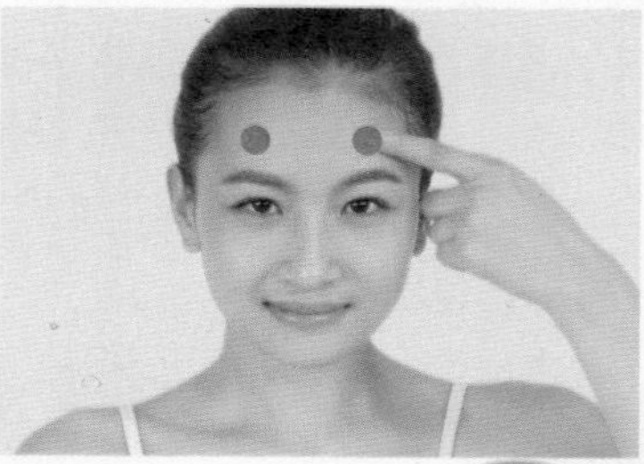

定位

用食指、中指并拢按揉风池穴，以有酸麻胀痛感为佳。

推拿次数

150次

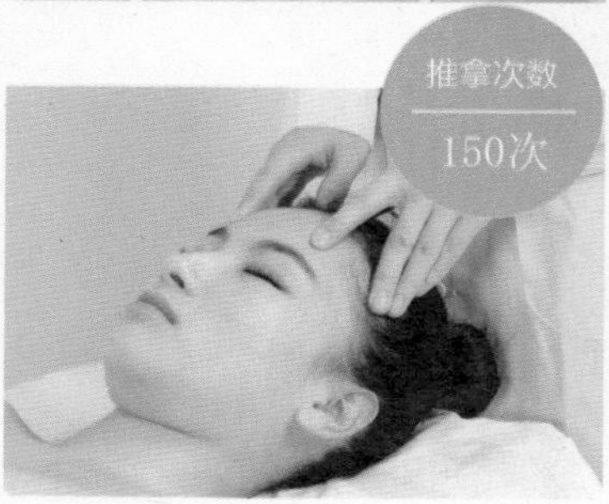

推拿方法

将食指放于前额部阳白穴上揉按，其余四指附于两鬓。

四白 通经活络

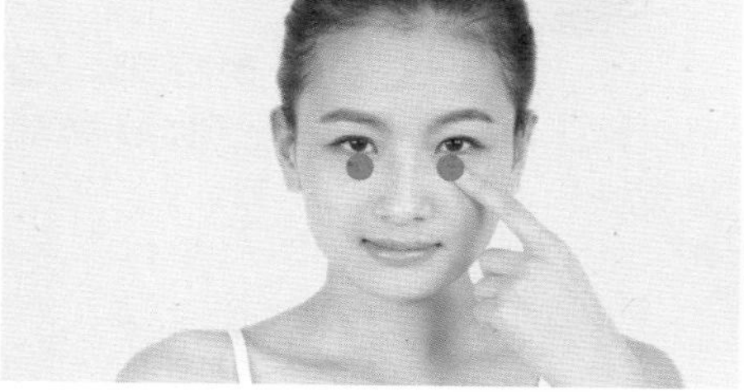

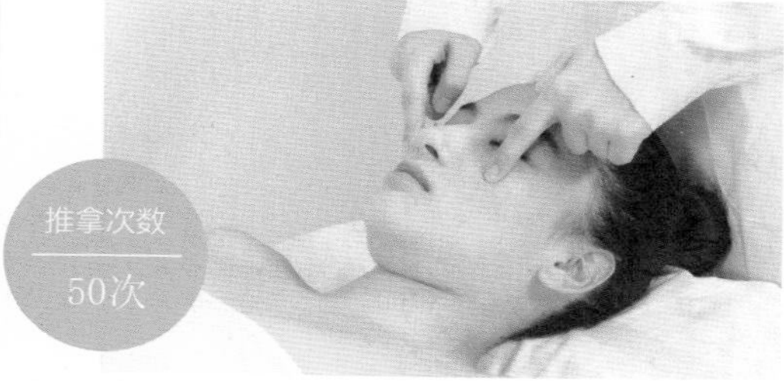

定位 | 位于面部，瞳孔直下，当眶下孔凹陷处。

推拿方法 | 用食指的指腹点按四白穴。

下关 通经活络

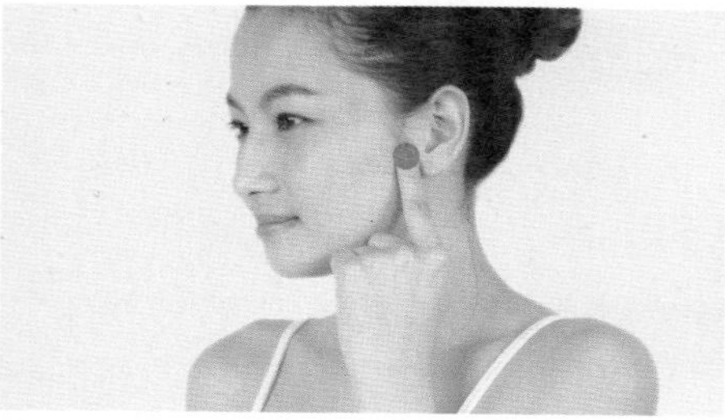

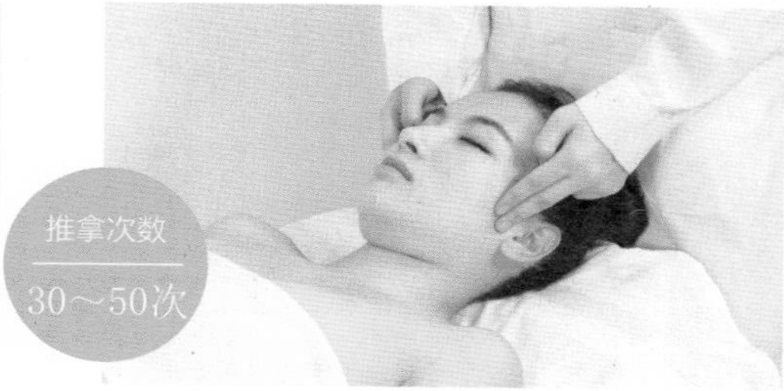

定位 | 位于面部耳前方，当颧弓与下颌切迹所形成的凹陷中。

推拿方法 | 将食指与中指紧并，两指指腹揉按下关穴。

地仓 祛风止痉、舒筋活络

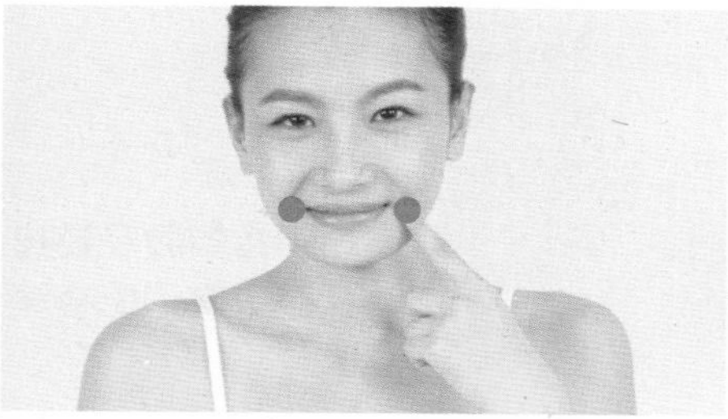

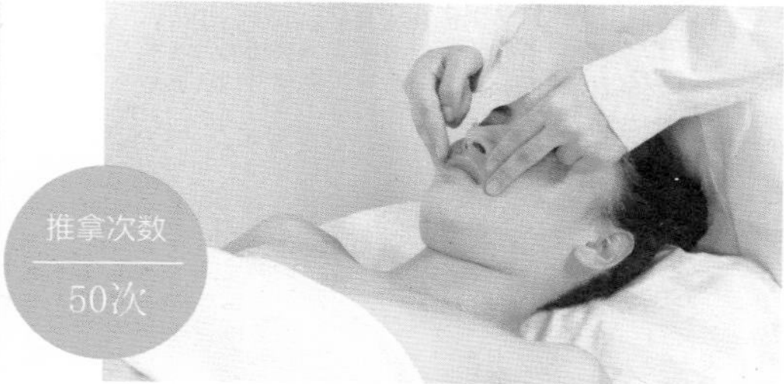

定位 | 位于面部，口角外侧，上直瞳孔。

推拿方法 | 将食指、中指放于嘴角处的地仓穴上揉按。

肋间神经痛

内科

推拿方法

临床症状：肋间神经痛是指一根或数根肋间神经分布区域发生的经常性疼痛。有时是被呼吸动作所激发，咳嗽、打喷嚏时疼痛加重。疼痛剧烈时可放射至同侧的肩部或背部，有时呈带状分布。

基础治疗：章门、膻中、中脘、外关、阳陵泉。

随症加穴：若疼痛剧烈，加按太冲；若烦躁不安，加按内关。

章门 疏肝利胆、行气止痛

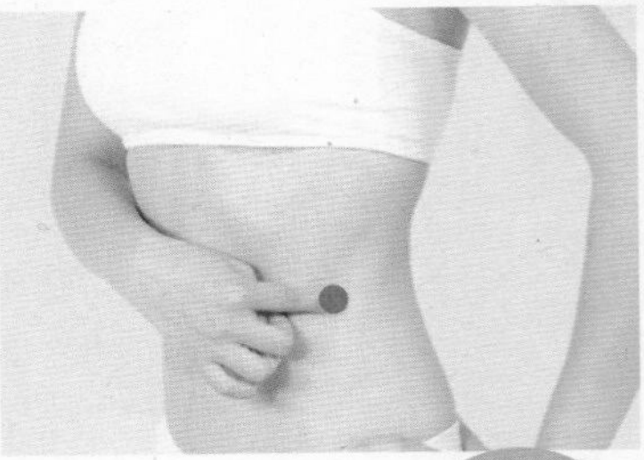

定位

位于侧腹部，当第十一肋游离端的下方。

推拿次数

50次

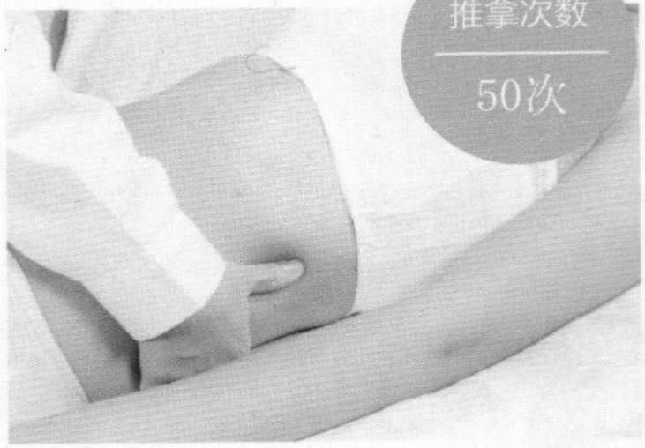

推拿方法

用拇指指腹按揉章门穴，以有酸胀感为度。

膻中 活血通络止痛

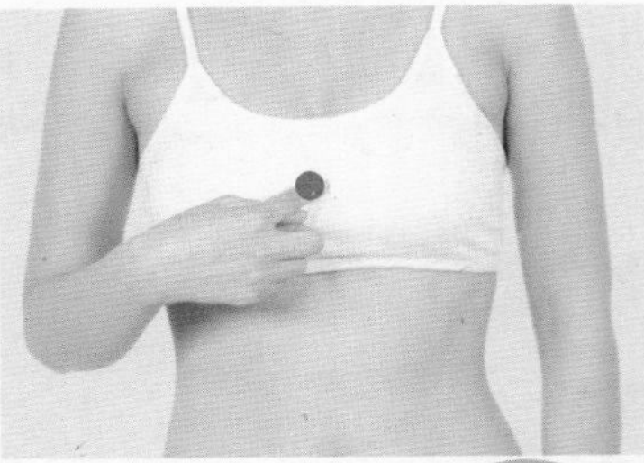

定位

位于胸部，当前正中线上，平第四肋间，两乳头连线的中点。

推拿次数

30次

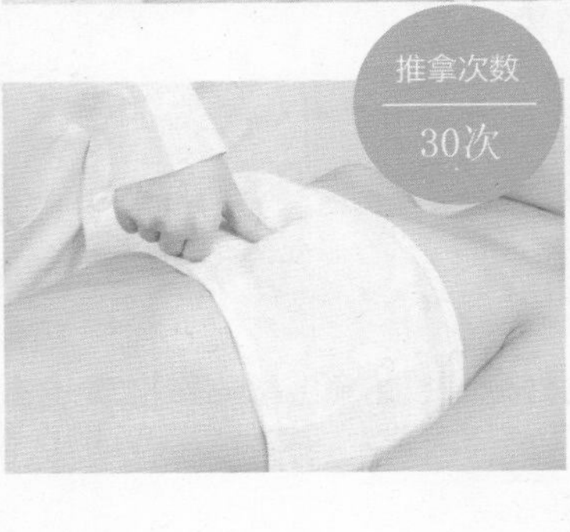

推拿方法

用拇指指腹轻轻按揉膻中穴，配合深吸气。

中脘 清热利湿

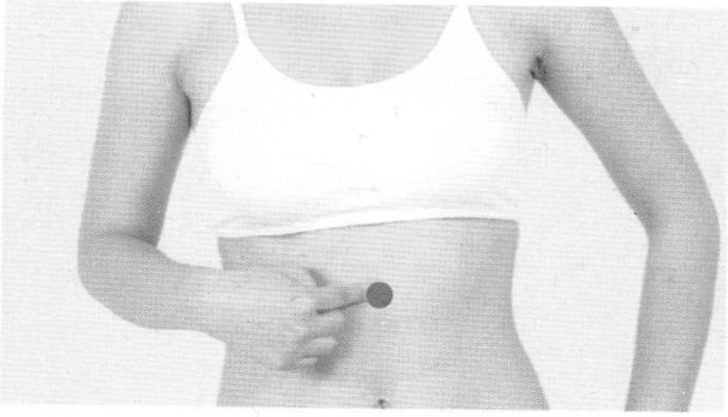

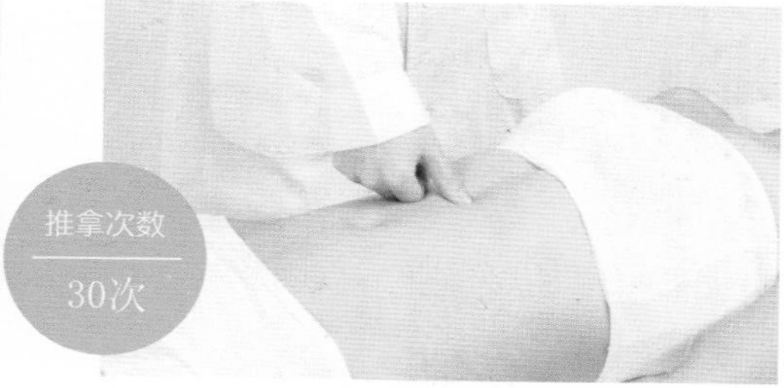

定位 位于上腹部，前正中线上，当脐中上 4 寸。

推拿方法 用拇指指腹揉按中脘穴，力度不宜太重。

外关 疏调气机、行气止痛

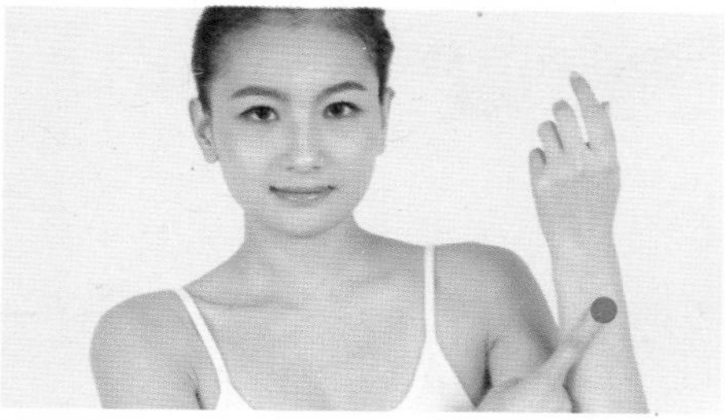

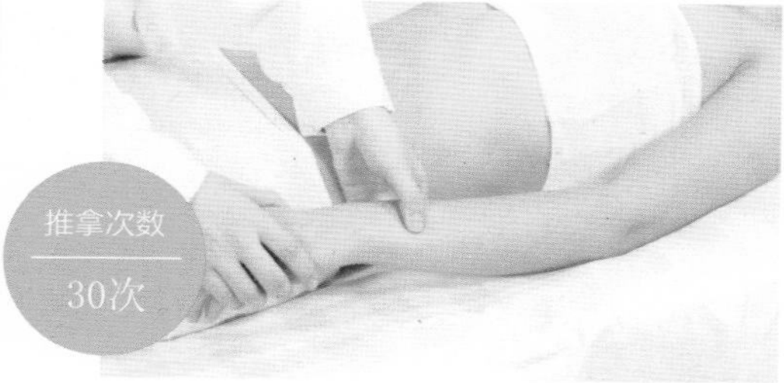

定位 位于前臂背侧，当阳池与肘尖的连线上，腕背横纹上 2 寸。

推拿方法 用拇指指腹揉按外关穴，以潮红发热为度。

阳陵泉 疏肝利胆、行气止痛

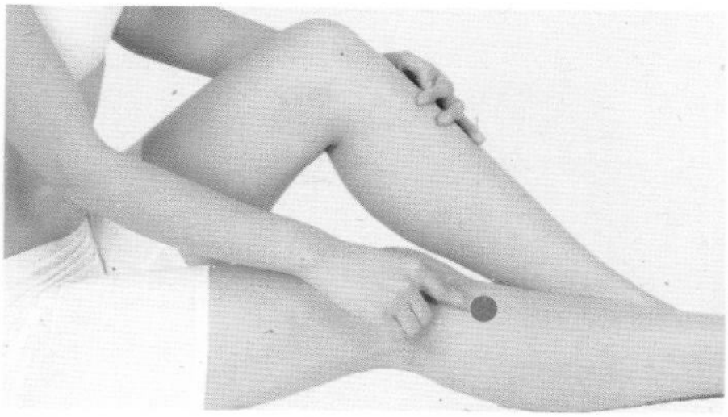

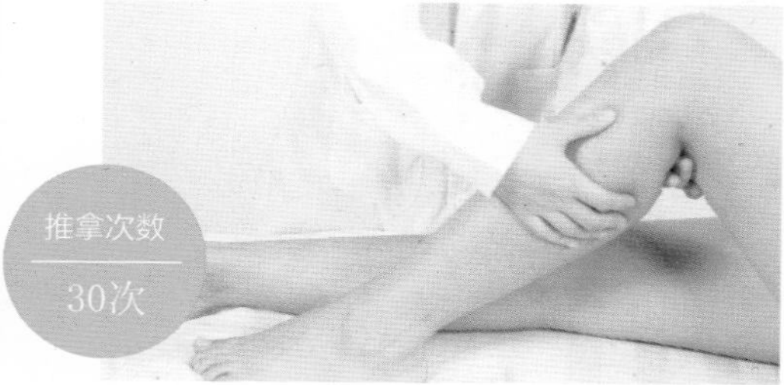

定位 位于小腿外侧，当腓骨头前下方凹陷处。

推拿方法 用拇指指腹揉按阳陵泉穴，以有酸胀感为度。

癫痫

内科

推拿方法

临床症状：癫痫俗称『羊癫风』，是大脑神经元突发性异常放电导致出现短暂的大脑功能障碍的一种慢性疾病。以突然昏仆、口吐涎沫、两目上视、四肢抽搐，或口中如有猪羊叫声等为临床特征。

基础治疗：风池、涌泉。

随症加穴：若神昏不醒，加按人中；若四肢抽搐，加按阳陵泉。

风池 平肝熄风、豁痰开窍

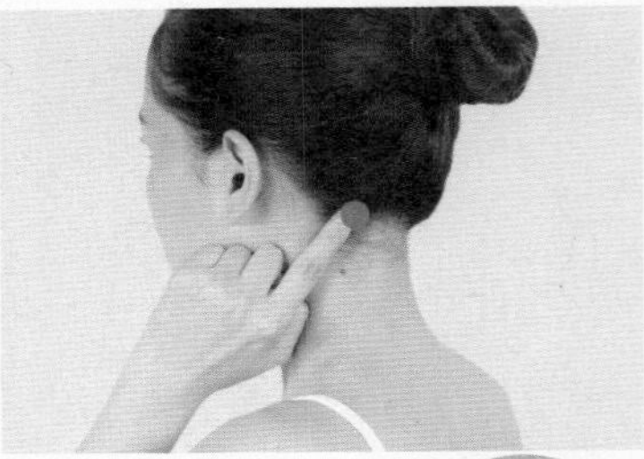

定位

位于项部，当枕骨之下，与风府相平，胸锁乳突肌与斜方肌上端之间的凹陷处。

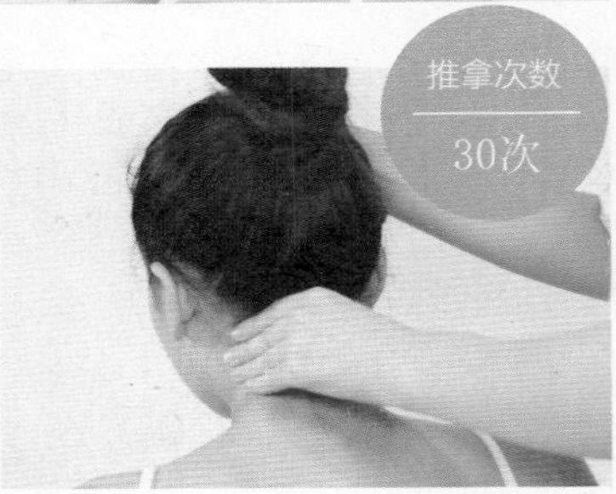

推拿方法

用拇指和食指相对成钳形拿捏风池穴，以有酸胀感为度。

涌泉 平肝熄风、滋阴益肾

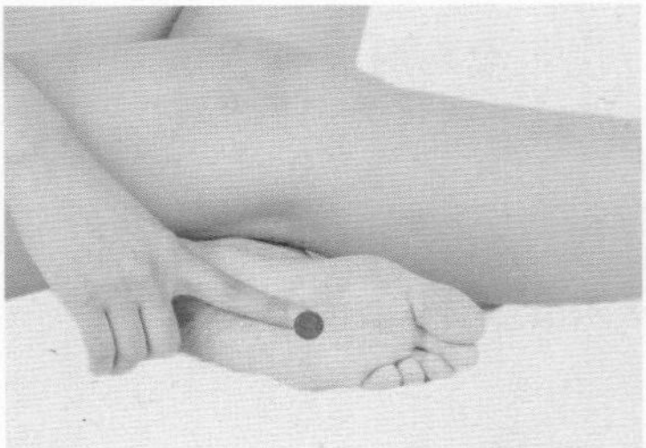

定位

位于足底部，蜷足时足前部凹陷处，约当足底第二、第三趾趾缝纹头端与足跟连线的前 1/3 与后 2/3 交点上。

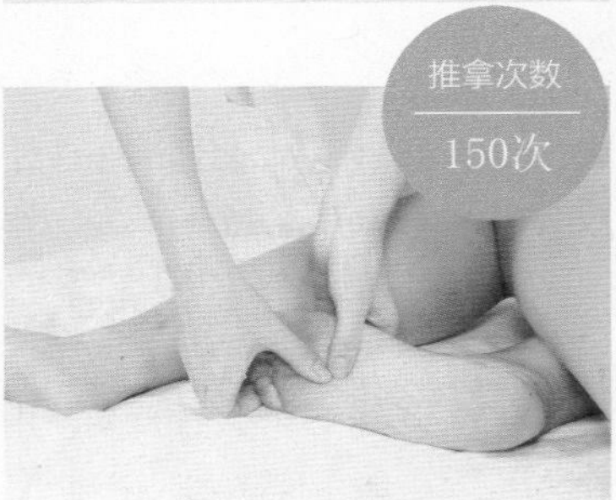

推拿方法

用拇指揉按涌泉穴。

内科 推拿方法

疲劳综合征

临床症状：疲劳综合征即慢性疲劳综合征。典型表现为短期记忆力减退或注意力不集中、咽痛、肌肉酸痛、无红肿的关节疼痛、头痛、睡眠后精力不能恢复、体力或脑力劳动后身体感觉不适等。

基础治疗：气海、足三里。

随症加穴：若失眠健忘，加按四神聪；若头晕头痛，加按印堂。

气海 益气助阳、缓疲劳

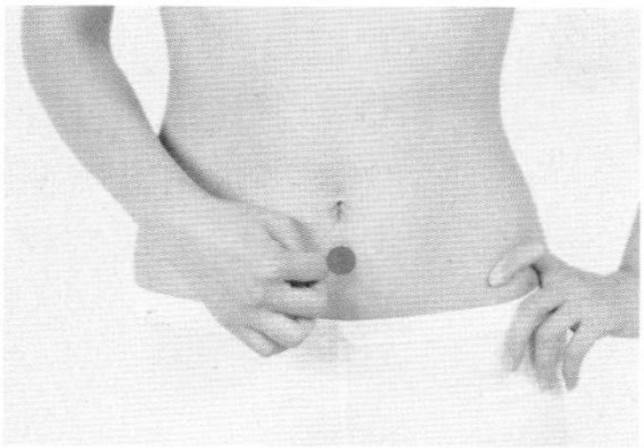

定位

位于下腹部，前正中线上，当脐中下1.5寸。

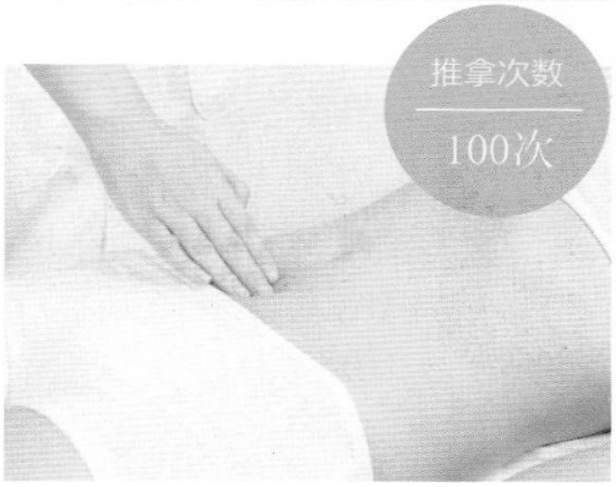

推拿方法

食指、中指、无名指并拢，力度轻柔，环形按揉气海穴。

足三里 宁心安神、理气止痛

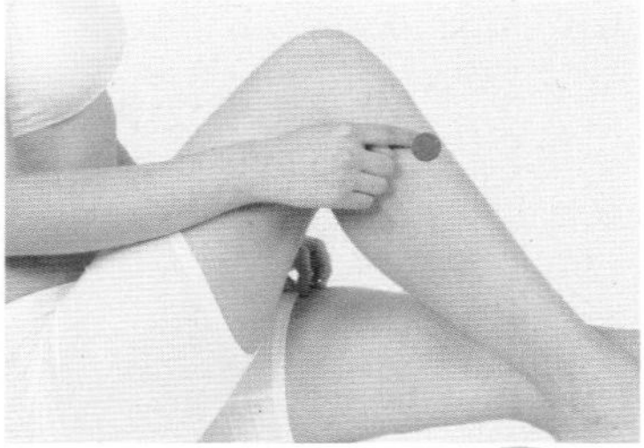

定位

位于小腿前外侧，当犊鼻下3寸，距胫骨前缘一横指（中指）。

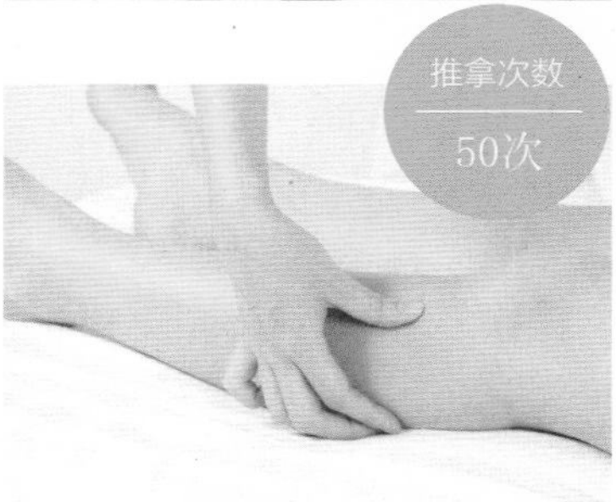

推拿方法

将拇指指腹放于足三里穴上，力度由轻渐重地揉按。

阿尔茨海默病

内科

推拿方法

临床症状：阿尔茨海默病又叫老年性痴呆，是一种进行性发展的中枢神经系统变性病，临床表现为渐进性记忆障碍、认知功能障碍，失语、抑郁、日常生活能力进行性减退、大小便失禁，并有各种神经精神症状和行为障碍。

基础治疗：风池、委中。

随症加穴：若头目胀痛，加按行间；若身倦乏力，加按足三里。

风池 疏通头部经络气血

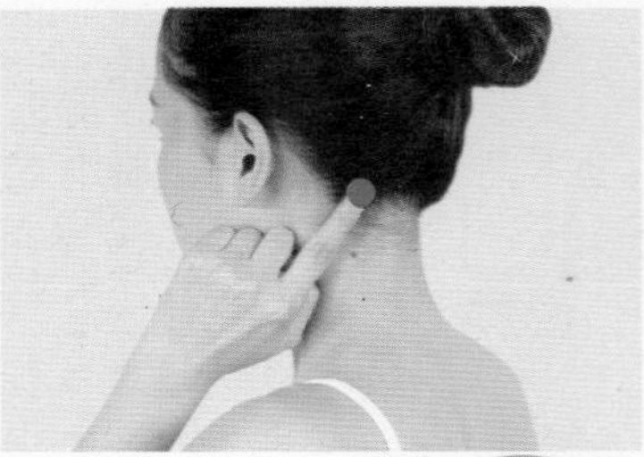

定位

位于项部，在枕骨之下，胸锁乳突肌与斜方肌上端之间的凹陷处。

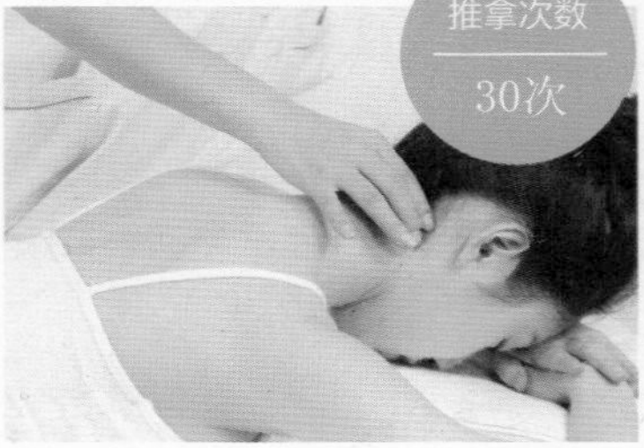

推拿次数

30次

推拿方法

用拇指和食指相对成钳形拿捏风池穴。

委中 舒经活络、行气活血

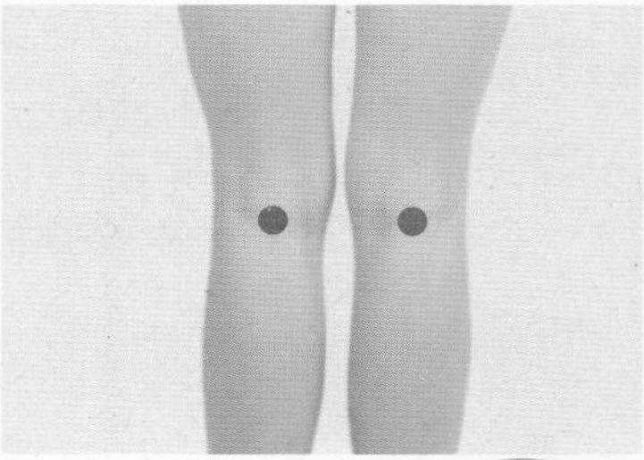

定位

位于腘横纹中点，当股二头肌腱与半腱肌肌腱的中间。

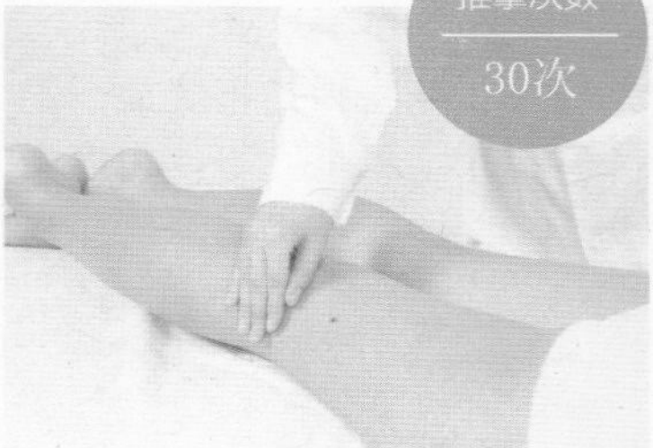

推拿次数

30次

推拿方法

手掌成空心掌，拍打委中穴至发热为度。

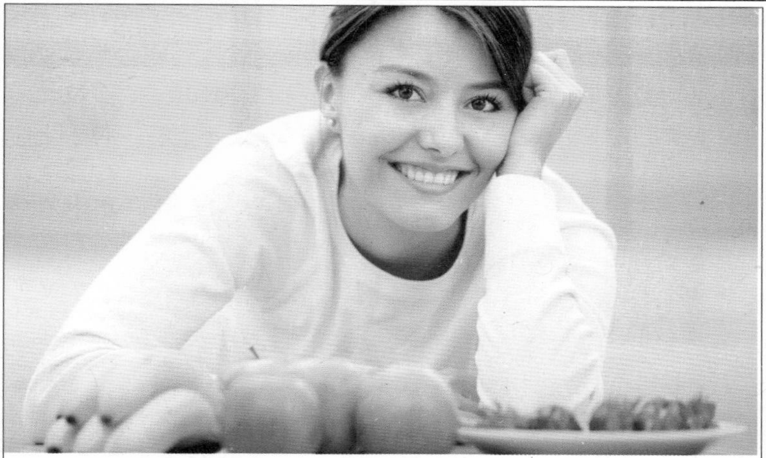

消化系统：推拿是健脾养胃的“灵丹妙药”

第5章

消化系统的基本生理功能是摄取、转运、消化食物和吸收营养、排泄废物，这些生理功能的完成有利于整个胃肠协调的生理活动。经常推拿刺激穴位可以有效调整肠胃功能，润肠通便。

胃痛

消化科

推拿方法

临床症状：胃痛是指上腹胃脘部近心窝处的疼痛，是临床上常见的病症。胃是人体重要的消化器官之一。引起胃痛的疾病有很多，有一些还是非常严重的疾病，常见的有急、慢性胃炎，胃、十二指肠溃疡等。

基础治疗：中脘、内关、手三里、足三里、梁丘。

随症加穴：若胃部隐痛，加按脾俞；若胃脘灼痛，加按三阴交。

中脘 通调腑气、和胃止痛

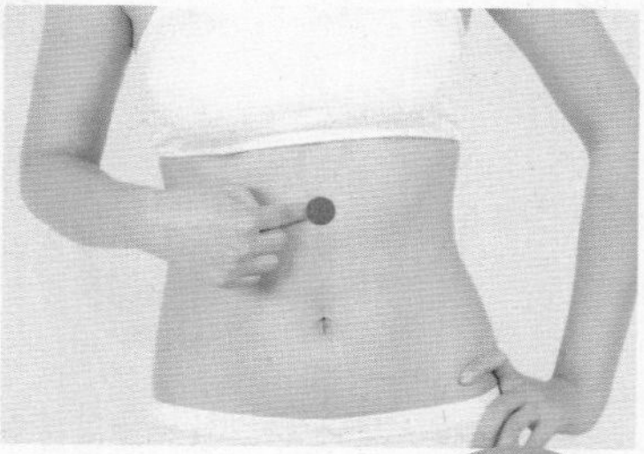

定位

位于上腹部，前正中线上，当脐中上4寸。

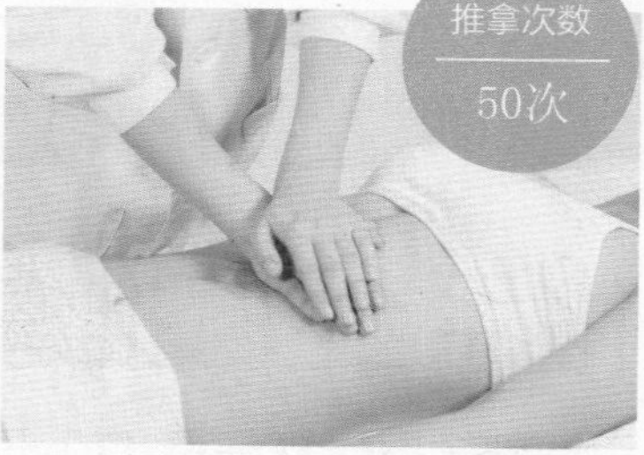

推拿次数

50次

推拿方法

双手掌交叠放于中脘穴上，环形按揉，力度适中。

内关 理气降逆、和胃止痛

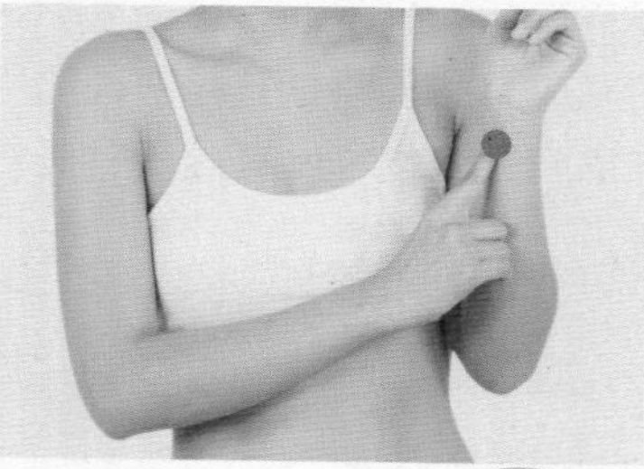

定位

位于前臂掌侧，腕横纹上2寸，掌长肌腱与桡侧腕屈肌腱之间。

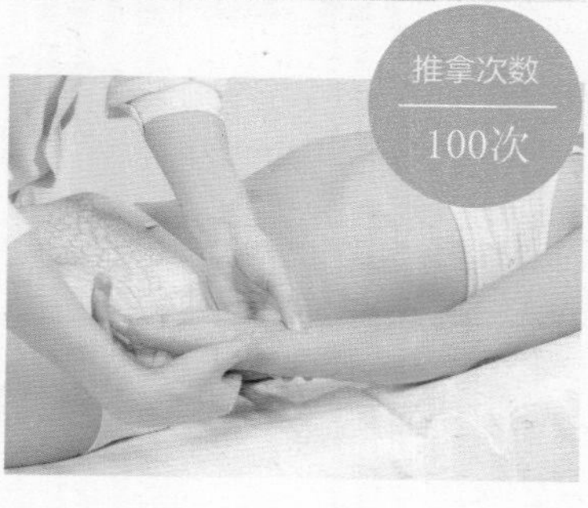

推拿次数

100次

推拿方法

用拇指指腹点按内关穴，力度由轻到重。

手三里 润化脾燥

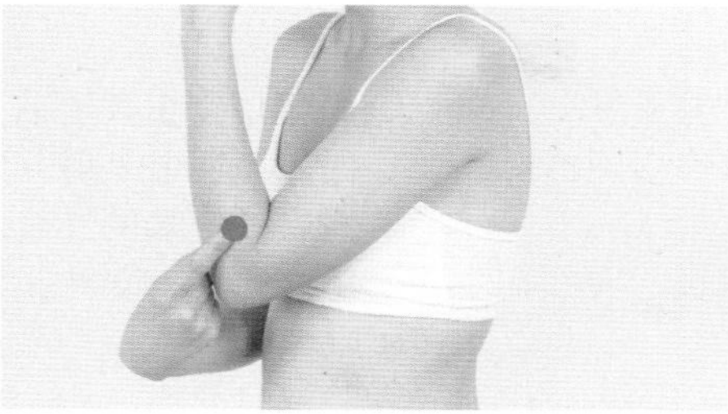

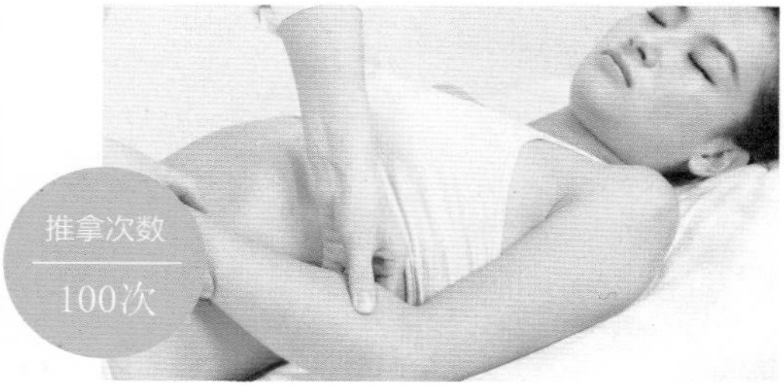

定位 位于前臂背面桡侧，当阳溪与曲池连线上，肘横纹下 2 寸。

推拿方法 将拇指、食指、中指相对成钳形，掐按手三里穴。

足三里 通调腑气、和胃止痛

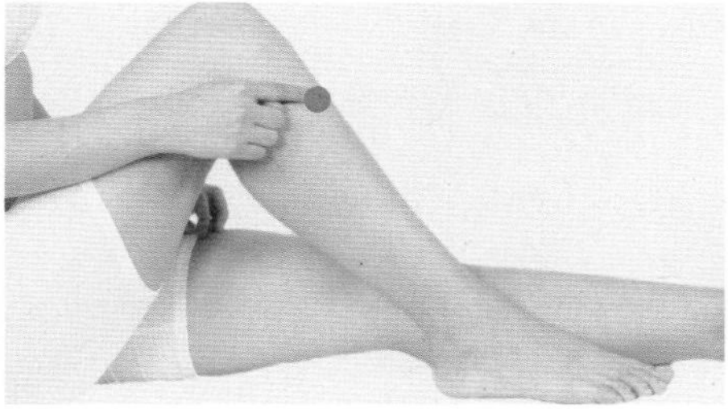

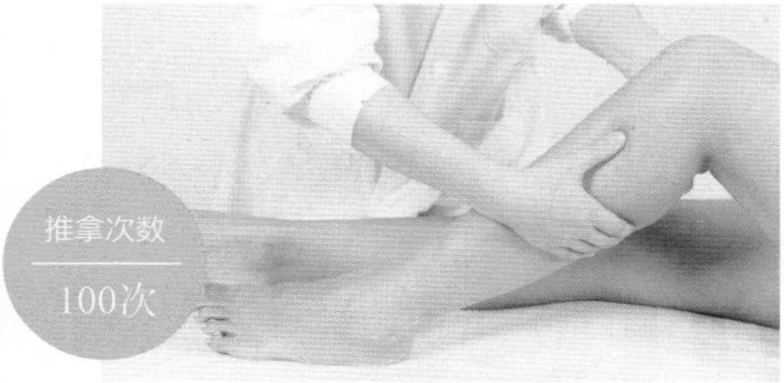

定位 位于小腿前外侧，当犊鼻下 3 寸，距胫骨前缘一横指。

推拿方法 将拇指指腹放于足三里穴上，微用力压揉。

梁丘 消食导滞、调理脾胃

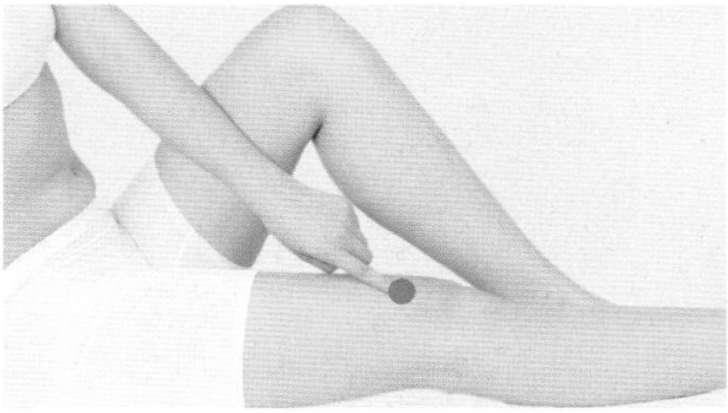

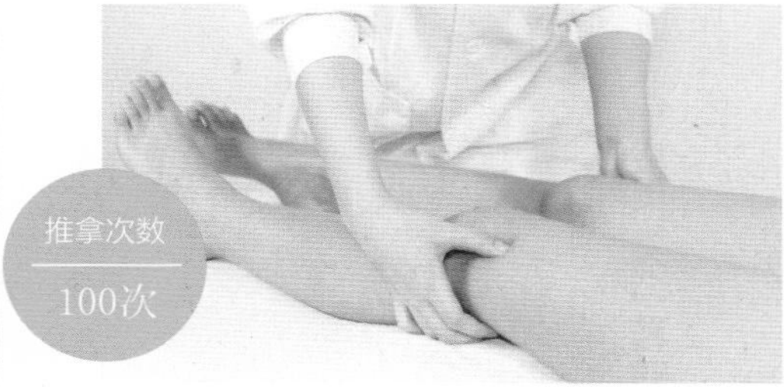

定位 位于大腿髂前上棘与髌底外侧端的连线上，髌底上 2 寸。

推拿方法 将拇指指腹放于梁丘穴上，微用力压揉。

胃痉挛

消化科

推拿方法

临床症状：胃痉挛就是胃部肌肉抽搐，主要表现为上腹痛、呕吐等。胃痉挛是一种症状，不是疾病。出现胃痉挛时，主要是对症治疗，解痉止痛止呕。

基础治疗：梁丘、足三里、三阴交、解溪、内关。

随症加穴：若胃痛，加按胃俞；若呕吐，加按内关；若四肢乏力，加按关元。

梁丘 有调理脾胃的作用

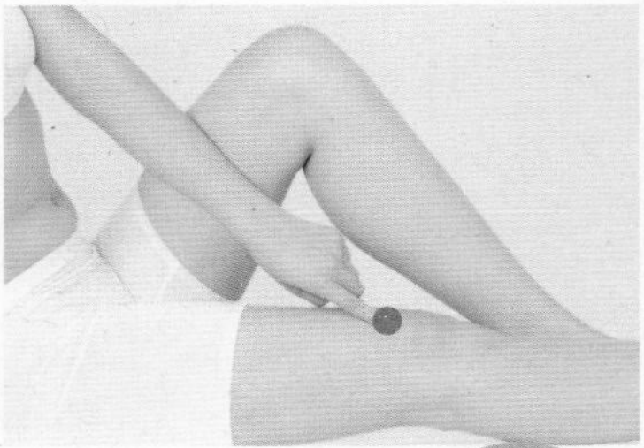

定位

屈膝，位于大腿前面，当髂前上棘与髌底外侧端的连线上，髌底上 2 寸。

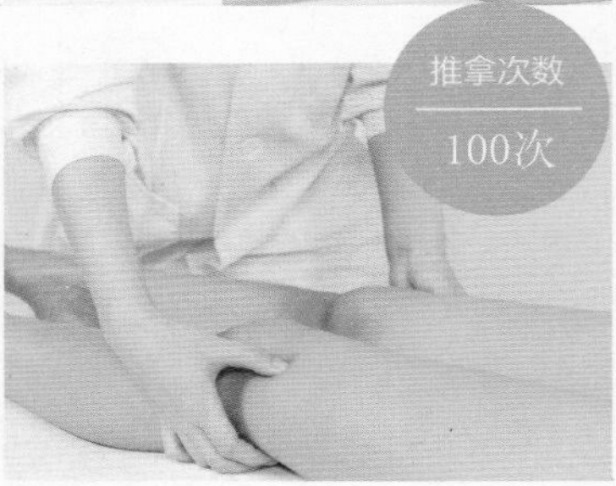

推拿方法

用拇指指腹用力按压梁丘穴。

足三里 健脾和胃

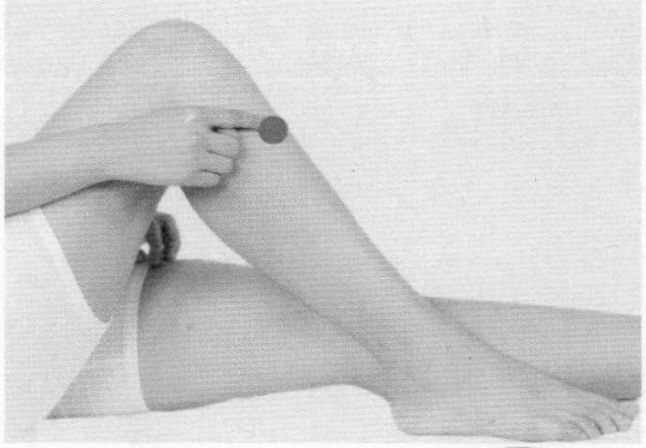

定位

位于小腿前外侧，当犊鼻下 3 寸，距胫骨前缘一横指（中指）。

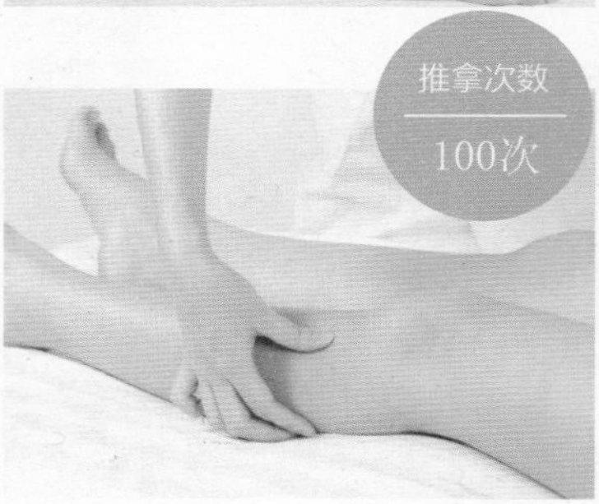

推拿方法

用拇指指腹点按腿部的足三里穴，顺时针方向做回旋动作。

三阴交 健脾利湿

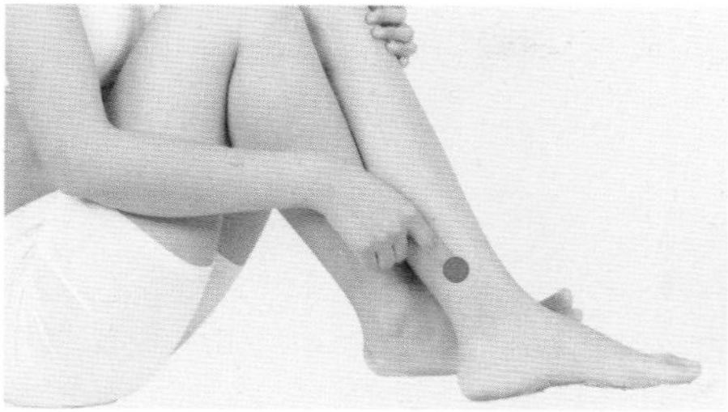

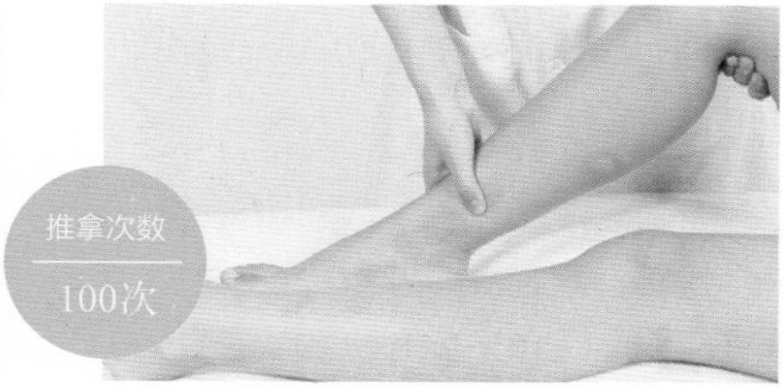

定位 | 位于小腿内侧，当足内踝尖上3寸，胫骨内侧缘后方。

推拿方法 | 用拇指指腹按揉腿部的三阴交穴。

解溪 清胃化痰、活络止痛

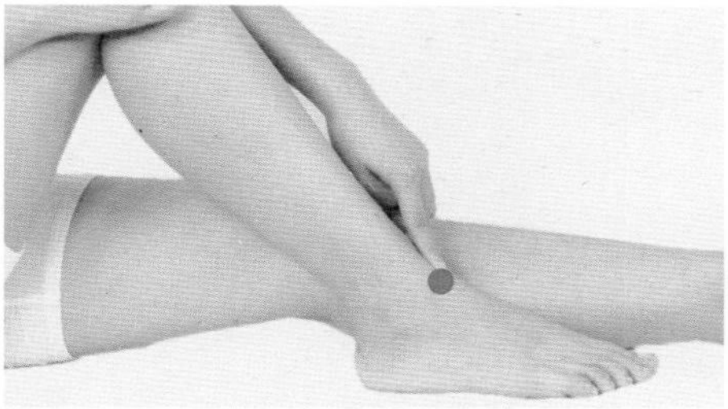

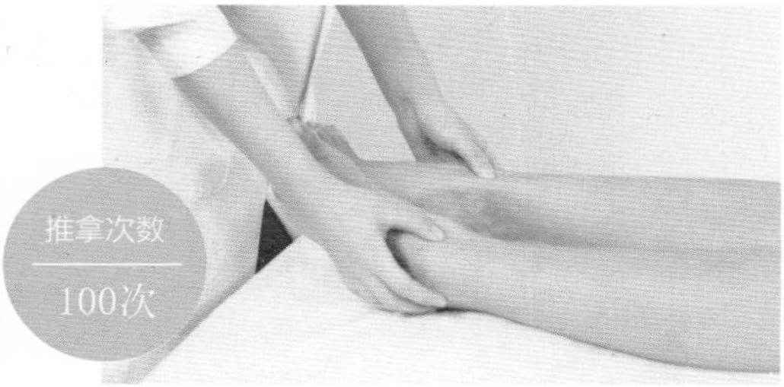

定位 | 位于足背与小腿交界处横纹中央凹陷中。

推拿方法 | 用拇指指腹点按腿部的解溪穴，有节律地一按一松。

内关 理气和胃止痛

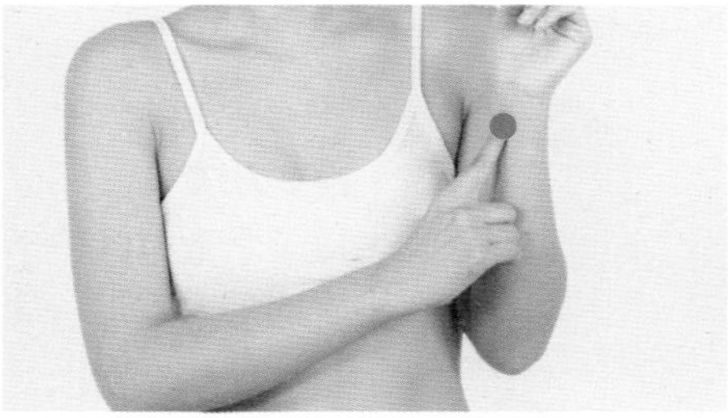

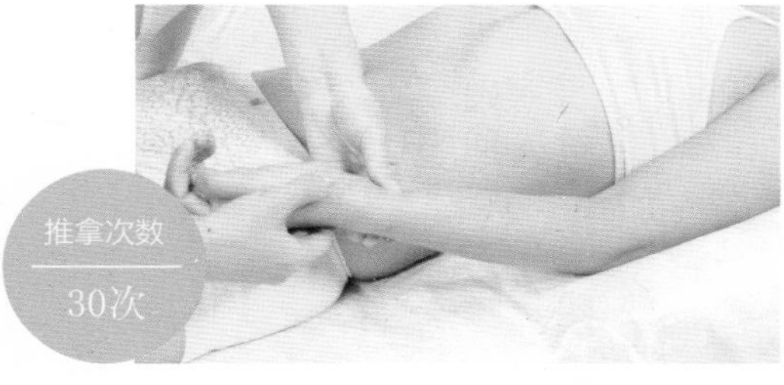

定位 | 位于前臂掌侧，当曲泽与大陵的连线上，腕横纹上2寸。

推拿方法 | 用拇指指端螺纹面以顺时针方向轻轻按揉手臂的内关穴。

消化不良

消化科

推拿方法

临床症状： 消化不良是由胃动力障碍所引起的疾病，也包括胃蠕动不好的胃轻瘫和食管反流病。主要表现为上腹痛、早饱、腹胀、嗳气等。长期消化不良易导致肠内平衡被打乱，出现腹泻、便秘、腹痛和胃癌等。

基础治疗： 中脘、关元、内关、足三里、脾俞。

随症加穴： 若便秘，加按支沟；若腹满胀痛，加按建里；若泛酸，加按胃俞。

中脘 健脾和胃、通腑降气

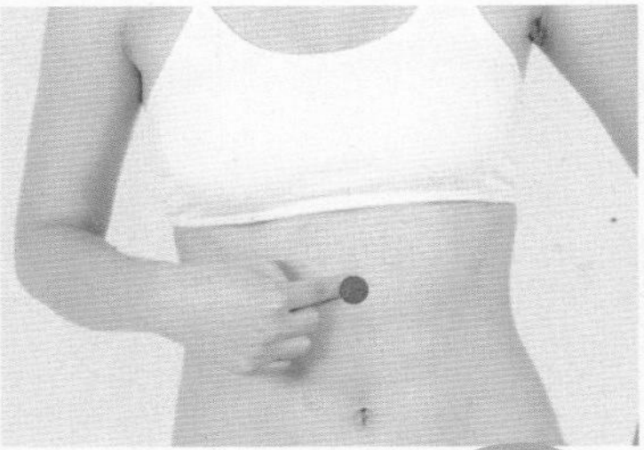

定位

位于上腹部，前正中线上，当脐中上4寸。

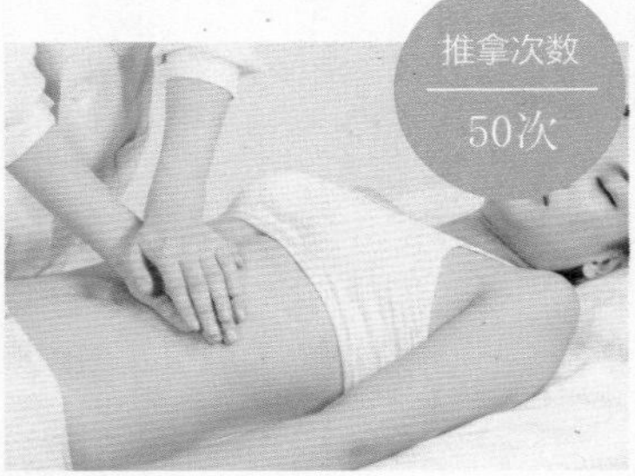

推拿方法

双手重叠紧贴于中脘穴上，旋转按揉全腹。

关元 培补元气、理气和血

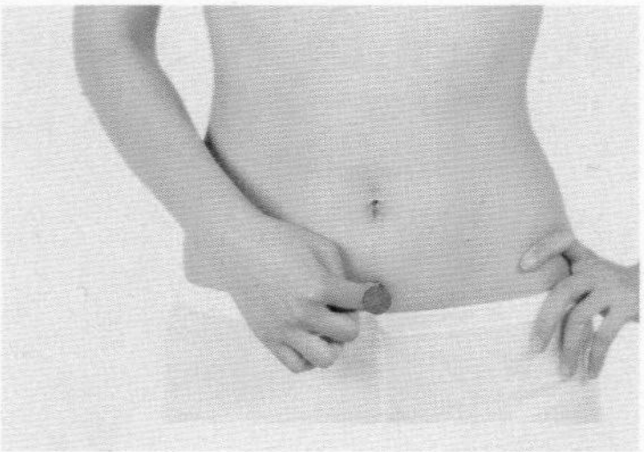

定位

位于下腹部，前正中线上，当脐中下3寸。

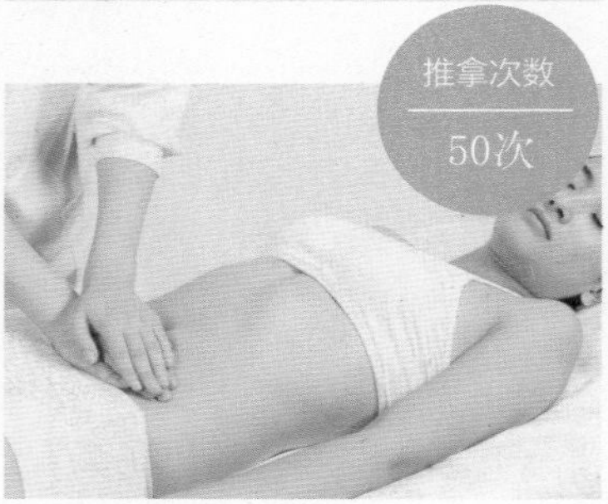

推拿方法

双手掌重叠贴于小腹的关元穴上，旋转推拿。

内关 沟通三焦、和胃降逆

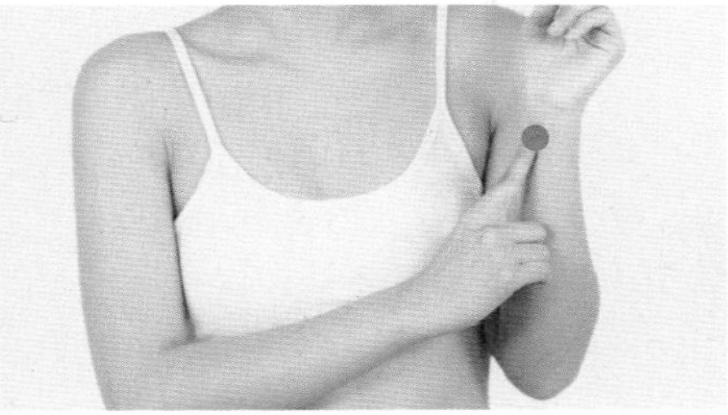

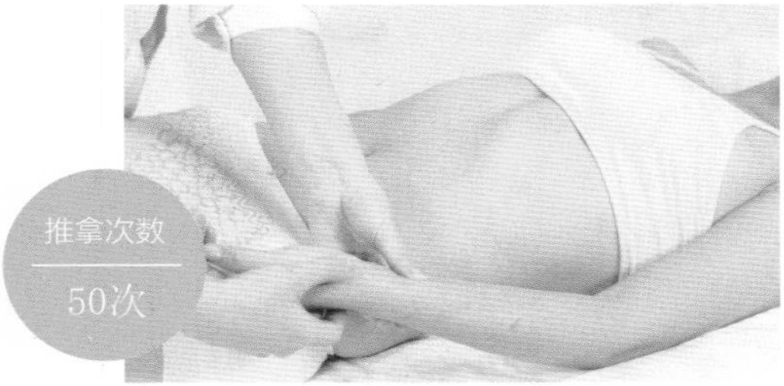

定位 位于前臂腕横纹上2寸，掌长肌腱与桡侧腕屈肌腱之间。

推拿方法 用拇指指腹紧贴于内关穴上揉按，左右两臂交替进行。

足三里 通调腑气

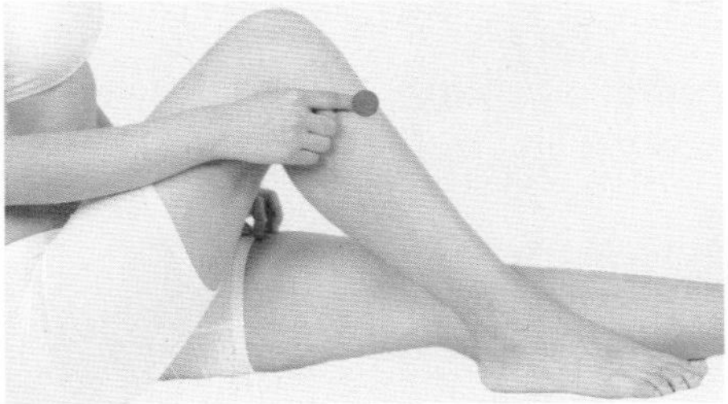

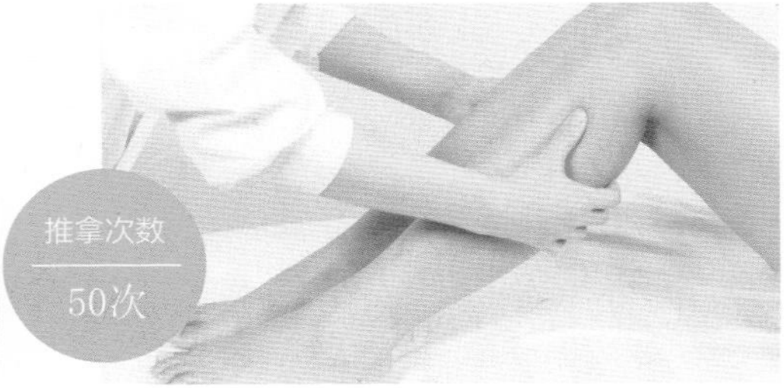

定位 位于小腿前外侧，当犊鼻下3寸，距胫骨前缘一横指。

推拿方法 将拇指指腹贴于足三里穴上按揉，以局部有酸、胀、麻的感觉为度。

脾俞 益气健脾和胃

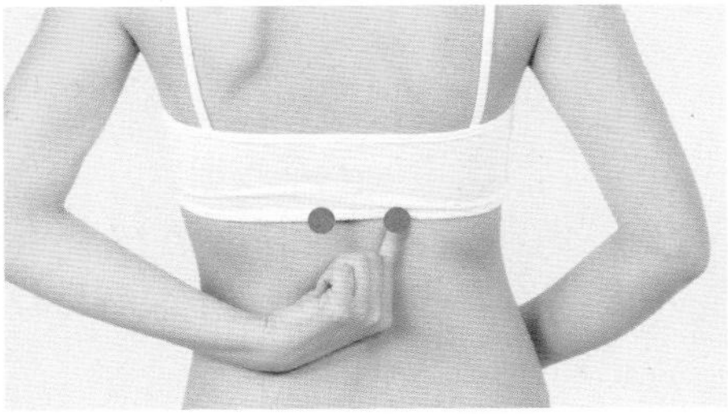

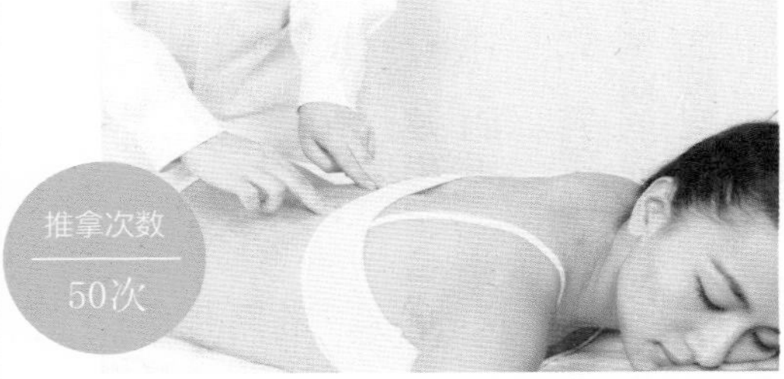

定位 位于背部，当第十一胸椎棘突下，旁开1.5寸。

推拿方法 用手指指腹揉按脾俞穴，力度适中，以有酸麻胀痛感为佳。

腹胀

消化科

推拿方法

临床症状：腹胀是一种常见的消化系统症状，引起腹胀的原因主要见于胃肠管胀气、各种原因所致的腹腔积液、腹腔肿瘤等。

基础治疗：建里、合谷、足三里、太冲、涌泉。

随症加穴：若腹部胀痛，加按中脘；若侧腹胀痛，加按天枢；若便秘，加按支沟。

建里 和胃健脾、通降腑气

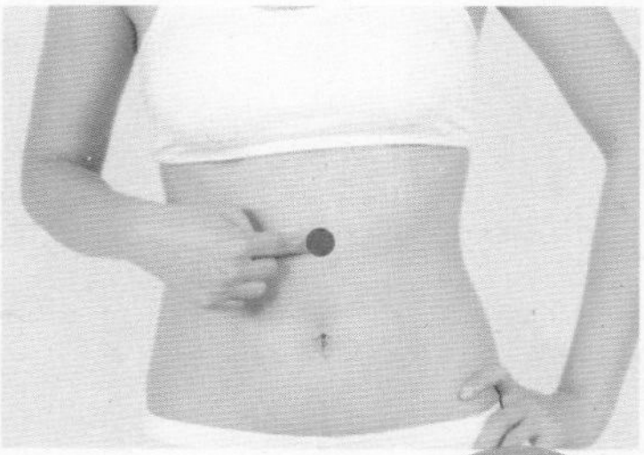

定位

位于上腹部，前正中线上，当脐中上3寸。

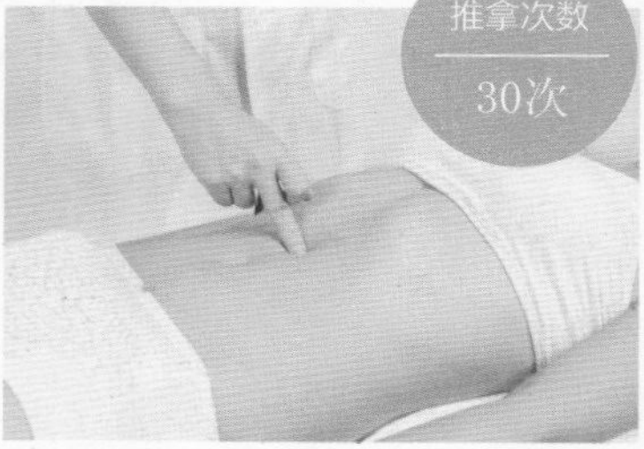

推拿次数 30次

推拿方法

用中指抵住建里穴，用力按压，并同时用上臂发力颤抖。

合谷 通经活络

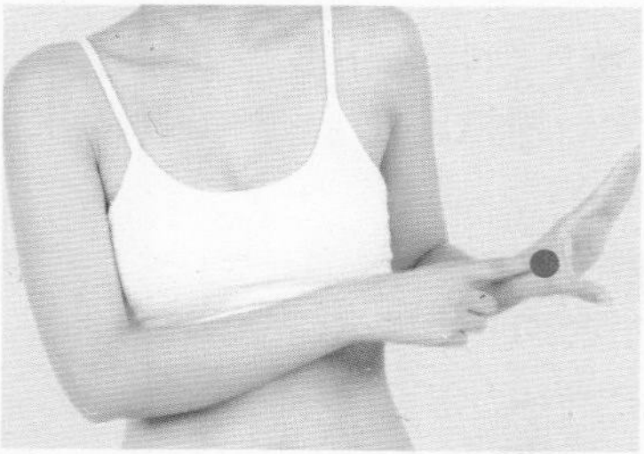

定位

位于手背，第一、第二掌骨间，当第二掌骨桡侧的中点处。

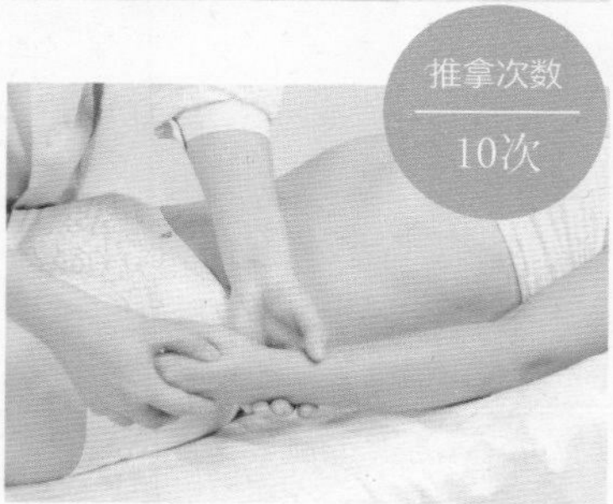

推拿次数 10次

推拿方法

用拇指掐按合谷穴，双手交替进行操作。

足三里 健脾和胃

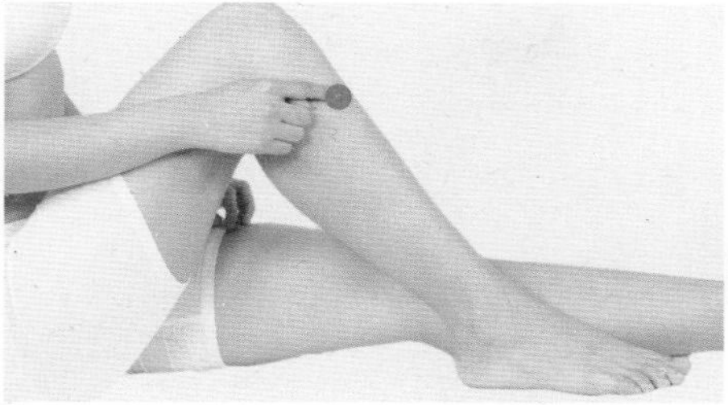

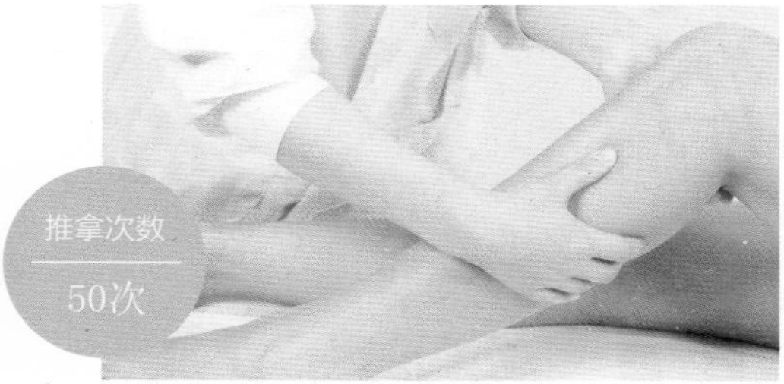

定位 位于小腿前外侧，当犊鼻下 3 寸，距胫骨前缘一横指。

推拿方法 用拇指指腹以顺时针方向掐揉足三里穴。

太冲 疏肝理气、清利下焦

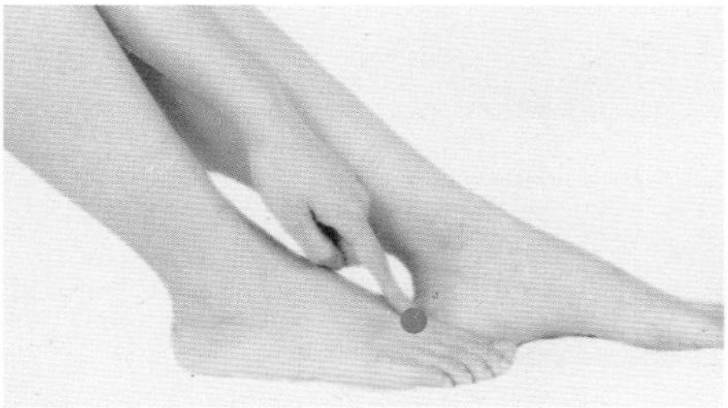

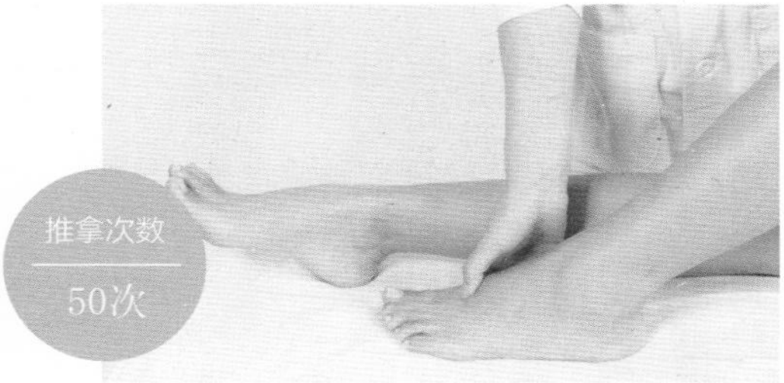

定位 位于足背侧，当第一跖骨间隙的后方凹陷处。

推拿方法 用拇指指腹来回推按太冲穴，以潮红发热为度。

涌泉 滋阴益肾、行气消胀

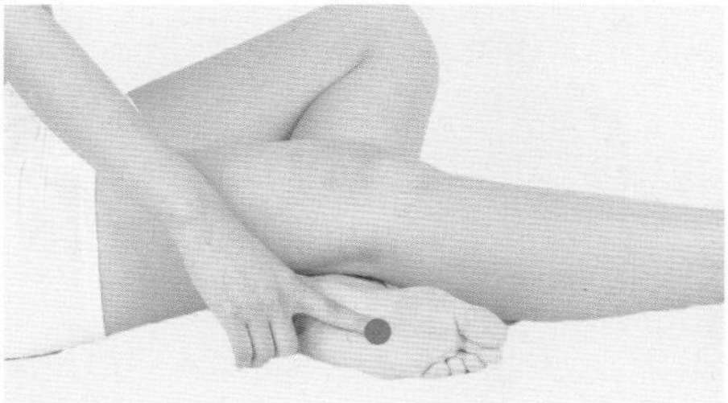

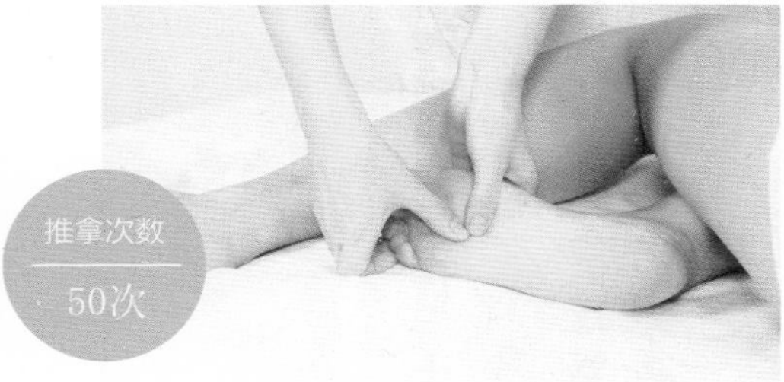

定位 位于足前部第二、第三趾趾缝纹头端与足跟连线的前 1/3 处。

推拿方法 用拇指指腹来回推按涌泉穴，以潮红发热为度。

腹泻

消化科

推拿方法

临床症状：腹泻是大肠疾病最常见的一种症状，主要表现为排便次数明显超过日常习惯的排便次数，粪质稀薄，水分增多，每日排便总量超过200克。正常人每天只需排便1次，且大便成形，颜色呈黄褐色。

基础治疗：中脘、天枢、大巨、水分、公孙。

随症加穴：若大便清稀或如水样，加按阴陵泉；若泻下急迫，加按合谷。

中脘 健脾和胃化湿

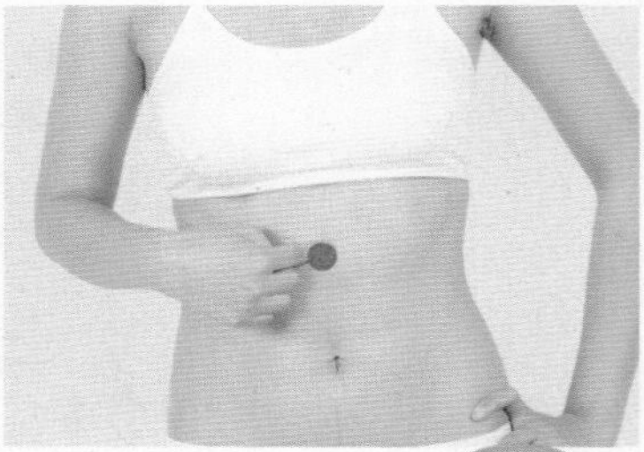

定位

位于上腹部，前正中线上，当脐中上4寸。

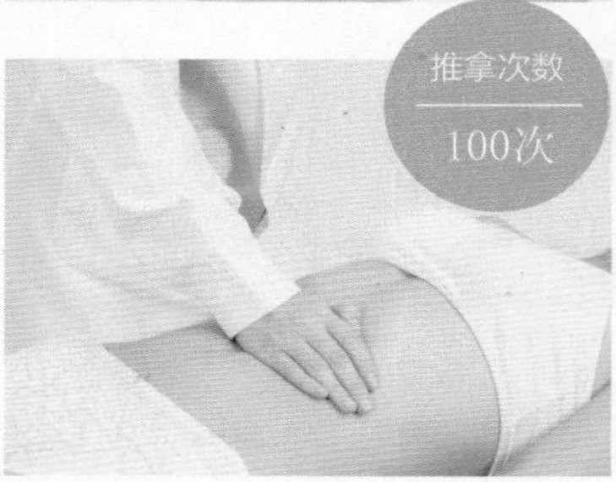

推拿方法

用手掌大、小鱼际处以打圈的方式按揉中脘穴。

天枢 可防治大肠疾患

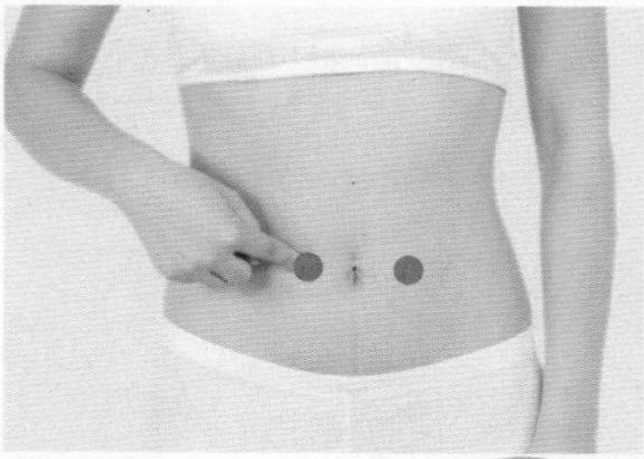

定位

位于腹中部，距脐中2寸。

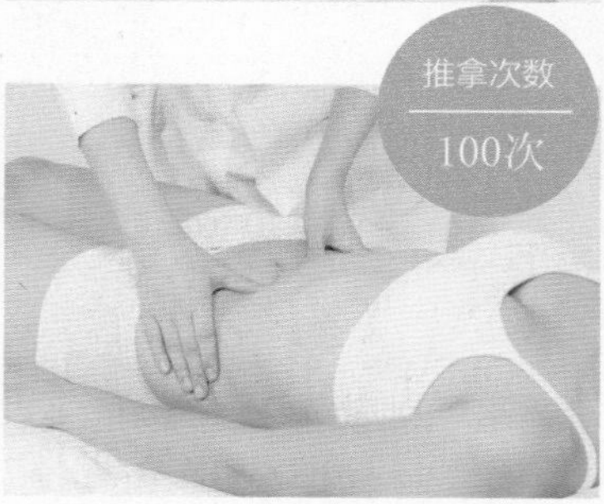

推拿方法

用拇指指腹按揉腹部的天枢穴。

大巨 调肠胃、固肾气

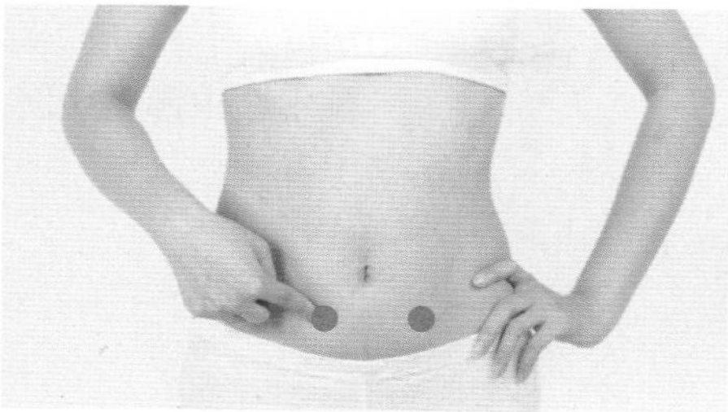

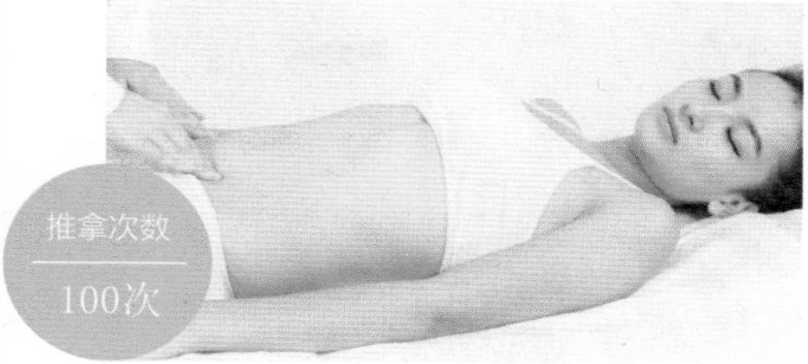

定位 | 位于下腹部，当脐中下 2 寸，距前正中线 2 寸。

推拿方法 | 食指、中指、无名指并拢，用指尖按揉腹部的大巨穴。

水分 通调水道、分清别浊

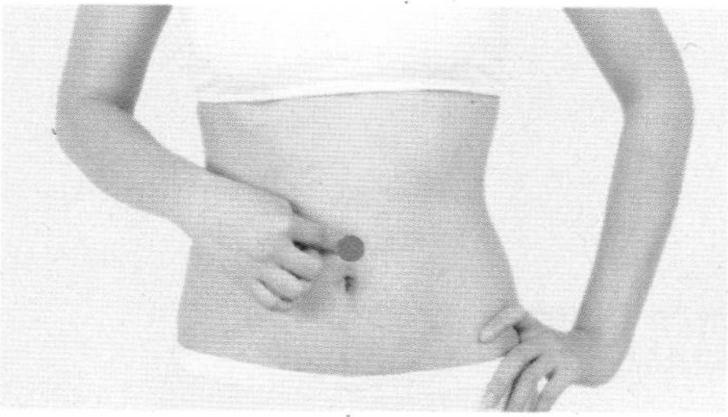

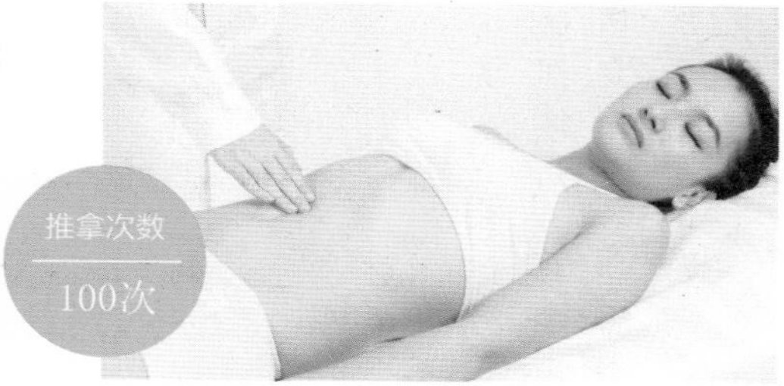

定位 | 位于上腹部，前正中线上，当脐中上 1 寸。

推拿方法 | 食指、中指、无名指并拢，用手臂的力度揉按水分穴。

公孙 益气健脾和胃

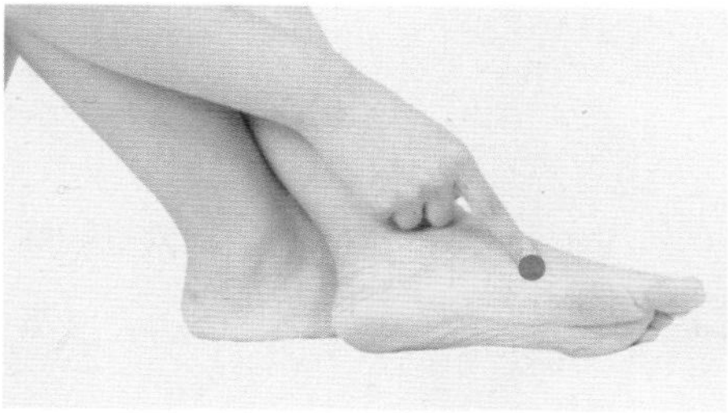

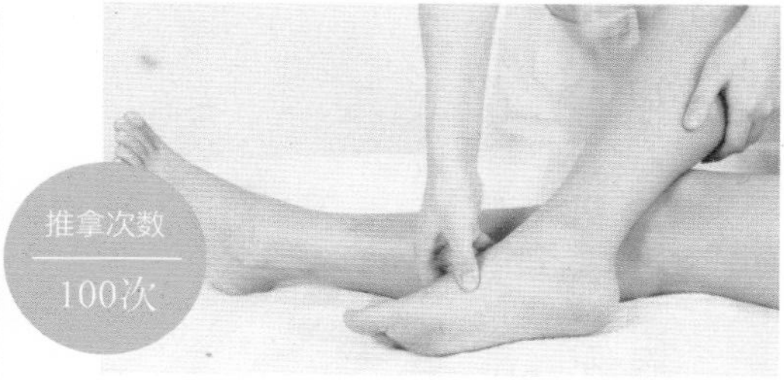

定位 | 位于足内侧缘，当第一跖骨基底的前下方。

推拿方法 | 用拇指指腹按揉公孙穴，力度均匀，以有酸胀感为宜。

痢疾

消化科

推拿方法

临床症状：痢疾为急性肠管传染病之一，临床表现为腹痛、腹泻、里急后重、排脓血便，伴全身中毒等症状。一般起病急，以高热、腹泻、腹痛为主要症状，若发生惊厥、呕吐，多为疫毒痢。

基础治疗：天枢、中脘、脾俞、命门、八髎。

随症加穴：若高热，加按大椎；若腹泻，加按足三里；若呕吐，加按内关。

天枢 调理胃肠、消炎止泻

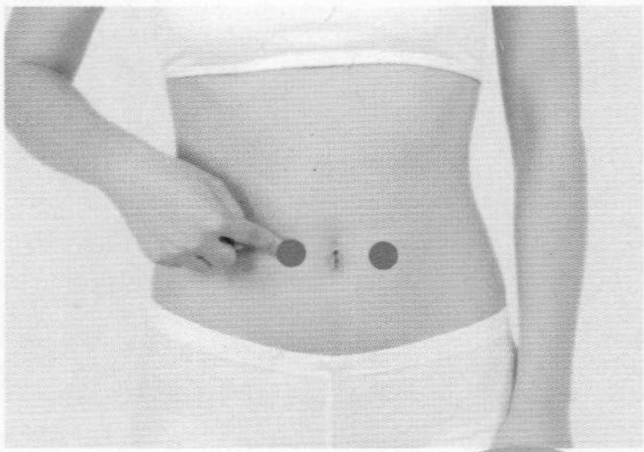

定位

位于腹中部，距脐中 2 寸。

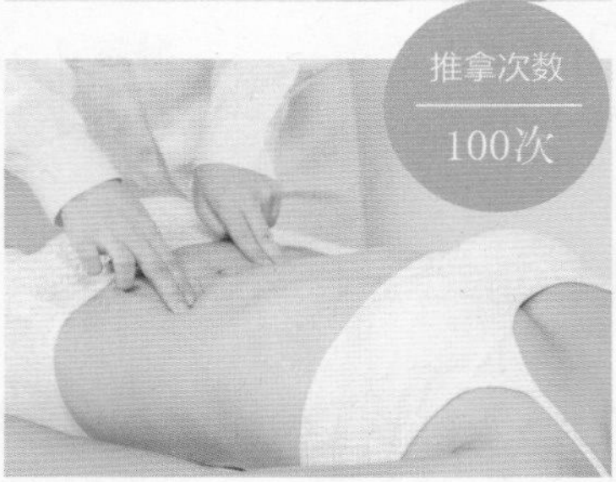

推拿方法

以食、中两指分别置于天枢穴做双指揉。

中脘 健脾和胃、通腑降气

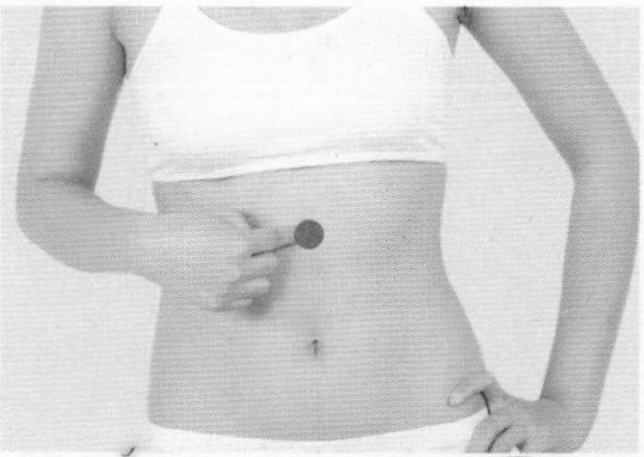

定位

位于上腹部，前正中线上，当脐中上 4 寸。

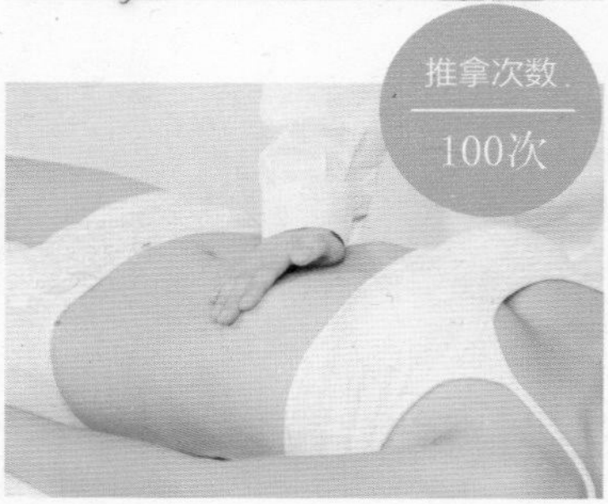

推拿方法

对中脘穴施掌揉法。

脾俞 有益气健脾的作用

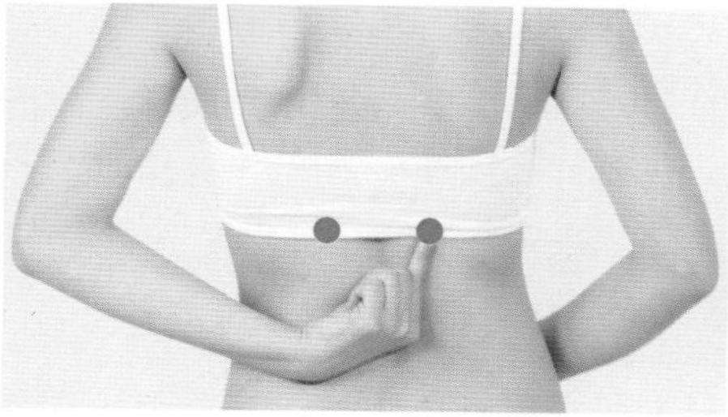

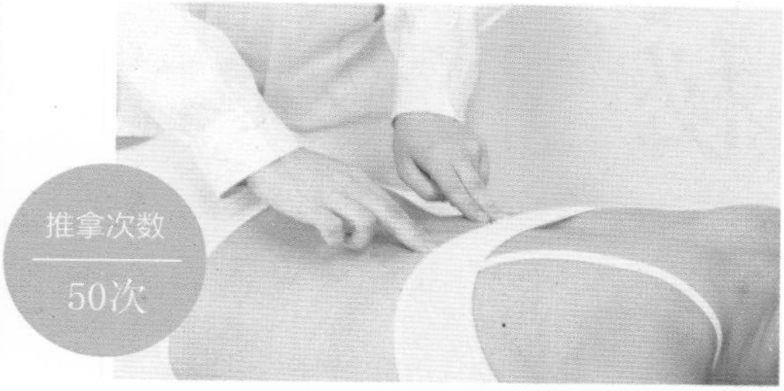

定位 位于背部，当第十一胸椎棘突下，旁开 1.5 寸。

推拿方法 用食指、中指置于脾俞穴上，来回推按。

命门 温和肾阳、健腰益肾

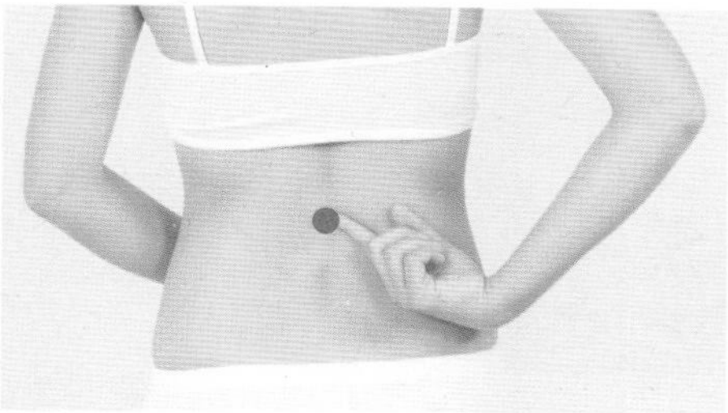

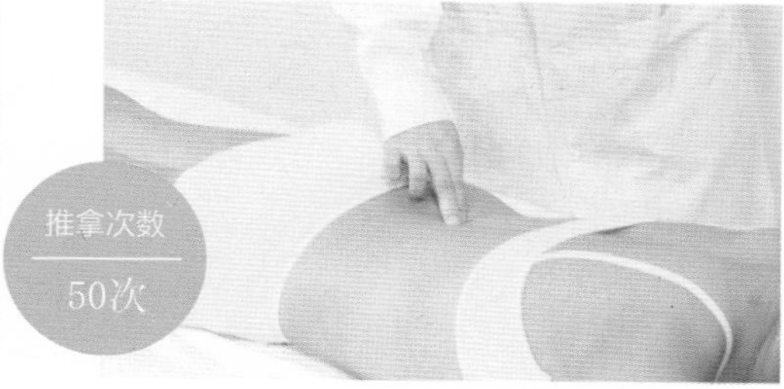

定位 位于腰部，当后正中线上，第二腰椎棘突下凹陷中。

推拿方法 用食指、中指揉按命门穴至潮红发热为止。

八髎 清热利湿、泻火解毒

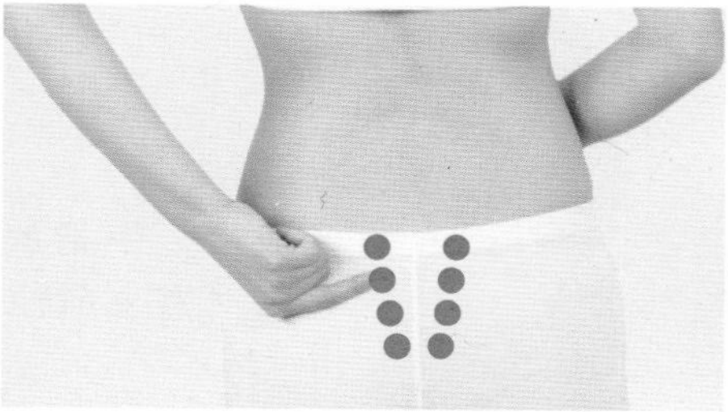

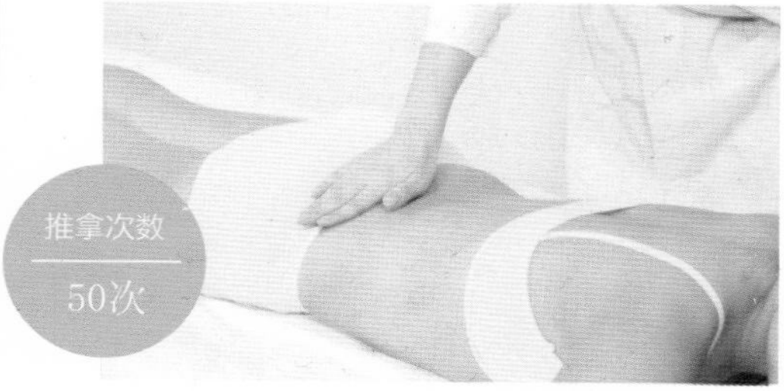

定位 位于骶椎，在第一、第二、第三、第四骶后孔中，合称八髎穴。

推拿方法 用小鱼际横向擦八髎穴，至局部皮肤发热潮红为止。

便秘

消化科

推拿方法

临床症状：便秘是临床常见的复杂症状，而不是一种疾病，主要是指排便次数减少、粪便量减少、粪便干结、排便费力等。引起功能性便秘的原因有：饮食不当，如饮水过少或进食含纤维素的食物过少。

基础治疗：气海、天枢、支沟、上巨虚、大肠俞。

随症加穴：若大便干结，加按曲池；若腹部冷痛，加按关元；若排便不畅，加按脾俞。

气海 培补元气、以助通便

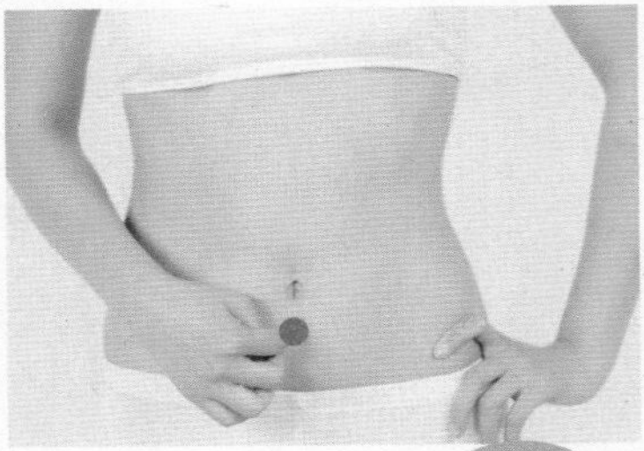

定位

位于下腹部，前正中线上，当脐中下1.5寸。

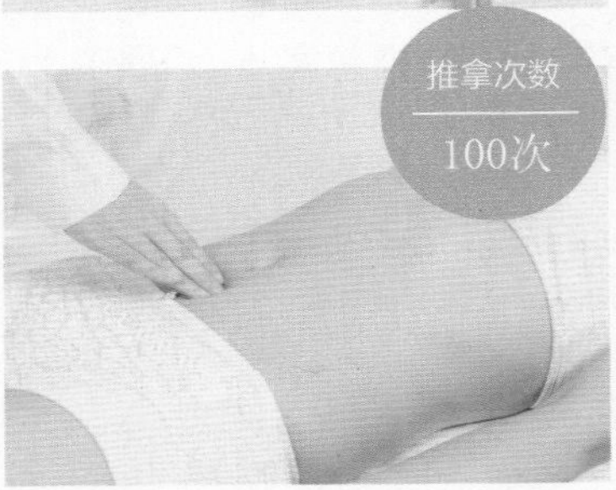

推拿方法

食指、中指、无名指并拢，力度轻柔，环形按揉气海穴。

天枢 通调大肠腑气

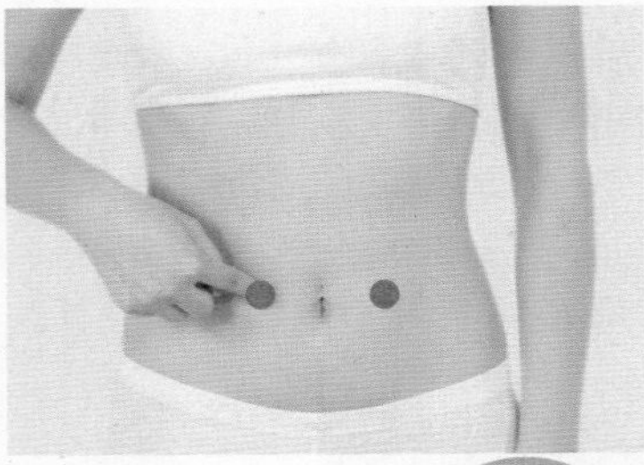

定位

位于腹中部，距脐中2寸。

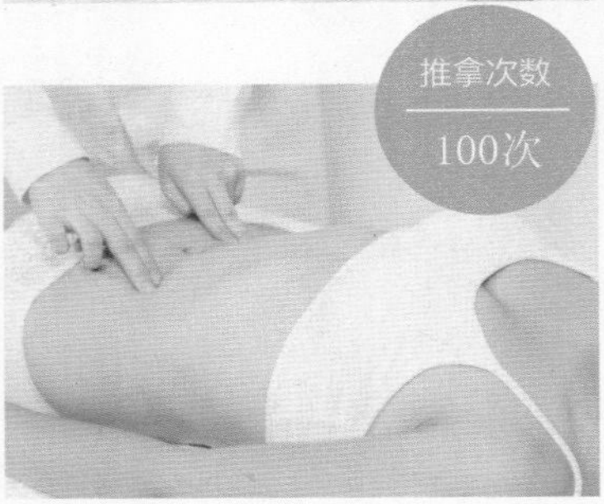

推拿方法

将食指、中指放于天枢穴上做双指按揉。

支沟 清利三焦、通便利腑

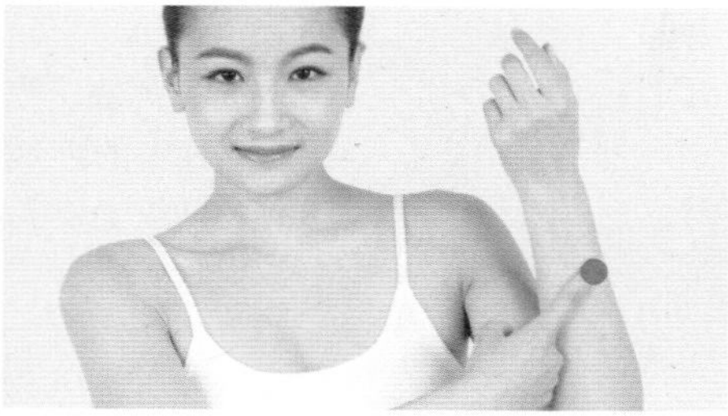

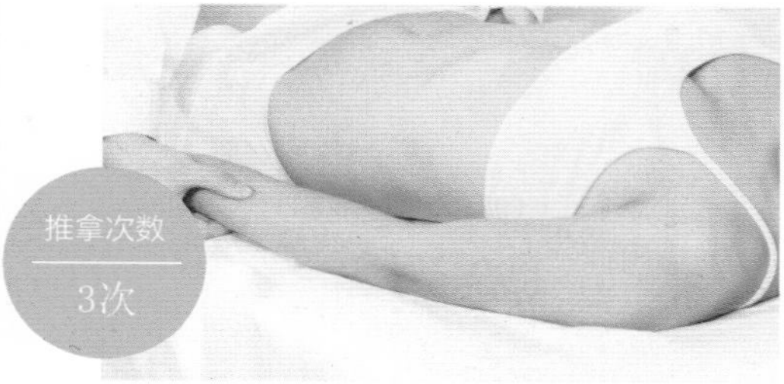

定位 位于前臂背侧，腕背横纹上3寸，尺骨与桡骨之间。

推拿方法 用拇指指尖按压支沟穴，以局部感到胀痛为宜。

上巨虚 通调大肠腑气

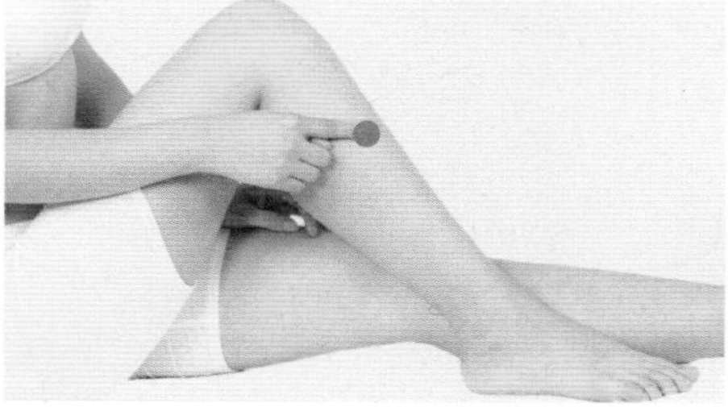

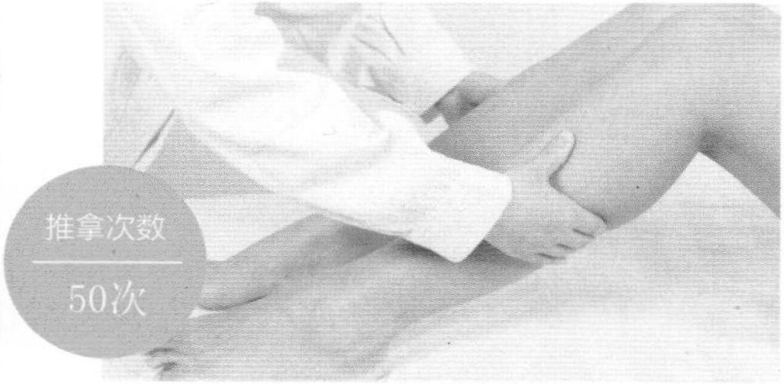

定位 位于小腿前外侧，当犊鼻下6寸，距胫骨前缘一横指。

推拿方法 将拇指指尖放于上巨虚穴上按揉，以局部有酸胀痛感为宜。

大肠俞 润肠通便

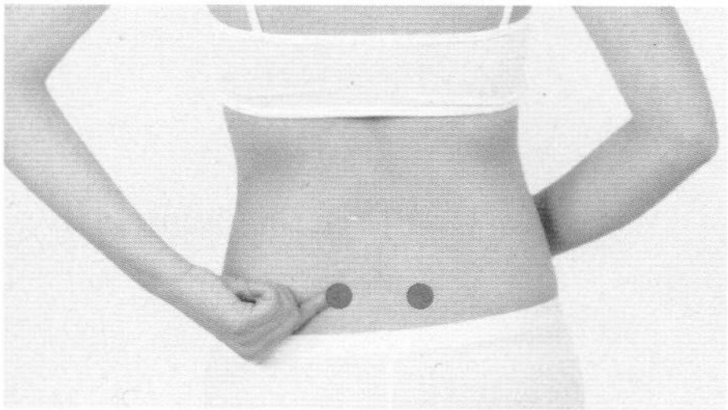

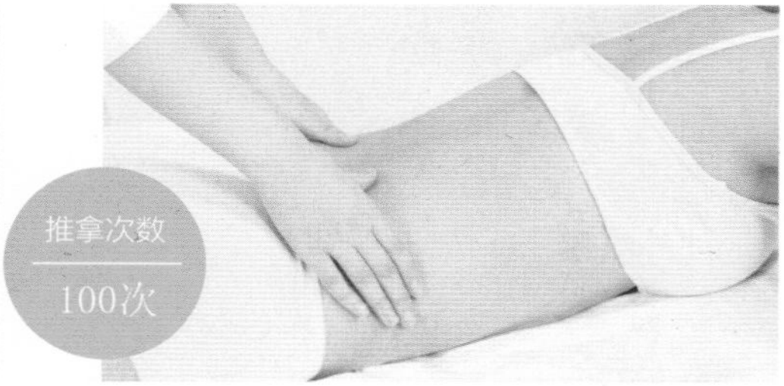

定位 位于腰部，当第四腰椎棘突下，旁开1.5寸。

推拿方法 用拇指指腹揉按大肠俞穴，以皮肤潮红发热为佳。

脂肪肝

消化科

推拿方法

临床症状：脂肪肝，是指由于各种原因引起的肝细胞内脂肪堆积过多的病变，已被公认为隐蔽性肝硬化的常见病因。在经常失眠、疲劳、不思茶饭、胃肠功能失调的亚健康人群中，脂肪肝的发病率较高。

基础治疗：外关、足三里、肝炎穴、大椎、涌泉。

随症加穴：若食欲不振，加按脾俞；若疲倦乏力，加按气海；若恶心呕吐，加按公孙。

外关 清热祛湿化浊

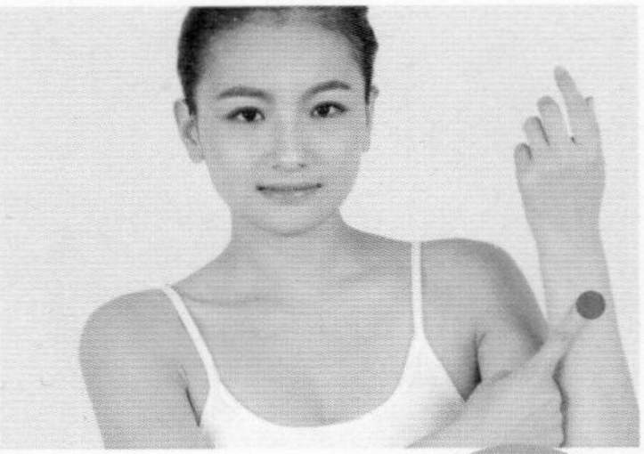

定位

位于前臂背侧，当阳池与肘尖的连线上，腕背横纹上2寸，尺骨与桡骨之间。

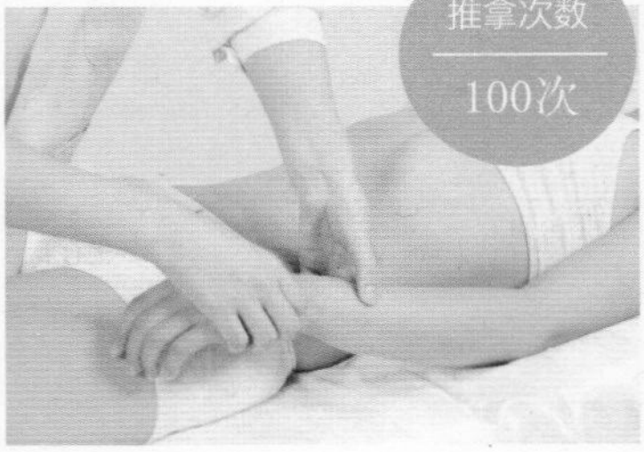

推拿方法

用拇指指腹揉按外关穴，以有酸麻胀痛感为佳。

足三里 扶正祛邪

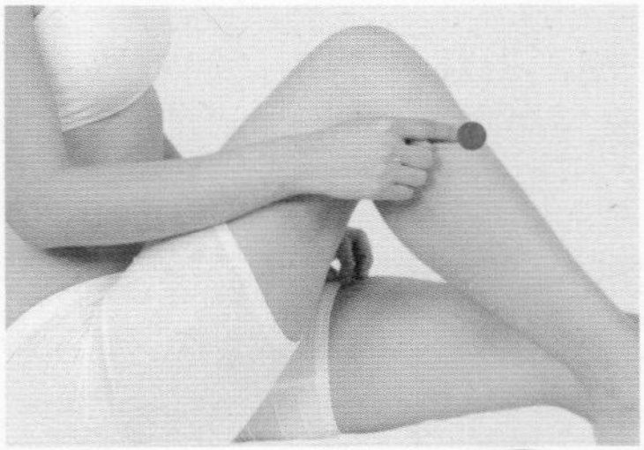

定位

位于小腿前外侧，当犊鼻下3寸，距胫骨前缘一横指（中指）。

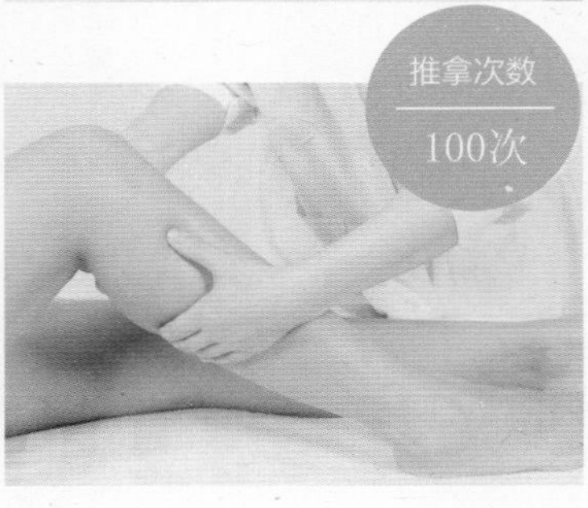

推拿方法

用拇指指腹按压双侧足三里穴。

肝炎穴 疏肝理气、行气和中

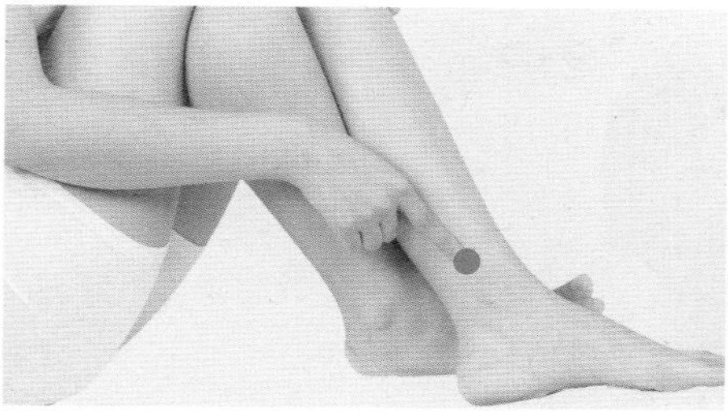

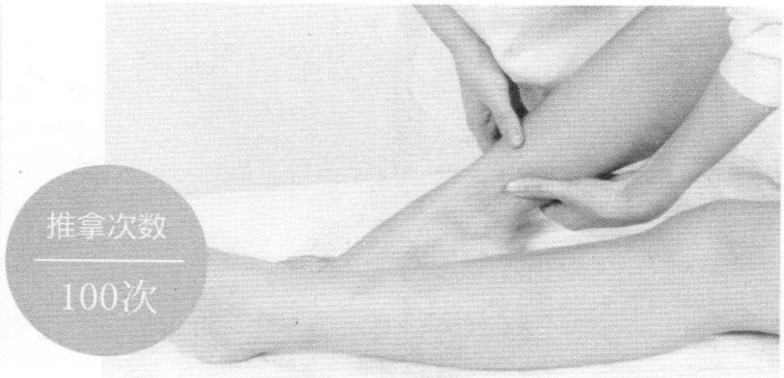

定位 位于脚踝内侧上 2 寸处，是肝区中的一个敏感区域。

推拿方法 将拇指指腹放于内踝上2寸的肝炎穴处揉按。

大椎 清热祛湿化浊

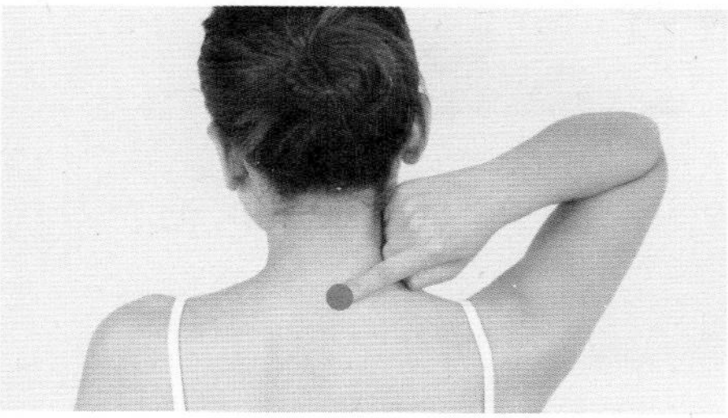

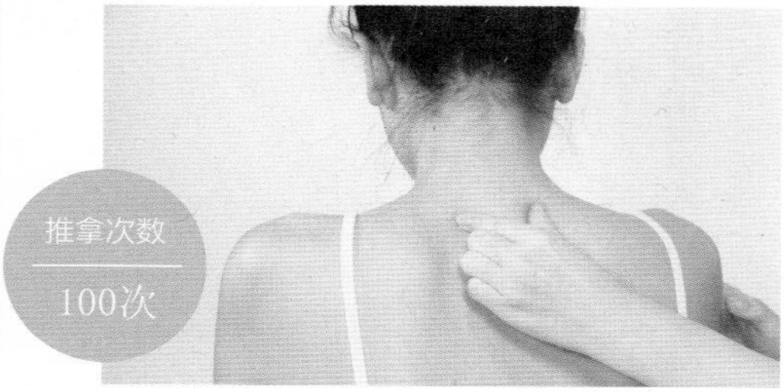

定位 位于后正中线上，第七颈椎棘突下凹陷中。

推拿方法 拇指和食指相对用力，捏起大椎穴处皮肤，做间断捏揉动作。

涌泉 滋阴益肾消脂

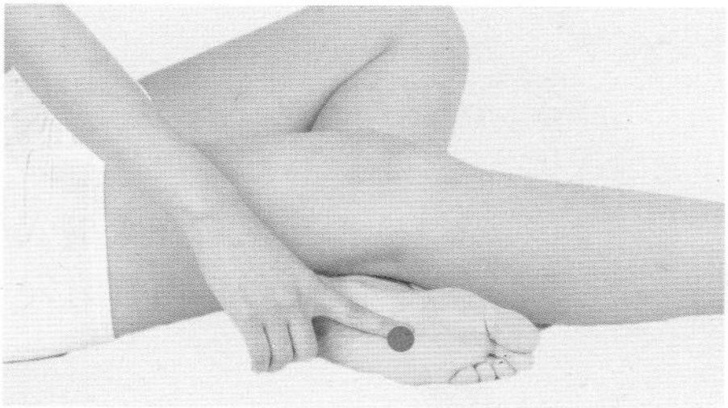

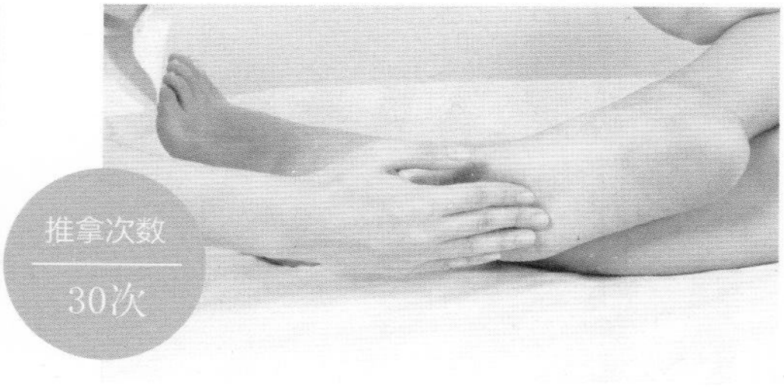

定位 位于足底第二、第三趾趾缝纹头端与足跟连线的前 1/3 处。

推拿方法 四指并拢按在涌泉穴上，反复搓擦，以足心发热为佳。

脱肛

消化科

推拿方法

临床症状：脱肛又称直肠脱垂，是直肠黏膜或直肠壁全层脱出于肛门之外的疾病。本病常因年老体弱，产后或久病体虚，久痢久泄，或素患痔疾、便秘时用力太过，以及慢性咳嗽、小儿经常啼哭等所引起。

基础治疗：百会、天枢。

随症加穴：若肛内有肿物脱出，加按白环俞；若肛门红肿痛痒，加按阴陵泉。

百会 升发阳气、升阳举陷

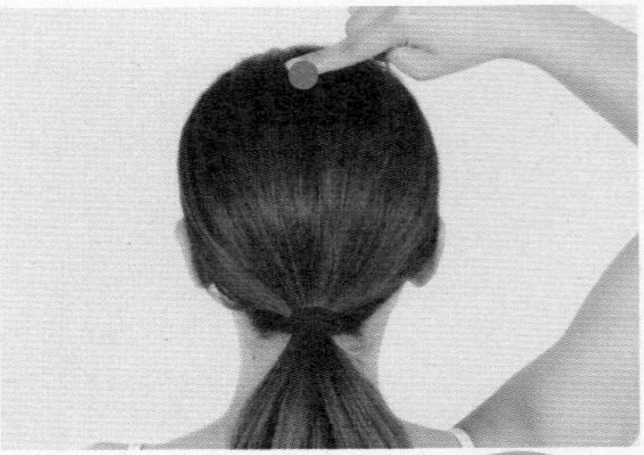

定位

位于头部，当前发际正中直上5寸，或两耳尖连线的中点处。

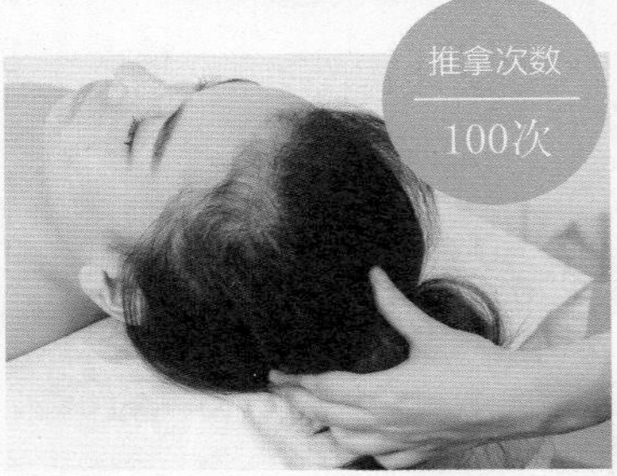

推拿方法

用拇指指腹由轻渐重地按揉百会穴。

天枢 调补脾胃、益气固脱

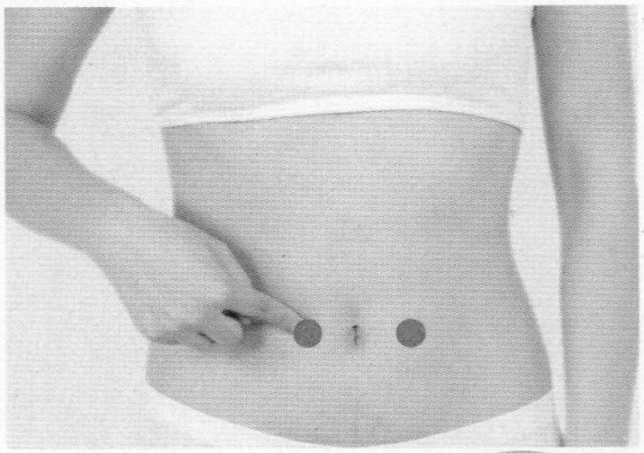

定位

位于腹中部，距脐中2寸。

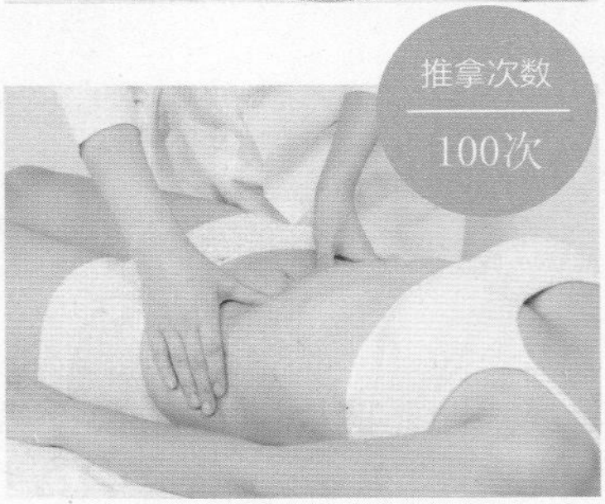

推拿方法

拇指附着在天枢穴上，以顺时针方向按揉。

胆结石

消化科

推拿方法

临床症状：胆结石是指发生在胆囊内的结石所引起的疾病，是一种常见病，随年龄增长，发病率也逐渐升高，且女性明显多于男性。

基础治疗：期门、阳陵泉。

随症加穴：若腹痛，加按胆囊穴；若恶心呕吐，加按内关。

期门 疏肝利胆、理气活血

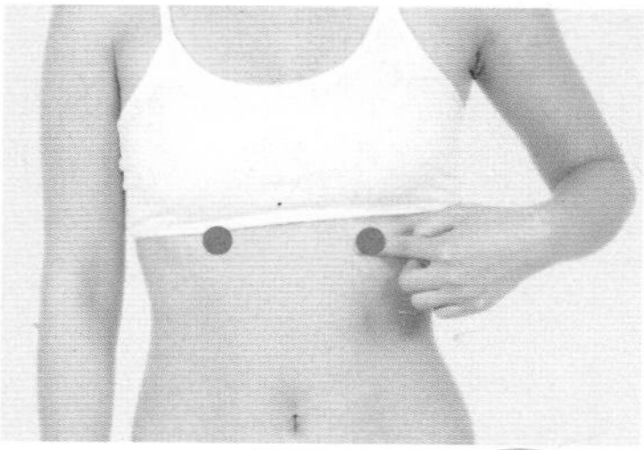

定位

位于胸部，当乳头直下，第六肋间隙，前正中线旁开4寸。

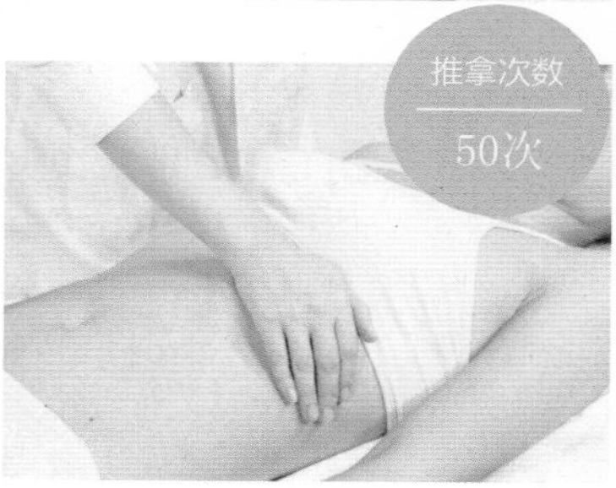

推拿方法

用手掌根揉按期门穴，力度适中。

阳陵泉 疏肝解郁

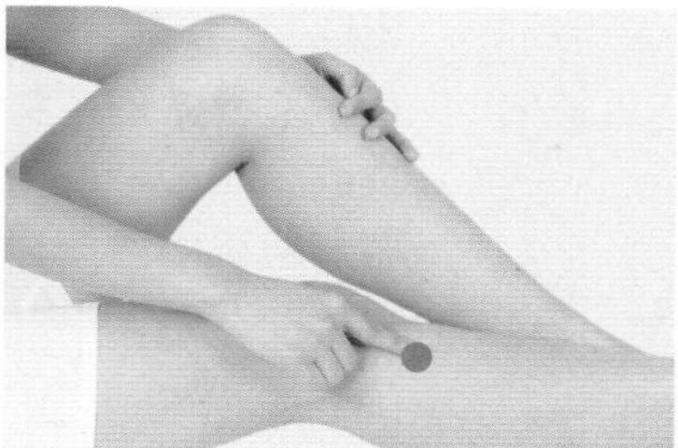

定位

位于小腿外侧，当腓骨头前下方凹陷处。

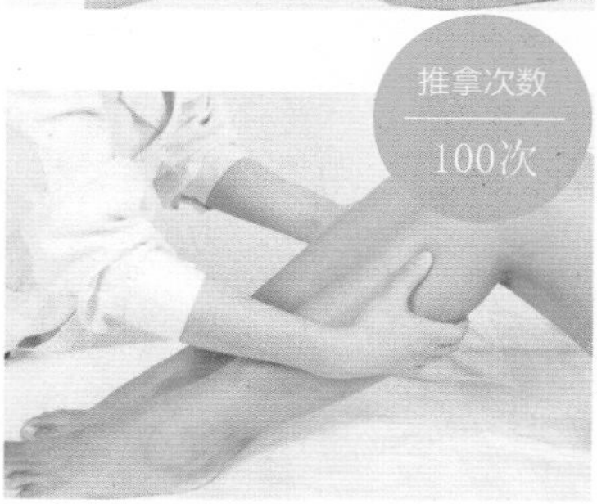

推拿方法

双手同时揉按阳陵泉穴，以有酸麻胀痛感为佳。

痔疮

消化科

推拿方法

临床症状：痔疮又称痔核。临床上分为三种类型：位于肛门齿线以上的为内痔，在肛门齿线以外的为外痔，两者混合存在的称混合痔。外痔感染发炎或形成血栓外痔时，则局部肿痛。

基础治疗：中极、二白、足三里、大肠俞、八髎。

随症加穴：若肛内有肿物脱出，加按白环俞；若便后出血，加按孔最。

中极 清肠湿热

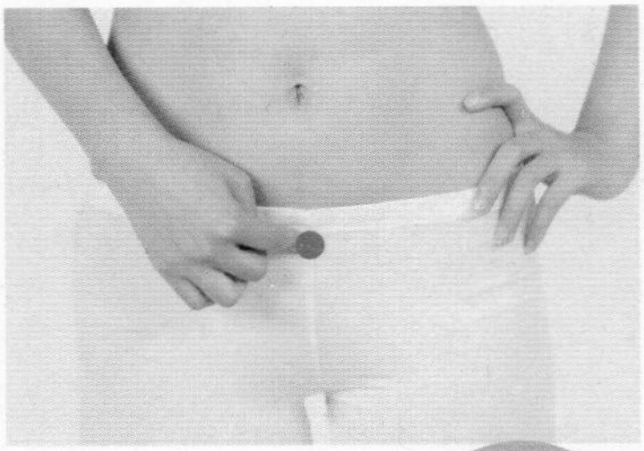

定位

位于下腹部，前正中线上，当脐中下 4 寸。

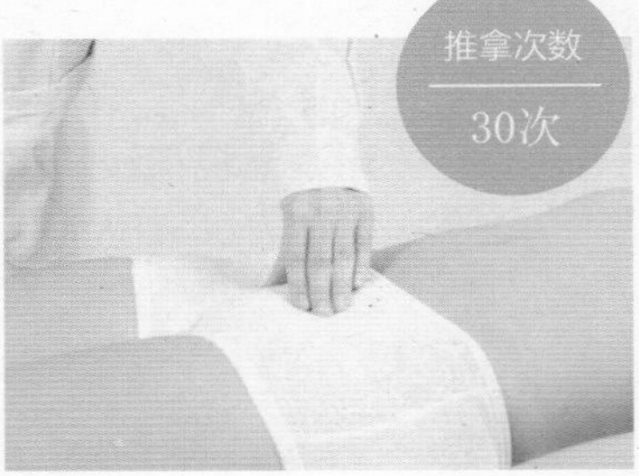

推拿方法

用食指、中指指腹按揉中极穴，用力向下按压。

二白 清肠利湿、固脱消痔

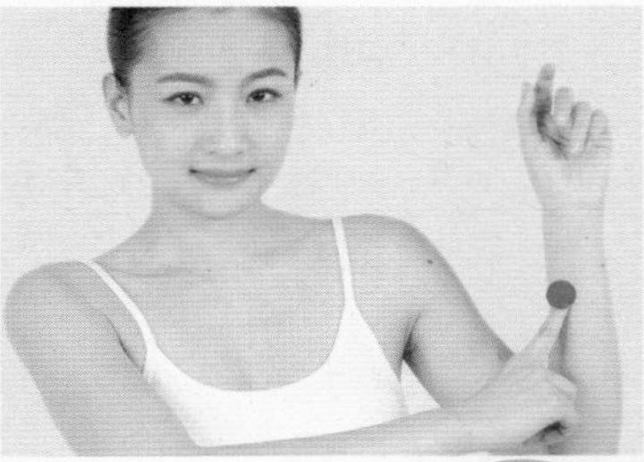

定位

位于前臂掌侧，腕横纹上 4 寸，桡侧腕屈肌腱的两侧，一侧二穴。

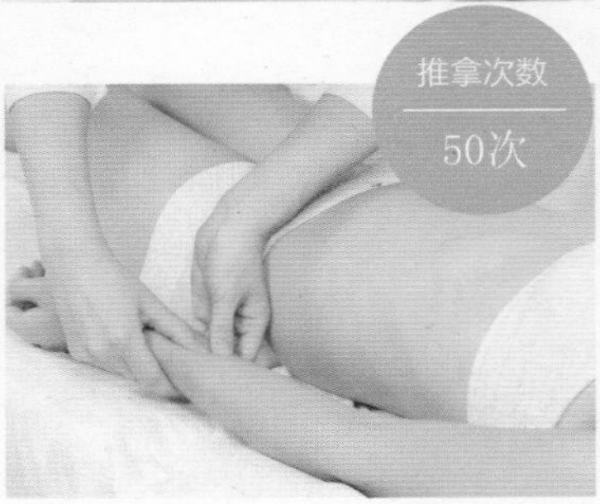

推拿方法

用拇指指腹按揉二白穴，力度适中。

足三里 补中益气

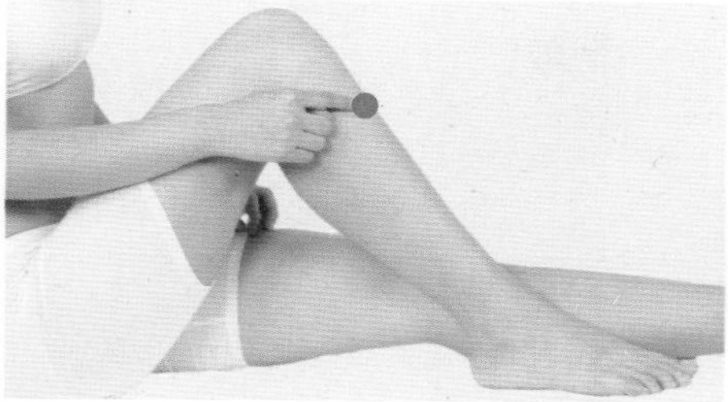

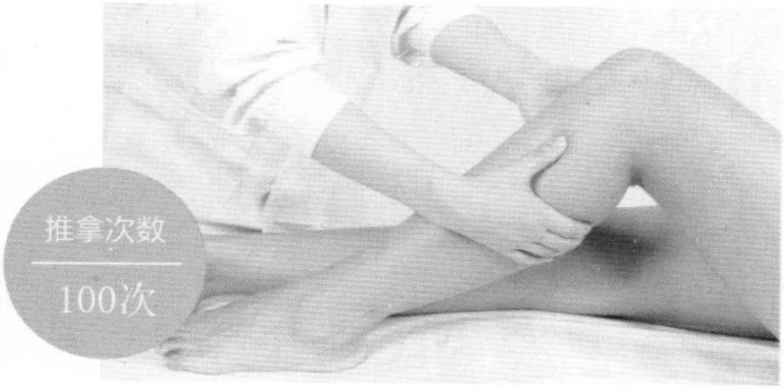

定位 位于小腿前外侧，当犊鼻下 3 寸，距胫骨前缘一横指。

推拿方法 用拇指指腹在足三里穴上用力向下按压，有节律地一按一松。

大肠俞 通调腑气

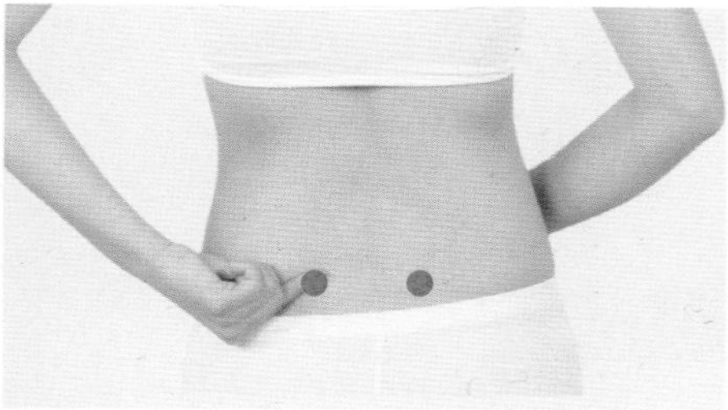

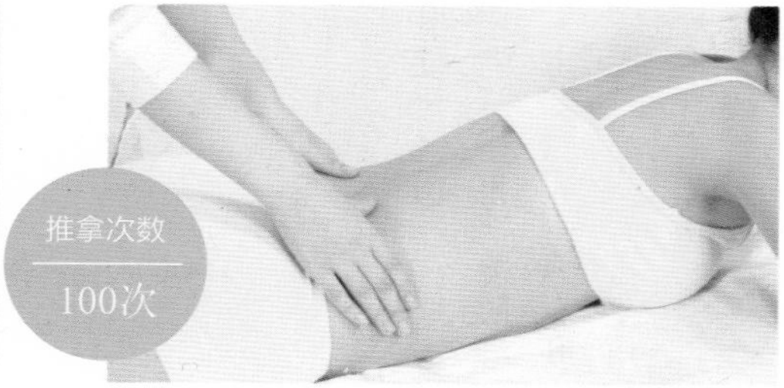

定位 位于腰部，当第四腰椎棘突下，旁开 1.5 寸。

推拿方法 用拇指指腹点按大肠俞穴，以皮肤潮红发热为佳。

八髎 清热利湿

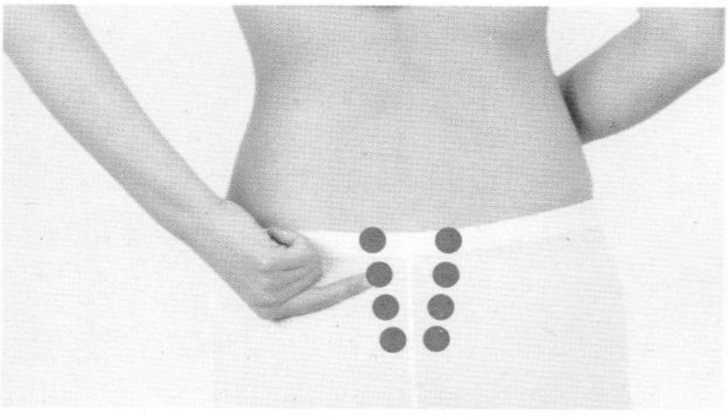

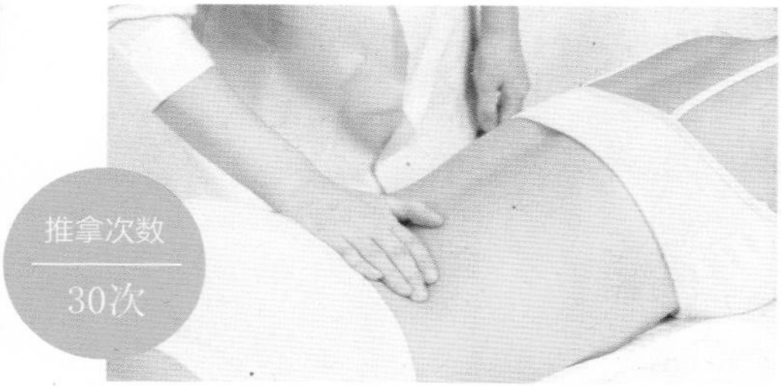

定位 位于骶椎，在第一、第二、第三、第四骶后孔中，合称八髎穴。

推拿方法 用手掌迅速来回搓八髎穴，以患者局部皮肤发热为度。

肝硬化

消化科

推拿方法

临床症状：肝硬化是由一种或多种疾病长期形成的肝损害，肝脏细胞纤维化病变。主要致病因素有肝炎病毒、酗酒、胆汁淤积、寄生虫感染等引起肝脏硬化、萎缩，其部分症状与肝炎相似。

基础治疗：曲池、合谷、足三里、阳陵泉、太冲。

随症加穴：若食欲不振，加按胃俞；若四肢无力，加按气海。

曲池 清热和营

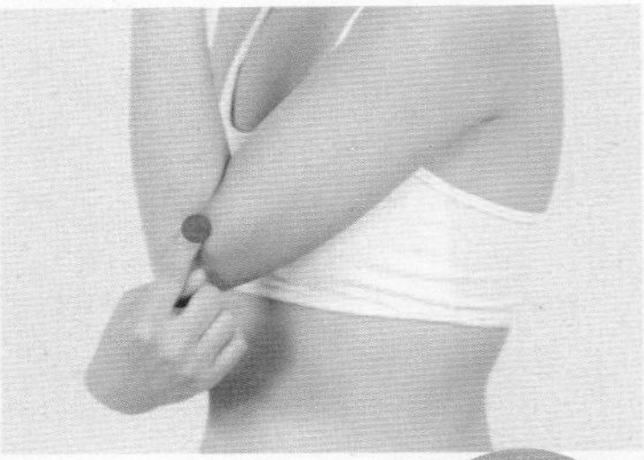

定位

位于肘横纹外侧端，屈肘，当尺泽与肱骨外上髁连线中点。

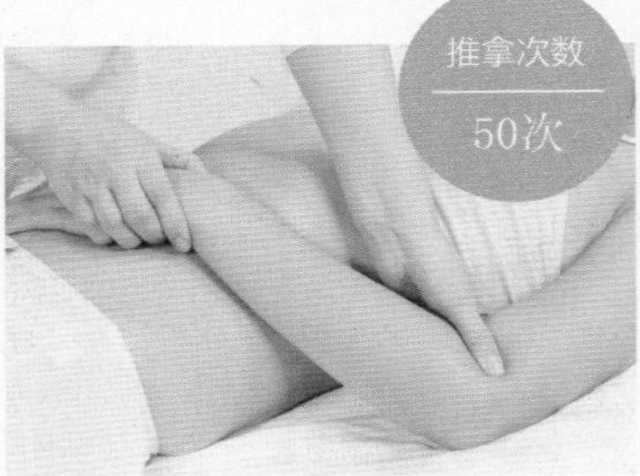

推拿方法

将拇指指尖放于曲池穴上，由轻渐重地揉按。

合谷 镇静止痛、通经活络

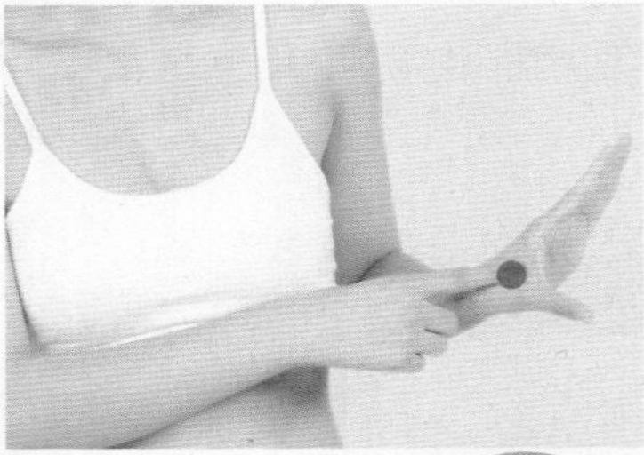

定位

位于手背，第一、第二掌骨间，当第二掌骨桡侧的中点处。

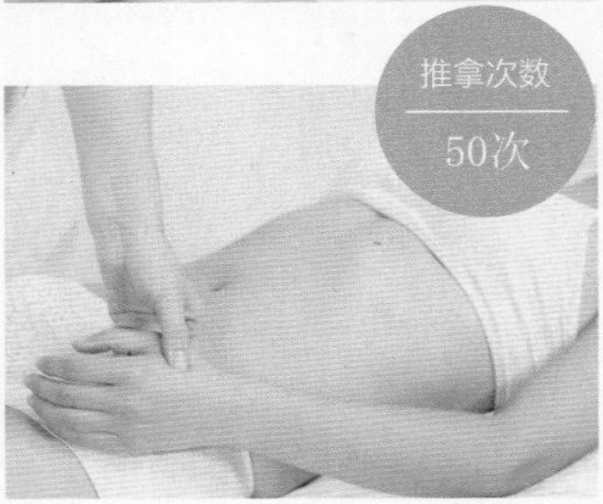

推拿方法

将拇指指腹放在合谷穴上，用力按压，双手交替进行。

足三里 健脾和胃化湿

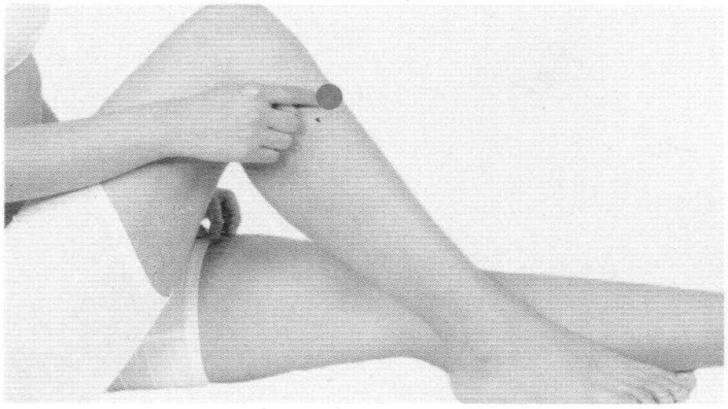

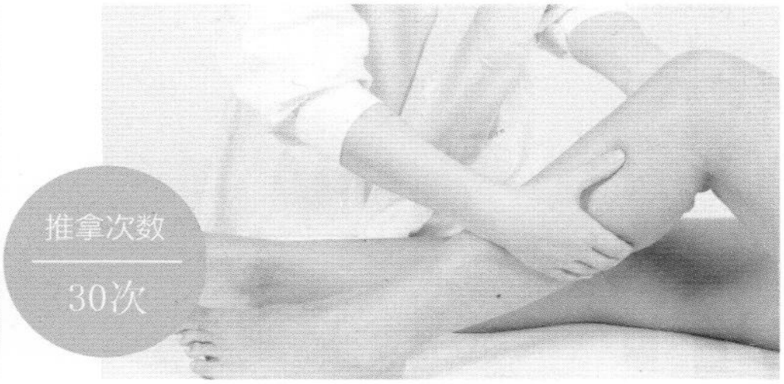

定位 位于小腿前外侧，当犊鼻下3寸，距胫骨前缘一横指。

推拿方法 将拇指指腹放在足三里穴上，适当用力按揉，双下肢交替进行。

阳陵泉 清热化湿

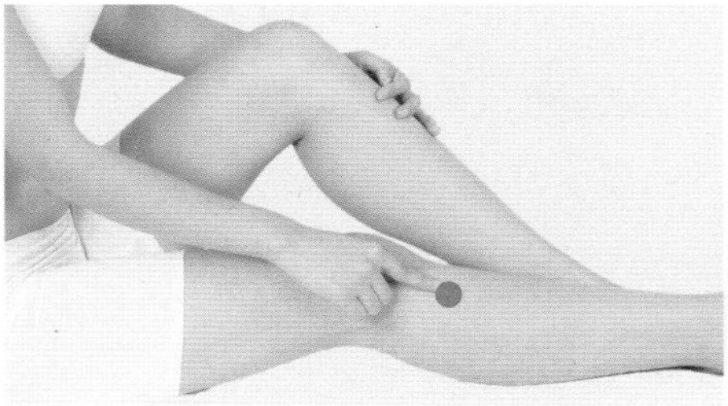

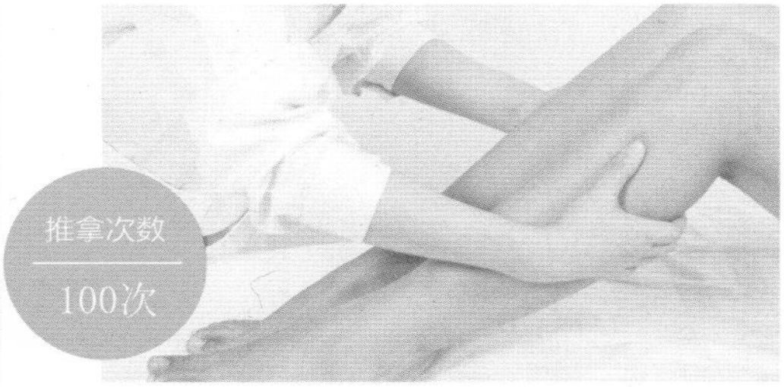

定位 位于小腿外侧，当腓骨头前下方凹陷处。

推拿方法 将双手拇指放于小腿外侧的阳陵泉穴上按揉，力度由轻渐重。

太冲 疏肝利胆、清热利湿

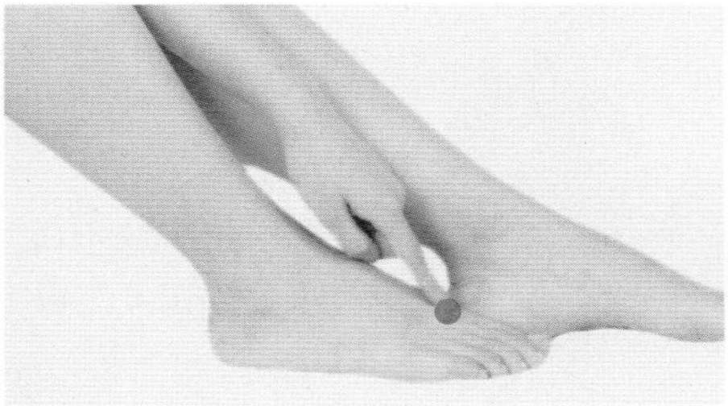

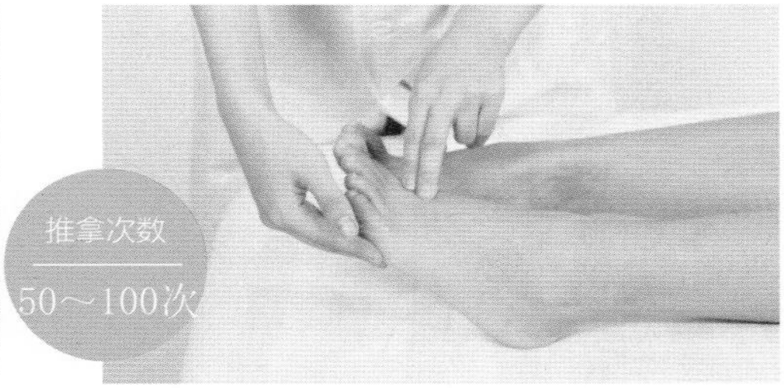

定位 位于足背侧，当第一跖骨间隙的后方凹陷处。

推拿方法 食指、中指合并，用两指指尖揉按太冲穴，顺时针方向揉按。

呕吐

消化科

推拿方法

临床症状： 呕吐是临床常见病症，亦可见于多种疾病，是机体的一种防御反射动作。恶心常为呕吐的前驱症状，表现为上腹部特殊不适感，常伴有头晕、流涎。呕吐常有诱因，如饮食不节、情志不遂、寒暖失宜。

基础治疗： 中脘、内关。

随症加穴： 若呕吐酸腐，加按天枢；若情志不畅，加按太冲。

中脘 和胃健脾降逆

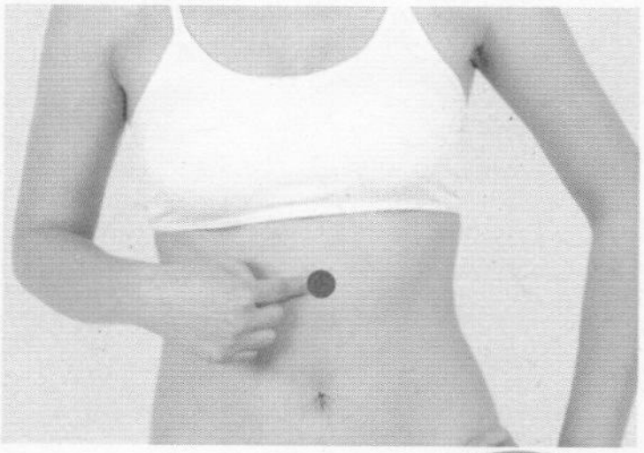

定位

位于上腹部，前正中线上，当脐中上 4 寸。

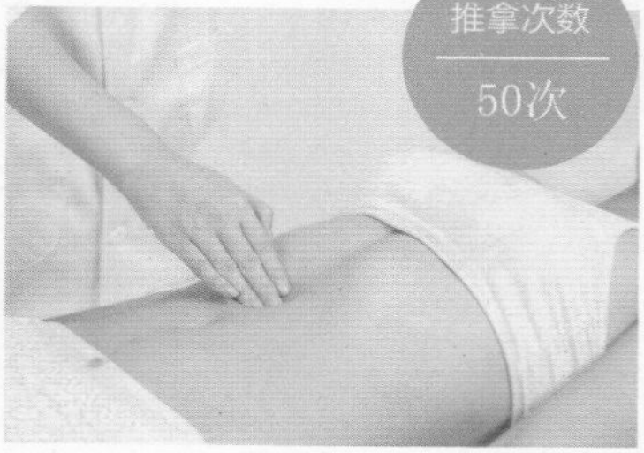

推拿方法

食指、中指、无名指并拢，放于中脘穴上环形按揉，力度适中。

内关 宽胸利膈止呕

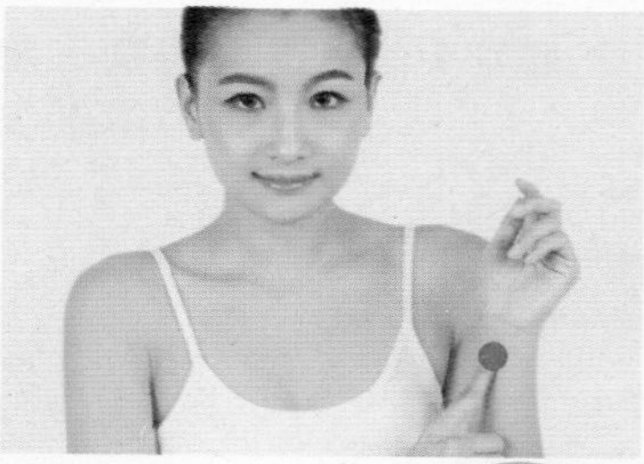

定位

位于前臂掌侧，腕横纹上 2 寸，掌长肌腱与桡侧腕屈肌腱之间。

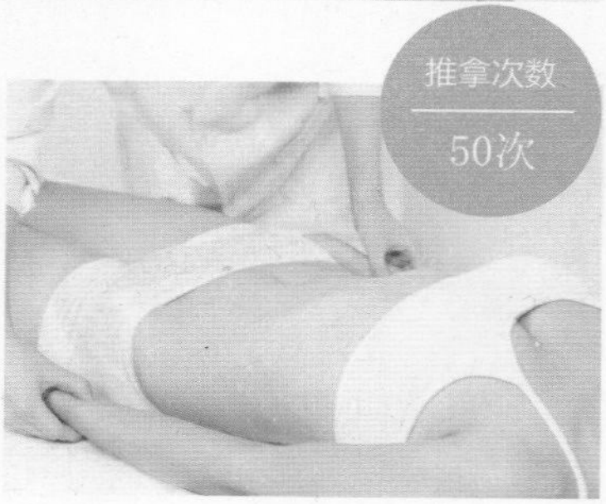

推拿方法

将拇指指腹放于内关穴上揉按，力度由轻渐重。

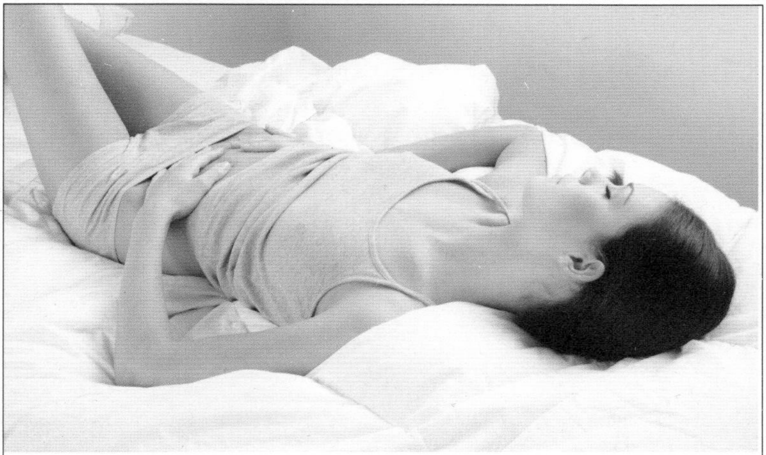

泌尿生殖系统：穴位推拿，滋阴益肾利尿

第6章

泌尿生殖系统常常和个人卫生状况有很大关系，并且常受生活、工作和环境等的影响。不少患者久治不愈、反复发作。经常推拿刺激穴位可以扶助正气，强健腰肾，改善健康。

尿道炎

泌尿科

推拿方法

临床症状：尿道炎是由尿道损伤、尿道内有异物、尿道梗阻、邻近器官出现炎症或性生活不洁等原因引起的尿道细菌感染。患有尿道炎的人常会有尿频、尿急、排尿时有烧灼感以致排尿困难的症状。

基础治疗：肾俞、命门、关元、中极、阴陵泉。

随症加穴：若尿频尿急，加按神阙；若排尿灼热刺痛，加按行间。

肾俞 有培补肾元的作用

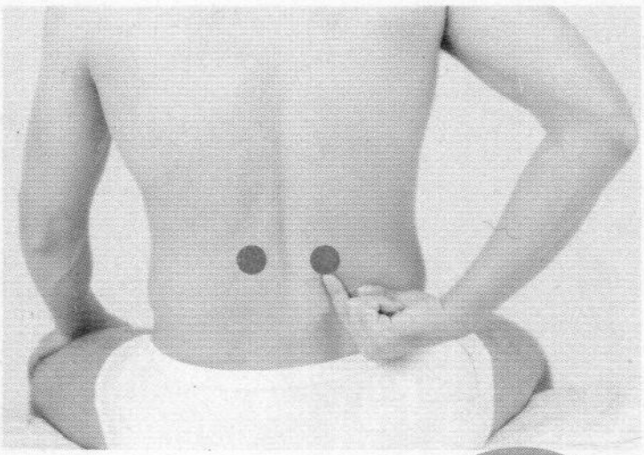

定位

位于腰部，当第二腰椎棘突下，旁开1.5寸。

推拿次数

100次

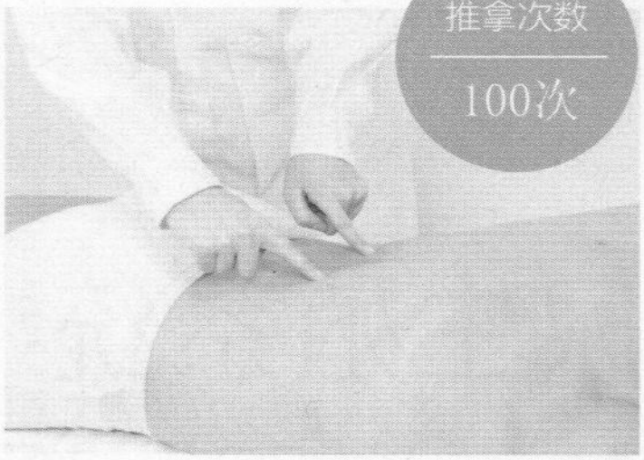

推拿方法

用手指指腹揉搓肾俞穴，以有酸胀感为宜。

命门 温和肾阳、健腰益肾

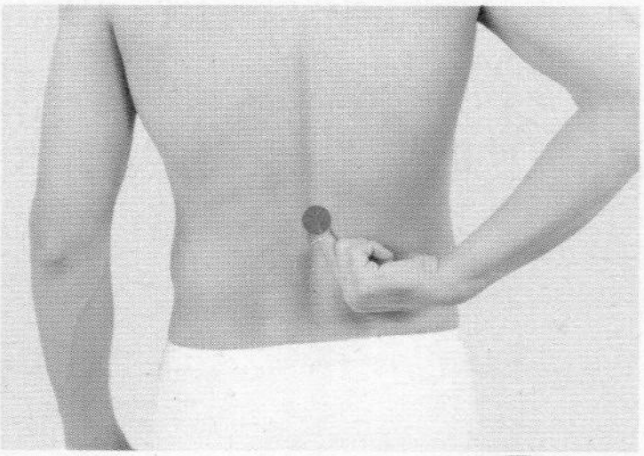

定位

位于腰部，当后正中线上，第二腰椎棘突下凹陷中。

推拿次数

150次

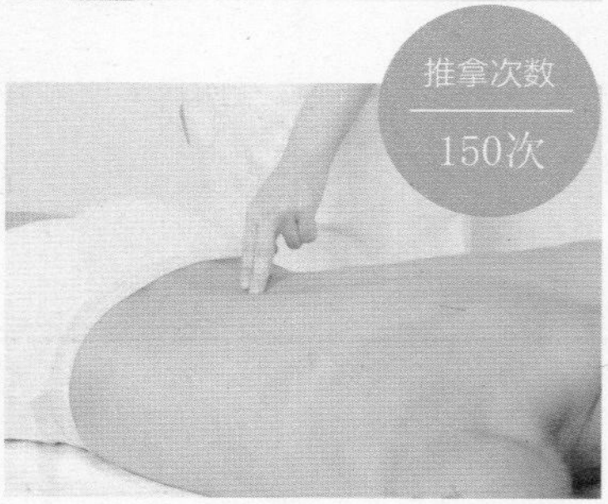

推拿方法

食指、中指紧并，用手指指腹点按命门穴，以有热感为宜。

关元 调肝脾肾、降浊升清

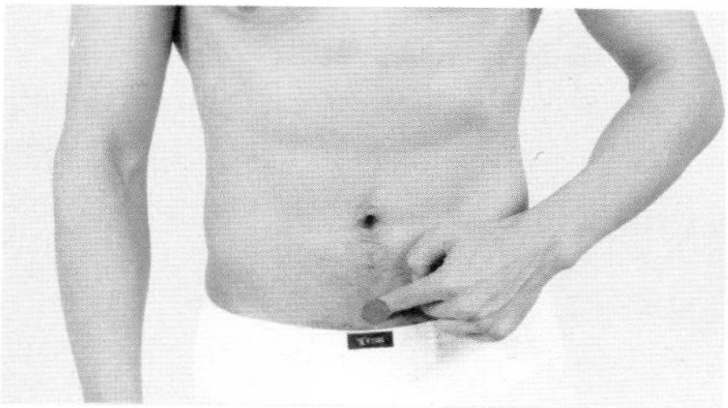

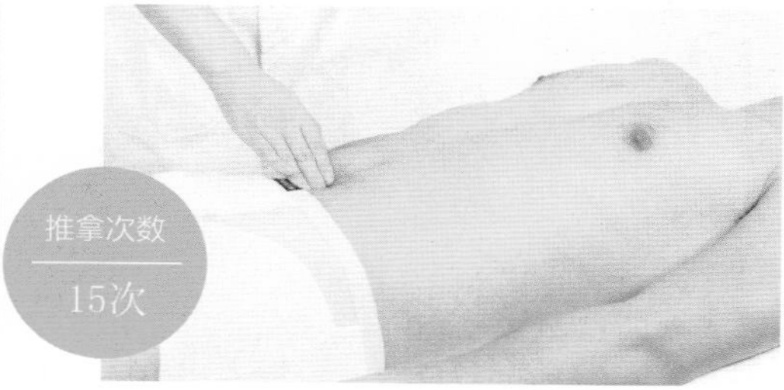

定位 位于下腹部，前正中线上，当脐中下3寸。

推拿方法 食指、中指、无名指紧并，用手指指腹端按揉关元穴。

中极 治疗泌尿系统疾病

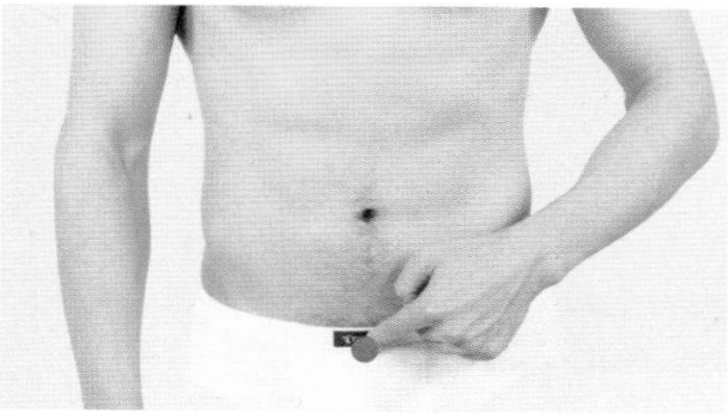

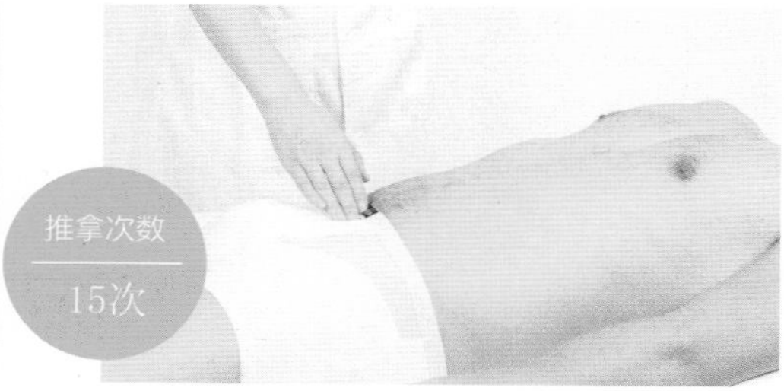

定位 位于下腹部，前正中线上，当脐中下4寸。

推拿方法 食指、中指、无名指并拢，用手指指腹按揉中极穴。

阴陵泉 清利下焦湿热

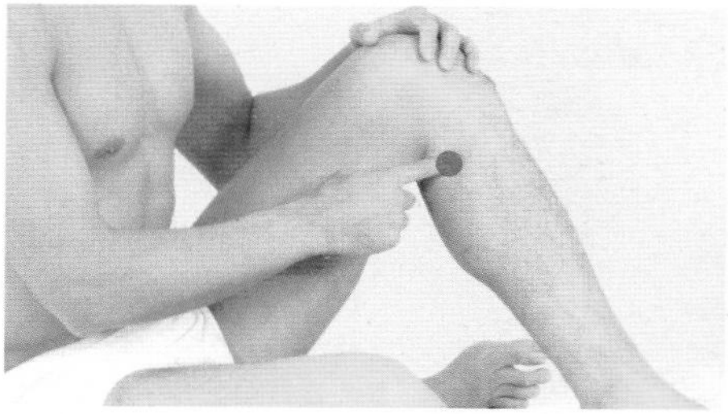

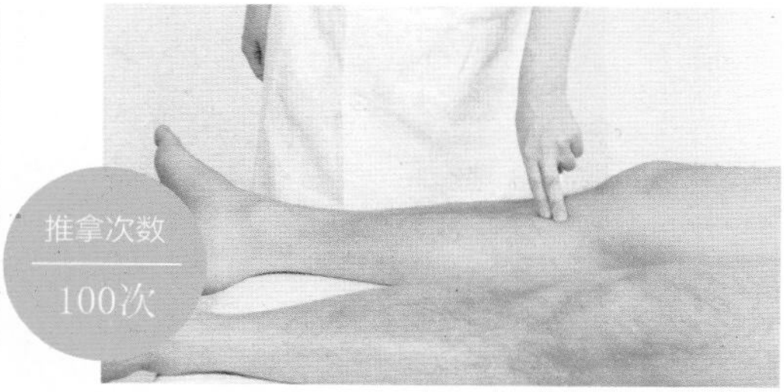

定位 位于小腿内侧，当胫骨内侧髁后下方凹陷处。

推拿方法 中指、食指并拢，推揉阴陵泉穴，以有酸麻胀痛感为佳。

慢性肾炎

泌尿科

推拿方法

临床症状：慢性肾炎是一种常见的慢性肾脏疾病。此病潜伏时间长，病情发展缓慢，以青、中年男性为主。大部分患者有明显血尿、水肿、高血压症状，并有全身乏力、食欲缺乏、腹胀、贫血等症状。

基础治疗：命门、神门、合谷、涌泉、公孙。

随症加穴：若腰骶酸痛，加按次髎；若全身乏力，加按关元；若食欲不振，加按足三里。

命门 温和肾阳、健腰益肾

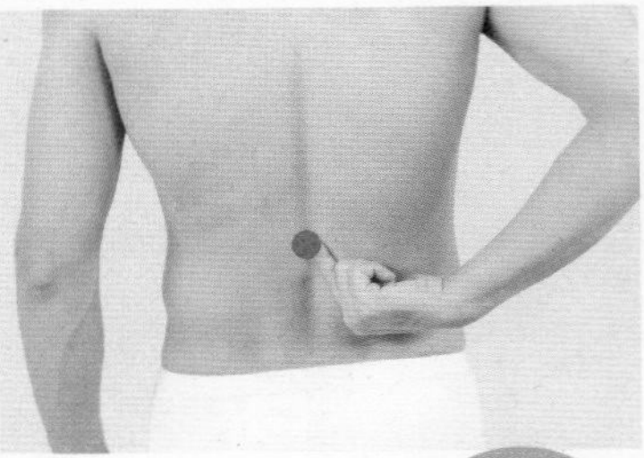

定位

位于腰部，当后正中线上，第二腰椎棘突下凹陷中。

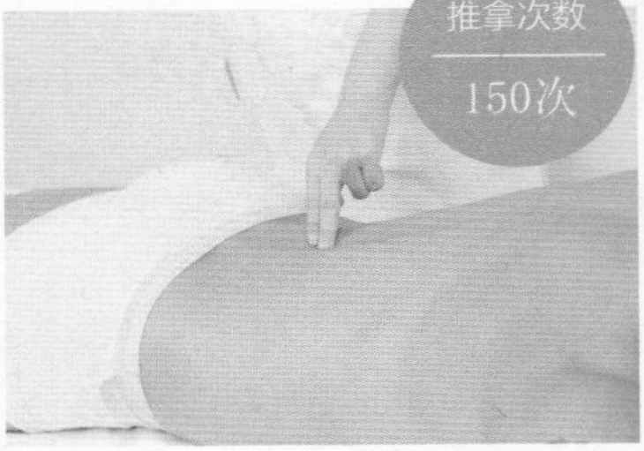

推拿次数

150次

推拿方法

食指、中指紧并，用手指指腹点按命门穴，以有热感为宜。

神门 有安神通络的作用

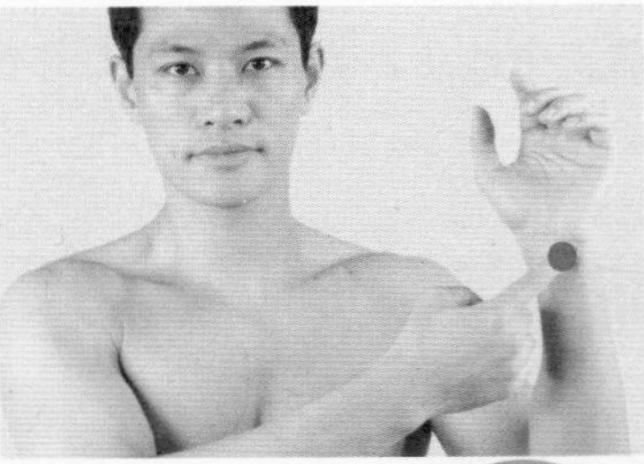

定位

位于腕部，腕掌侧横纹尺侧端，尺侧腕屈肌腱的桡侧凹陷处。

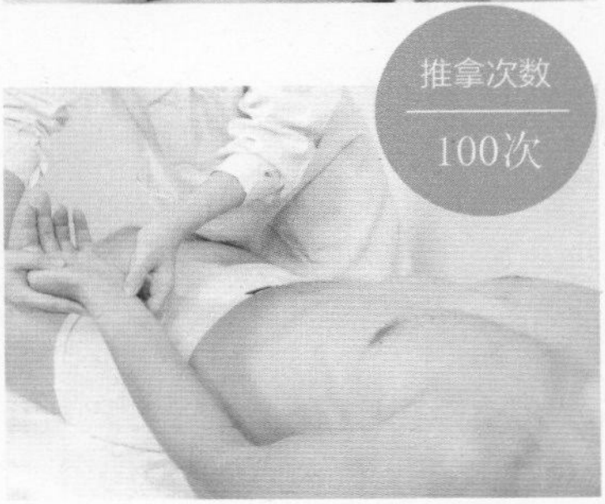

推拿次数

100次

推拿方法

将拇指指腹放于神门穴上揉按，力度由轻渐重。

合谷 镇静止痛、通经活络

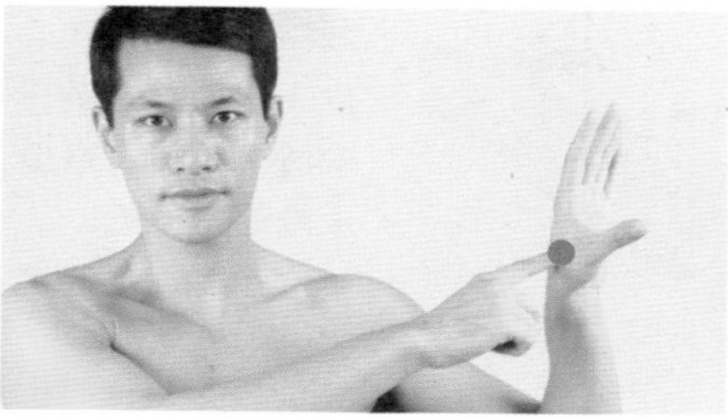

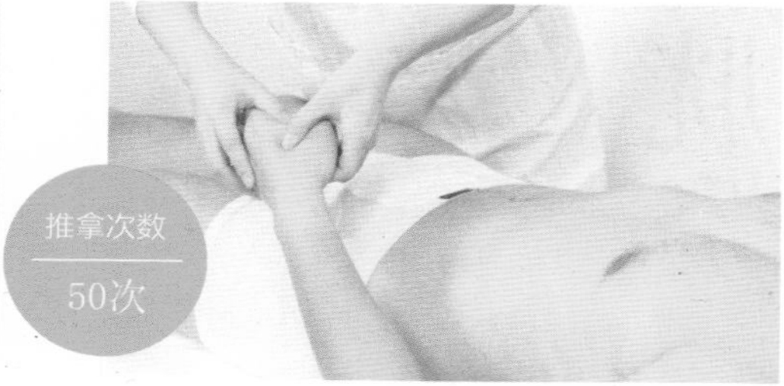

定位 位于手背，第一、第二掌骨间，当第二掌骨桡侧的中点处。

推拿方法 拇指与食指相对成钳形掐按合谷穴，以局部有酸胀感为宜。

涌泉 滋阴益肾利尿

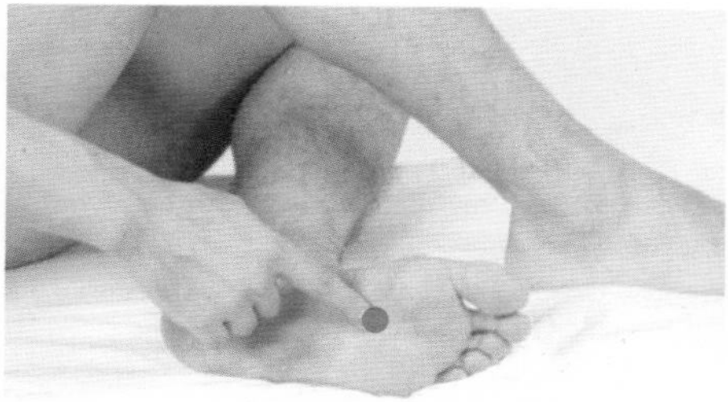

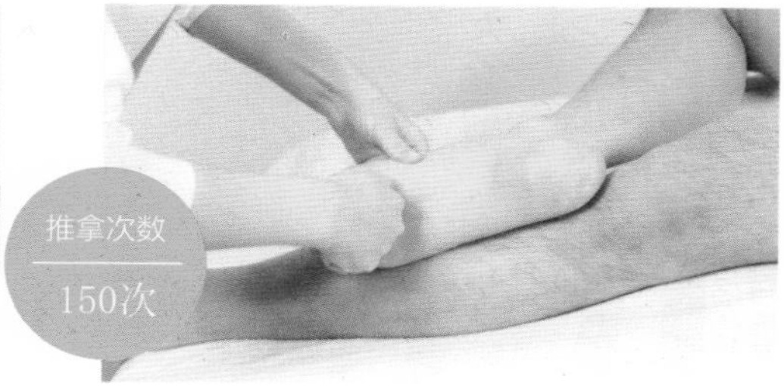

定位 位于足底第二、第三趾趾缝纹头端与足跟连线的前 1/3 处。

推拿方法 用食指第二关节点按涌泉穴，以有酸痛感为度。

公孙 健脾化湿、和胃理中

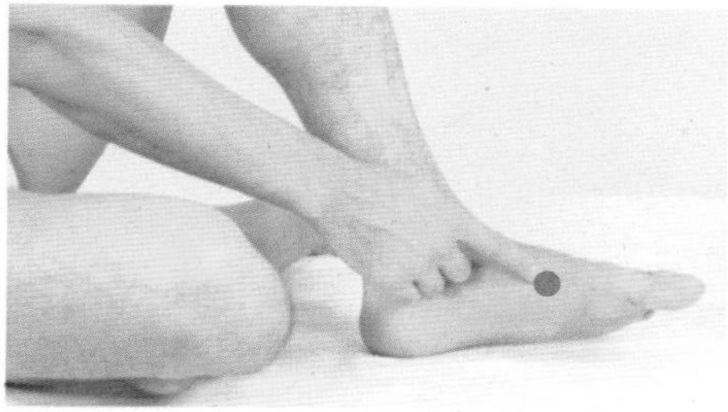

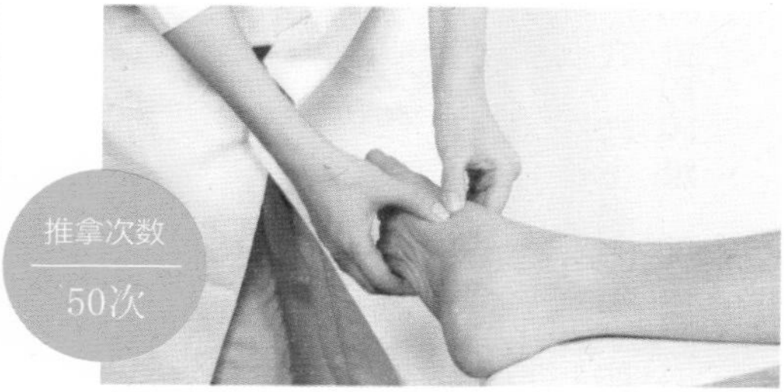

定位 位于足内侧缘，当第一跖骨基底的前下方。

推拿方法 用拇指关节按压公孙穴，用力压揉，以局部有酸胀感为宜。

膀胱炎

泌尿科

推拿方法

临床症状：膀胱炎是泌尿系统最常见的疾病，大多是由细菌感染所引起，过于劳累、受凉、长时间憋尿、性生活不洁也容易发病。初起症状轻微，仅有膀胱刺激症状，如尿频、尿急、尿痛、脓尿、血尿等。

基础治疗：曲骨、三阴交、三焦俞、八髎、命门。

随症加穴：若小腹胀痛，加按神阙；若排尿困难，加按膀胱。

曲骨 通利小便

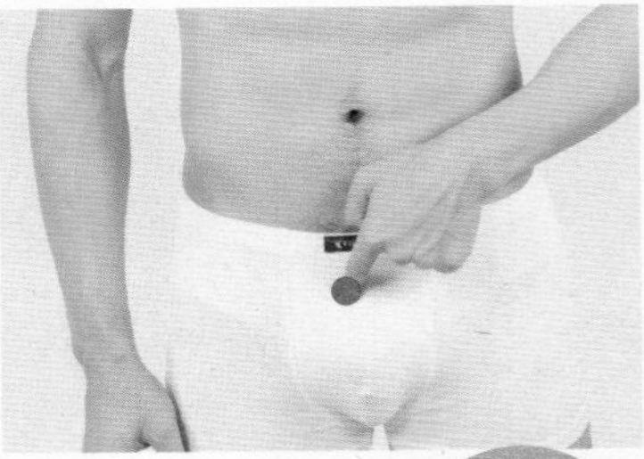

定位

位于下腹部，前正中线上，耻骨联合上缘的中点处。

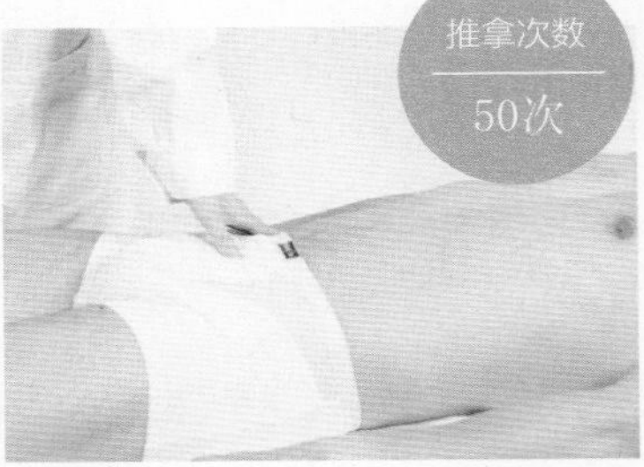

推拿方法

将拇指指腹放在曲骨穴上揉按，以皮肤潮红、发热为度。

三阴交 健脾利湿、兼调肝肾

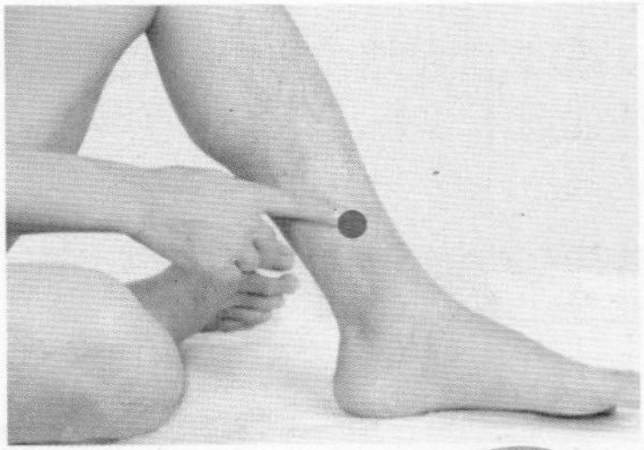

定位

位于小腿内侧，当足内踝尖上3寸，胫骨内侧缘后方。

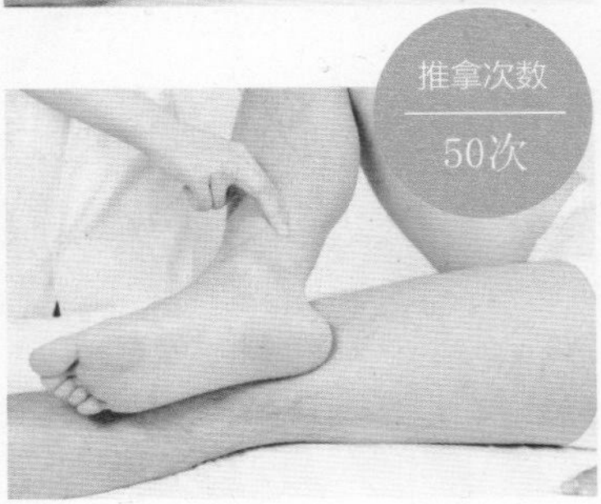

推拿方法

将食指、中指并拢，用两指指腹揉按三阴交穴。

三焦俞 疏调三焦、清热利湿

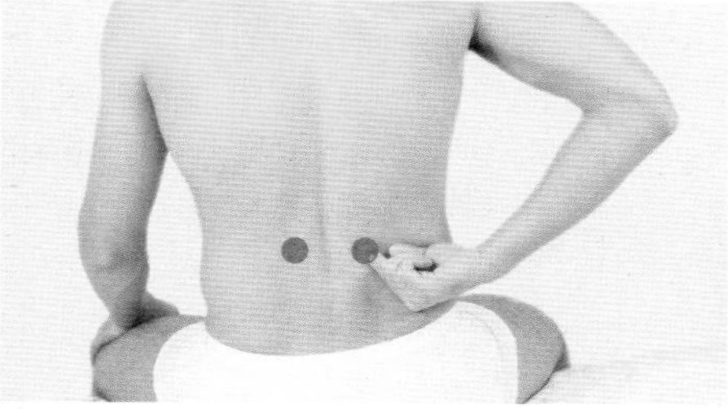

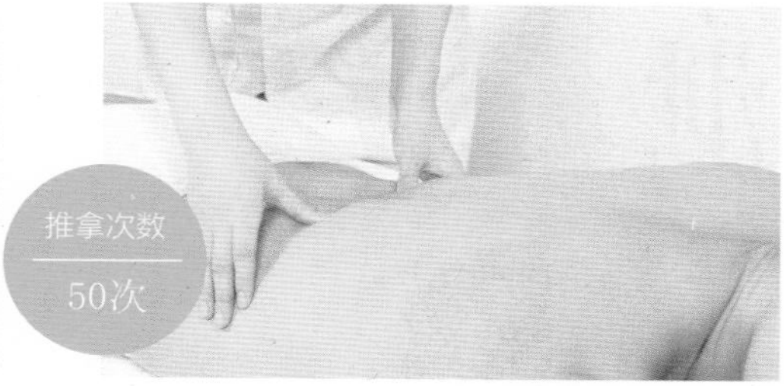

定位 | 位于腰部，当第一腰椎棘突下，旁开 1.5 寸。

推拿方法 | 用双手拇指指腹同时按压三焦俞穴，以有酸胀感为宜。

八髎 健脾除湿利尿

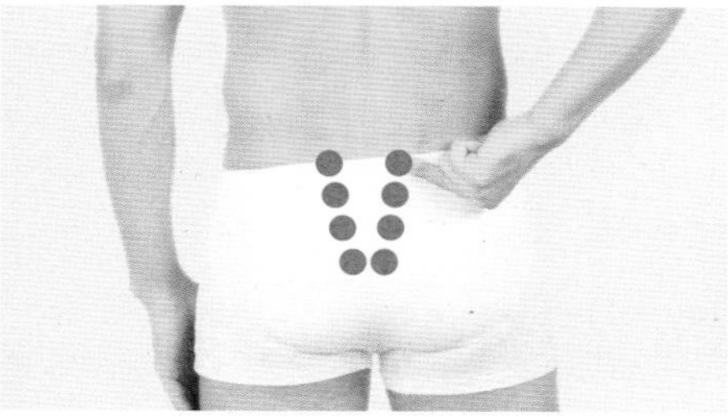

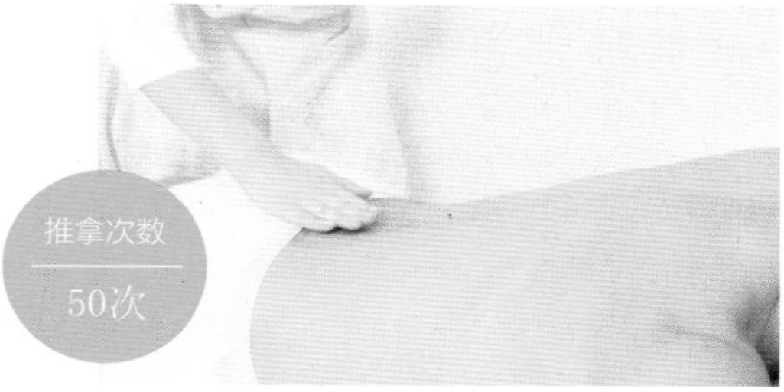

定位 | 位于骶椎，分别在第一、第二、第三、第四骶后孔中。

推拿方法 | 用手掌掌心按压八髎穴，以有酸胀感为宜。

命门 温和肾阳、利尿化湿

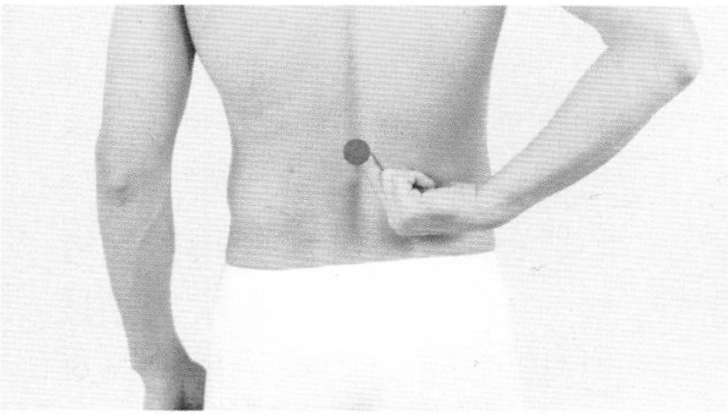

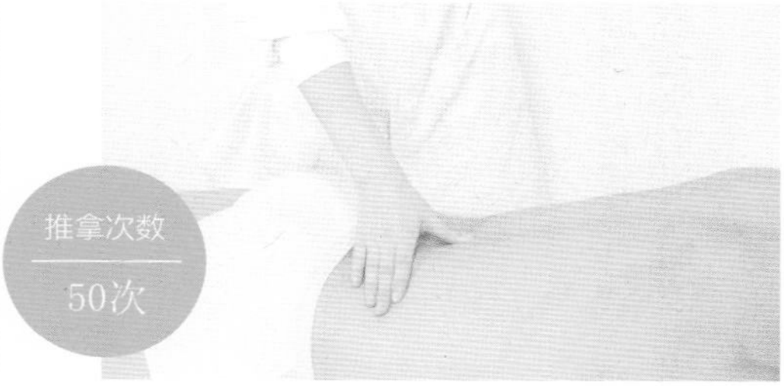

定位 | 位于腰部，当后正中线上，第二腰椎棘突下凹陷中。

推拿方法 | 用拇指指腹揉按命门穴，以皮肤潮红、发热为度。

早泄

泌尿科

推拿方法

临床症状：早泄是指性交时间极短，或阴茎插入阴道就射精，随后阴茎即疲软，不能正常进行性交的一种病症，是一种最常见的男性性功能障碍疾病。

基础治疗：心俞、肝俞、肾俞、昆仑、涌泉。

随症加穴：若腰膝酸软，加按命门；若五心烦热，加按太溪。

心俞 补益心气

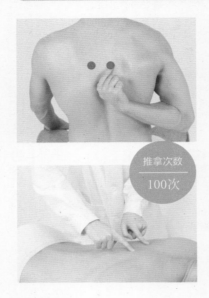

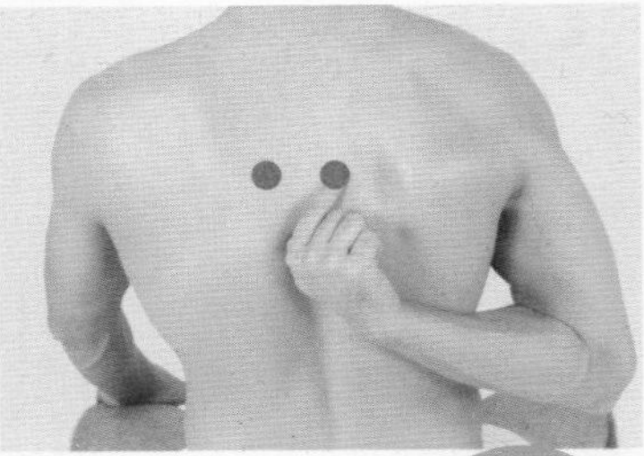

定位

位于背部，当第五胸椎棘突下，旁开1.5寸。

推拿次数

100次

推拿方法

双手手指指腹放于两侧心俞穴上推按，力度适中。

肝俞 疏肝理气解郁

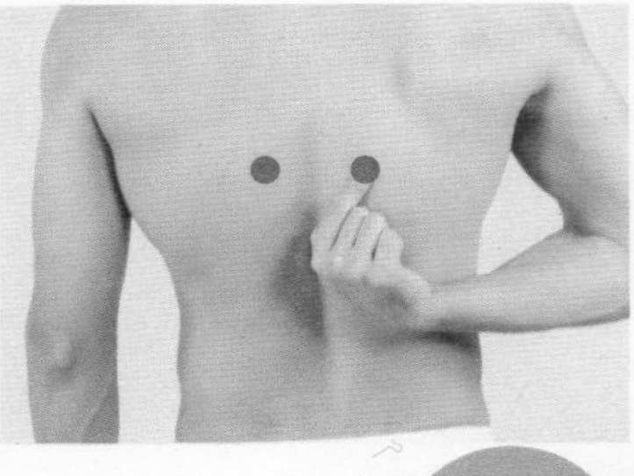

定位

位于背部，当第九胸椎棘突下，旁开1.5寸。

推拿次数

100次

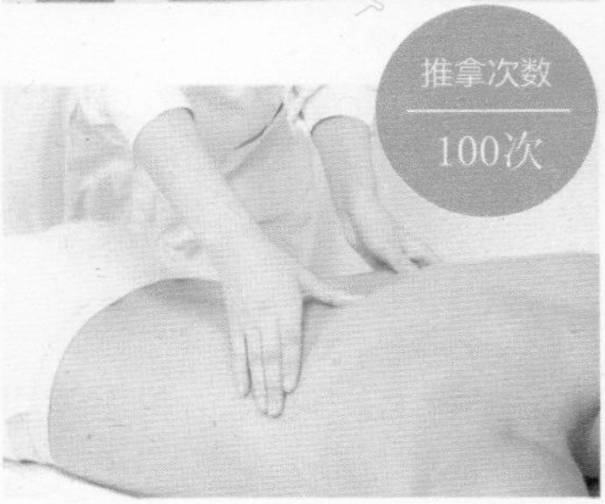

推拿方法

双手拇指指腹放于两侧肝俞穴推按，力度适中。

肾俞 培补肾元、益肾固精

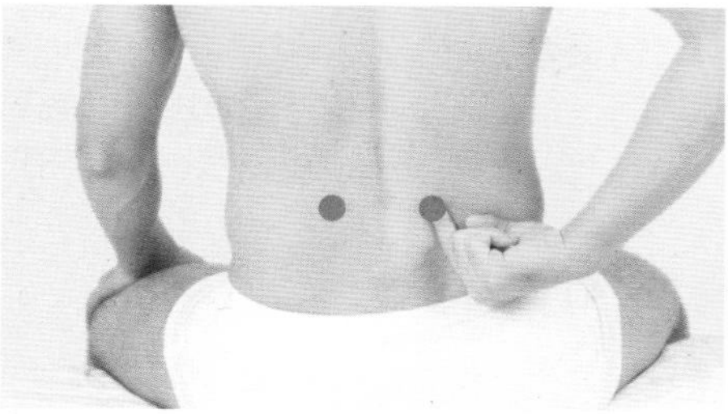

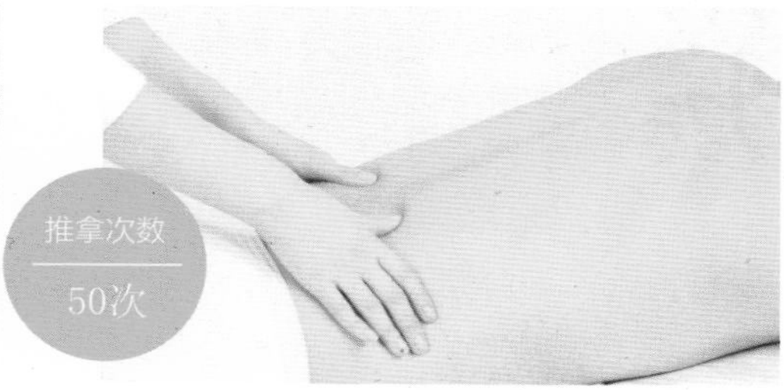

定位 位于腰部，当第二腰椎棘突下，旁开 1.5 寸。

推拿方法 将拇指指腹放于肾俞穴上，微用力压揉，以局部有酸胀感为宜。

昆仑 清热利湿解郁

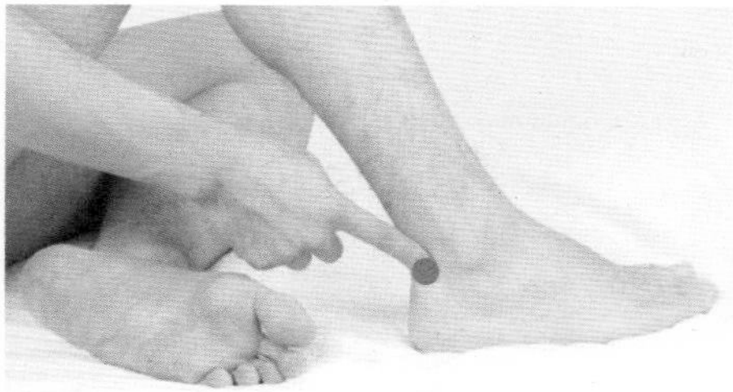

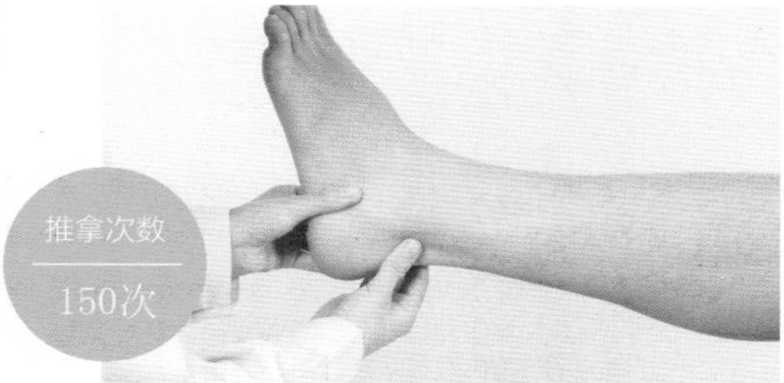

定位 位于足部外踝后方，当外踝尖与跟腱之间的凹陷处。

推拿方法 用拇指与食指、中指相对成钳形，掐按昆仑穴。

涌泉 补肾固精

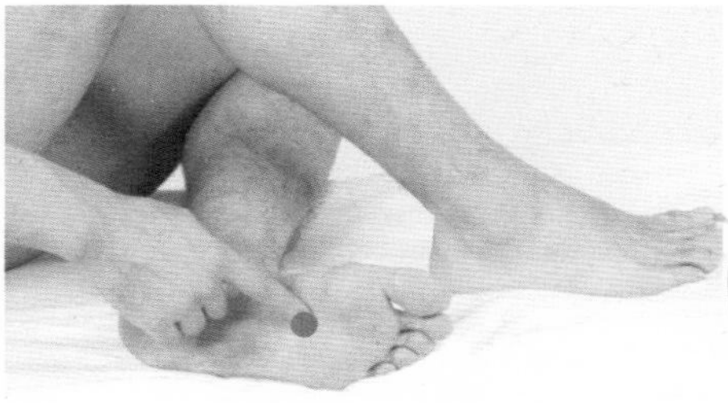

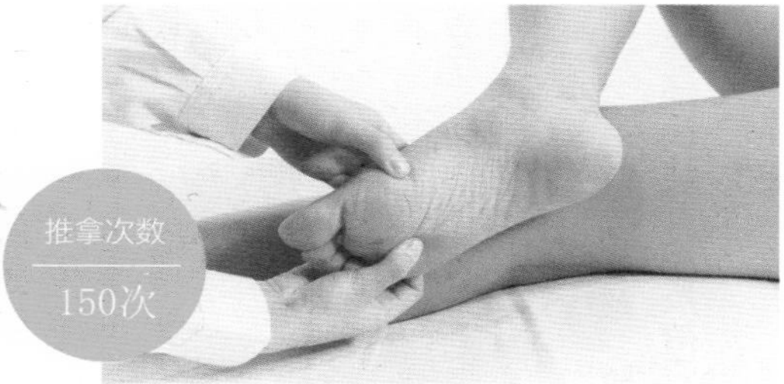

定位 位于足底第二、第三趾趾缝纹头端与足跟连线的前 1/3 处。

推拿方法 双手握住脚背，用拇指指腹点按涌泉穴。

阳痿

泌尿科

推拿方法

临床症状：阳痿即勃起功能障碍，是指在企图性交时，阴茎勃起硬度不足以插入阴道，或阴茎勃起硬度维持时间不足以完成满意的性生活的病症。

基础治疗：神阙、关元、肾俞、命门、腰阳关。

随症加穴：若食欲不振，加按脾俞；若精神抑郁，加按神门。

神阙 温补下元、强筋起痿

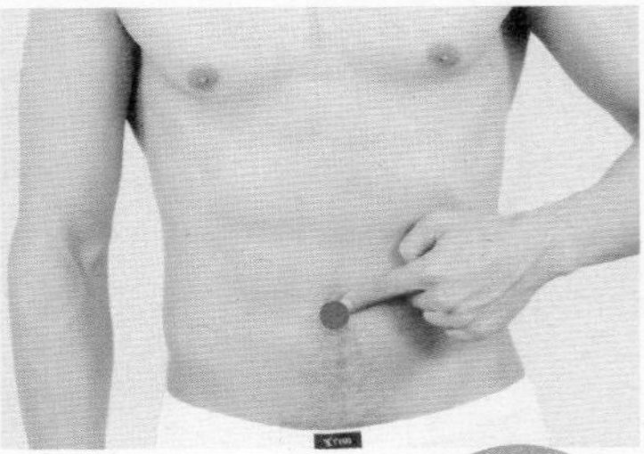

定位

位于腹中部，脐中央。

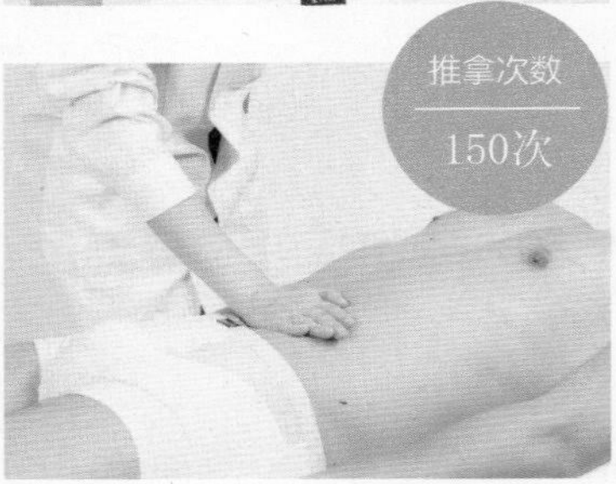

推拿方法

用掌根按揉神阙穴，以脐下有温热感为度。

关元 调肝脾肾、温补下元

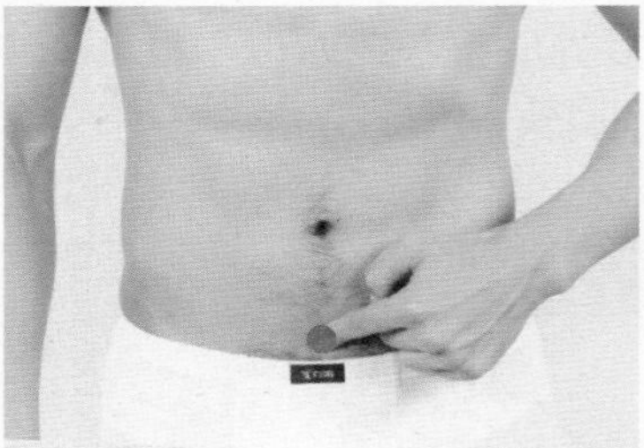

定位

位于下腹部，前正中线上，当脐中下3寸。

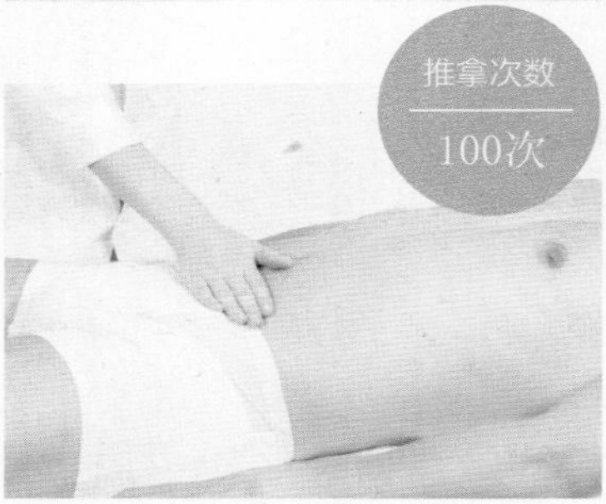

推拿方法

在关元穴上用掌摩法治疗，以小腹部有温热感为度。

肾俞 补益元气、培肾固本

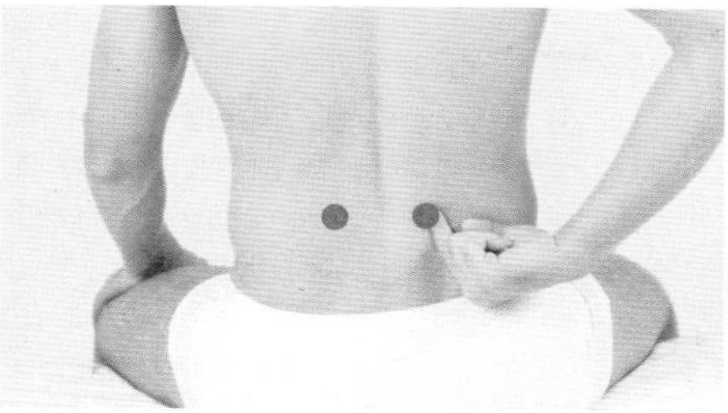

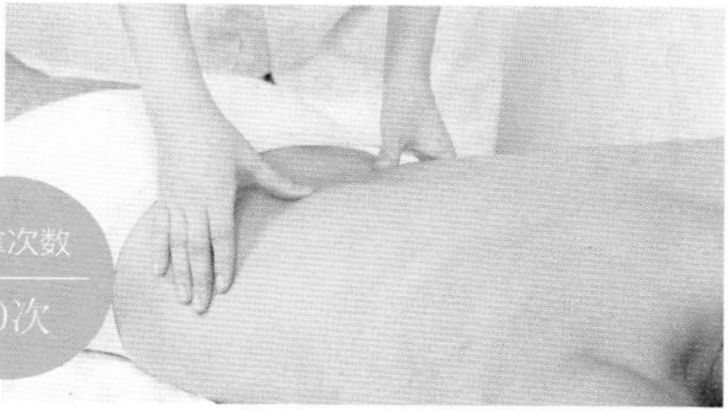

推拿次数 50次

定位 位于腰部，当第二腰椎棘突下，旁开 1.5 寸。

推拿方法 以拇指指腹按揉肾俞穴，在微感酸胀后，持续按揉。

命门 温和肾阳、健腰益肾

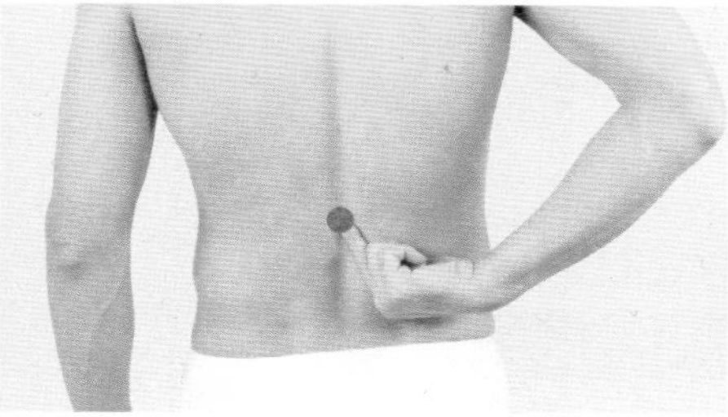

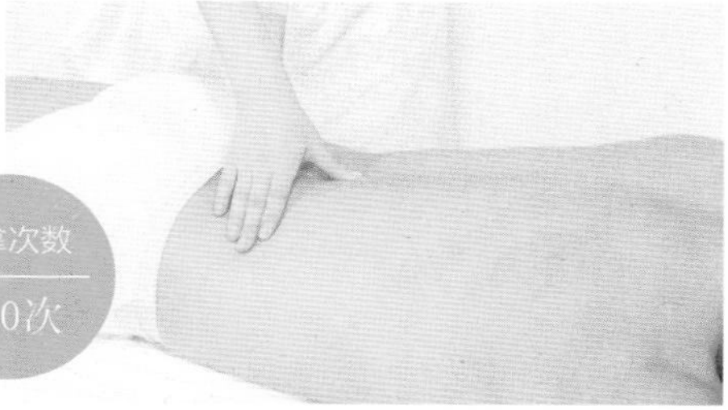

推拿次数 100次

定位 位于腰部，当后正中线上，第二腰椎棘突下凹陷中。

推拿方法 用拇指指腹按揉命门穴，以有酸胀感为度。

腰阳关 温肾助阳、强健腰肌

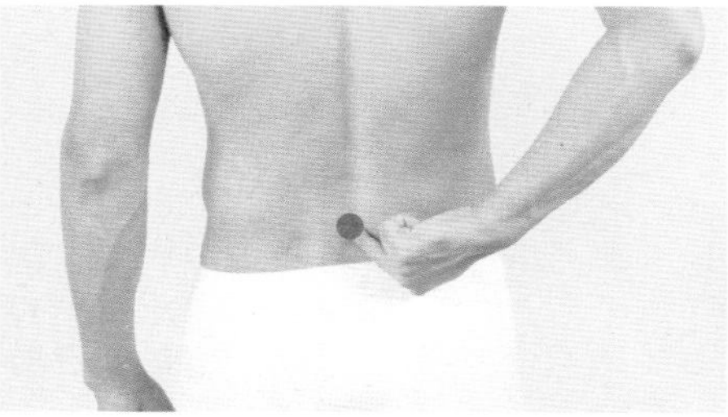

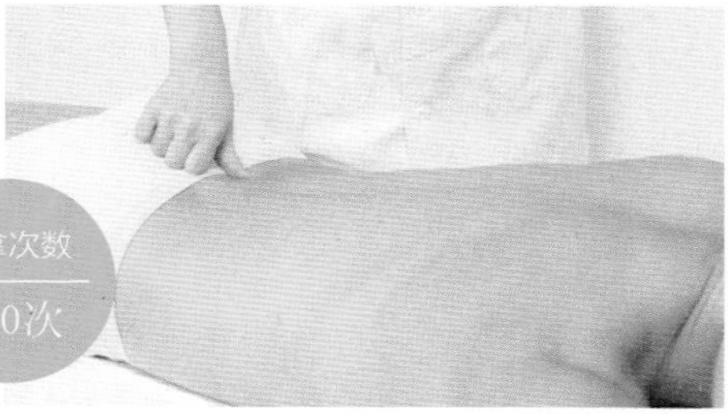

推拿次数 100次

定位 位于腰部，当后正中线上，第四腰椎棘突下凹陷中。

推拿方法 将拇指指腹放于腰阳关穴上，用力按揉。

遗精

泌尿科

推拿方法

临床症状：遗精是指无性交而精液自行外泄的一种男性疾病。睡眠时精液外泄者为梦遗，清醒时精液外泄者为滑精，无论是梦遗还是滑精都统称为遗精。伴有精神萎靡、腰酸腿软、心慌、气喘者，则属于病理病症。

基础治疗：内关、足三里、三阴交、太溪、涌泉。

随症加穴：若遗精频作，加按志室；若心悸怔忡，加按心俞。

内关 养心安神

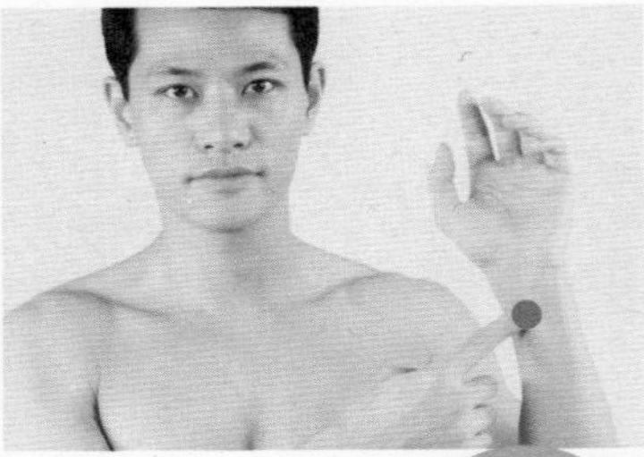

定位

位于前臂掌侧，腕横纹上2寸，掌长肌腱与桡侧腕屈肌腱之间。

推拿次数

100次

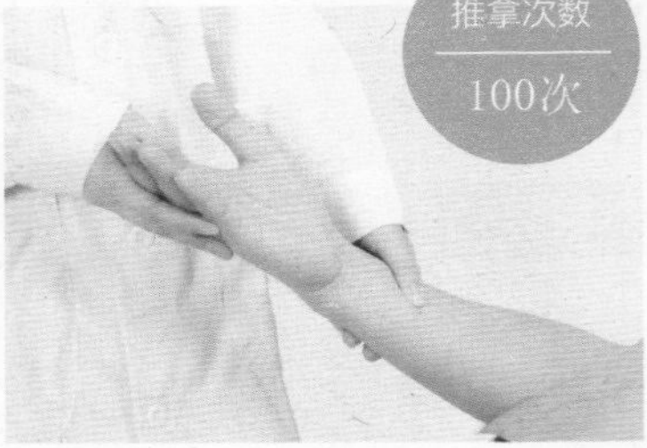

推拿方法

用拇指指尖垂直掐按内关穴，以有酸胀感为佳。

足三里 补脾和胃益肾

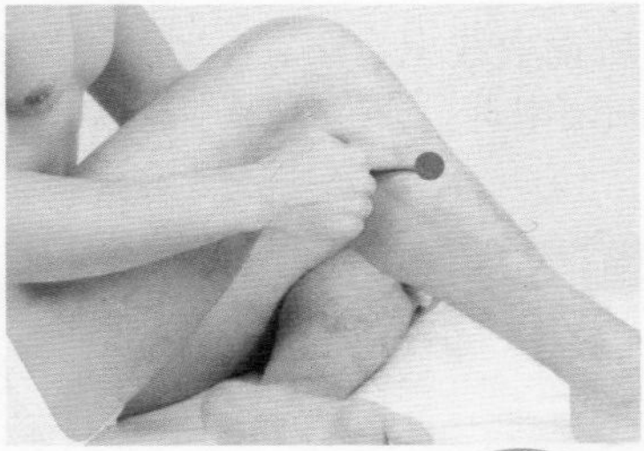

定位

位于小腿前外侧，当犊鼻下3寸，距胫骨前缘一横指（中指）。

推拿次数

50次

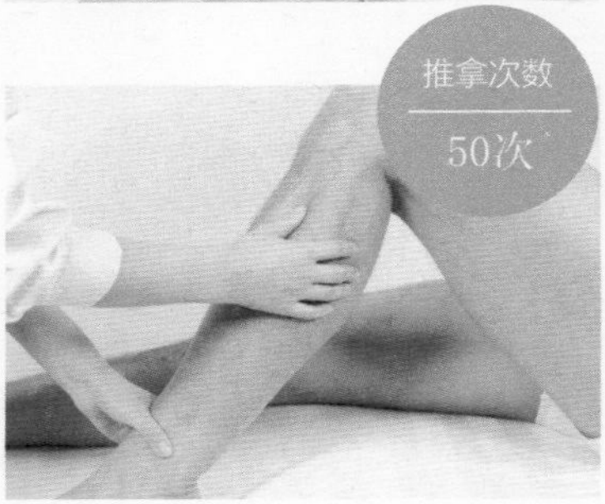

推拿方法

将拇指指尖放于足三里穴上，微用力压揉，以局部有酸胀感为宜。

三阴交 调肝脾肾、固摄精关

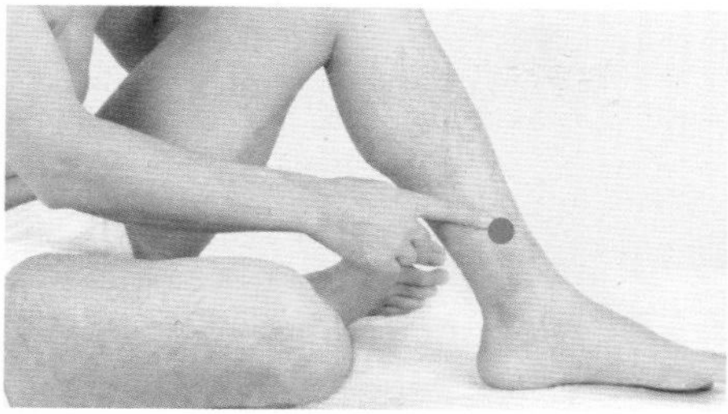

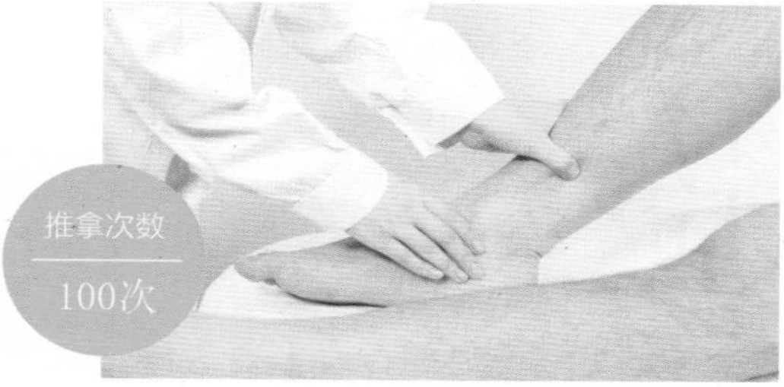

定位 位于小腿内侧，当足内踝尖上3寸，胫骨内侧缘后方。

推拿方法 用拇指指尖放于小腿内侧的三阴交穴上，微用力压揉。

太溪 滋阴益肾固精

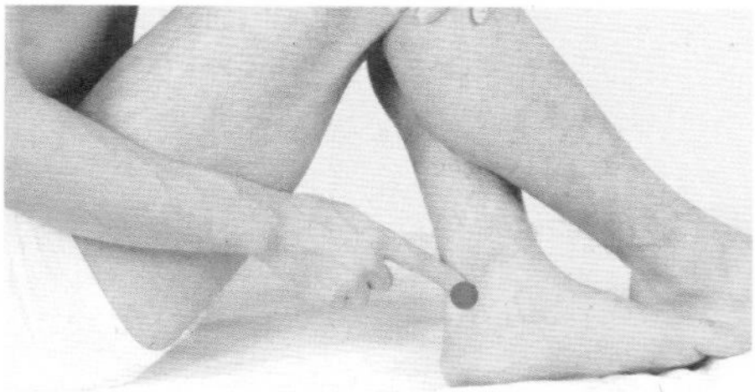

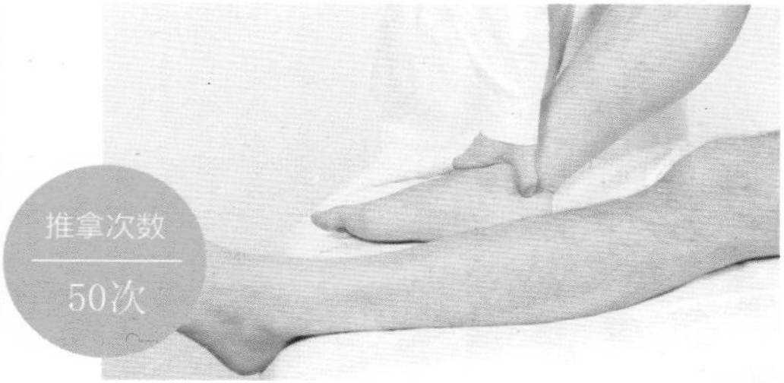

定位 位于足内侧，内踝后方，当内踝尖与跟腱之间的凹陷处。

推拿方法 用拇指指腹放于太溪穴上，微用力按压，以局部有酸胀感为宜。

涌泉 补肾固精

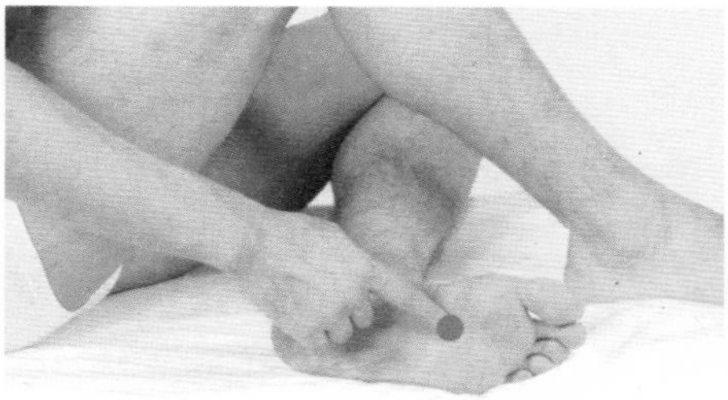

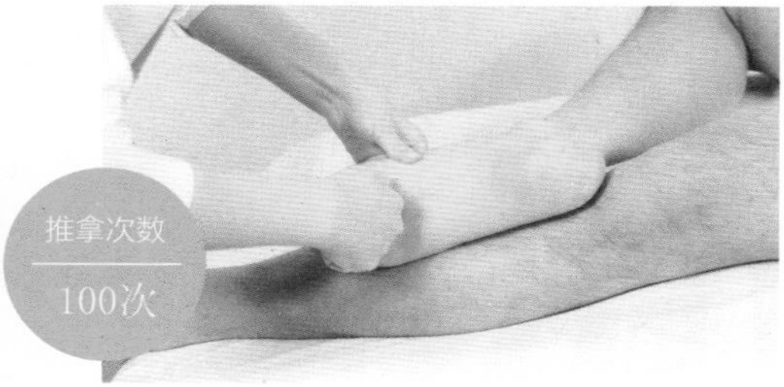

定位 位于足底第二、第三趾趾缝纹头端与足跟连线的前1/3处。

推拿方法 用食指第二关节点按涌泉穴，以局部有酸胀感为宜。

不育症

泌尿科

推拿方法

临床症状：生育的基本条件是要具有正常的性功能和能与卵子结合的正常精子。不育症指正常育龄夫妇婚后有正常性生活，长期不避孕，却未生育。男性多由于男性内分泌疾病、生殖道感染、男性性功能障碍等引起。

基础治疗：关元、蠡沟、志室、肾俞、命门。

随症加穴：若精液量少，加按太溪；若精冷，加按三阴交；若面色萎黄，加按脾俞。

关元 培元固本、滋补肝肾

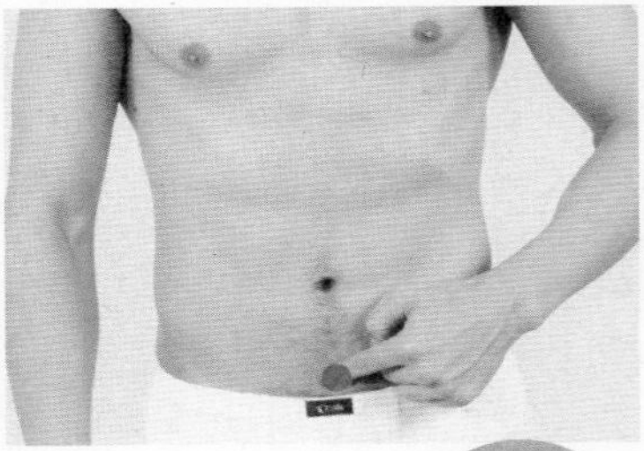

定位

位于下腹部，前正中线上，当脐中下3寸。

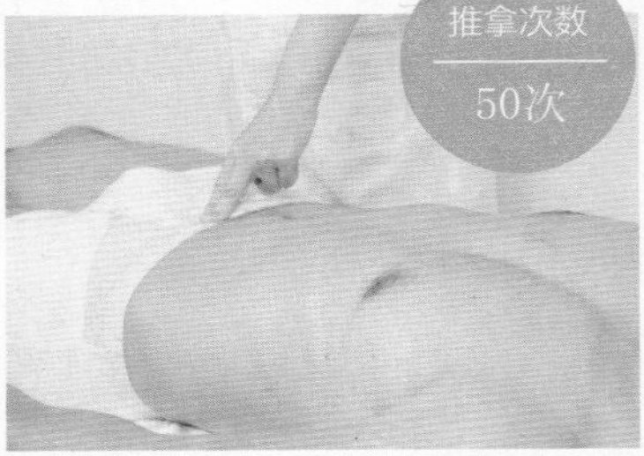

推拿方法

用食指、中指指腹以顺时针方向揉按关元穴。

蠡沟 疏肝理气解郁

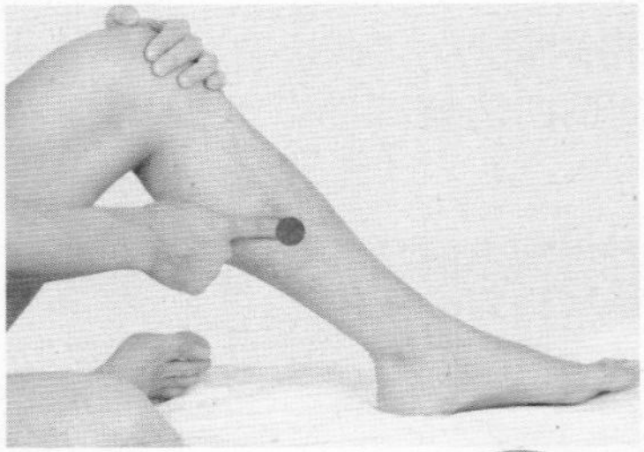

定位

位于小腿内侧，当足内踝尖上5寸，胫骨内侧面的中央。

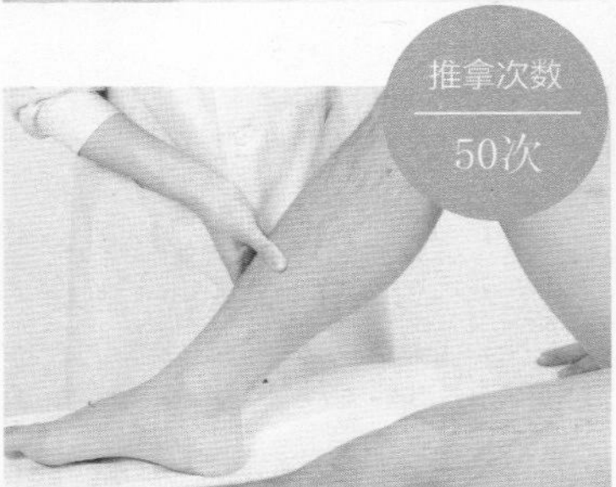

推拿方法

用拇指指腹揉按蠡沟穴，以潮红发热为度。

志室 补肾益精

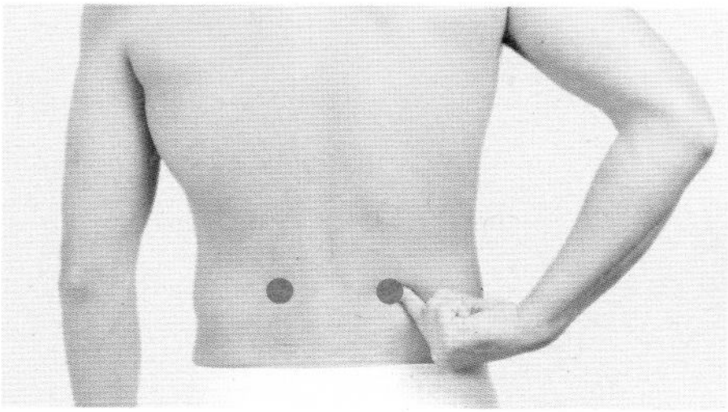

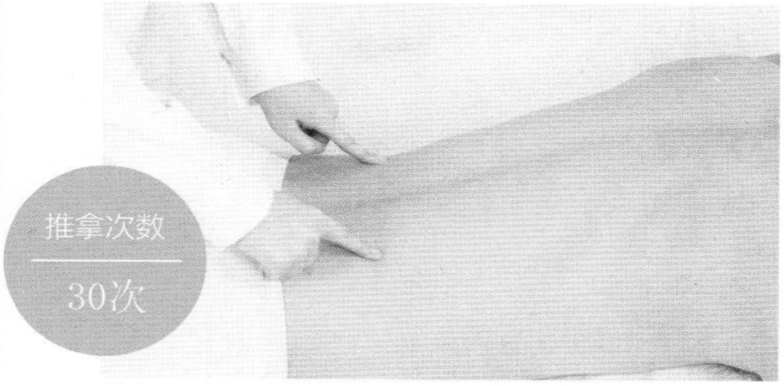

定位 位于腰部，当第二腰椎棘突下，旁开 3 寸。

推拿方法 用手指指腹按压志室穴，分别以顺时针方向、逆时针方向按揉。

肾俞 培补肾元、益肾填精

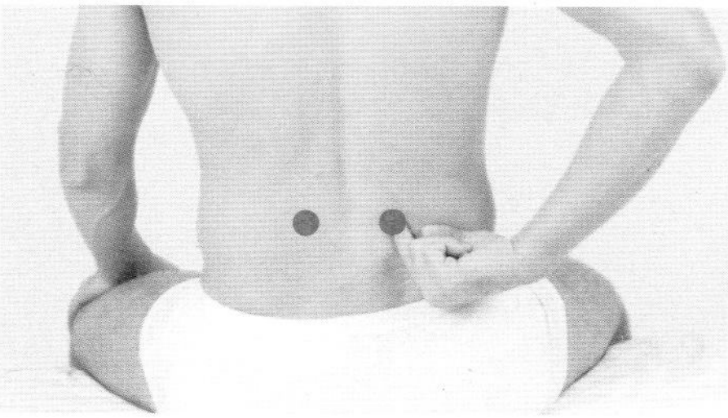

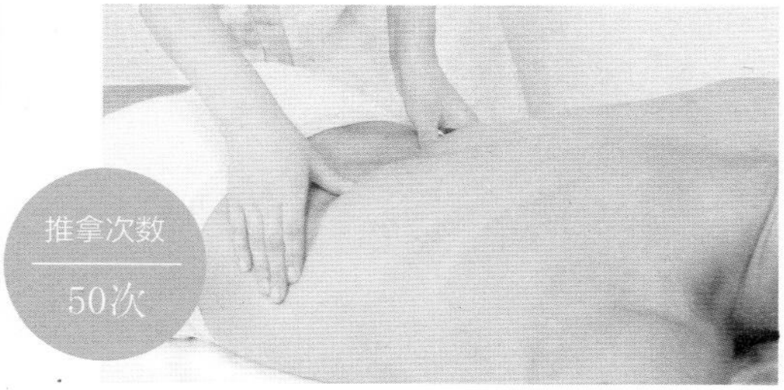

定位 位于腰部，当第二腰椎棘突下，旁开 1.5 寸。

推拿方法 先用指腹按压肾俞穴，再顺时针和逆时针方向按揉。

命门 温和肾阳、健腰益肾

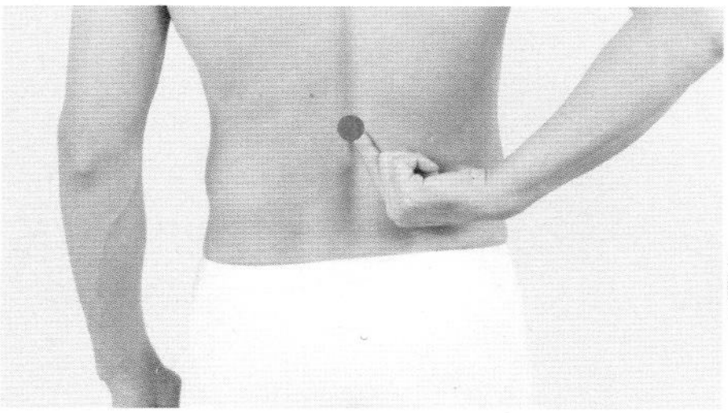

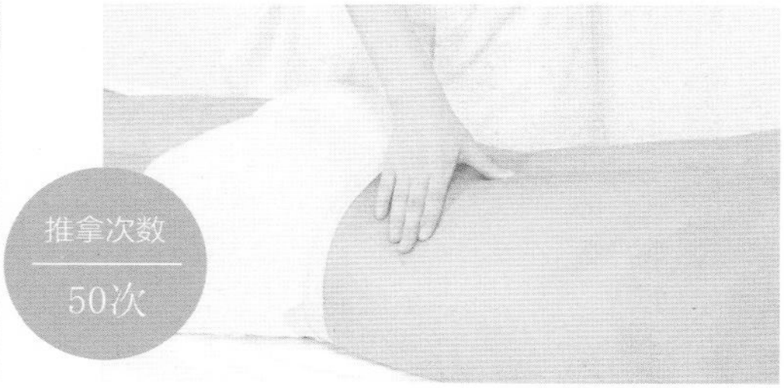

定位 位于腰部，当后正中线上，第二腰椎棘突下凹陷中。

推拿方法 用拇指指腹揉按命门穴，以皮肤潮红、发热为度。

泌尿系统结石

泌尿科

推拿方法

临床症状：泌尿系统结石又称尿结石，包括肾、输尿管、膀胱、尿道结石，是因尿中形成结石晶体的盐类物质阻塞导致泌尿系统结石。结石患者应多饮水，以稀释尿液，减少尿中晶体的形成。

基础治疗：三阴交、三焦俞、关元俞、膀胱俞、夹脊。

随症加穴：若下腹痛，加按足三里；若有血尿，加按血海；若排尿刺痛，加按天枢。

三阴交 调肝脾肾、利尿通淋

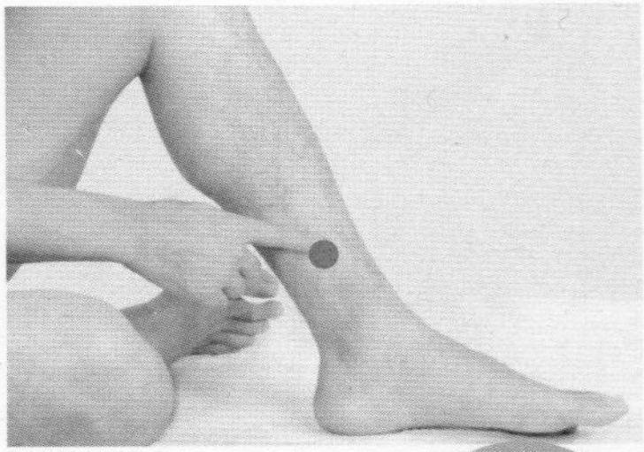

定位

位于小腿内侧，当足内踝尖上3寸，胫骨内侧缘后方。

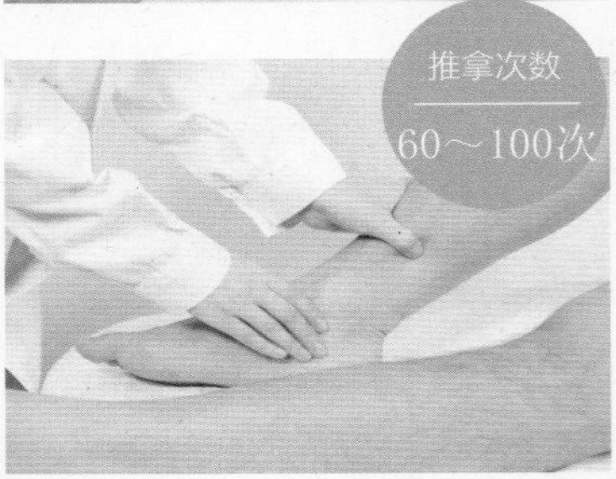

推拿方法

用拇指指端按压双侧三阴交穴，可反复进行。

三焦俞 调三焦、利水通淋

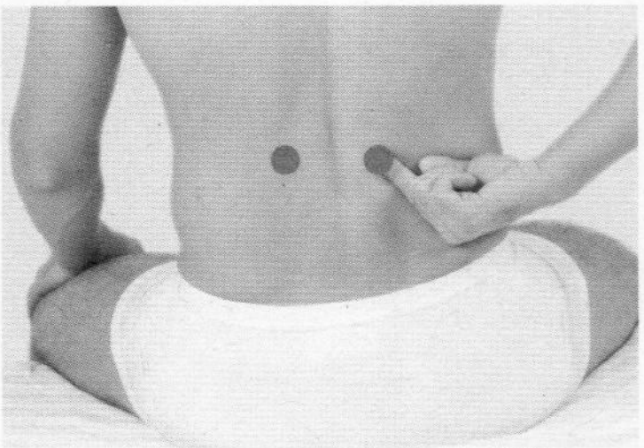

定位

位于腰部，当第一腰椎棘突下，旁开1.5寸。

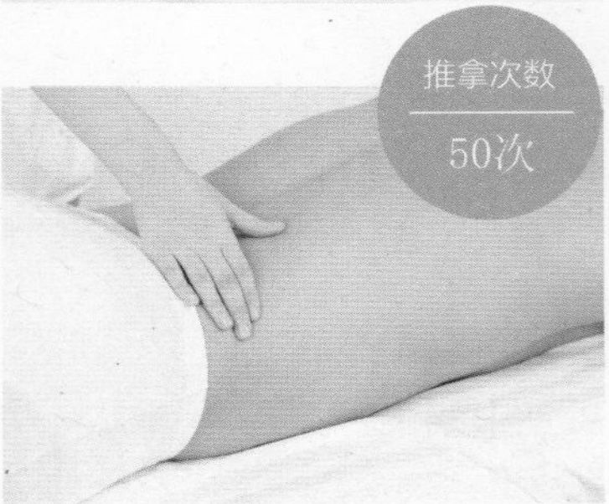

推拿方法

用拇指端用力按压双侧三焦俞穴。

关元俞 强肾健腰

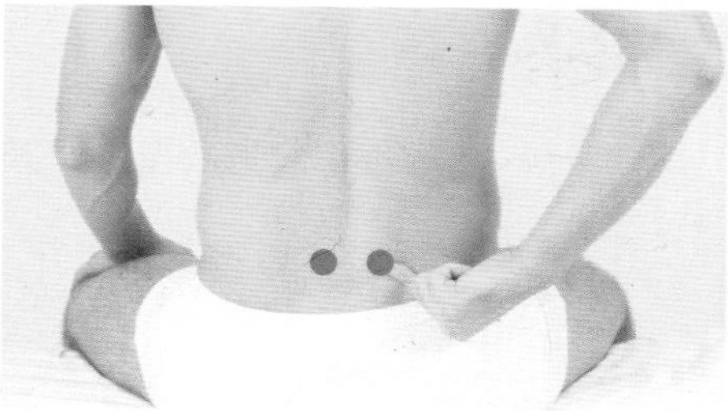

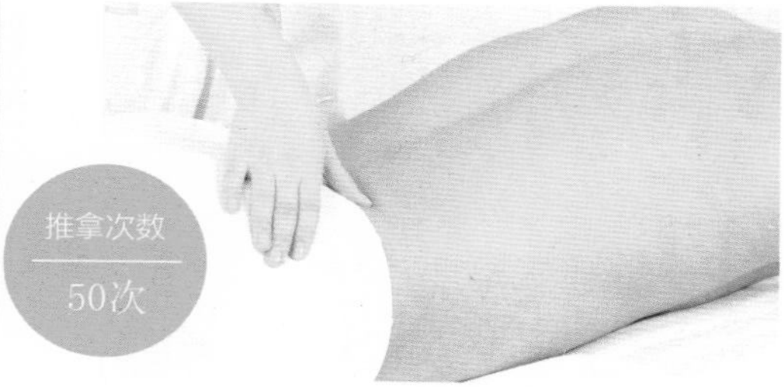

定位 位于腰部，当第五腰椎棘突下，旁开 1.5 寸。

推拿方法 用拇指指端用力按压关元俞穴。

膀胱俞 清热利湿、调气止痛

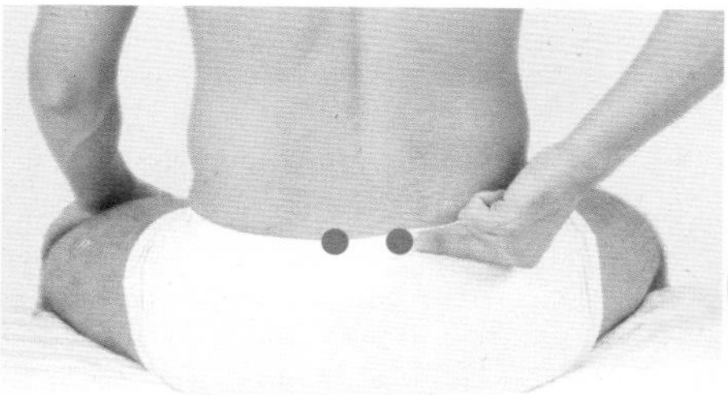

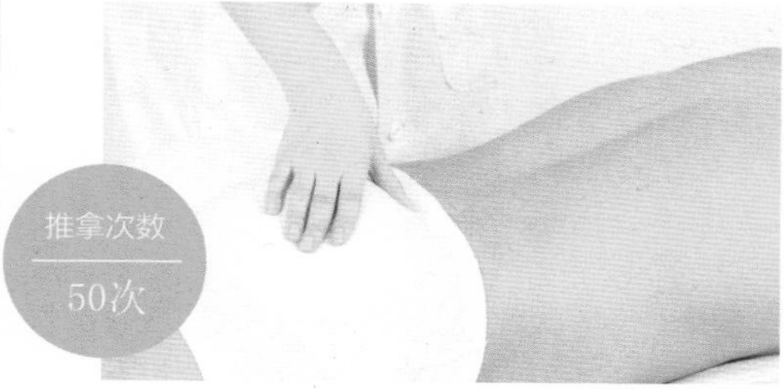

定位 位于骶部，当骶正中嵴旁 1.5 寸，平第二骶后孔。

推拿方法 用拇指端用力按压双侧膀胱俞穴。

肾俞 益肾助阳

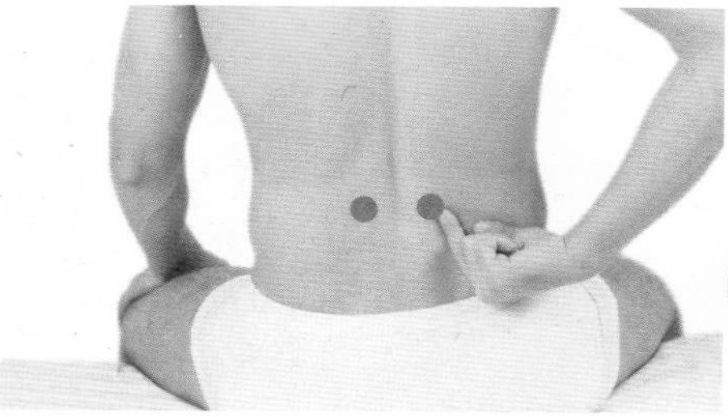

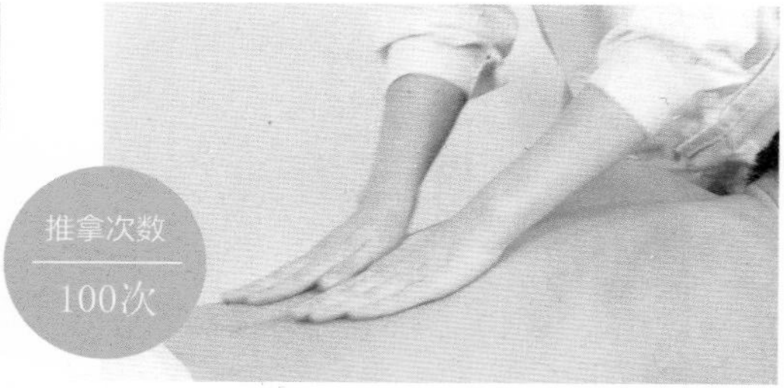

定位 位于腰部，当第二腰椎棘突下，旁开 1.5 寸。

推拿方法 用双手掌根推揉肾俞穴，以皮肤潮红为度。

肾结石

泌尿科

推拿方法

临床症状：肾结石是指发生于肾盏、肾盂及肾盂与输尿管连接部的结石。多数位于肾盂肾盏内，肾实质结石少见。

基础治疗：中极、大横、腹结、上巨虚、肾俞。

随症加穴：若排尿刺痛，加按天枢；若排尿频繁，加按膀胱俞。

中极 清热利湿、调气止痛

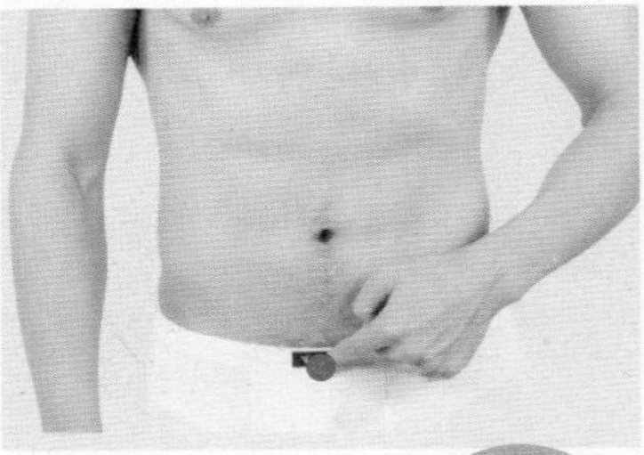

定位

位于下腹部，前正中线上，当脐中下4寸。

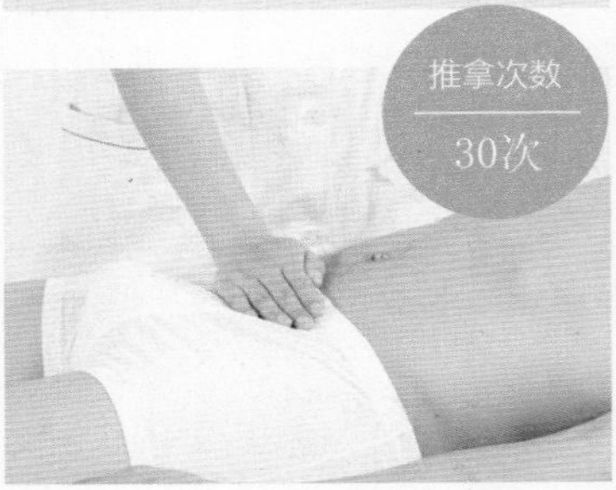

推拿方法

搓热双手掌心，用手掌按揉中极穴，力度适中。

大横 健脾祛湿通淋

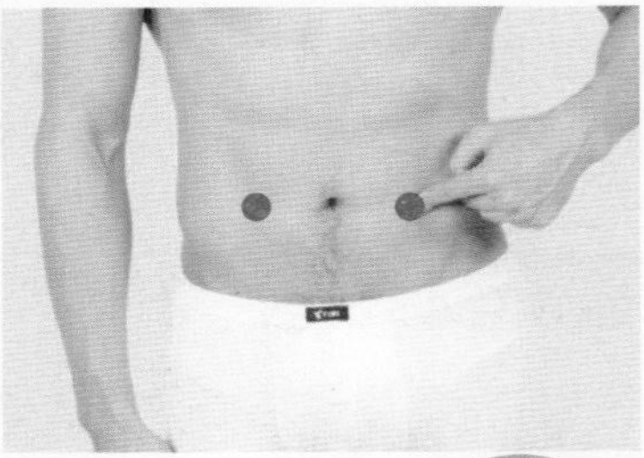

定位

位于腹中部，距脐中4寸。

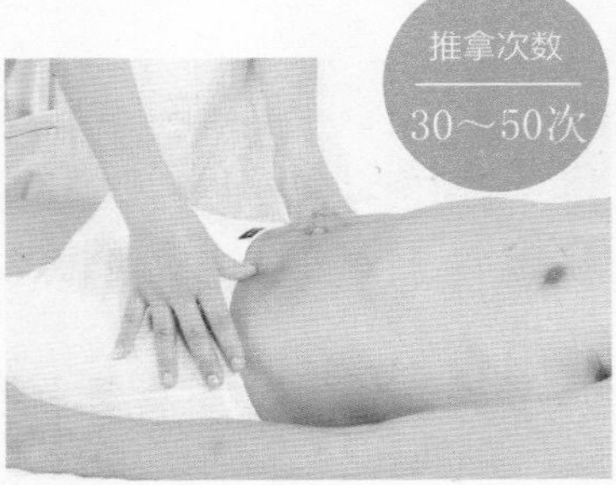

推拿方法

用双手拇指指腹点按大横穴，力度略重。

腹结 健脾祛湿通淋

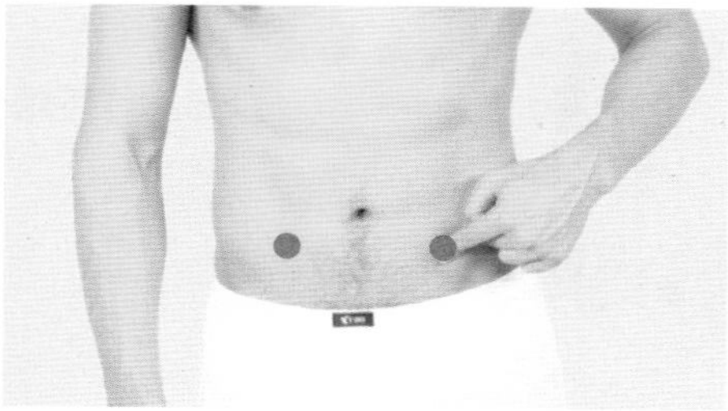

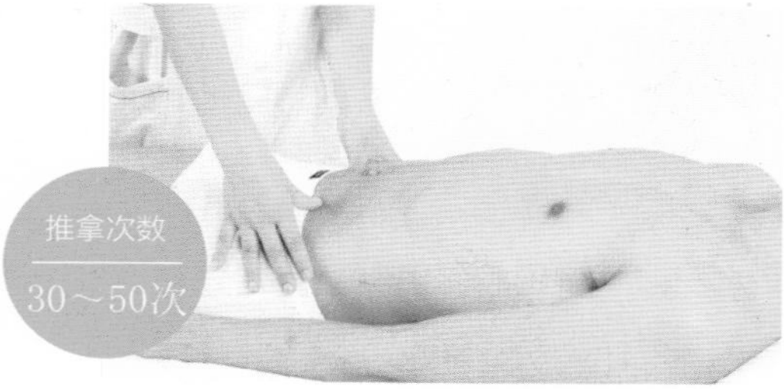

定位 位于下腹部，大横下 1.3 寸，距前正中线 4 寸。

推拿方法 用双手拇指指腹点按腹结穴，力度略重。

上巨虚 调和肠胃、通经活络

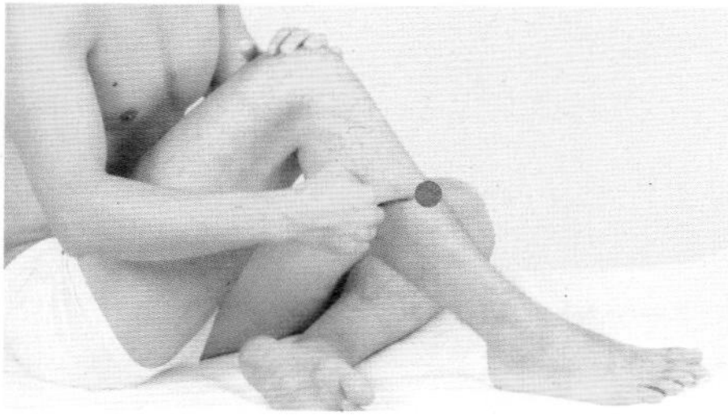

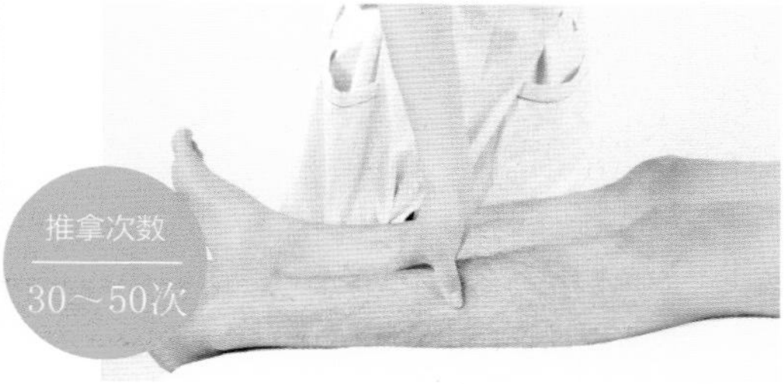

定位 位于小腿前外侧，当犊鼻下 6 寸，距胫骨前缘一横指。

推拿方法 用拇指指腹点按上巨虚穴，力度由轻渐重。

肾俞 调理肾气、止痛

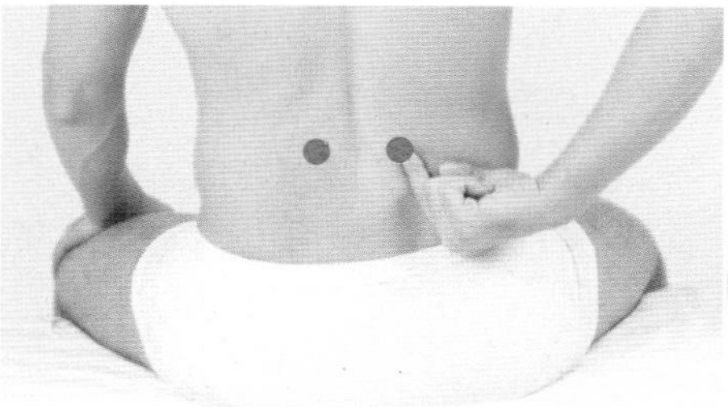

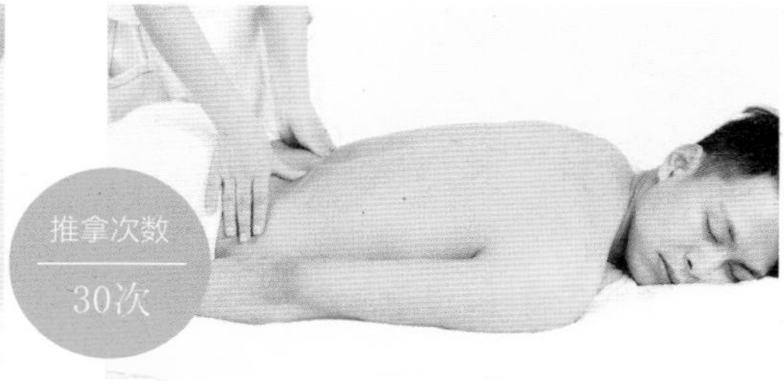

定位 位于腰部，当第二腰椎棘突下，旁开 1.5 寸。

推拿方法 用拇指指腹顺时针按揉肾俞穴。

性冷淡

泌尿科

推拿方法

临床症状：性冷淡是指由于疾病、精神、年龄等因素导致的性欲缺乏，即对性生活缺乏兴趣。性冷淡生理症状主要体现在：对性爱抚无反应或快感反应不足；无性爱快感或快感不足，迟钝，缺乏性高潮。

基础治疗：会阳、肾俞。

随症加穴：若五心烦热，加按太溪；若头晕头痛，加按印堂。

会阳 清热利湿、益肾固带

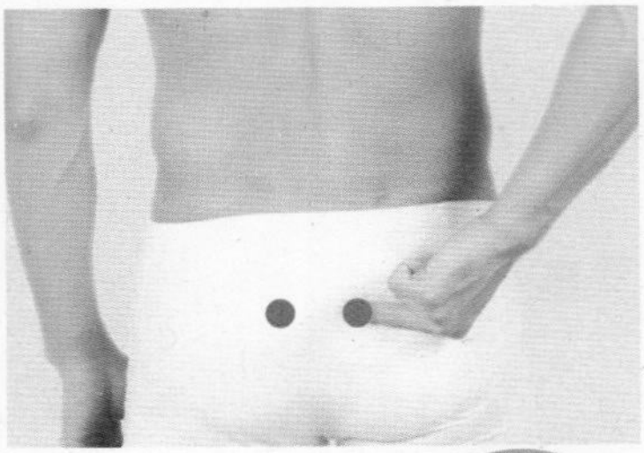

定位

位于骶部，尾骨端旁开 0.5 寸。

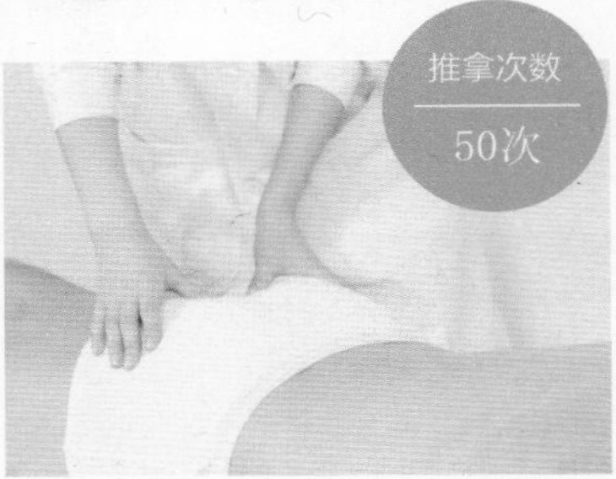

推拿方法

用拇指紧按会阳穴，力度适中。

肾俞 补肾壮阳

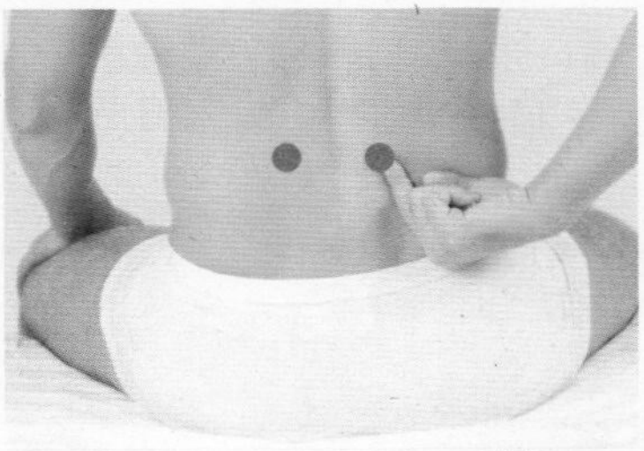

定位

位于腰部，当第二腰椎棘突下，旁开 1.5 寸。

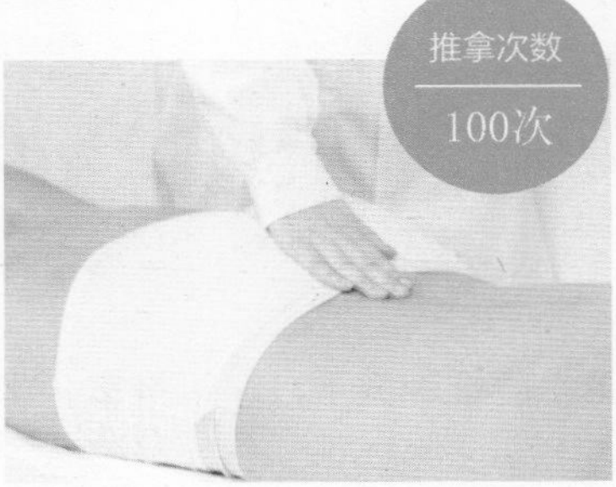

推拿方法

用手掌来回摩擦肾俞穴。

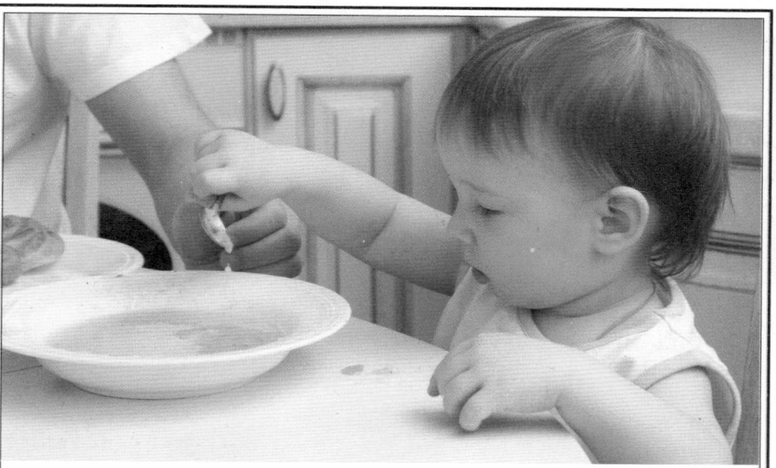

内分泌及循环系统：内调外养是关键

第7章

内分泌系统是一种整合性的调节机制，同时它也是机体的重要调节系统，它与神经系统相辅相成，共同调节机体的生长发育和各种代谢，维持内环境的稳定。

糖尿病

内科

推拿方法

临床症状：糖尿病是由于血中胰岛素相对不足，导致血糖过高出现糖尿，进而引起脂肪和蛋白质代谢紊乱的常见内分泌代谢性疾病。临床上可出现多尿、烦渴、多饮、多食、消瘦等表现。

基础治疗：脾俞、胃俞、三焦俞、肾俞、涌泉。

随症加穴：若烦渴多饮，加按肺俞；若大便秘结，加按建里；若尿多浑浊，加按太溪。

脾俞 调理脾胃

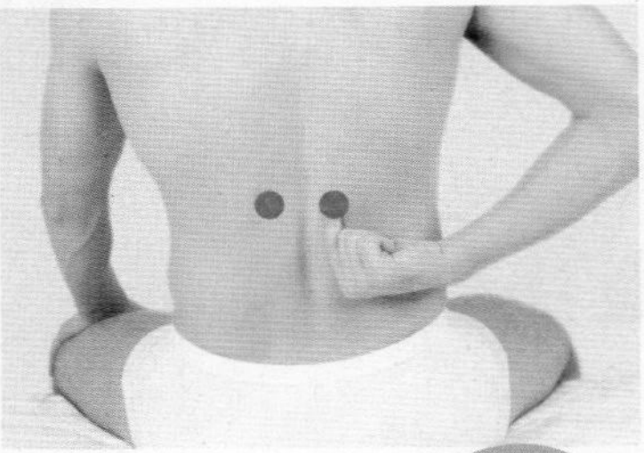

定位

位于背部，当第十一胸椎棘突下，旁开 1.5 寸。

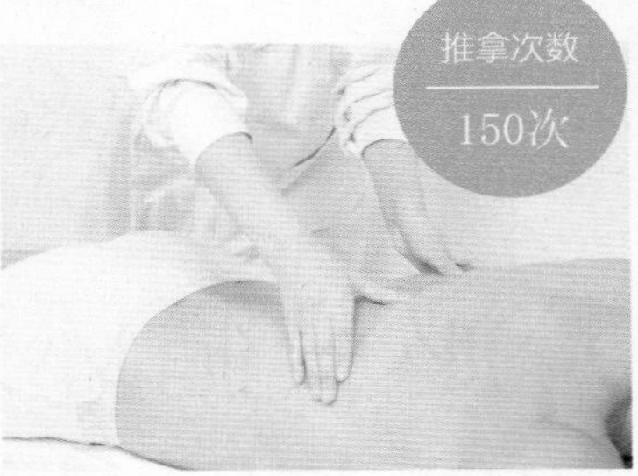

推拿方法

将拇指指腹放于脾俞穴上点揉。

胃俞 清胃泻火、和中养阴

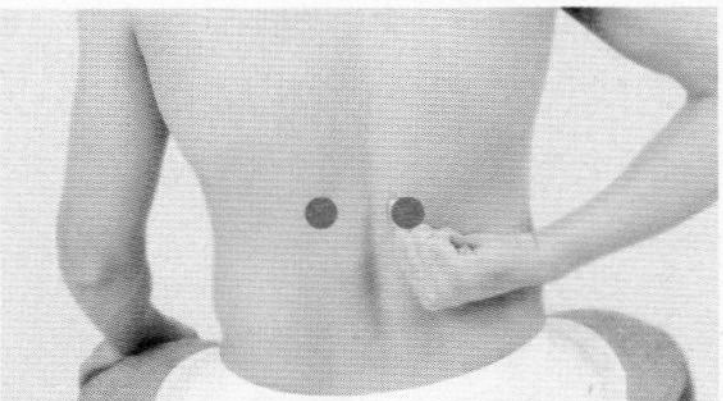

定位

位于背部，当第十二胸椎棘突下，旁开 1.5 寸。

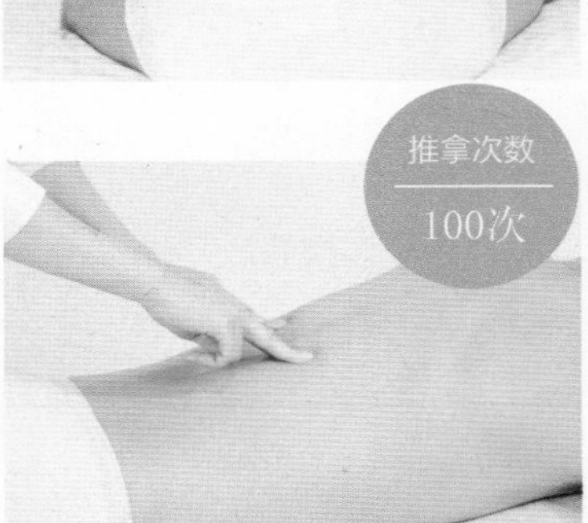

推拿方法

用食指、中指点按胃俞穴，以有酸胀感为度。

三焦俞 疏调三焦气机

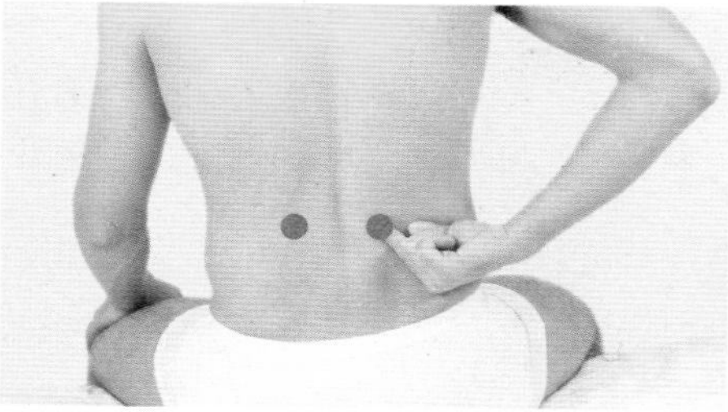

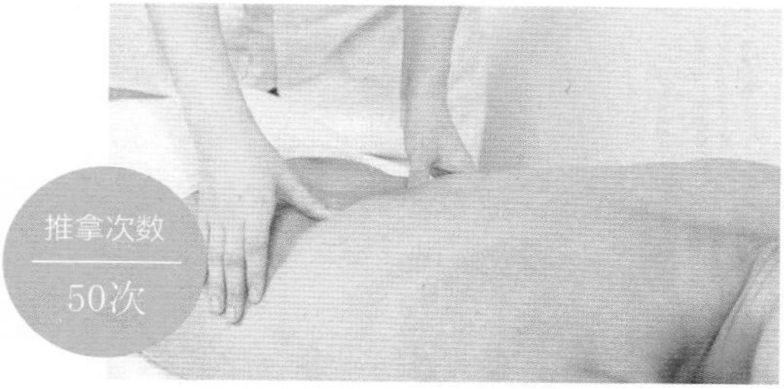

定位 位于腰部，当第一腰椎棘突下，旁开 1.5 寸。

推拿方法 将拇指指腹放于三焦俞穴上，微微用力压揉。

肾俞 益肾滋阴、增液润燥

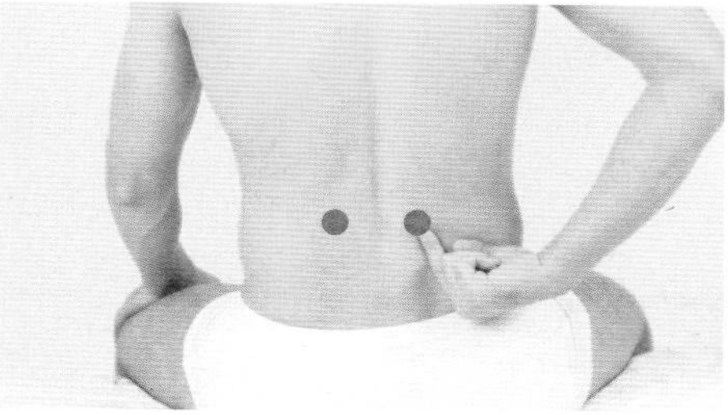

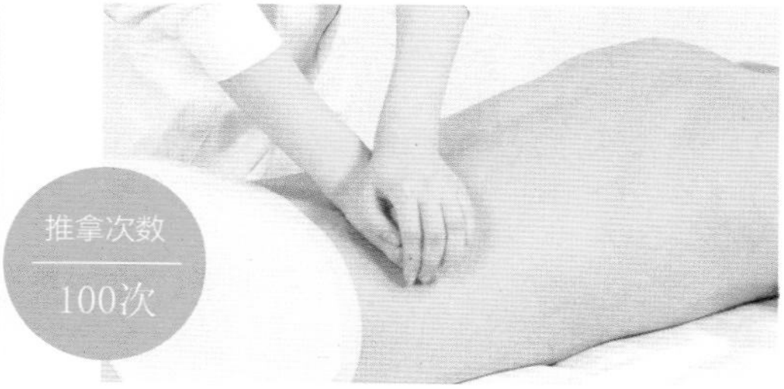

定位 位于腰部，当第二腰椎棘突下，旁开 1.5 寸。

推拿方法 双掌相叠放在肾俞穴上按压，力度由轻到重。

涌泉 补肾强腰

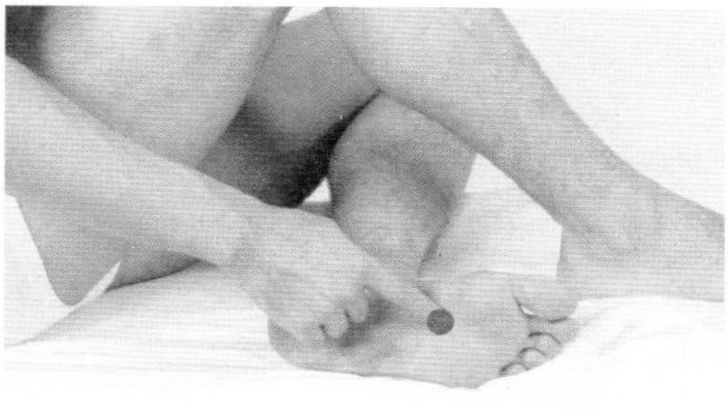

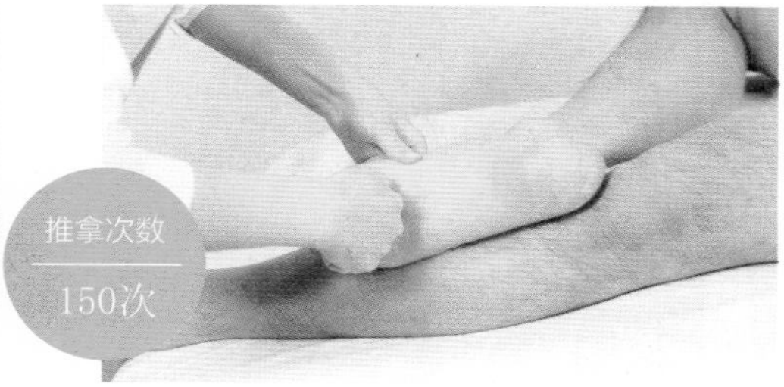

定位 位于足底第二、第三趾趾缝纹头端与足跟连线的前 1/3 处。

推拿方法 用食指第二关节点按涌泉穴，以有酸痛感为度。

高脂血症

内科

推拿方法

临床症状：血脂主要是指血清中的胆固醇和三酰甘油。无论是胆固醇含量增高，还是三酰甘油的含量增高，或是两者皆增高，统称为高脂血症。

基础治疗：心俞、风池、中脘、曲池、内关。

随症加穴：若头晕头痛，加按太阳；若身体困重，加按脾俞；若胸闷胸痛，加按肝俞。

心俞 调理气机、调整脏腑

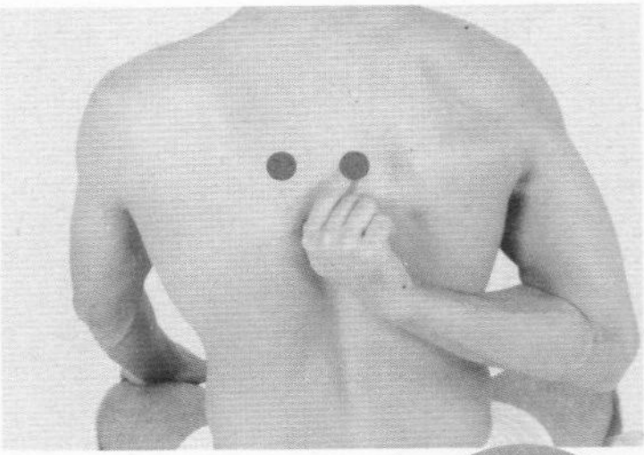

定位

位于背部，当第五胸椎棘突下，旁开1.5寸。

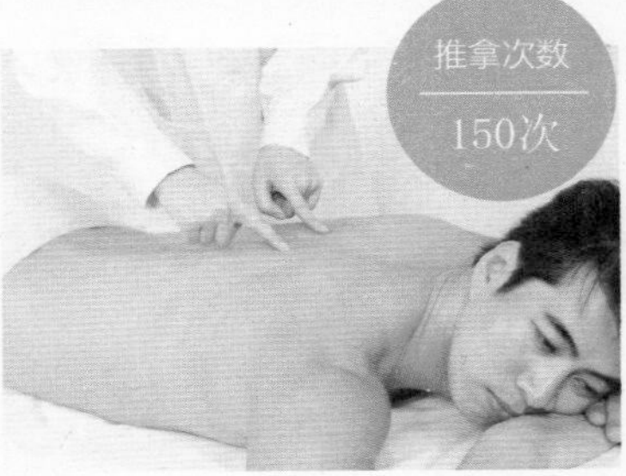

推拿方法

以食指指腹揉按心俞穴，力度由轻而重。

风池 平肝息风

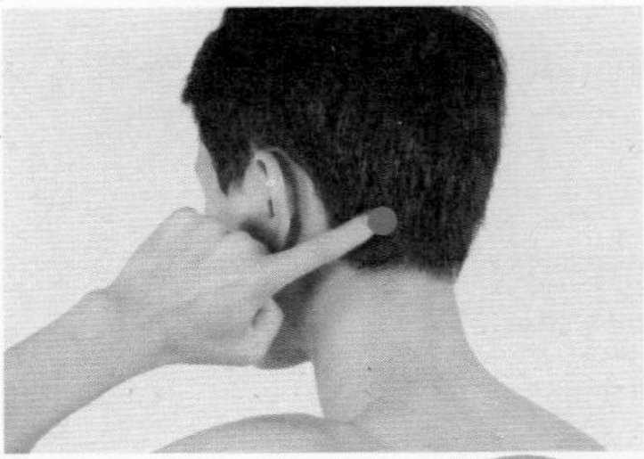

定位

位于后颈部，后头骨下，与风府齐平，胸锁乳突肌与斜方肌上端之间的凹陷处。

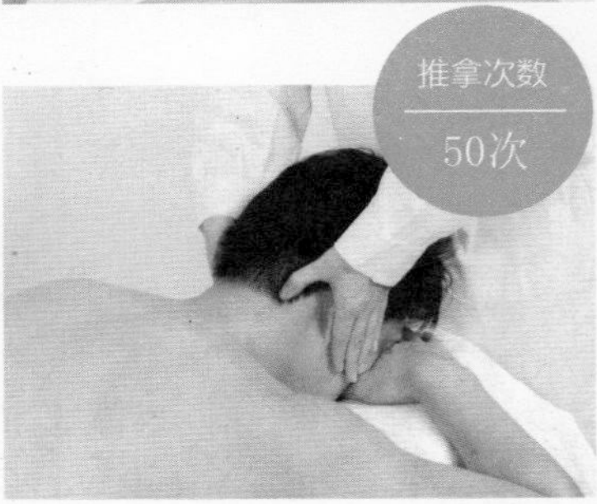

推拿方法

将拇指指尖放于风池穴上，以适当力度揉按。

中脘 通利肠腑、降浊消脂

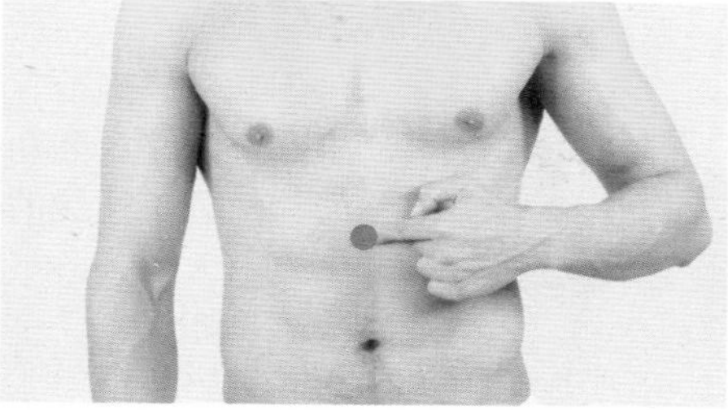

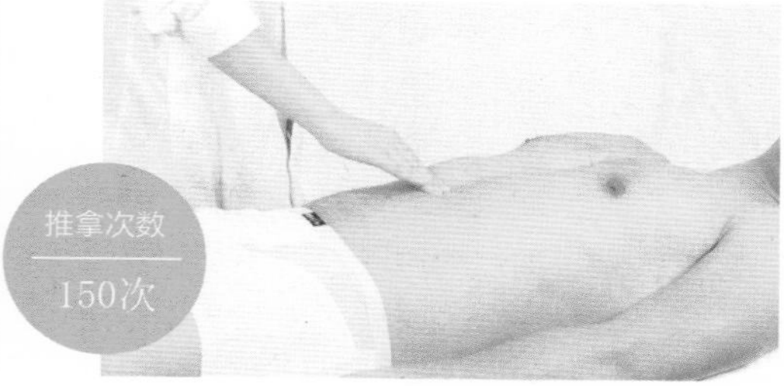

定位 位于上腹部，前正中线上，当脐中上 4 寸。

推拿方法 将食指、中指、无名指紧并，环形揉按中脘穴。

曲池 清泄阳明、理气降脂

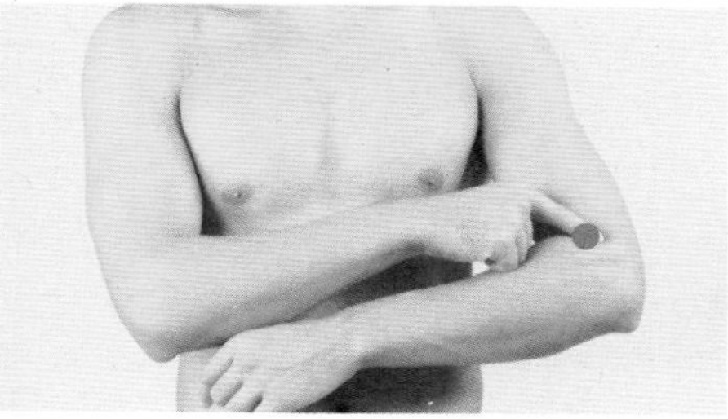

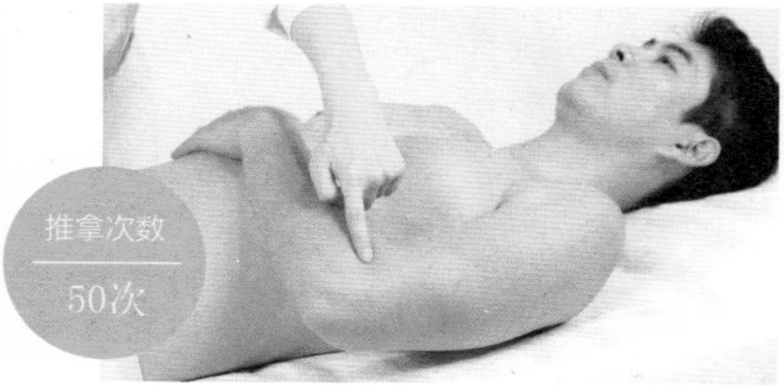

定位 位于肘横纹外侧端，屈肘，当尺泽与肱骨外上髁连线中点。

推拿方法 将食指指尖放于曲池穴上，由轻渐重地揉按。

内关 益气行血、化瘀通络

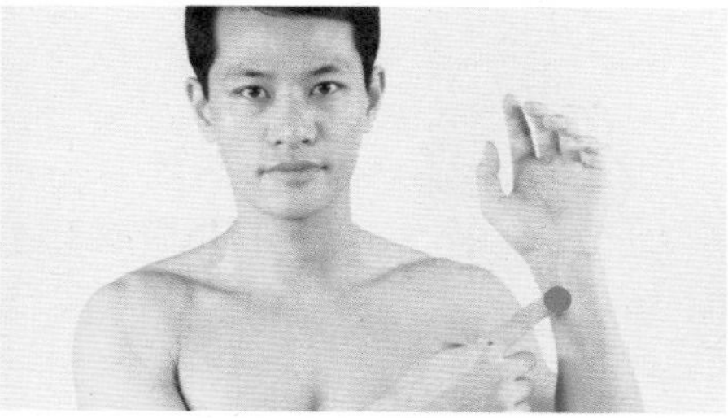

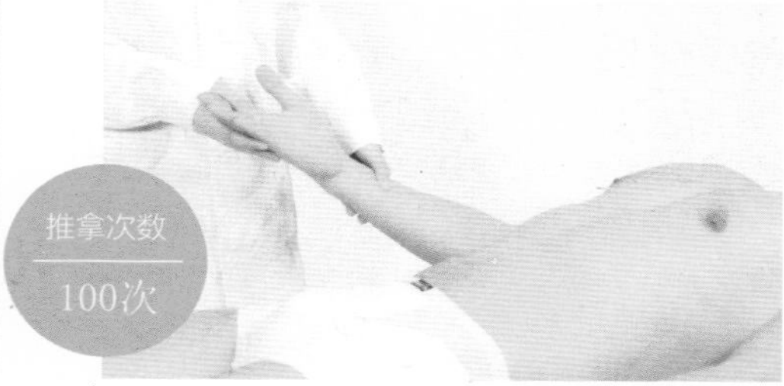

定位 位于前臂腕横纹上 2 寸，掌长肌腱与桡侧腕屈肌腱之间。

推拿方法 用拇指指尖垂直掐按内关穴，以有酸胀感为佳。

痛风

内科

推拿方法

临床症状：痛风又称高尿酸血症，是由于人体体内嘌呤物质新陈代谢发生紊乱，导致尿酸产生过多或排出减少所引起的疾病，属于关节炎的一种。

基础治疗：膻中、内关、复溜、昆仑、太冲。

随症加穴：若心烦失眠，加按三阴交；若头晕头痛，加按太阳。

膻中 活血通络止痛

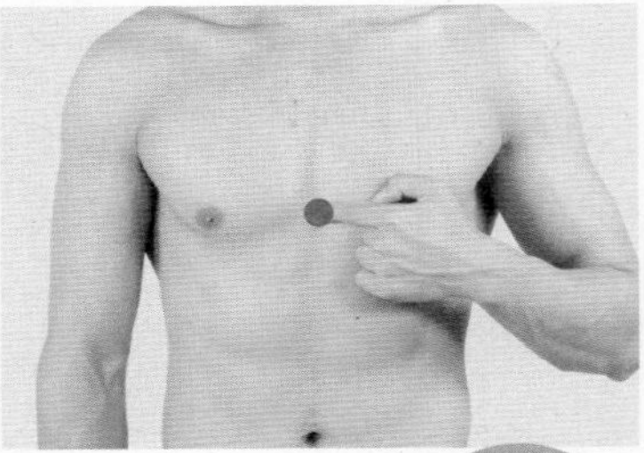

定位

位于胸部，当前正中线上，平第四肋间，两乳头连线的中点。

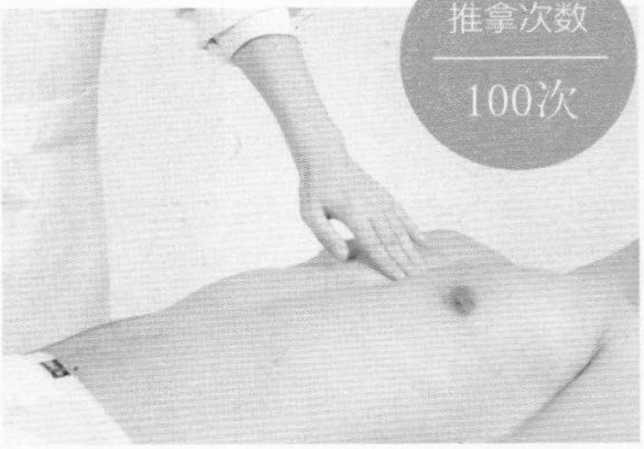

推拿次数

100次

推拿方法

将食指、中指、无名指并拢，三指指腹顺时针按揉膻中穴。

内关 宁心安神止痛

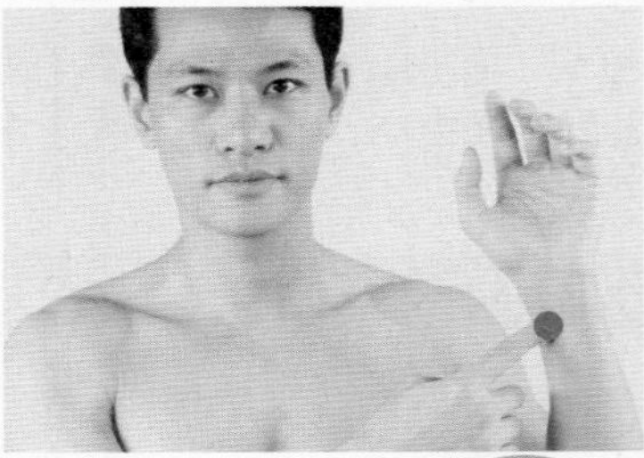

定位

位于前臂掌侧，腕横纹上2寸，掌长肌腱与桡侧腕屈肌腱之间。

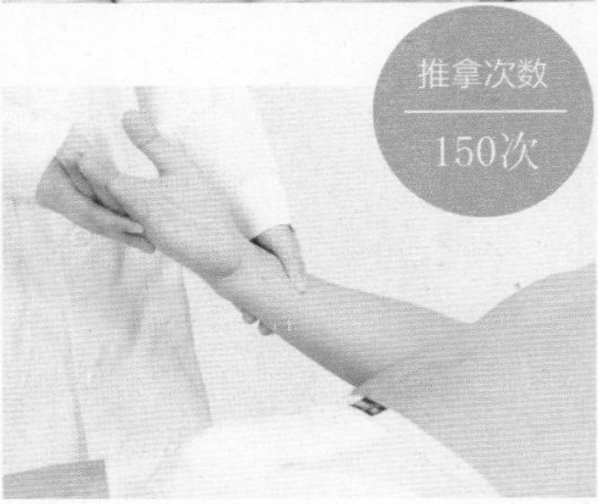

推拿次数

150次

推拿方法

将拇指指腹放于内关穴上揉按。

复溜 补肾滋阴、行气消肿

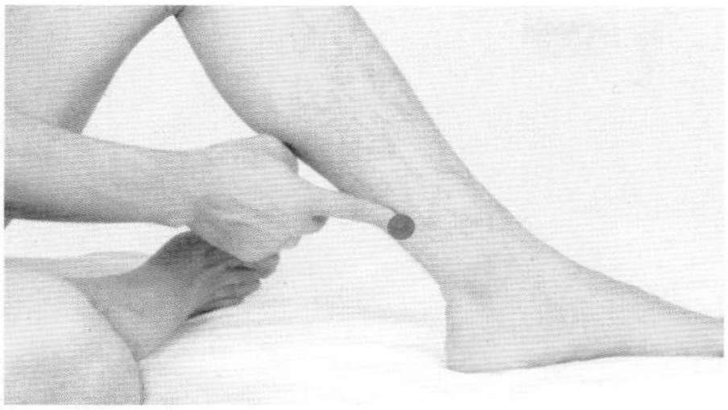

推拿次数
10次

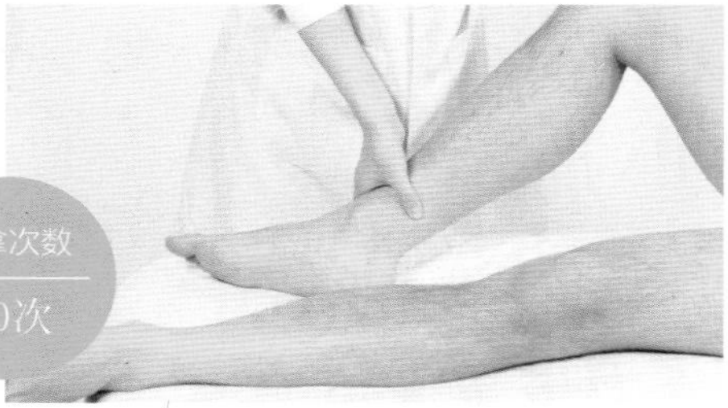

定位 | 位于小腿内侧，太溪直上 2 寸，跟腱的前方。

推拿方法 | 将拇指与食指、中指相对成钳形捏住复溜穴，一收一放揉捏。

昆仑 舒经活络止痛

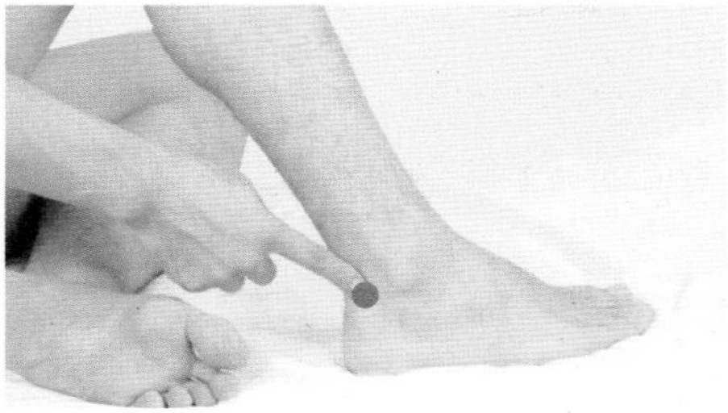

推拿次数
150次

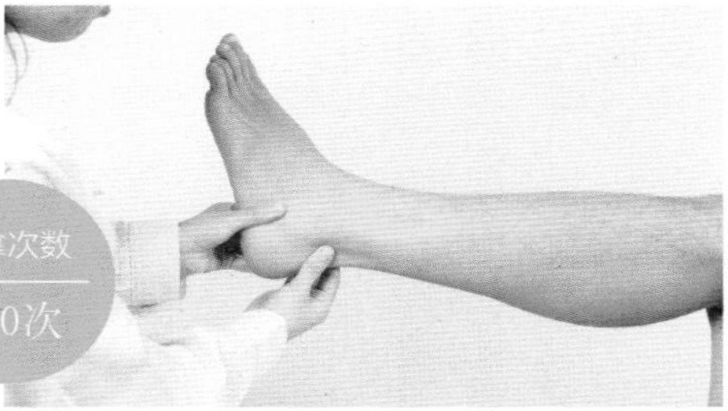

定位 | 位于足部外踝后方，当外踝尖与跟腱之间的凹陷处。

推拿方法 | 将拇指、食指、中指相对成钳形，用力捏揉昆仑穴。

太冲 清利湿热

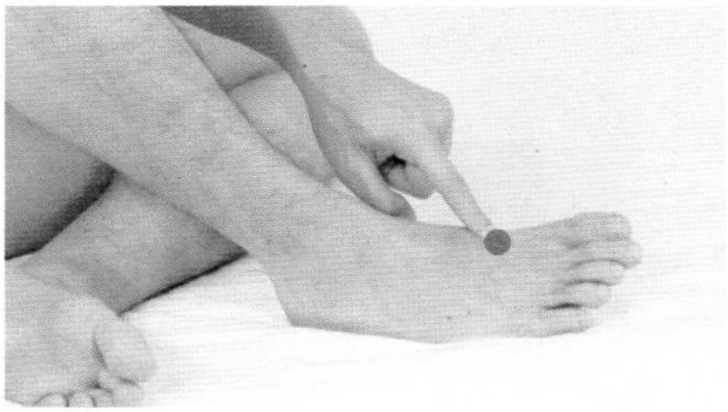

推拿次数
30次

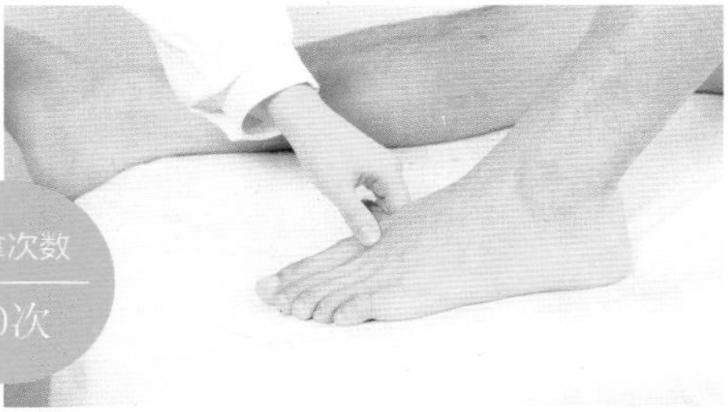

定位 | 位于足背侧，当第一跖骨间隙的后方凹陷处。

推拿方法 | 用拇指指腹掐按太冲穴，以有酸胀感为佳。

甲状腺功能亢进症

内科

推拿方法

临床症状：甲状腺功能亢进也叫甲亢，俗称『大脖子病』。由于甲状腺激素分泌增多，造成身体功能各系统的兴奋和代谢亢进。主要临床表现为：多食、消瘦、畏热、好动、多汗、失眠、激动、易怒等高代谢综合征。

基础治疗：天突、内关、神门、阳陵泉、足三里。

随症加穴：若多食易饥，加按胃俞；若失眠多梦，加按三阴交。

天突 疏通局部经气

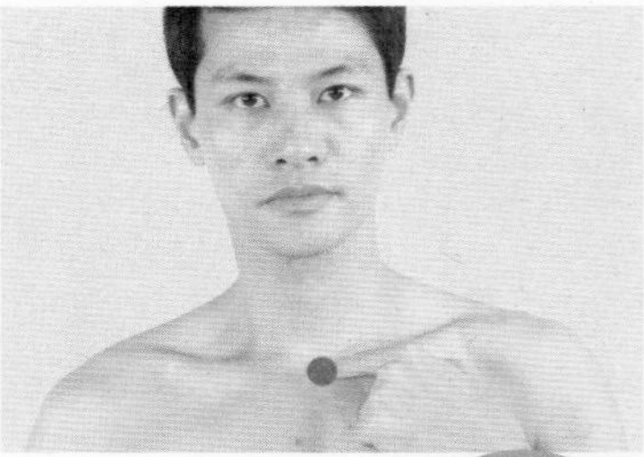

定位

位于颈部，当前正中线上，胸骨上窝中央。

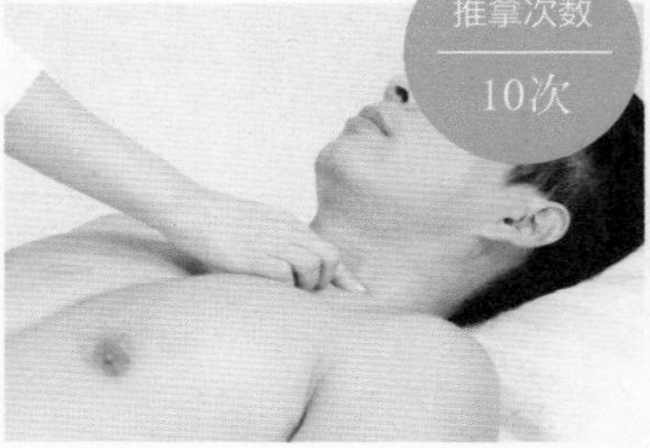

推拿次数 10次

推拿方法

用拇指和食指指腹着力，沿喉结两旁从上向下推抹天突穴。

内关 行气活血化瘀

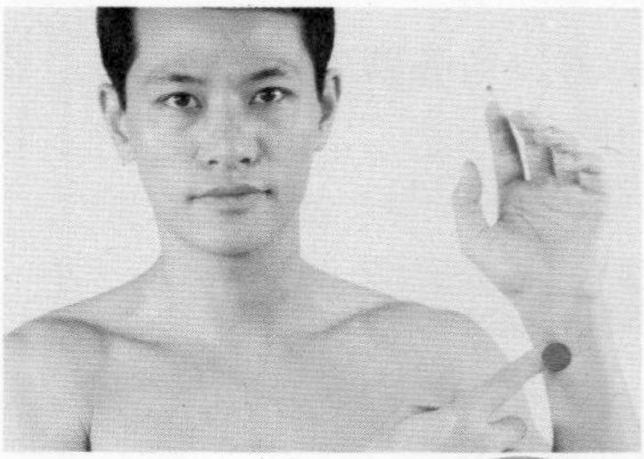

定位

位于前臂掌侧，当曲泽与大陵的连线上，腕横纹上2寸，掌长肌腱与桡侧腕屈肌腱之间。

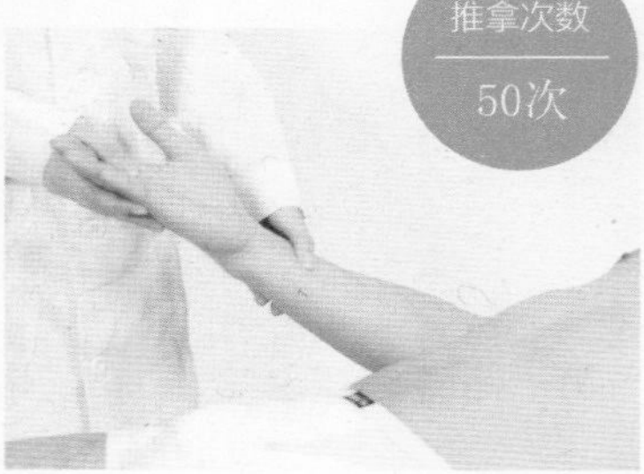

推拿次数 50次

推拿方法

将拇指指腹放于内关穴上揉按，其余四指附于手臂上。

神门 安神通络

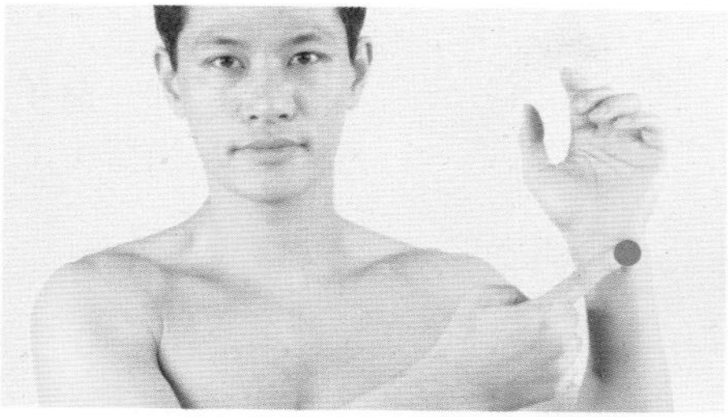

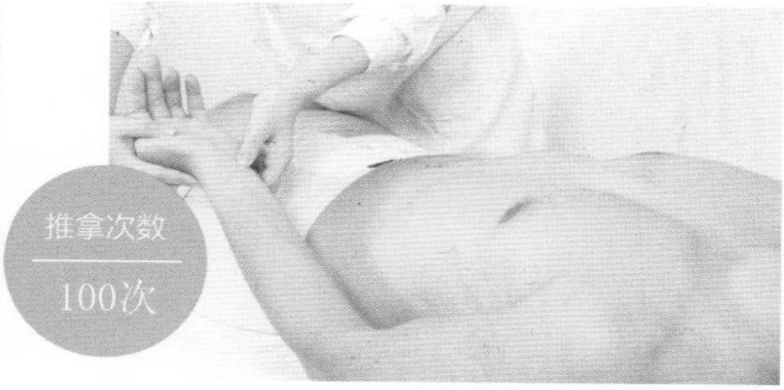

定位 | 位于腕部，腕掌侧横纹尺侧端，尺侧腕屈肌腱的桡侧凹陷处。

推拿方法 | 将拇指放于神门穴上，由轻渐重地掐揉。

阳陵泉 清热化湿、活血祛瘀

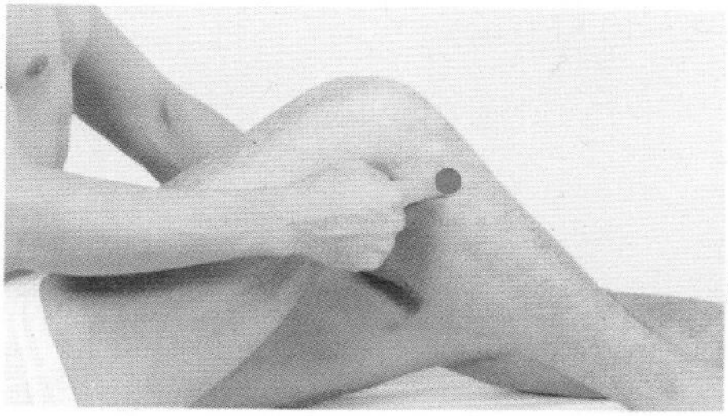

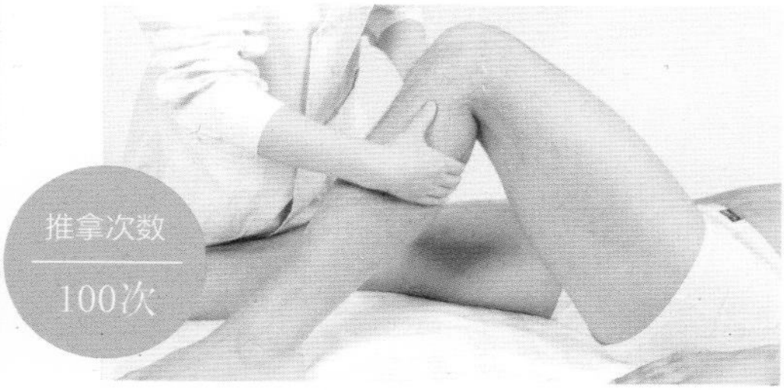

定位 | 位于小腿外侧，当腓骨头前下方凹陷处。

推拿方法 | 用拇指指腹按揉阳陵泉穴，来回揉按，以有酸胀感为度。

足三里 运脾化痰消瘿

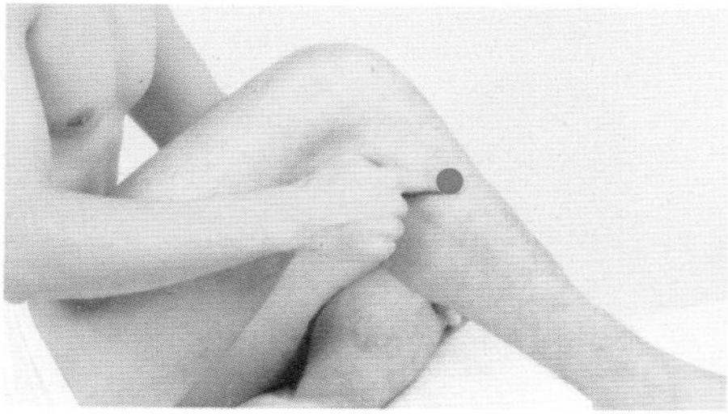

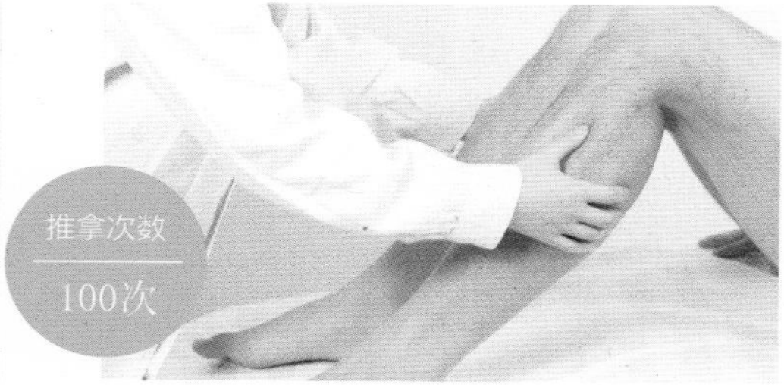

定位 | 位于小腿前外侧，当犊鼻下3寸，距胫骨前缘一横指。

推拿方法 | 用拇指指腹按揉足三里穴。

水肿

内科

推拿方法

临床症状：水肿是指血管外的组织间隙中有过多的体液积聚，为临床常见症状之一。水肿是全身出现气化功能障碍的一种表现，与肺、脾、肾、三焦密切相关，常见于肾炎、肺心病、肝硬化、营养障碍及内分泌失调等疾病。

基础治疗：水分、阴陵泉、三焦俞、复溜、阴谷。

随症加穴：若腹胀，加按天枢；若四肢肿胀，加按委中；若心悸，加按内关。

水分 通利水道、利尿行水

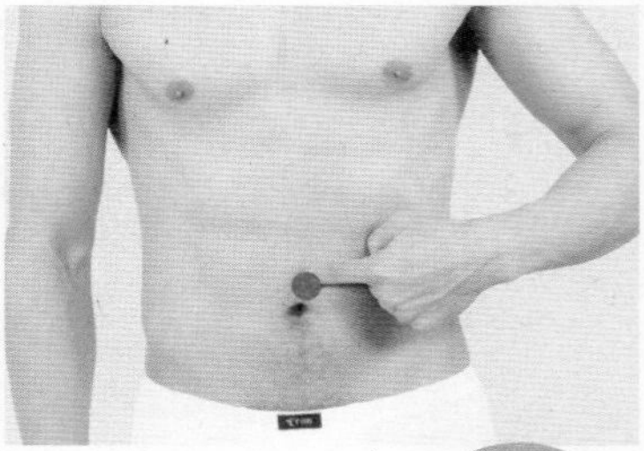

定位

位于上腹部，前正中线上，当脐中上1寸。

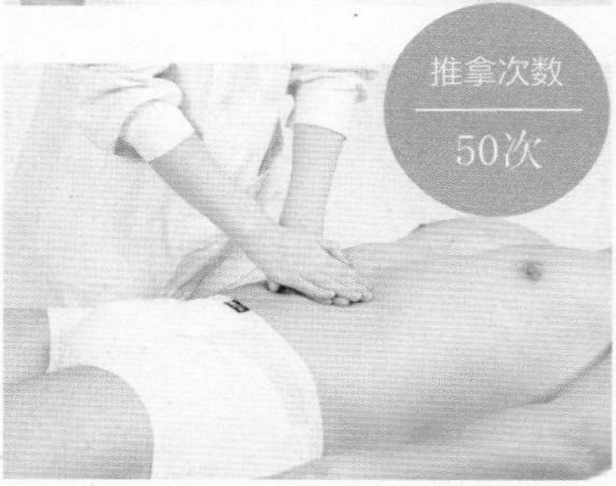

推拿方法

双掌重叠，以水分穴为圆心，在中腹、下腹部，顺时针摩动。

阴陵泉 健脾渗湿利尿

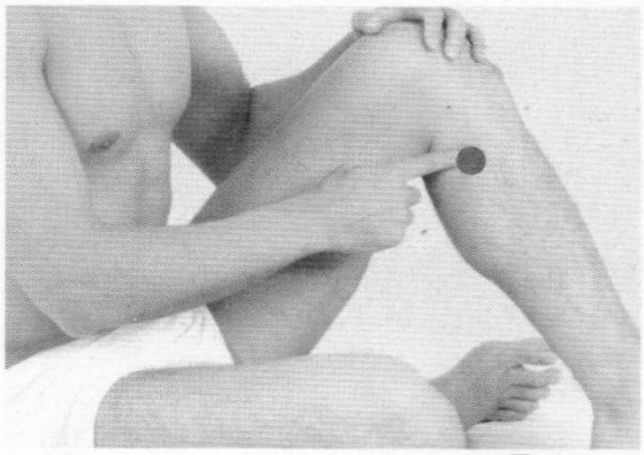

定位

位于小腿内侧，当胫骨内侧髁后下方凹陷处。

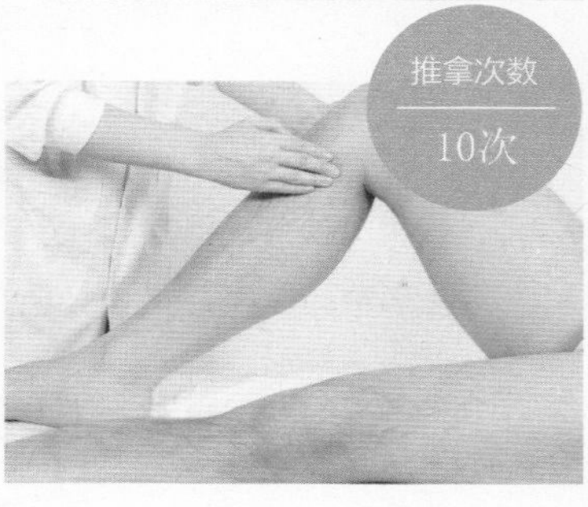

推拿方法

将除拇指外的四指并拢，放于阴陵泉穴上按揉。

三焦俞 温阳化气、利水消肿

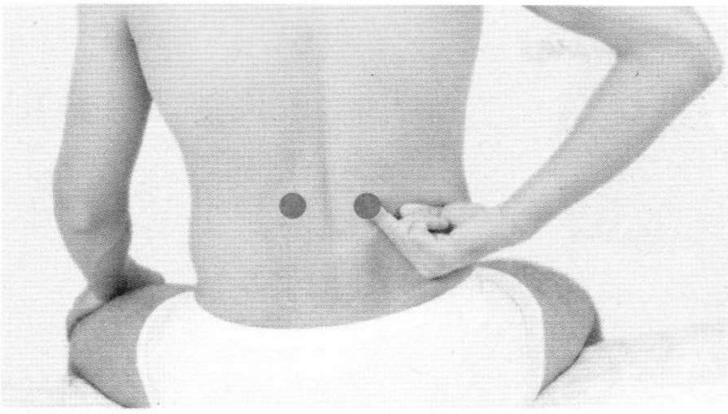

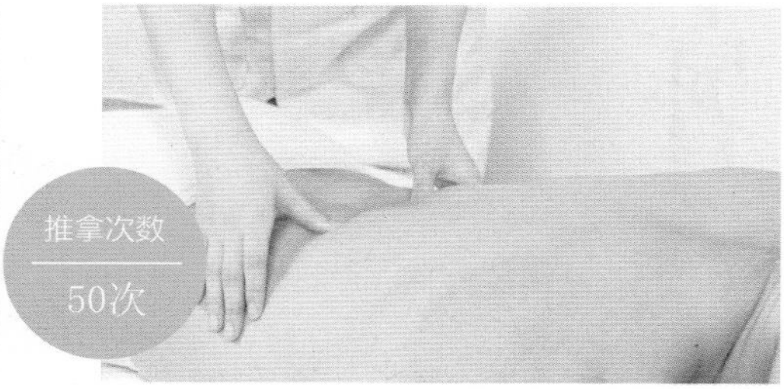

定位 位于腰部，当第一腰椎棘突下，旁开 1.5 寸。

推拿方法 将拇指指腹放于三焦俞穴上，微微用力压揉。

复溜 补肾益阴、温阳利水

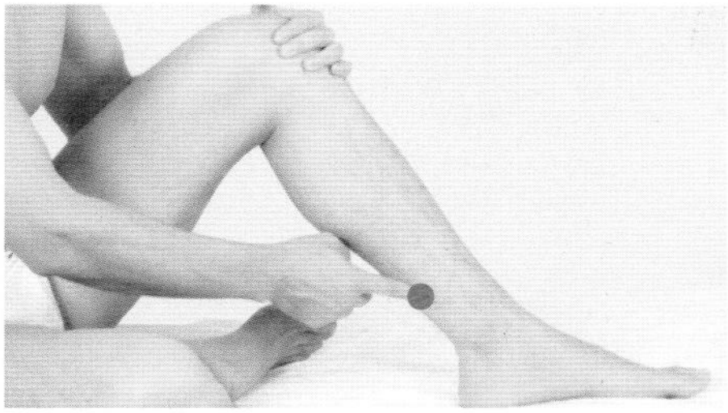

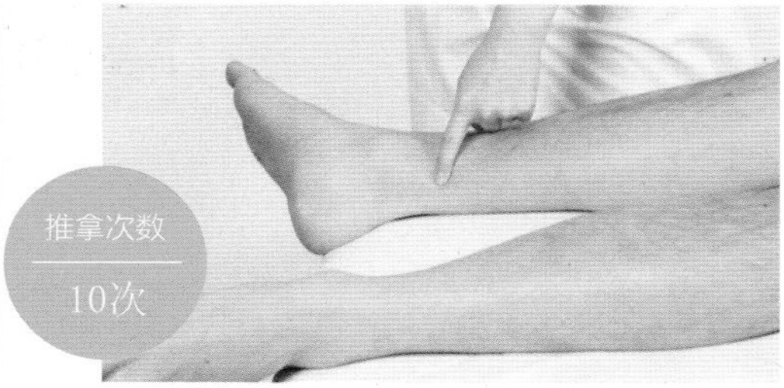

定位 位于小腿内侧，太溪直上 2 寸，跟腱的前方。

推拿方法 用食指指腹来回推按复溜穴，要由轻到重，再由重到轻。

阴谷 温阳益肾、化气行水

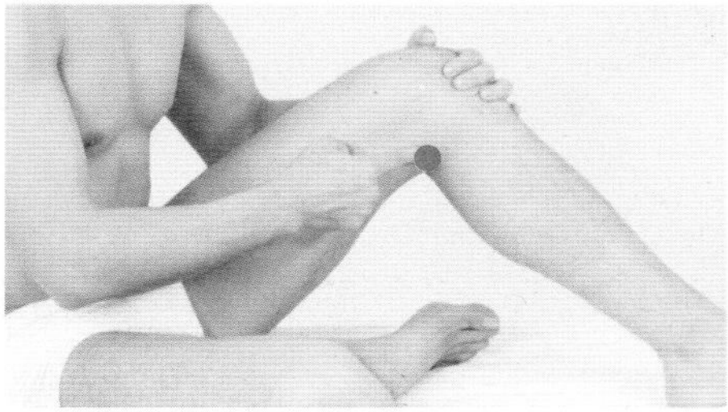

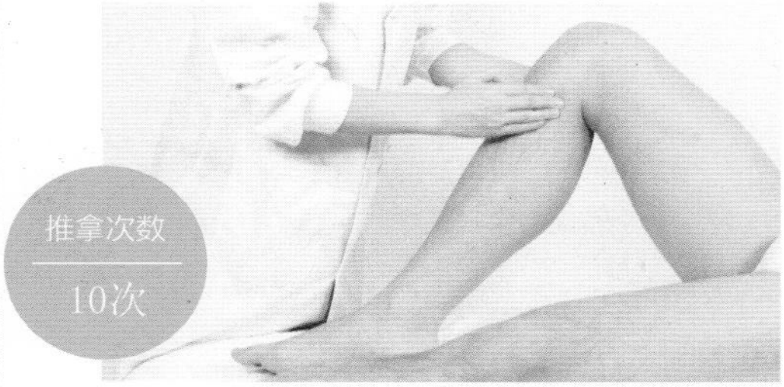

定位 位于腘窝内侧，屈膝时，当半腱肌肌腱与半膜肌肌腱之间。

推拿方法 将除拇指外的四指并拢，放于阴谷穴上按揉。

中暑

内科

推拿方法

临床症状：中暑指长时间在高温和热辐射的作用下，机体出现以体温调节障碍，水、电解质代谢紊乱及神经系统与循环系统障碍为主要表现的急性疾病。主要症状有头晕、口渴、多汗、发热、呕吐、胸闷等症状。

基础治疗：百会、曲池。

随症加穴：若头晕头痛，加按太阳；若呕吐，加按中脘；若神志昏迷，加按水沟。

百会 醒脑开窍、通阳泄热

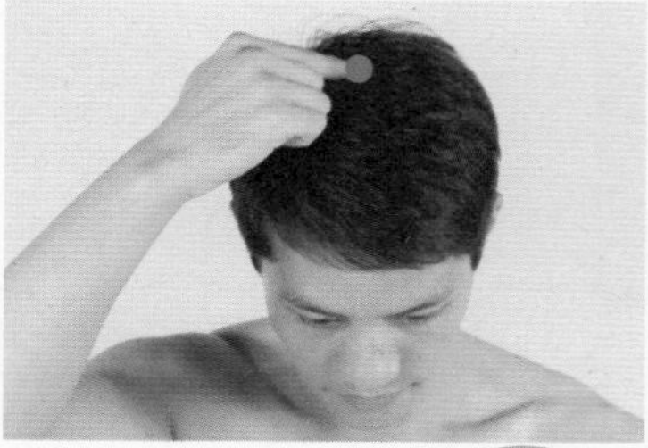

定位

位于头部，当前发际正中直上5寸，或两耳尖连线的中点处。

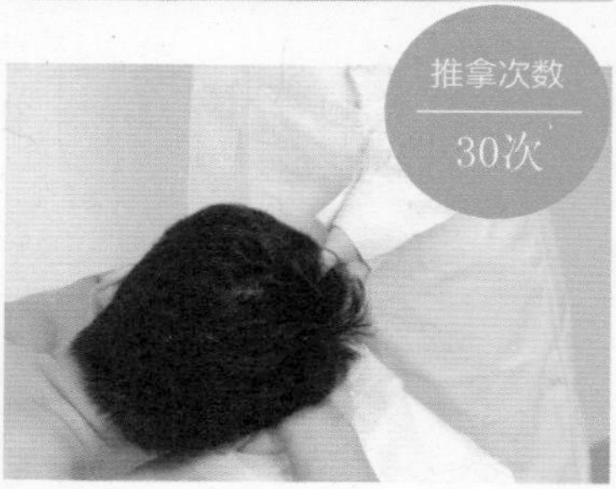

推拿方法

将拇指指腹放于百会穴上，适当用力压揉。

曲池 清热和营、解暑

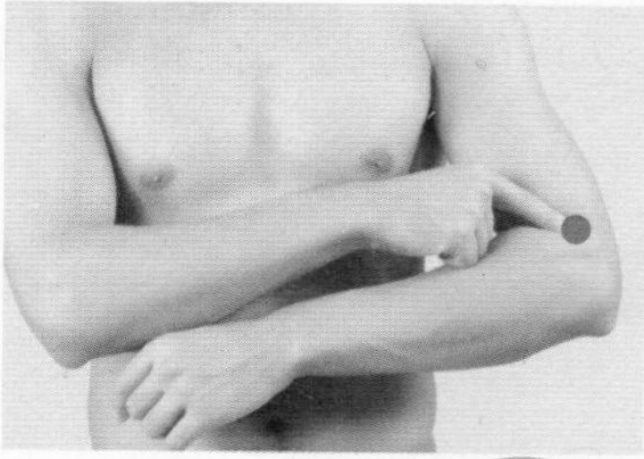

定位

位于肘横纹外侧端，屈肘，当尺泽与肱骨外上髁连线中点。

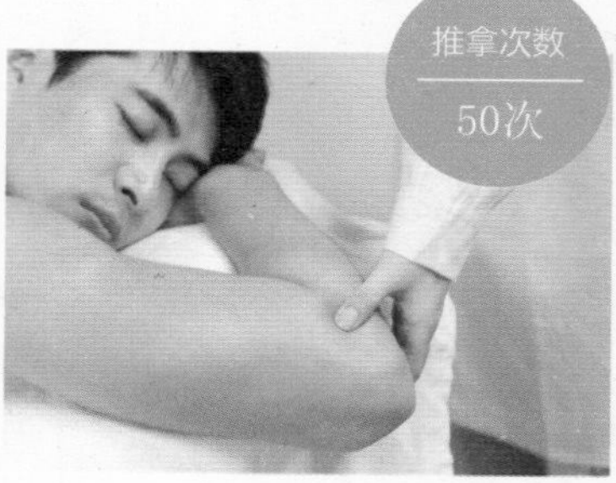

推拿方法

将拇指指尖放于曲池穴上，由轻渐重地揉按。

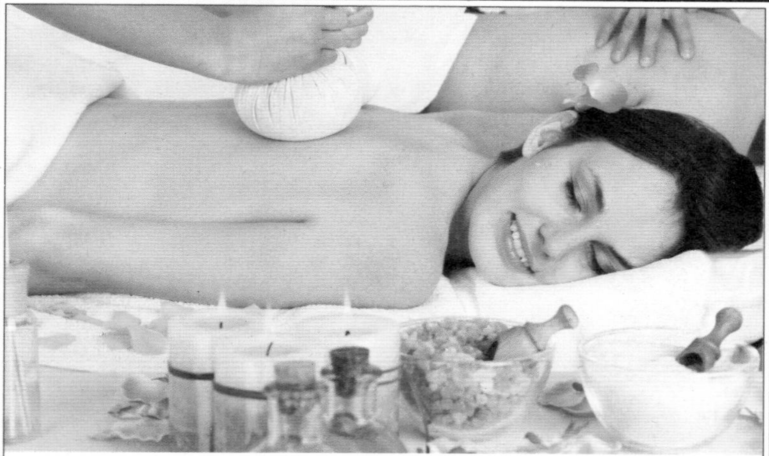

第8章

妇科：用好妙“穴”，让女人的身体春暖花开

妇科疾病主要发生在阴道、子宫、卵巢、乳房、输卵管等器官。其多是由于脏腑功能失调、气血失和、精神因素和各种不良生活习惯等引起。经常推拿刺激穴位可以有效防治各种妇科疾病。

月经不调

妇科

推拿方法

临床症状：月经是机体由于受垂体前叶及卵巢内分泌激素的调节而呈现的有规律的周期性子宫内膜脱落现象。月经不调是指月经的周期、经色、经量、经质发生了改变。

基础治疗：八髎、气海、阴包、血海、阴陵泉。

随症加穴：若气虚，加按足三里；若血虚，加按脾俞；若肾虚，加按肾俞。

八髎 调经活血、理气止痛

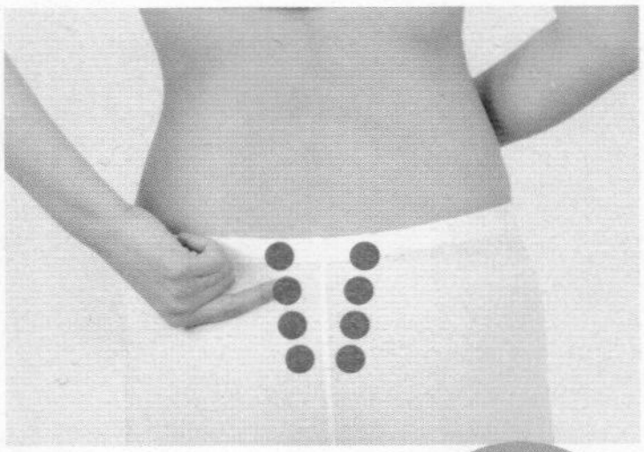

定位

位于骶椎，左右共8个穴位，分别在第一、第二、第三、第四骶后孔中。

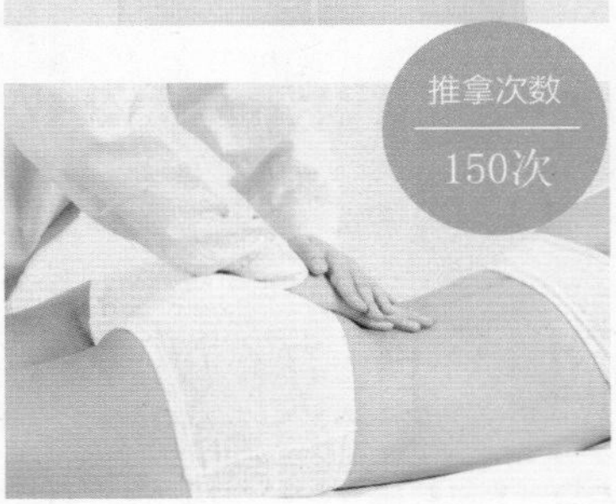

推拿方法

双掌相叠揉按八髎穴，操作时按压的力量要由轻而重。

气海 培补元气、健脾益肾

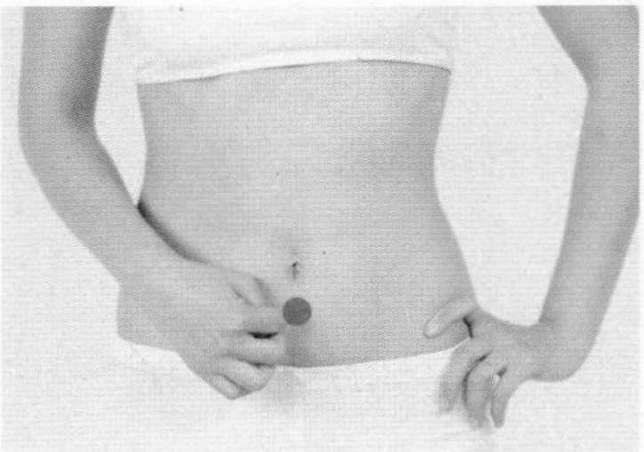

定位

位于下腹部，前正中线上，当脐中下1.5寸。

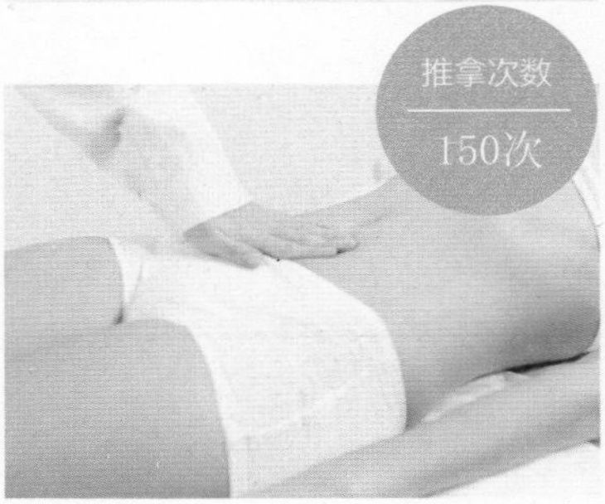

推拿方法

以气海穴为圆心，单掌以顺时针方向环形摩腹。

阴包 有止痛、调经的作用

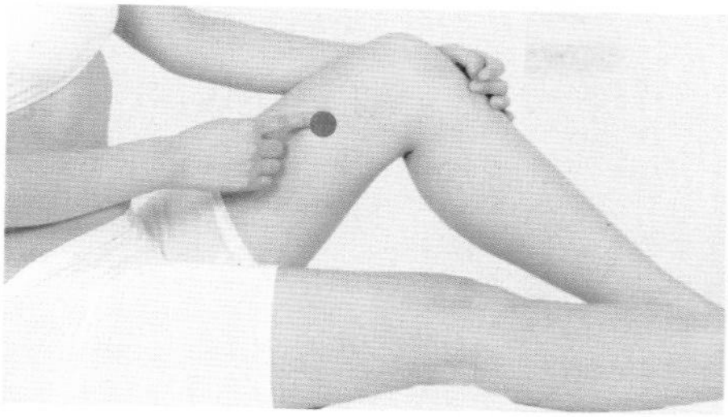

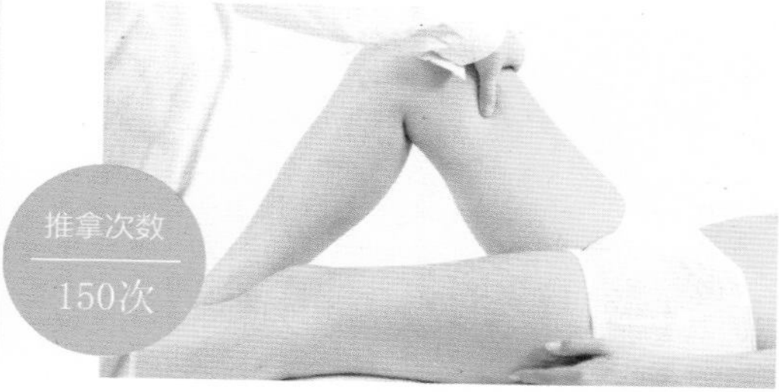

定位 位于大腿内侧，当股骨内上髁上4寸，股内肌与缝匠肌之间。

推拿方法 将拇指与食指、中指相对成钳形捏住阴包穴，一收一放揉捏。

血海 调经统血、健脾和胃

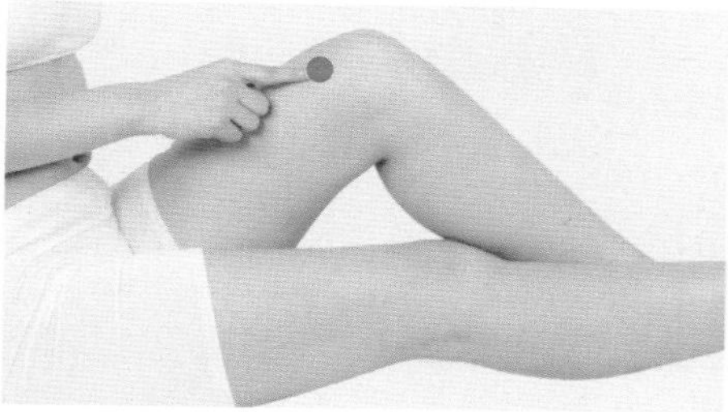

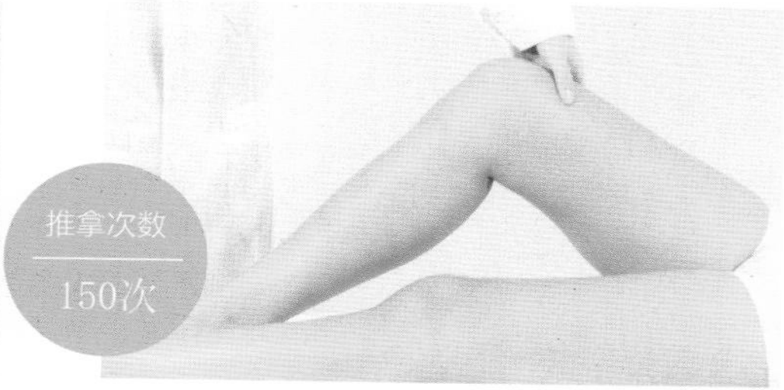

定位 位于大腿内侧，髌底内侧端上2寸。

推拿方法 将拇指与食指、中指相对成钳形捏住血海穴，一收一放揉捏。

阴陵泉 具有益肾调经的作用

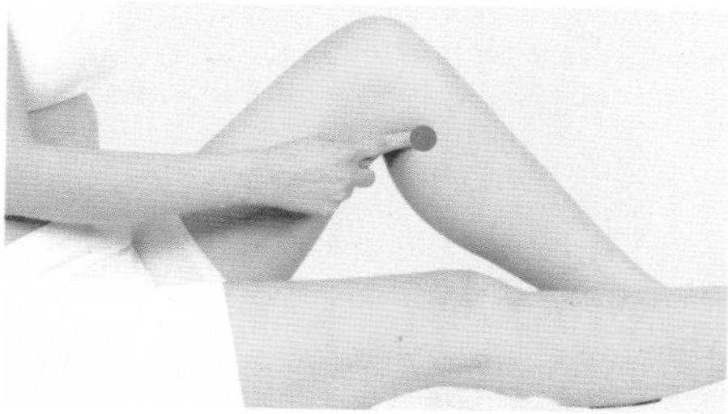

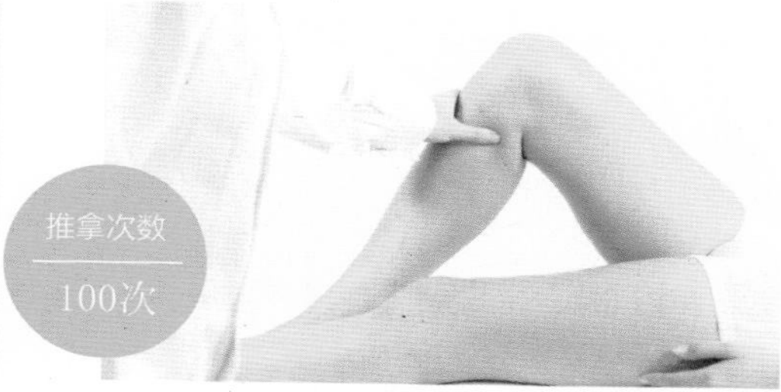

定位 位于小腿内侧，当胫骨内侧髁后下方凹陷处。

推拿方法 用拇指指腹揉按阴陵泉穴，以皮肤潮红、发热为度。

痛经

妇科

推拿方法

临床症状： 痛经是指妇女在月经前后或经期，出现下腹部或腰骶部剧烈疼痛，严重时伴有恶心、呕吐、腹泻，甚者昏厥。其发病原因常与精神因素、内分泌及生殖系统局部病变有关。

基础治疗： 关元、肾俞、八髎、气海、三阴交。

随症加穴： 若小腹胀满，加按水道；若头晕，加按合谷；若少腹痛，加按天枢。

关元 调理冲任、活血化瘀

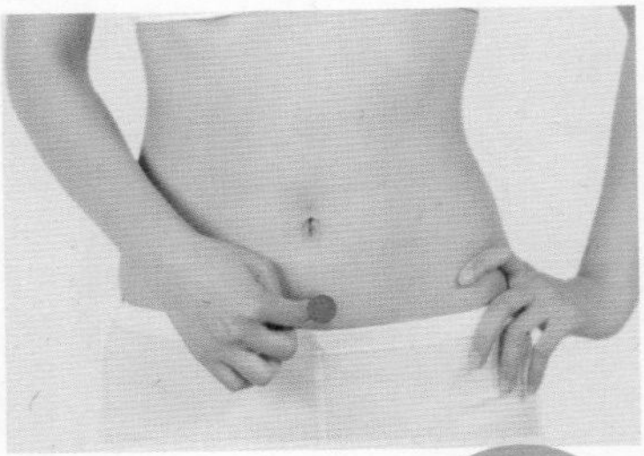

定位

位于下腹部，前正中线上，当脐中下3寸。

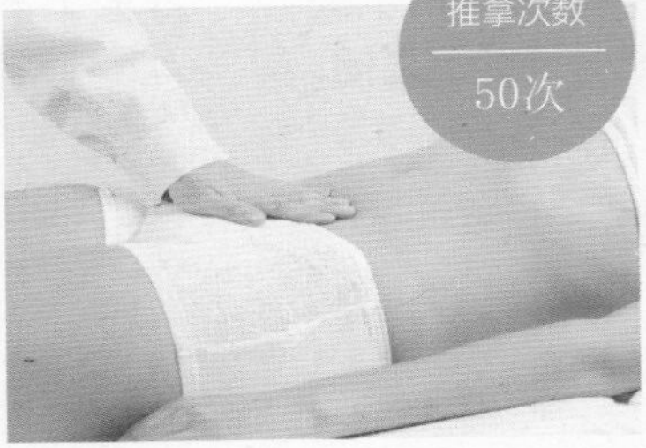

推拿次数

50次

推拿方法

将手掌紧贴在关元穴上，以顺时针方向揉动。

肾俞 调补肾气

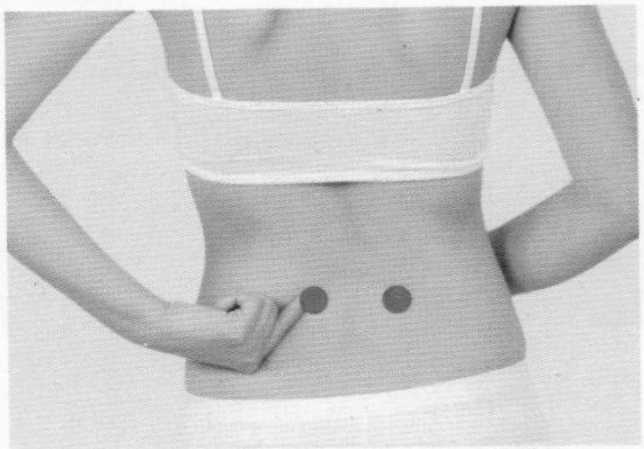

定位

位于腰部，当第二腰椎棘突下，旁开1.5寸。

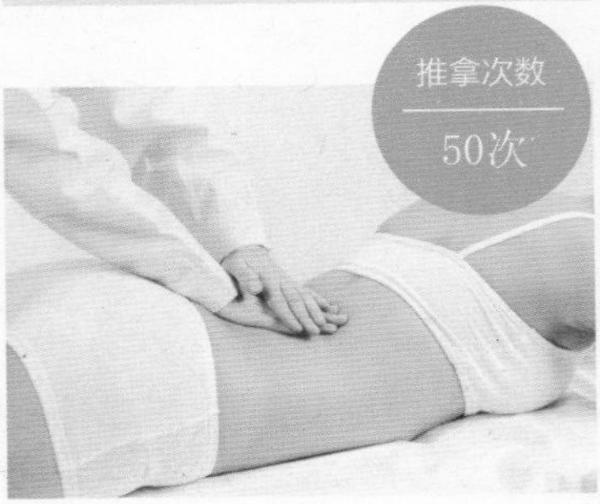

推拿次数

50次

推拿方法

两手掌相叠在肾俞穴上用力向下按压，按压的力量由轻至重。

八髎 调节人体气血

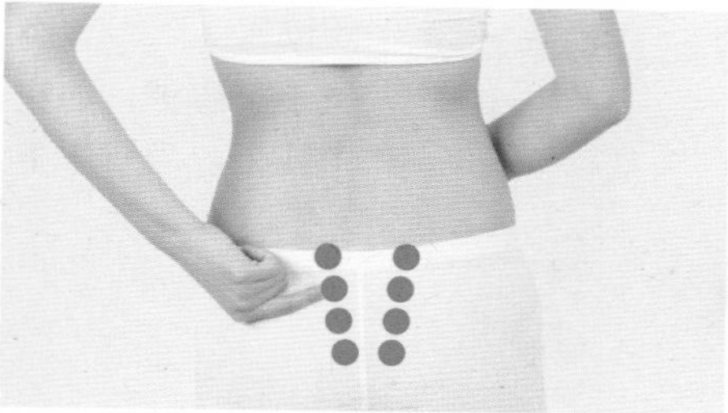

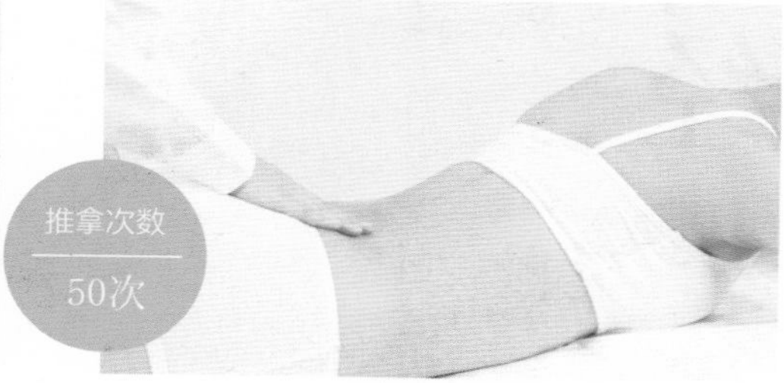

定位 位于骶椎，共8个，分别在第一、第二、第三、第四骶后孔中。

推拿方法 用手掌在骶部八髎穴来回摩擦，以透热为度。

气海 益气助阳、温经止痛

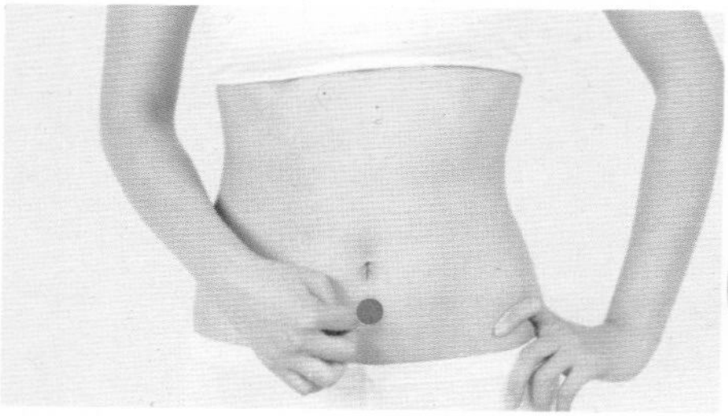

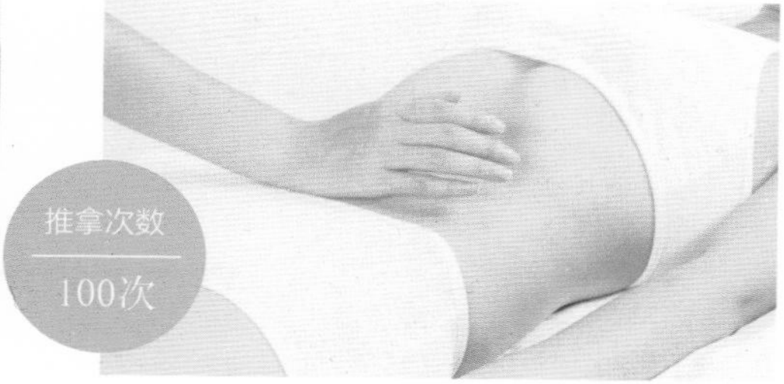

定位 位于下腹部，前正中线上，当脐中下1.5寸。

推拿方法 用手掌掌根揉按气海穴，力度由轻到重。

三阴交 调补肝肾、行气活血

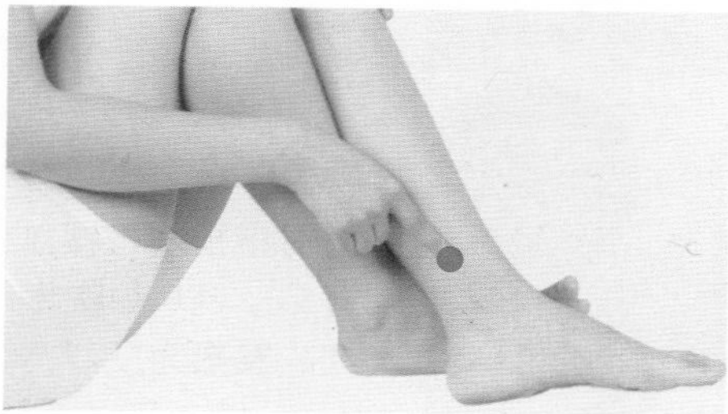

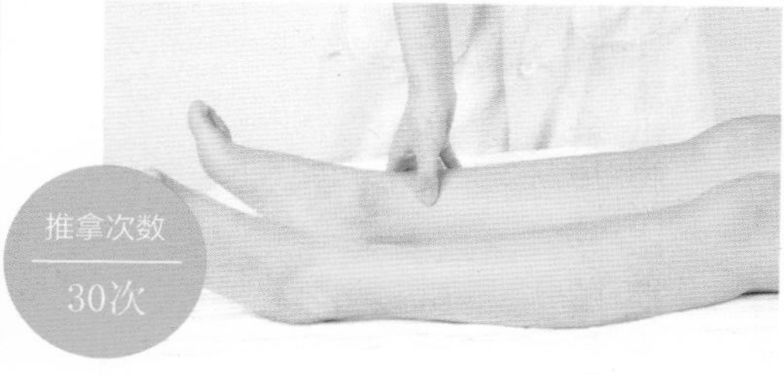

定位 位于小腿内侧，当足内踝尖上3寸，胫骨内侧缘后方。

推拿方法 将拇指指腹放在三阴交穴上，适当用力揉按，双下肢交替进行。

闭经

妇科

推拿方法

临床症状：闭经是指妇女应有月经而超过一定时限仍未来潮。正常女子一般 14 岁前后月经来潮，凡超过 18 岁未来潮，称原发性闭经。月经周期建立后，又停经 6 个月以上，称继发性闭经。

基础治疗：关元、血海、三阴交、肾俞、命门。

随症加穴：若月经超龄未至，加按肝俞；若小腹胀痛拒按，加按太冲。

关元 培元固本、调理冲任

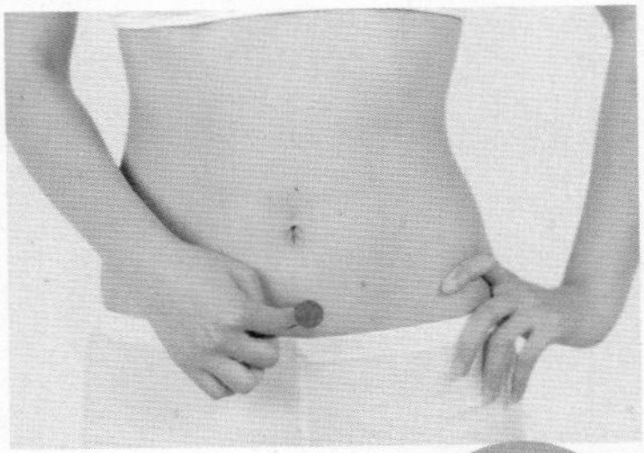

定位

位于下腹部，前正中线上，当脐中下 3 寸。

推拿次数

60次

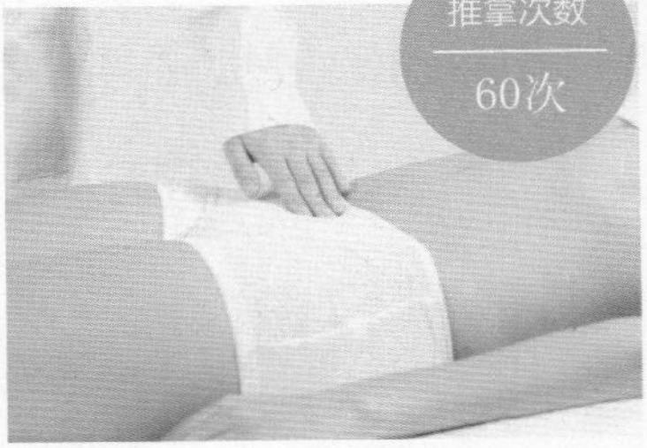

推拿方法

用四指指腹在关元穴上用力向下按压，一按一松为1次。

血海 健脾养胃、化生气血

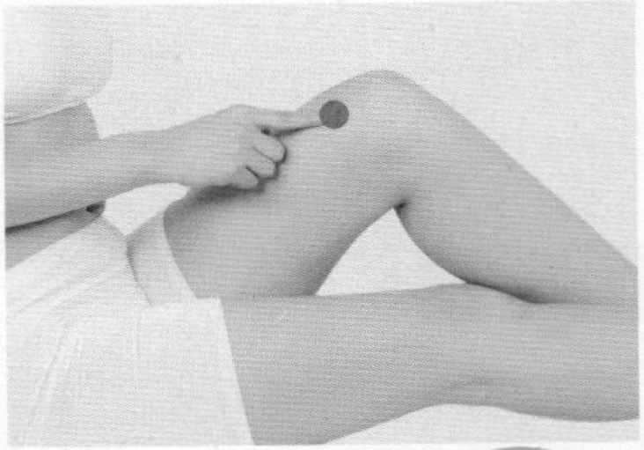

定位

屈膝，位于大腿内侧，髌底内侧端上 2 寸，当股四头肌内侧头的隆起处。

推拿次数

150次

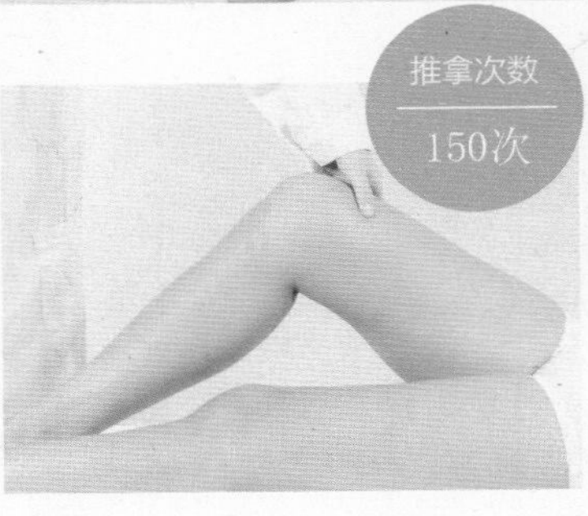

推拿方法

用拇指指腹按揉血海穴，以皮肤潮红、发热为度。

三阴交 健脾和胃、兼调肝肾

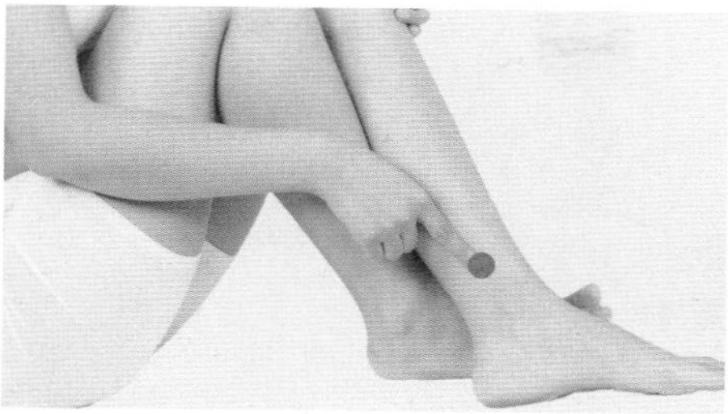

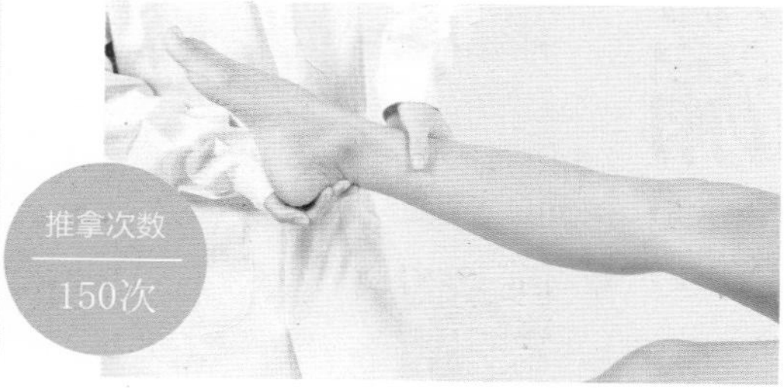

定位 位于小腿内侧，当足内踝尖上3寸，胫骨内侧缘后方。

推拿方法 用拇指指腹按压三阴交穴，以潮红发热为度。

肾俞 补益肾气、以充经血

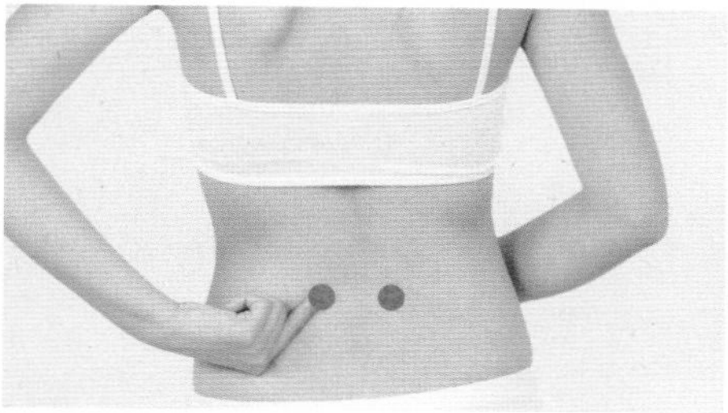

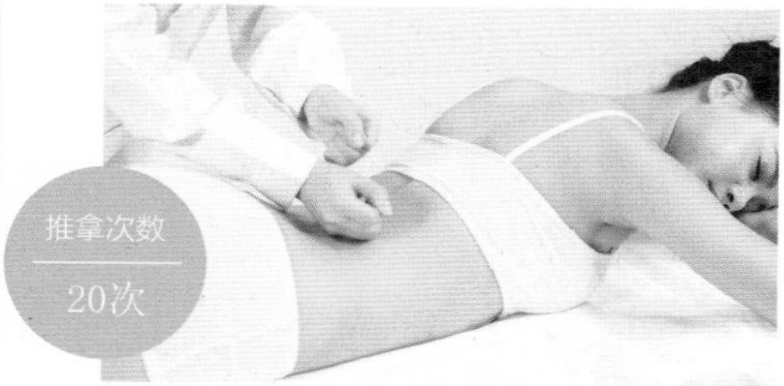

定位 位于腰部，当第二腰椎棘突下，旁开1.5寸。

推拿方法 双手握拳，对准腰部的肾俞穴进行叩击。

命门 温经散寒、祛湿行滞

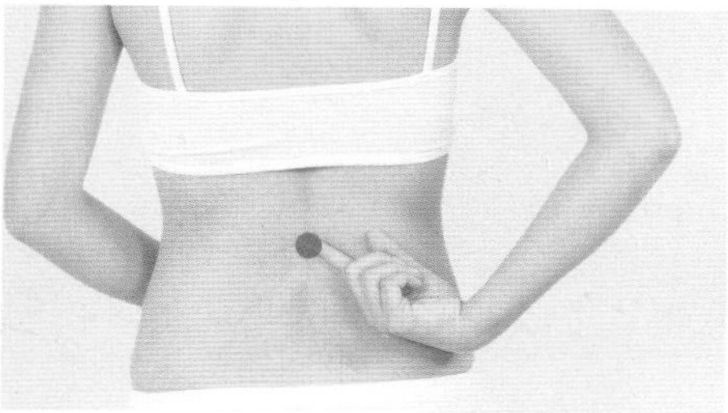

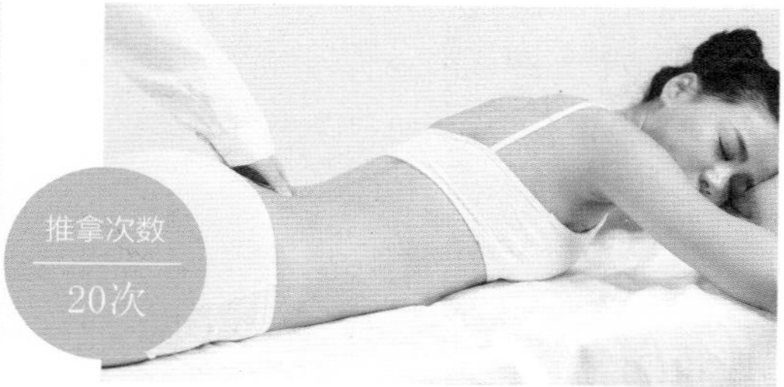

定位 位于腰部，当后正中线上，第二腰椎棘突下凹陷中。

推拿方法 用拇指指腹点按命门穴，以皮肤潮红、发热为度。

崩漏

妇科

推拿方法

临床症状：崩漏是指妇女非周期性子宫出血，发病急骤。暴下如注，大量出血者为『崩』；病势缓，出血量少，淋漓不绝者为『漏』。崩与漏虽出血情况不同，但在发病过程中两者常互相转化。

基础治疗：关元、曲池、三阴交、太冲、命门。

随症加穴：若经血量多，加按行间。

关元 调冲任、理经血

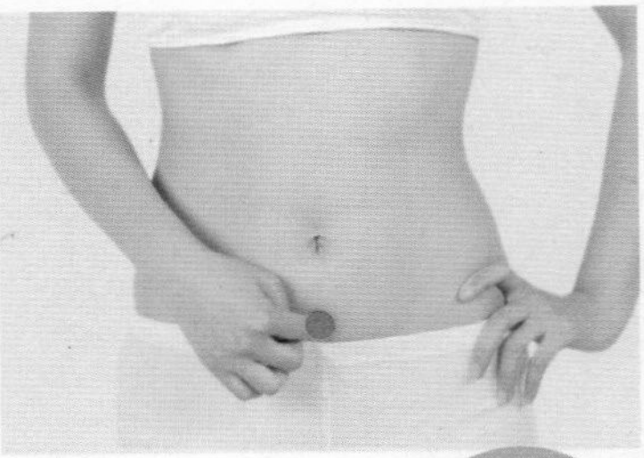

定位

位于下腹部，前正中线上，当脐中下3寸。

推拿次数

100次

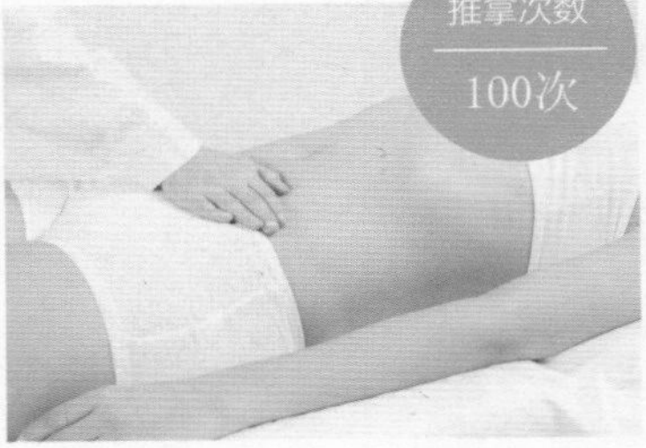

推拿方法

用大鱼际按压在关元穴上，以顺时针方向揉按。

曲池 清热和营、降逆活络

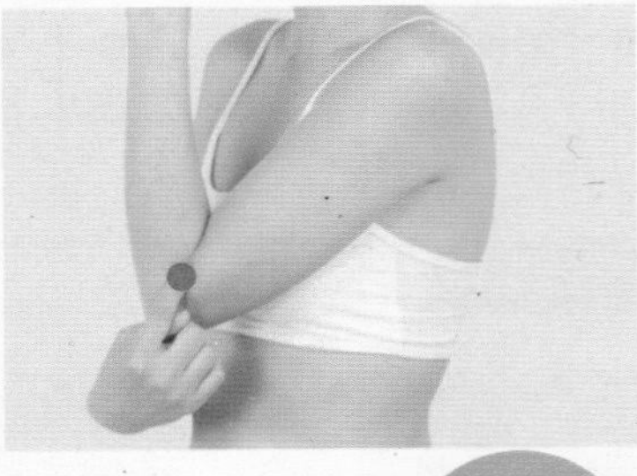

定位

位于肘横纹外侧端，屈肘，当尺泽与肱骨外上髁连线中点。

推拿次数

100次

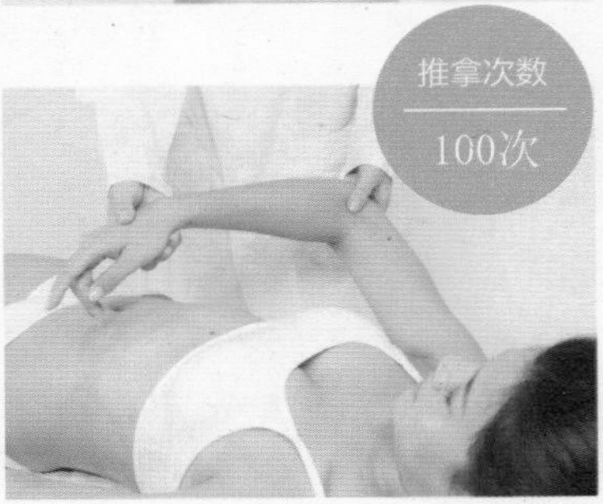

推拿方法

用拇指指腹按压在曲池穴上按揉，其余四指附于肘部。

三阴交 健脾和胃、兼调肝肾

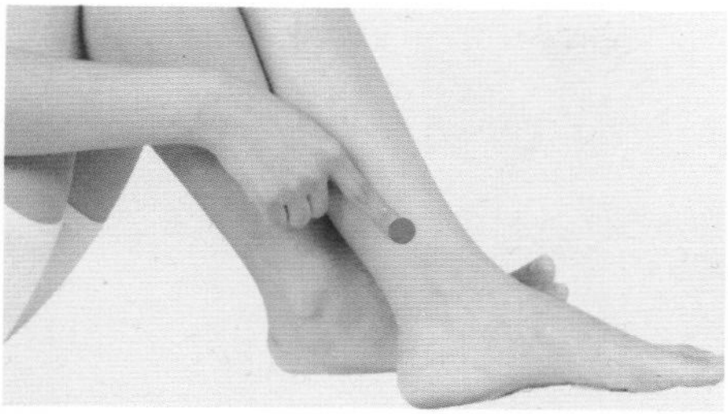

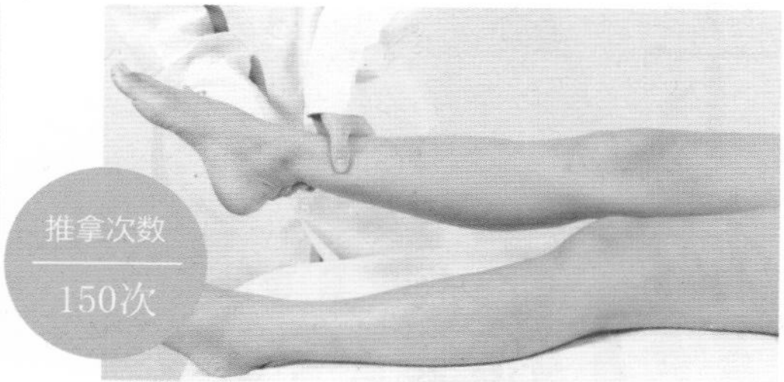

定位 | 位于小腿内侧，当足内踝尖上3寸，胫骨内侧缘后方。

推拿方法 | 用拇指指腹按压三阴交穴，以皮肤潮红、发热为度。

太冲 平肝理血、清利下焦

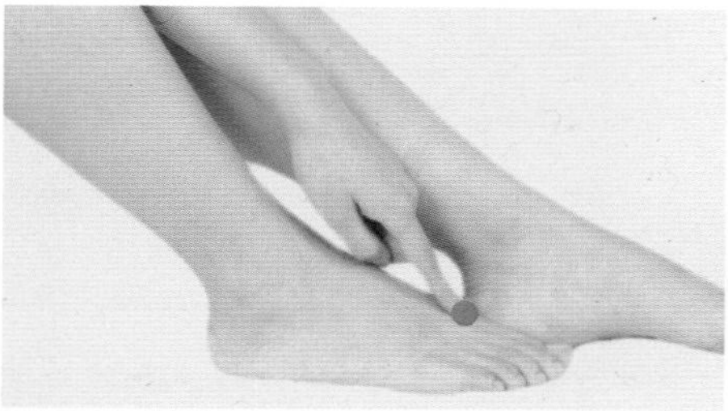

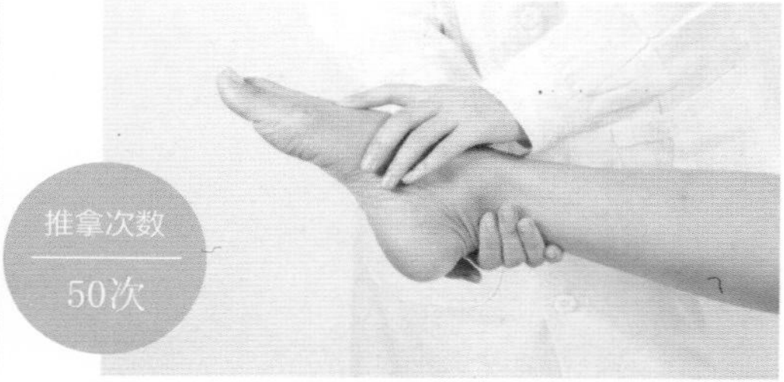

定位 | 位于足背侧，当第一跖骨间隙的后方凹陷处。

推拿方法 | 用食指指腹推按太冲穴，先由轻到重，再由重到轻。

命门 温和肾阳、健腰益肾

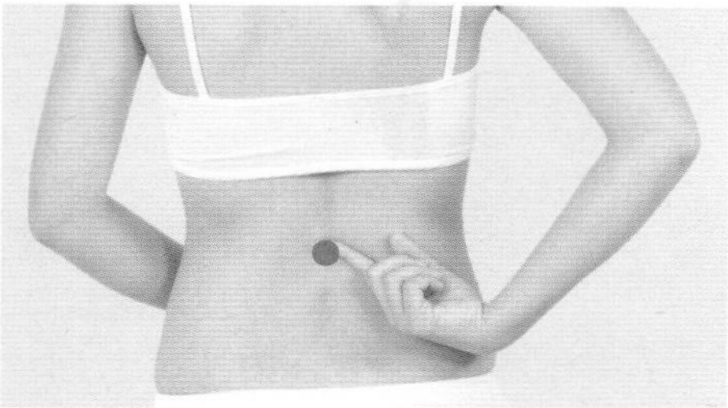

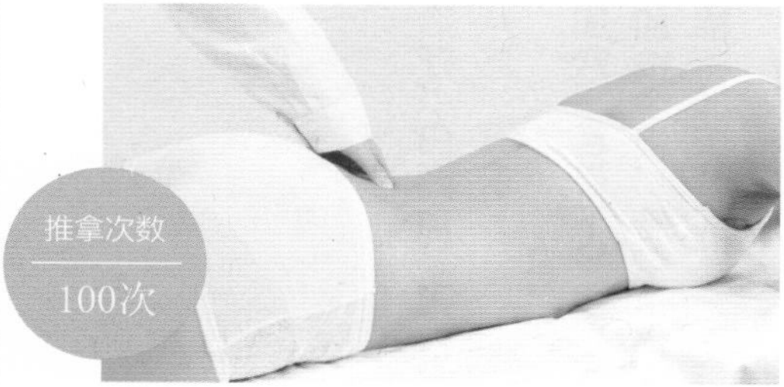

定位 | 位于腰部，当后正中线上，第二腰椎棘突下凹陷处。

推拿方法 | 用拇指指腹点按命门穴，以皮肤潮红、发热为度。

带下病

妇科

推拿方法

临床症状：带下病指阴道分泌或多或少的白色分泌物，有臭味及异味，色泽异常，常与生殖系统局部炎症、肿瘤或身体虚弱等因素有关。中医学认为本病多因湿热下注或气血亏虚，致带脉失约、冲任失调所致。

基础治疗：白环俞、天枢、阴陵泉、八髎、肾俞。

随症加穴：若带下量多，色黄黏稠，加按中极；若带下量多，色白质稀，加按脾俞。

白环俞 利湿止带

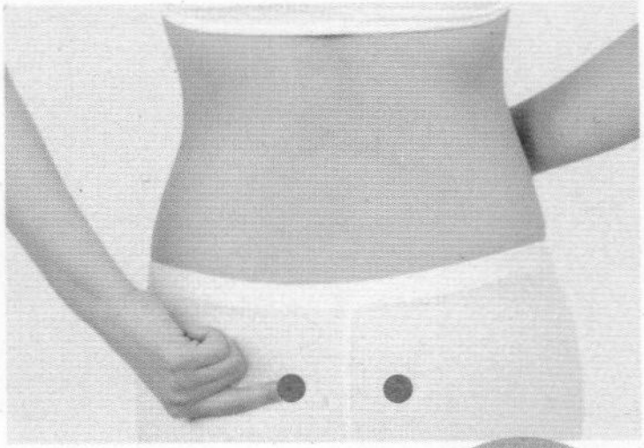

定位

位于骶部，当骶正中嵴旁 1.5 寸，平第四骶后孔。

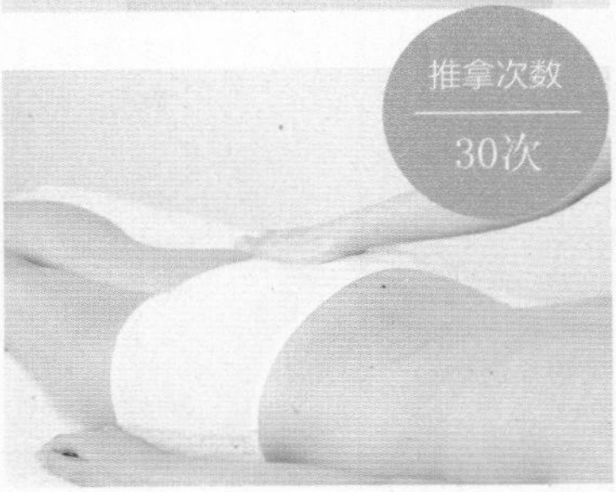

推拿方法

用手掌自上而下推拿白环俞穴。

天枢 调理胃肠、消炎止带

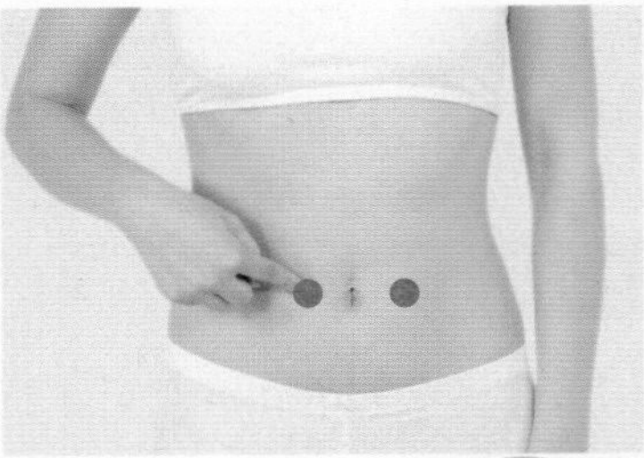

定位

位于腹中部，距脐中 2 寸。

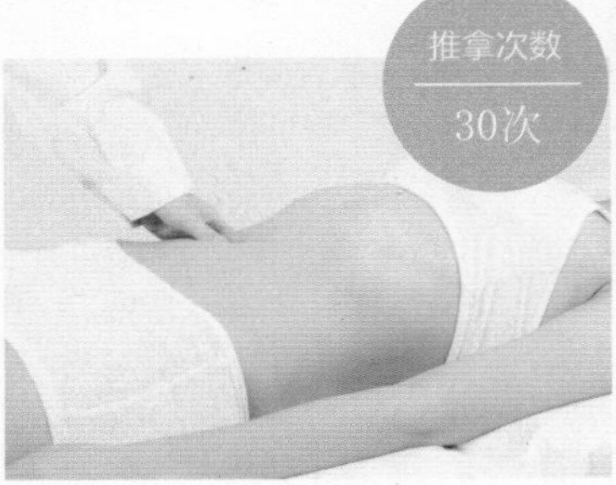

推拿方法

用拇指揉按天枢穴，以皮肤潮红、发热为度。

阴陵泉 具有益肾调经的作用

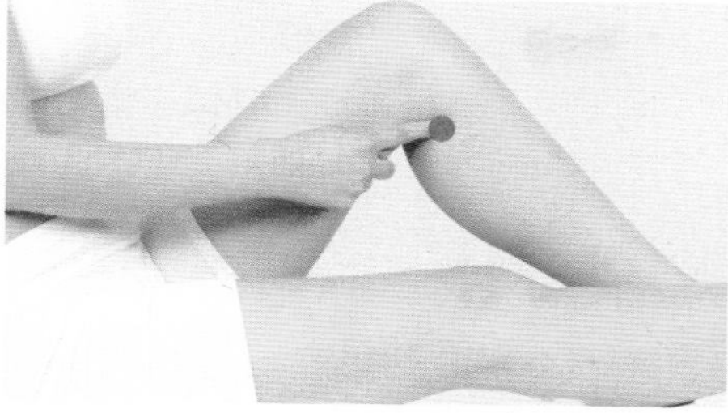

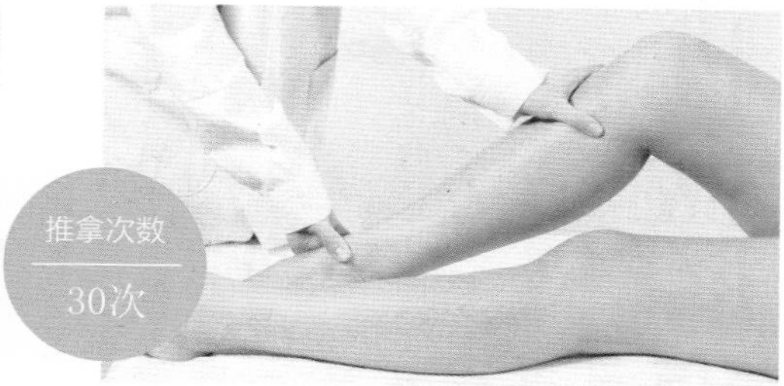

定位 位于小腿内侧，当胫骨内侧髁后下方凹陷处。

推拿方法 用拇指指腹按揉阴陵泉穴，以有酸胀感为度。

八髎 清利下焦湿热

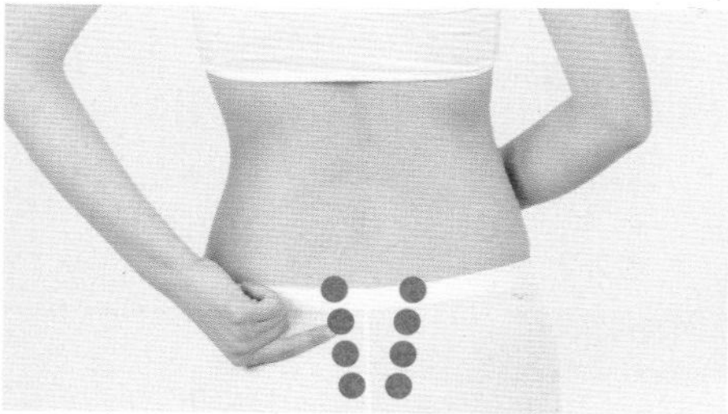

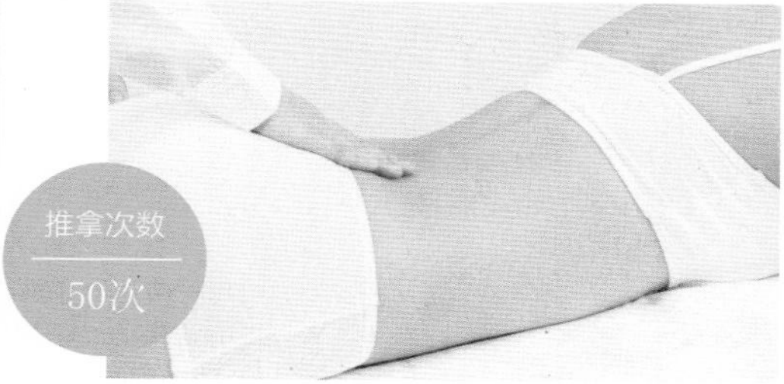

定位 位于骶椎，分别在第一、第二、第三、第四骶后孔中。

推拿方法 用手掌在骶部八髎穴来回摩擦，以透热为度。

肾俞 具有益肾调经的作用

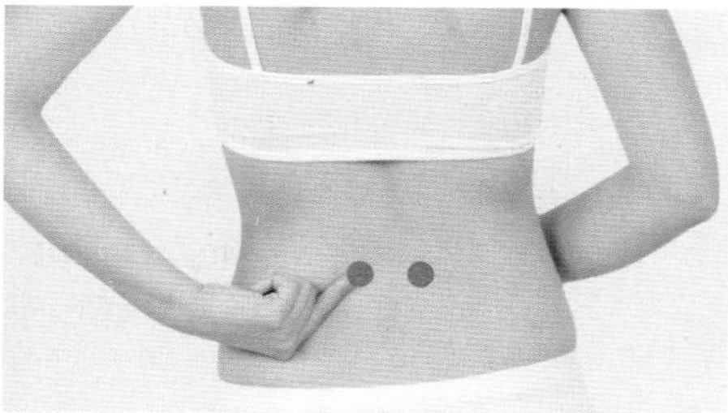

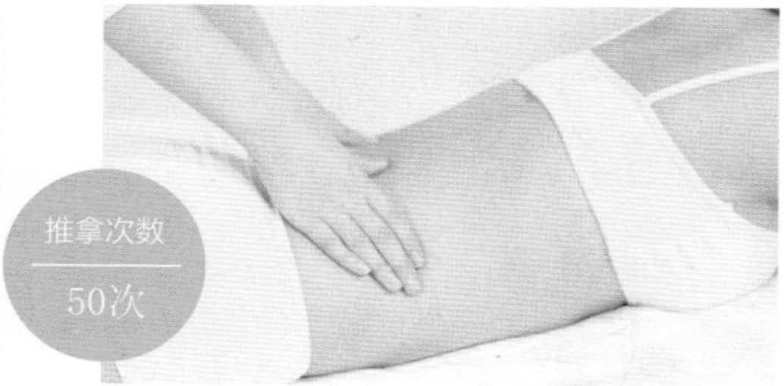

定位 位于腰部，当第二腰椎棘突下，旁开 1.5 寸。

推拿方法 用双手拇指指腹按揉肾俞穴，力度适中。

慢性盆腔炎

妇科

推拿方法

临床症状：慢性盆腔炎指的是女性内生殖器官、周围结缔组织及盆腔腹膜发生的慢性炎症。该病会反复发作，经久不愈。常因急性炎症治疗不彻底或因患者体质差，病情复发所致。

基础治疗：肾俞、中脘、关元、外关、三阴交。

随症加穴：若带下量多腥臭，加按阴陵泉；若小腹胀痛而硬，加按膈俞。

肾俞 补益肾气

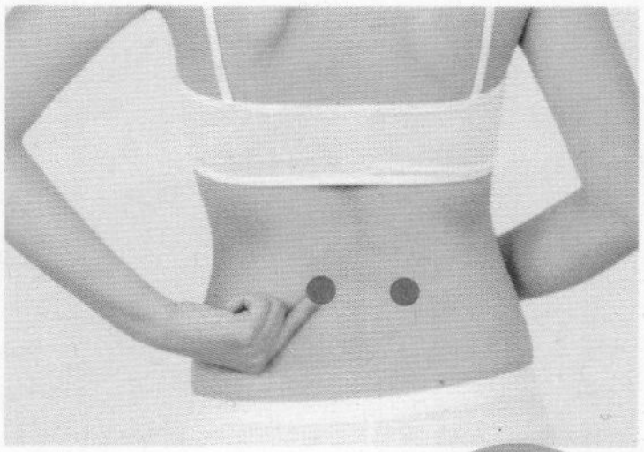

定位

位于腰部，当第二腰椎棘突下，旁开1.5寸。

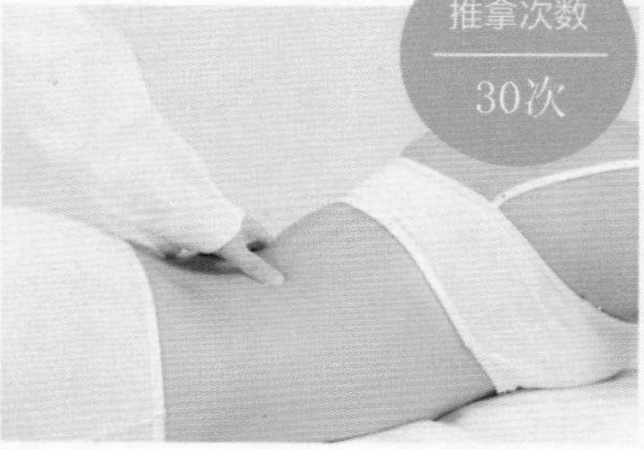

推拿方法

将拇指指腹按在肾俞穴上按揉，其余四指附在腰部。

中脘 健脾化湿

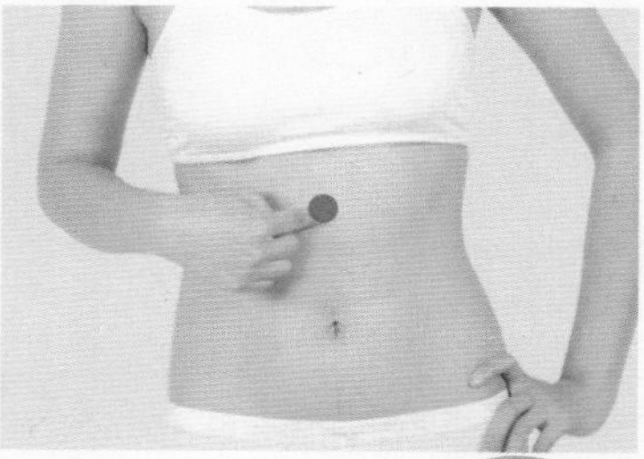

定位

位于上腹部，前正中线上，当脐中上4寸。

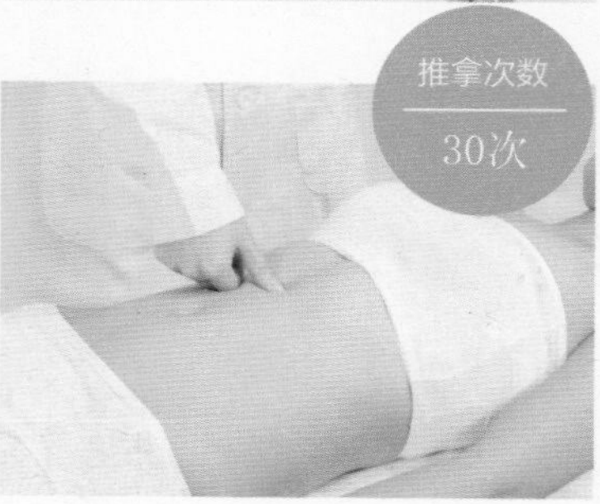

推拿方法

半握拳，拇指伸直，将拇指放在中脘穴上，适当用力揉按。

关元 调理冲任、理气活血

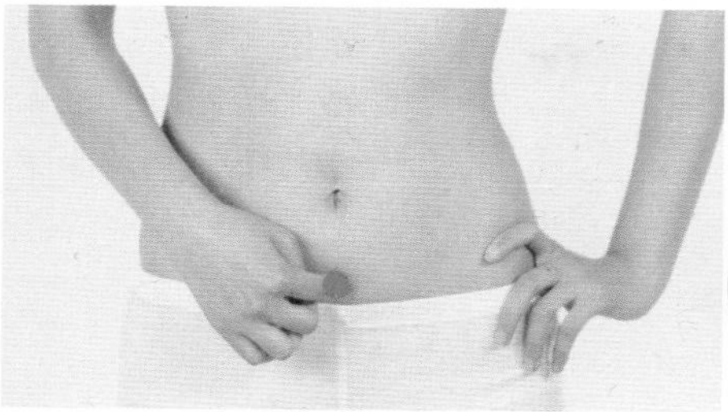

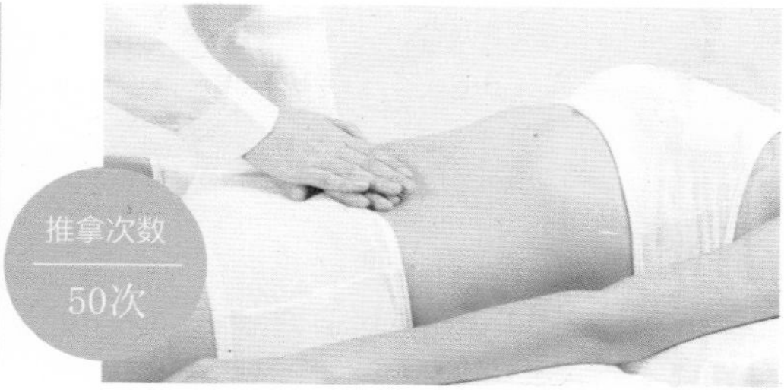

定位 位于下腹部，前正中线上，当脐中下3寸。

推拿方法 双手相叠，用掌心轻揉关元穴，以腹部有温热感为度。

外关 清热利湿、通经活络

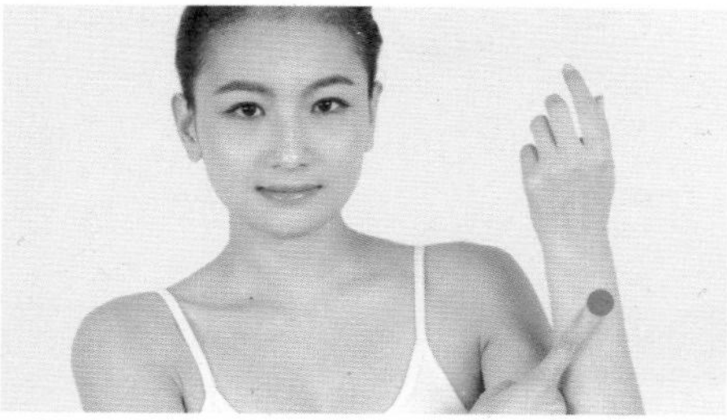

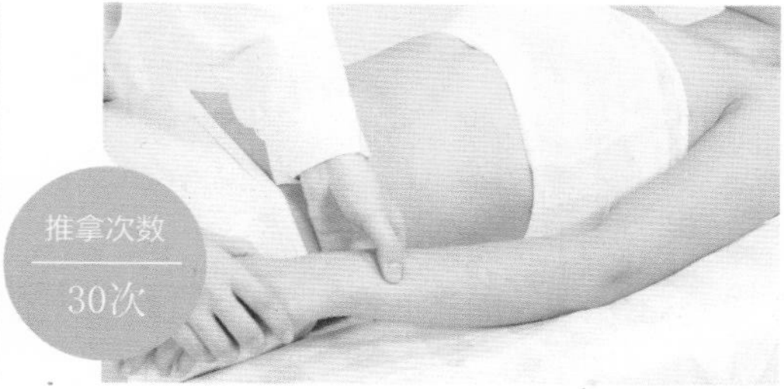

定位 位于前臂背侧，当阳池与肘尖的连线上，腕背横纹上2寸。

推拿方法 将拇指指腹按在外关穴上揉按。

三阴交 健脾利湿、兼调肝肾

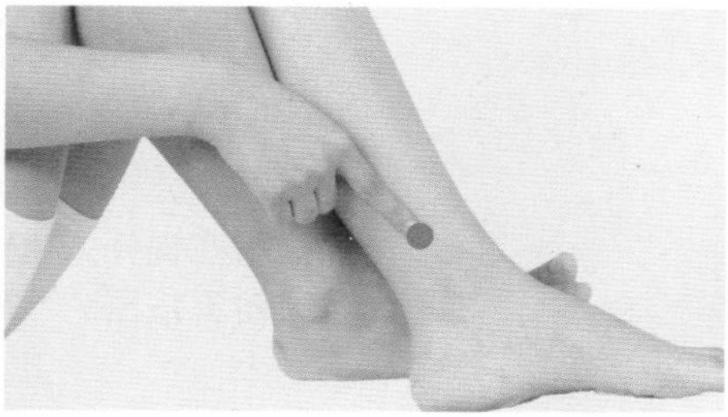

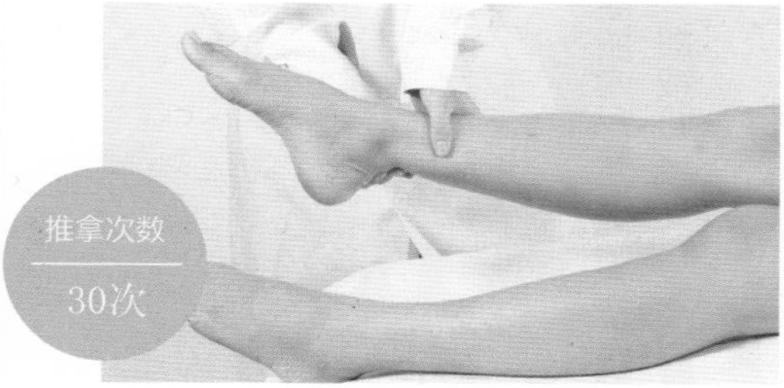

定位 位于小腿内侧，当足内踝尖上3寸，胫骨内侧缘后方。

推拿方法 将拇指指腹放在三阴交穴上，用力揉按，双下肢交替进行。

子宫脱垂

妇科

推拿方法

临床症状：子宫脱垂是指子宫从正常位置沿阴道向下脱出。主要因支托子宫及盆腔脏器的组织损伤或失去支托力，以及骤然或长期增加腹压所致。常见症状为腹部下坠、腰酸；严重者会出现排尿困难、尿频等症状。

基础治疗：中极、提托、子宫、肾俞、八髎。

随症加穴：若小腹及阴部坠胀，加按归来。

中极 清热利湿、益肾固脱

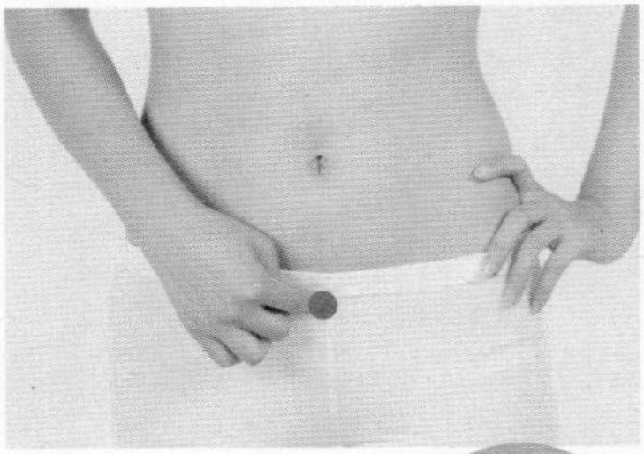

定位

位于下腹部，前正中线上，当脐中下4寸。

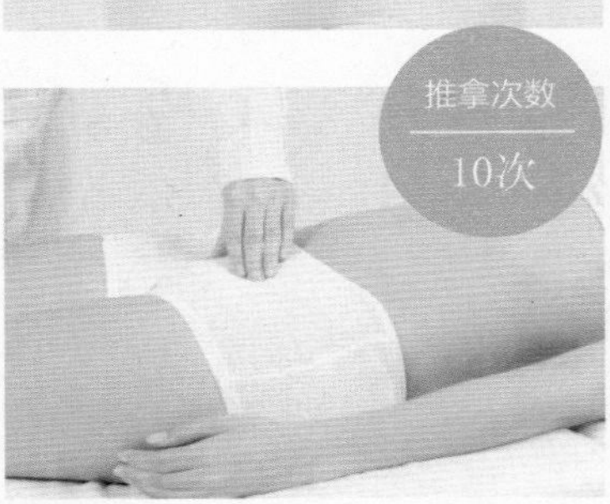

推拿方法

用拇指与食指、中指相对成钳形用力，捏住中极穴处肌肉，揉捏10遍。

提托 子宫脱垂的特效穴

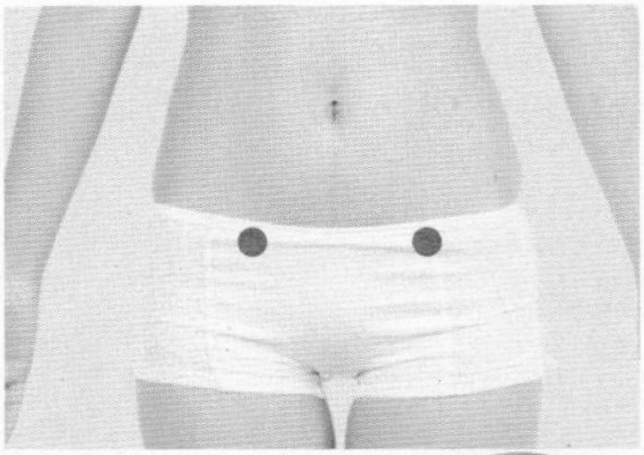

定位

位于下腹部，当脐中下3寸，旁开4寸。

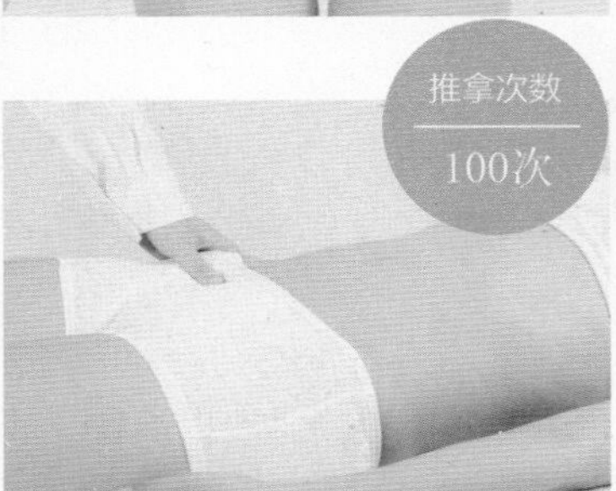

推拿方法

以拇指在提托穴上用力向下按压。

子宫 治疗妇科疾病要穴

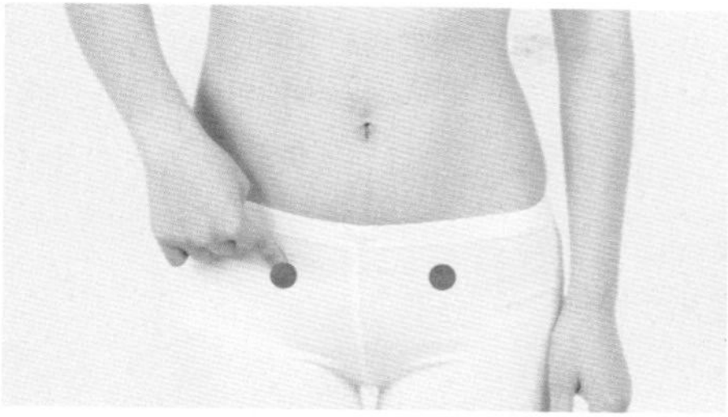

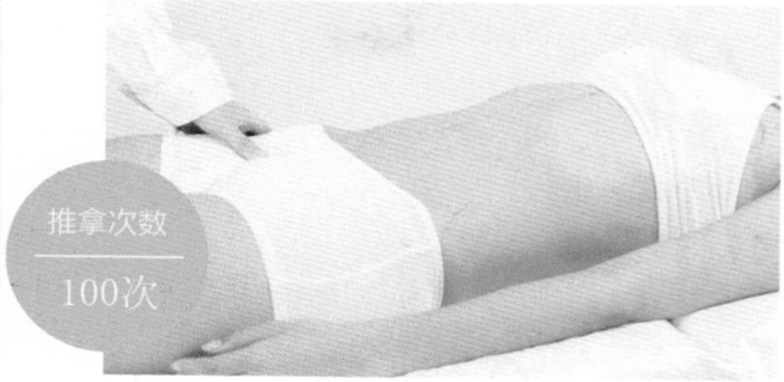

定位 位于下腹部，当脐中下 4 寸，中极旁开 3 寸。

推拿方法 用拇指指腹在子宫穴上用力向下按压，力量要由轻至重。

肾俞 补益肾气、升提胞宫

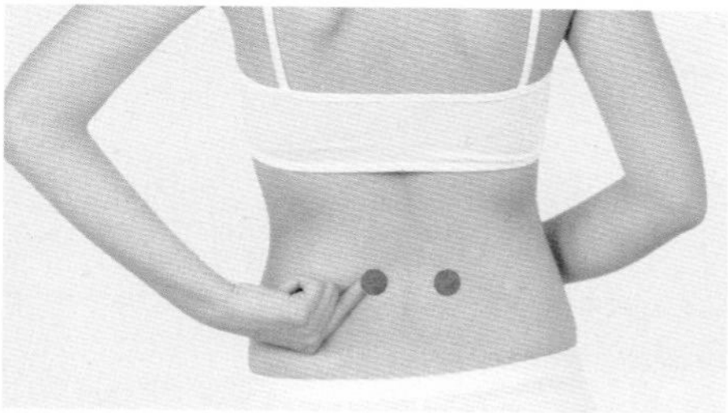

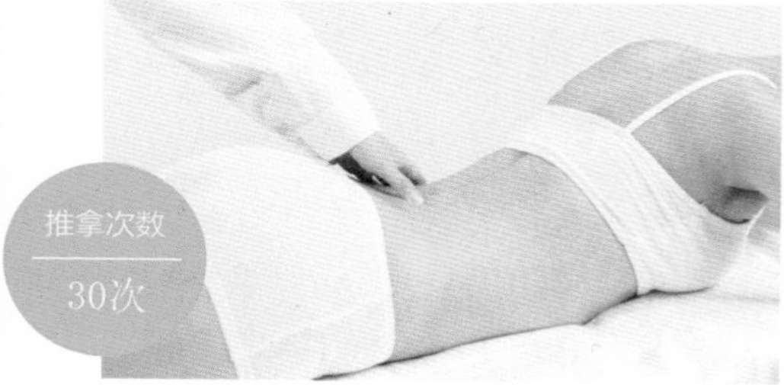

定位 位于腰部，当第二腰椎棘突下，旁开 1.5 寸。

推拿方法 用拇指或食指点按在肾俞穴上，以顺时针的方向揉按。

八髎 清热利湿、兼固胞脉

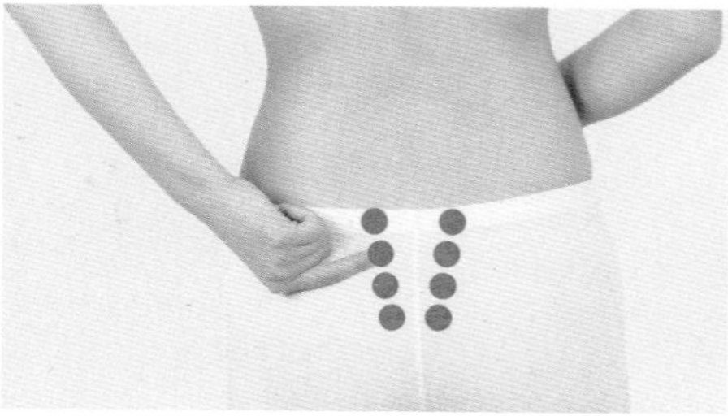

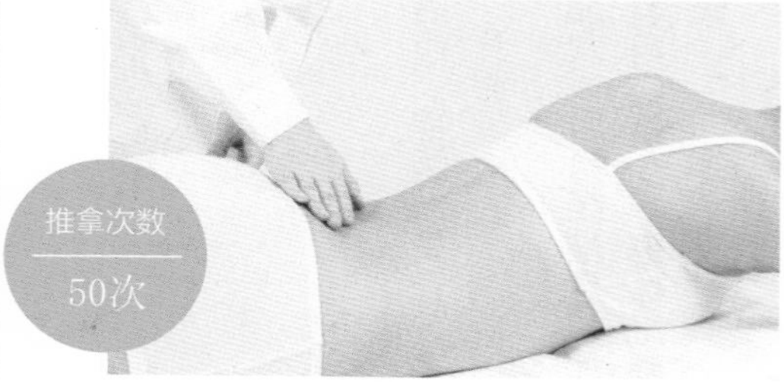

定位 位于骶椎，分别在第一、第二、第三、第四骶后孔中。

推拿方法 用手掌在骶部八髎穴来回摩擦，以透热为度。

不孕症

妇科

推拿方法

临床症状：不孕症是指夫妇同居而未避孕，经过较长时间不怀孕者。临床上分原发性不孕和继发性不孕两种。同居3年以上未受孕者，称原发性不孕；婚后曾有过妊娠，相距3年以上未受孕者，称继发性不孕。

基础治疗：神阙、关元、子宫、肾俞、八髎。

随症加穴：若月经推后，加按血海；若月经量少，形体肥胖，加按丰隆。

神阙 补益肾阳、暖宫散寒

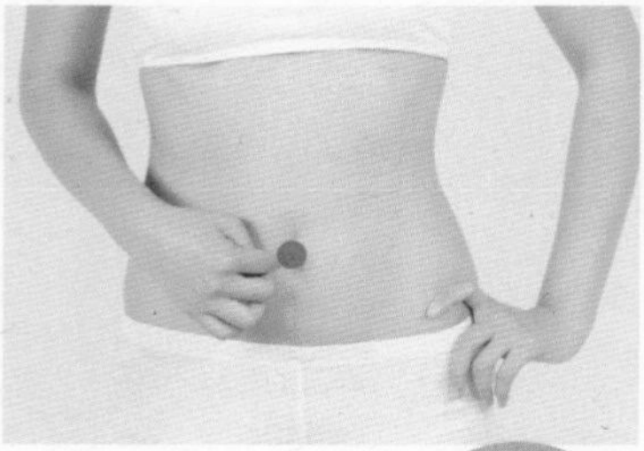

定位

位于腹中部，脐中央。

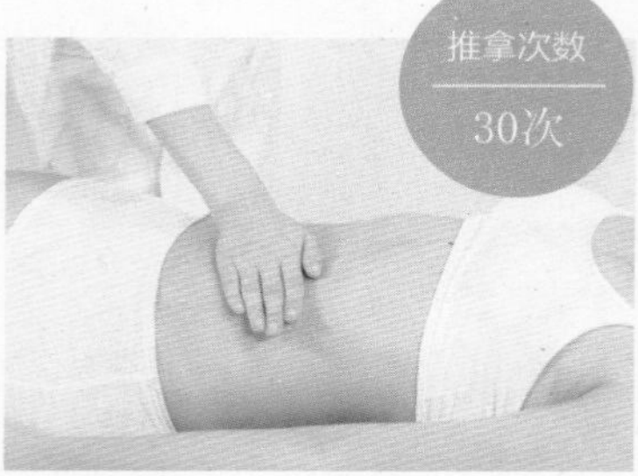

推拿方法

用掌心在神阙穴上用力向下按压。

关元 调和冲任、温暖胞宫

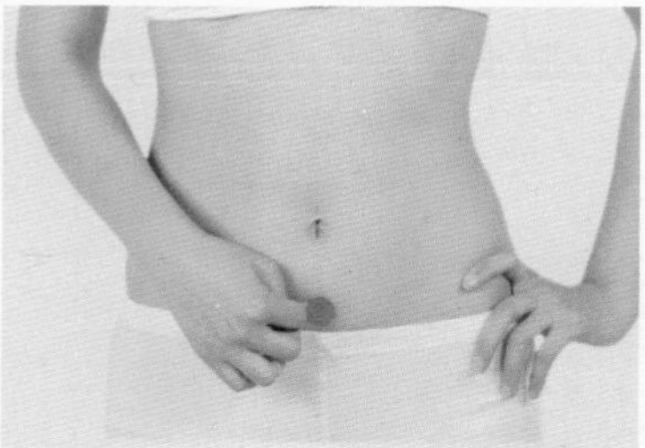

定位

位于下腹部，前正中线上，当脐中下3寸。

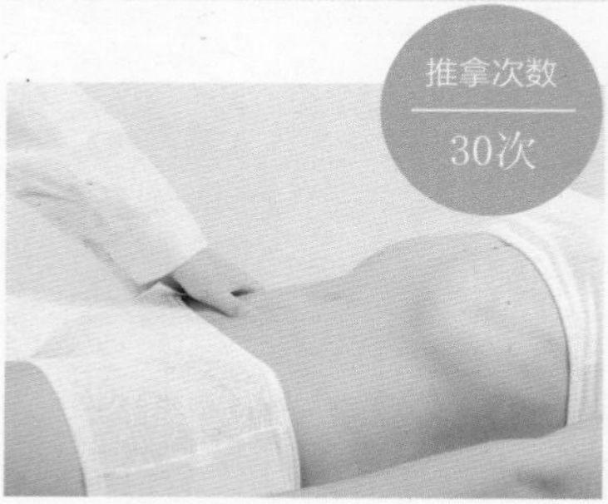

推拿方法

将拇指着附于关元穴上，以顺时针的方向揉按。

子宫 治疗不孕症经验效穴

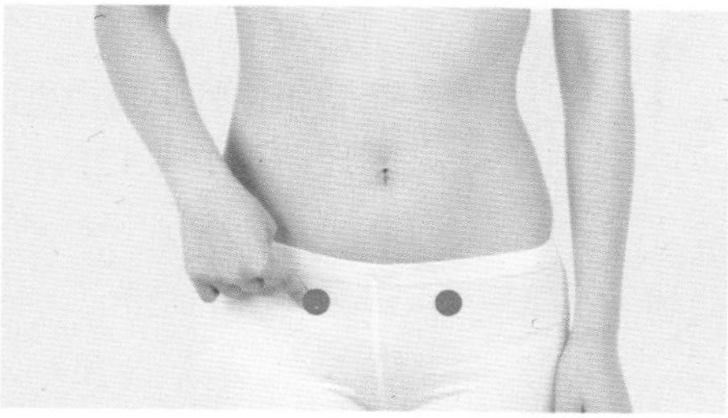

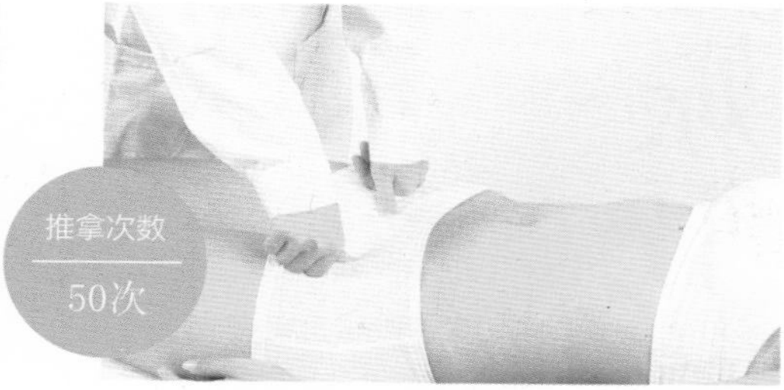

定位 位于下腹部，当脐中下 4 寸，中极旁开 3 寸。

推拿方法 用双手拇指在子宫穴区域上用力向下压按。

肾俞 补肾壮阳、暖宫散寒

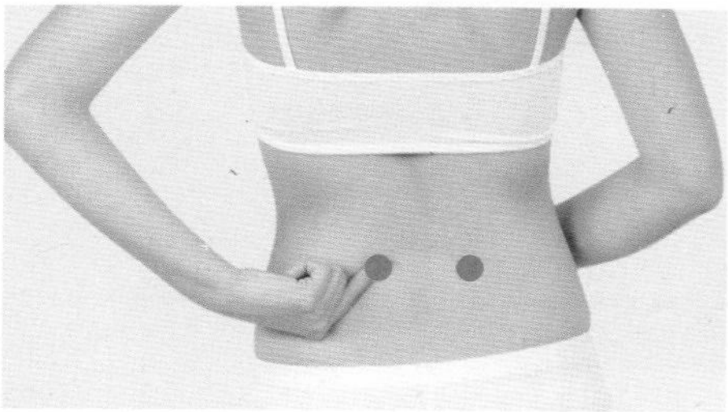

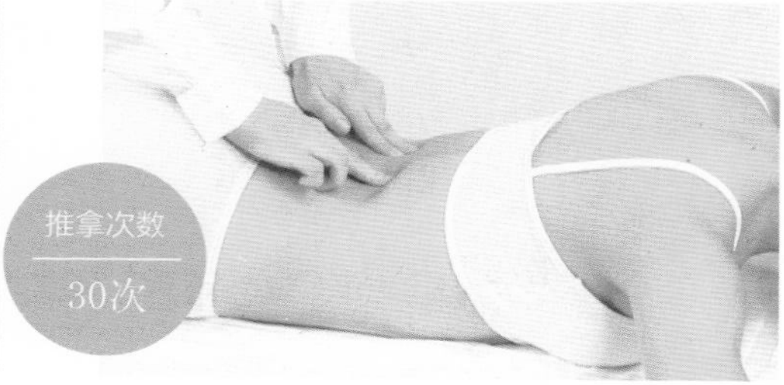

定位 位于腰部，当第二腰椎棘突下，旁开 1.5 寸。

推拿方法 用中指和食指点压在肾俞穴上，以顺时针的方向匀速揉按。

八髎 行气活血、调经助孕

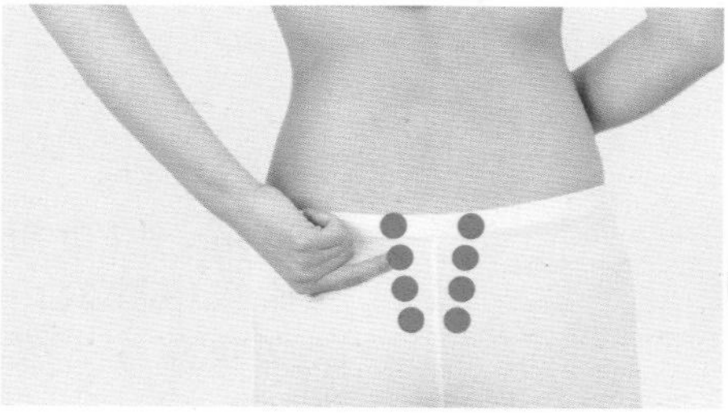

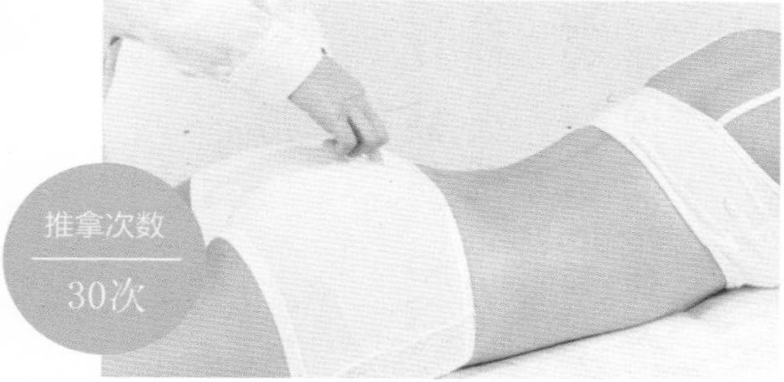

定位 位于骶椎，共8个，分别在第一、第二、第三、第四骶后孔中。

推拿方法 用中指和食指点压在八髎穴上，以顺时针的方向匀速揉按。

妊娠呕吐

妇科

推拿方法

临床症状：妊娠呕吐是指怀孕后2～3个月出现的恶心、呕吐症状。多因早孕时绒毛膜促性腺素功能旺盛，使胃酸减少、胃蠕动减弱、自主神经系统功能紊乱、副交感神经兴奋过强所致。

基础治疗：缺盆、中脘、足三里、公孙、太冲。

随症加穴：若呕吐酸腐，加按天枢；若呕吐清水痰涎，加按丰隆。

缺盆 宽胸利膈、降逆止呕

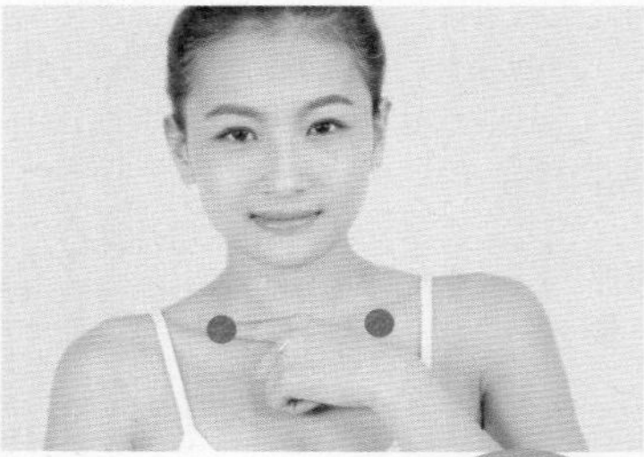

定位

位于锁骨上窝中央，距前正中线4寸。

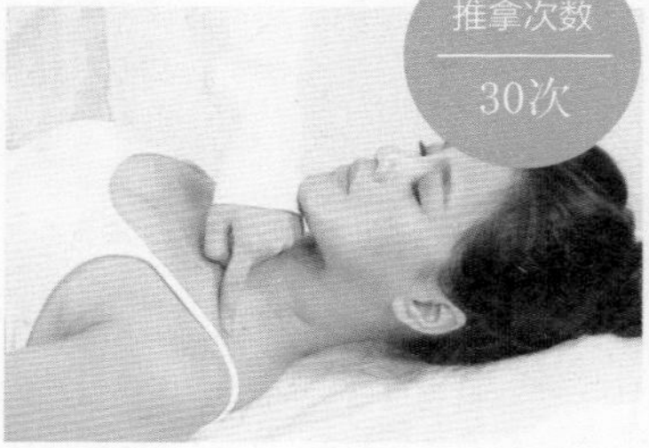

推拿次数

30次

推拿方法

用食指指腹在缺盆穴上用力向下按压。

中脘 通调腑气、和胃降逆

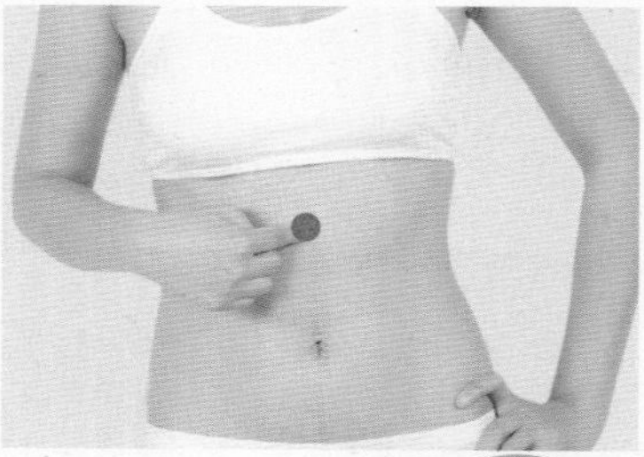

定位

位于上腹部，前正中线上，当脐中上4寸。

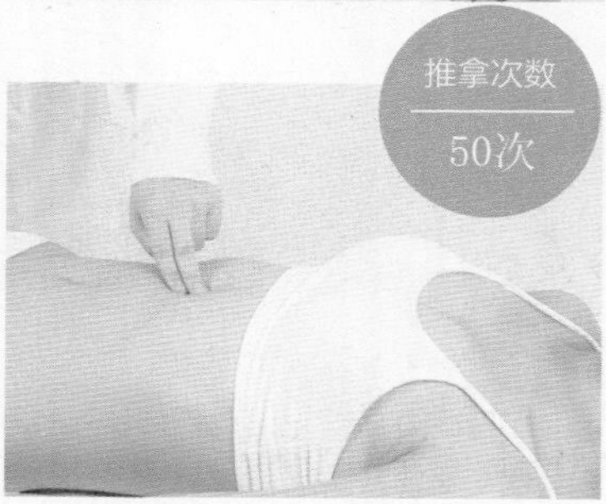

推拿次数

50次

推拿方法

用食指、中指指腹揉按中脘穴，以皮肤潮红、发热为度。

足三里 平肝和胃、理气降逆

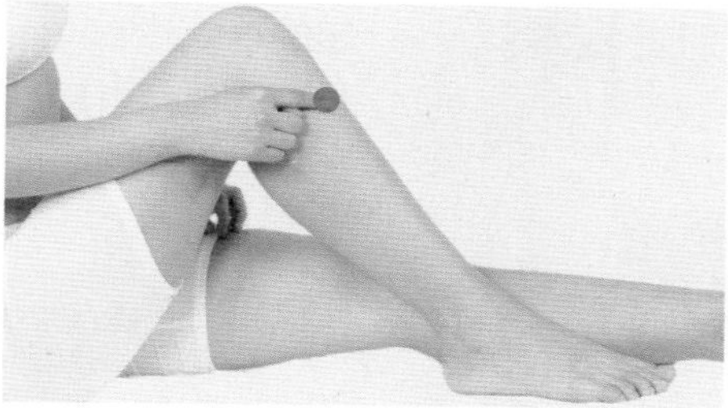

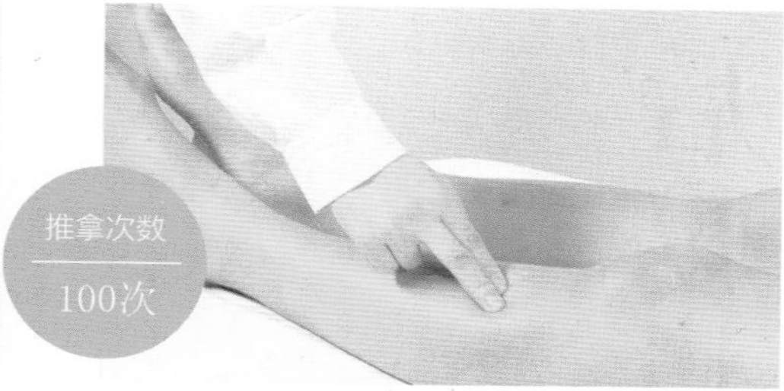

定位 位于小腿前外侧，当犊鼻下3寸，距胫骨前缘一横指。

推拿方法 将食指、中指并拢，用两指指尖点在足三里穴上，用力向下按压。

公孙 健脾化湿、和胃降逆

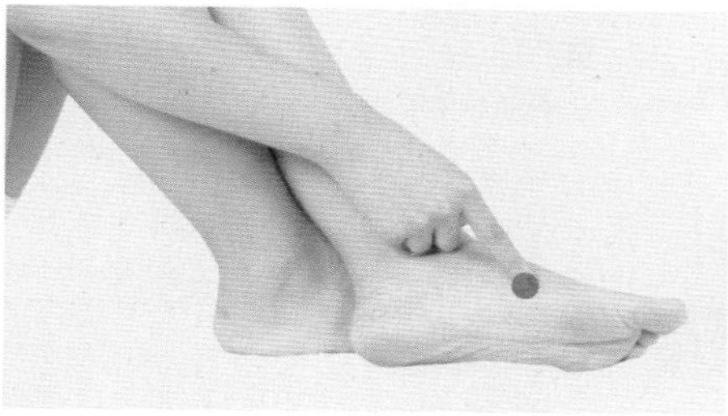

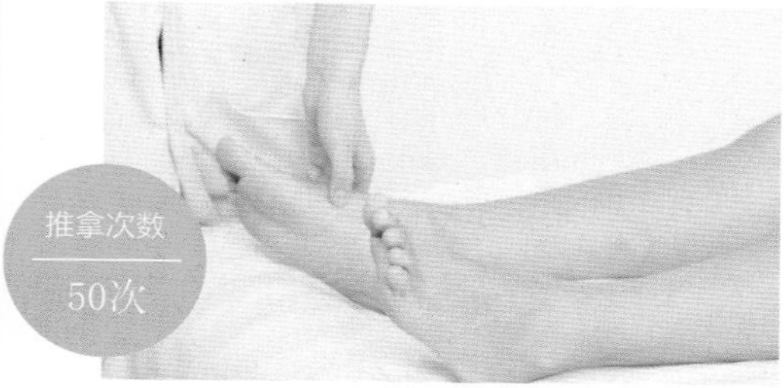

定位 位于足内侧缘，当第一跖骨基底的前下方。

推拿方法 用拇指指腹按揉公孙穴，力度适中。

太冲 舒肝理气、平降冲逆

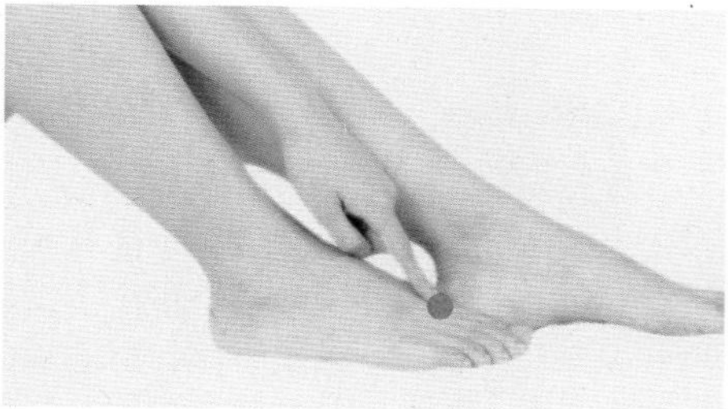

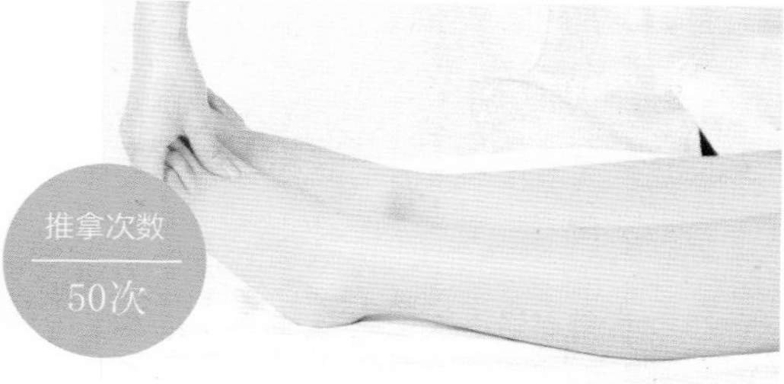

定位 位于足背侧，当第一跖骨间隙的后方凹陷处。

推拿方法 用拇指指腹按揉太冲穴，力度适中。

产后腹痛

妇科

推拿方法

临床症状： 产后腹痛是指女性分娩后出现的以下腹部疼痛为主的症状，属于分娩后的一种正常现象，一般疼痛持续2～3天，多则一周以内消失。

基础治疗：命门、肾俞、膈俞、关元、三阴交。

随症加穴：若小腹隐痛，加按神阙；若恶露色紫暗有块，加按血海。

命门 温和肾阳、化瘀止痛

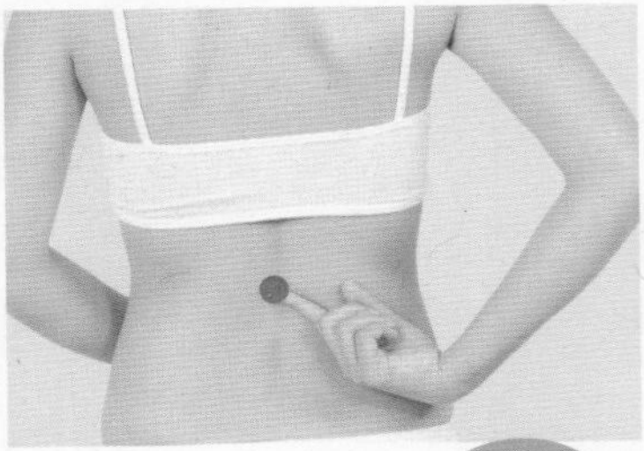

定位

位于腰部，当后正中线上，第二腰椎棘突下凹陷中。

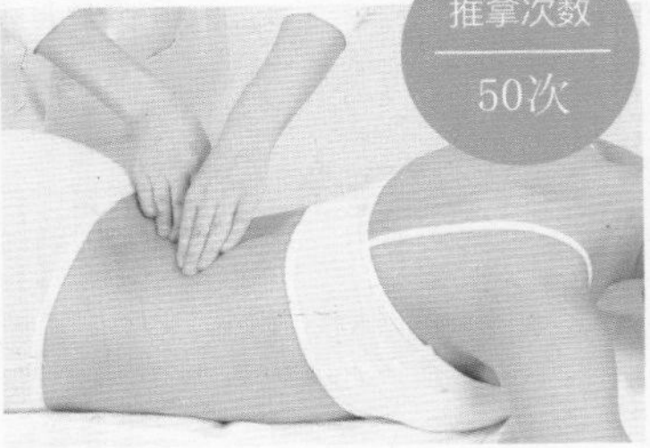

推拿方法

将食指、中指、无名指紧并，来回推揉命门穴。

肾俞 补益肾气、行气止痛

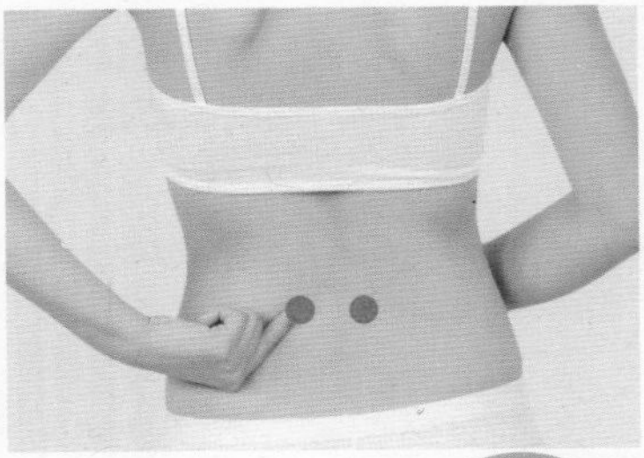

定位

位于腰部，当第二腰椎棘突下，旁开1.5寸。

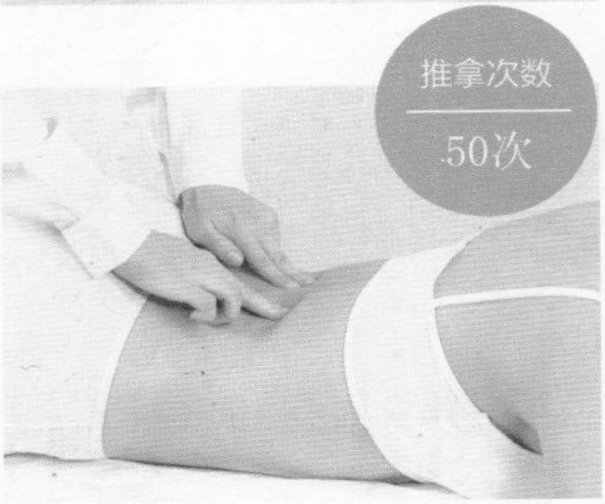

推拿方法

用中指和食指点压在肾俞穴上，以顺时针的方向匀速揉按。

膈俞 理气活血、化瘀止痛

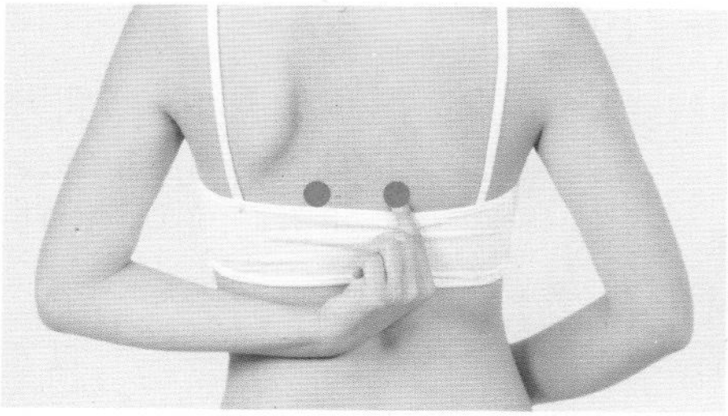

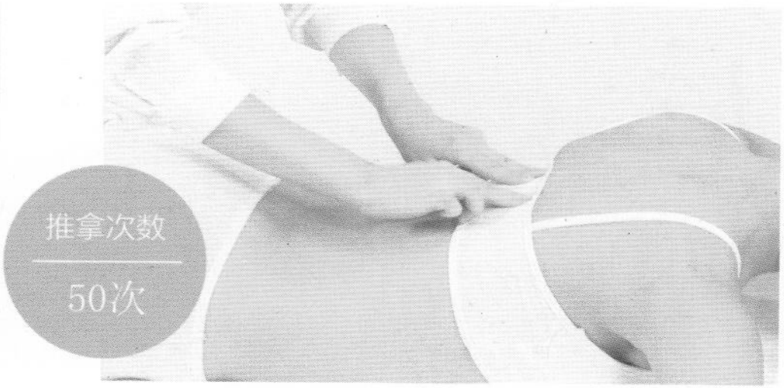

定位 位于背部，当第七胸椎棘突下，旁开 1.5 寸。

推拿方法 食指、中指紧并，以顺时针方向揉按膈俞穴。

关元 调理冲任

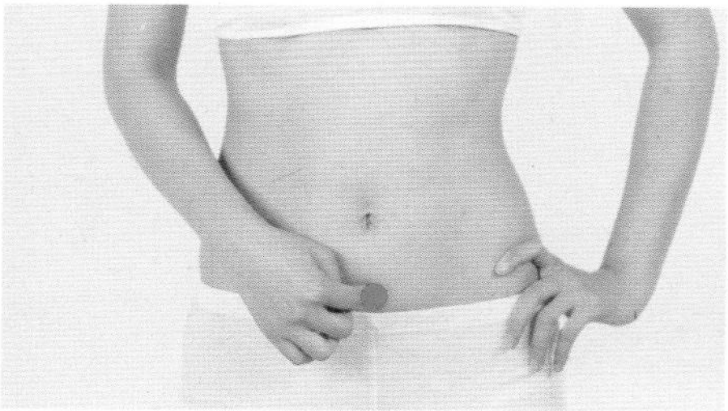

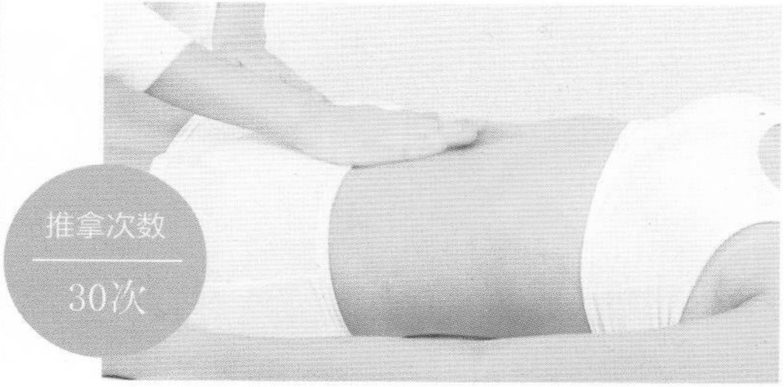

定位 位于下腹部，前正中线上，当脐中下 3 寸。

推拿方法 将掌心搓热，迅速覆盖在关元穴上来回摩擦，以皮肤潮红为度。

三阴交 理血调经要穴

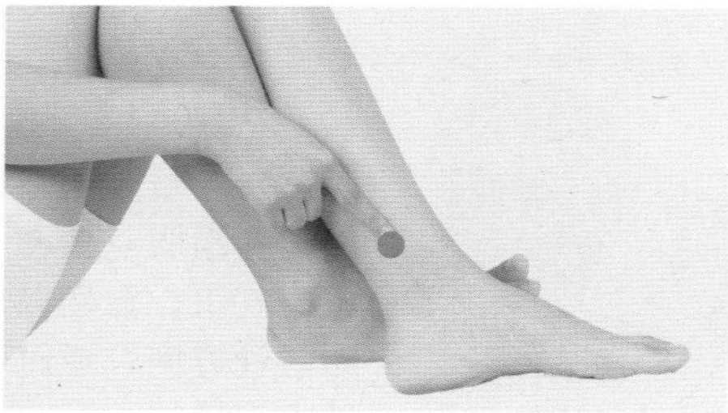

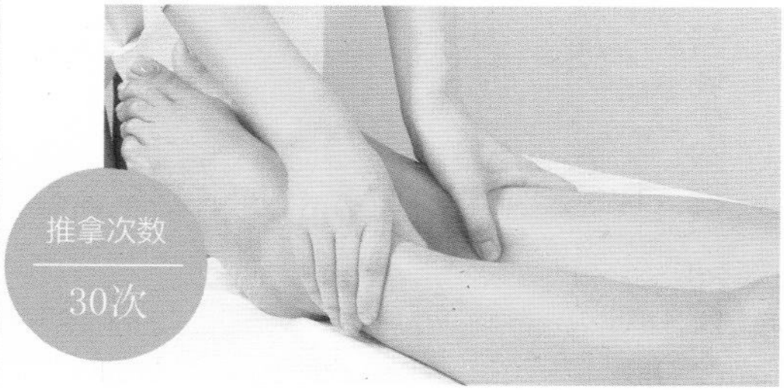

定位 位于小腿内侧，当足内踝尖上 3 寸，胫骨内侧缘后方。

推拿方法 将两手拇指指腹放在两侧三阴交穴上，用力揉按。

产后缺乳

妇科

推拿方法

临床症状：产后缺乳是指产后乳汁分泌量少，不能满足婴儿需要的一种症状。乳汁的分泌与乳母的精神状态、情绪、营养状况和休息情况都有关系。中医认为本病多因素体虚弱或产期失血过多，气血亏虚所致。

基础治疗：乳根、膻中、中脘、少泽、足三里。

随症加穴：若乳汁甚少，加按血海；若乳汁清稀，加按膈俞；若乳少浓稠，加按太冲。

乳根 行气活血、通畅乳络

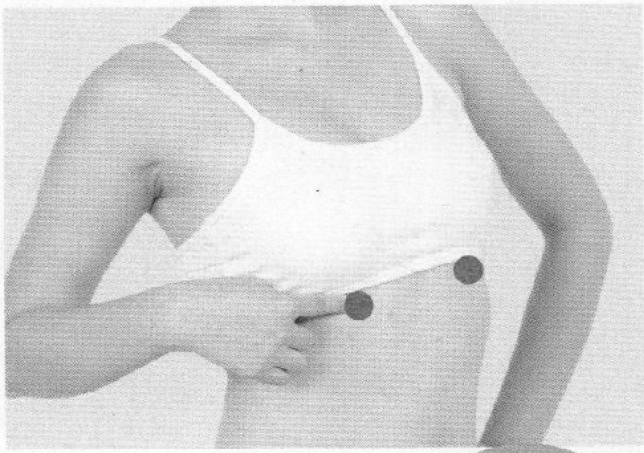

定位

位于胸部，当乳头直下，乳房根部，第五肋间隙，距前正中线 4 寸。

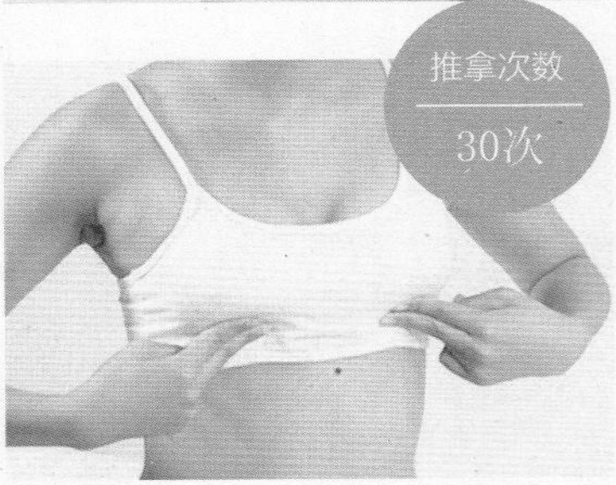

推拿方法

将食指、中指点在乳根穴上，以顺时针方向揉按。

膻中 益气养血、开郁通乳

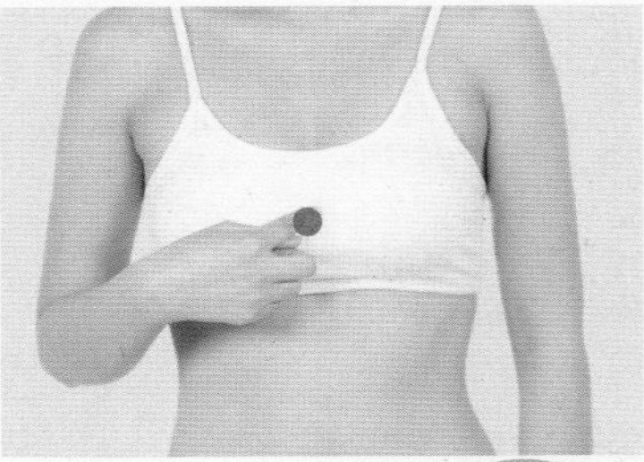

定位

位于胸部，当前正中线上，平第四肋间，两乳头连线的中点。

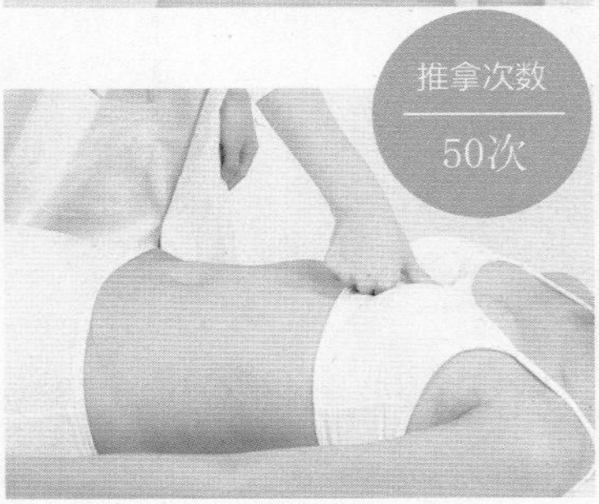

推拿方法

用拇指指腹点按在膻中穴上，分别以顺时针方向、逆时针方向揉按。

中脘 健脾和胃、化生乳汁

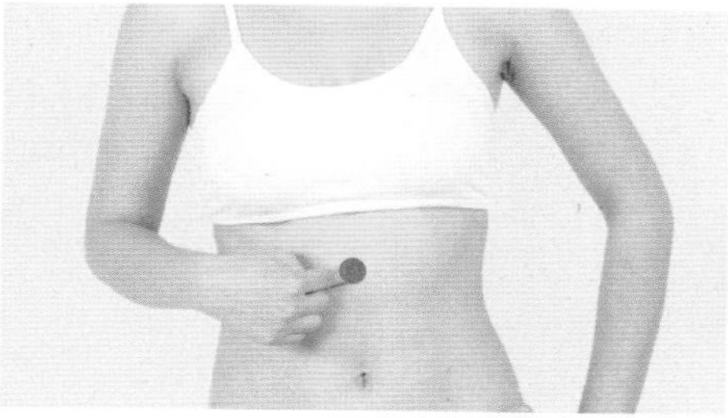

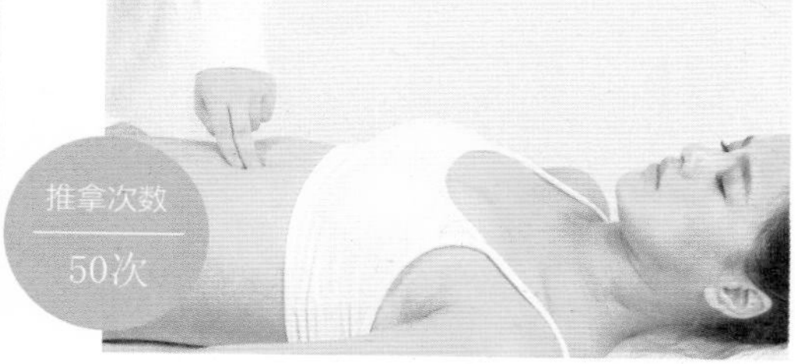

定位 | 位于上腹部，前正中线上，当脐中上4寸。

推拿方法 | 用食指、中指按在中脘穴上，分别以顺时针方向、逆时针方向揉按。

少泽 清热利咽、通乳开窍

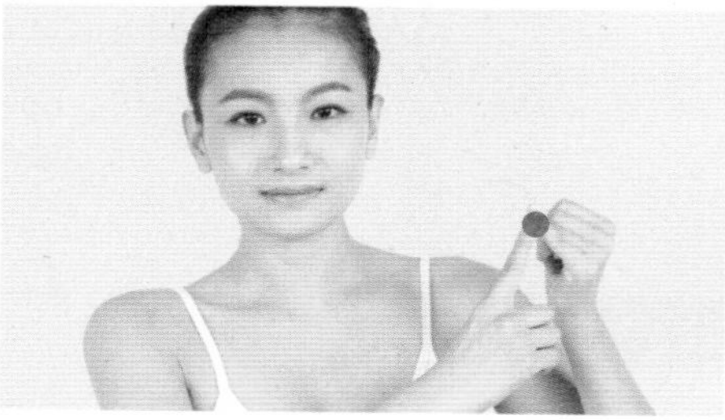

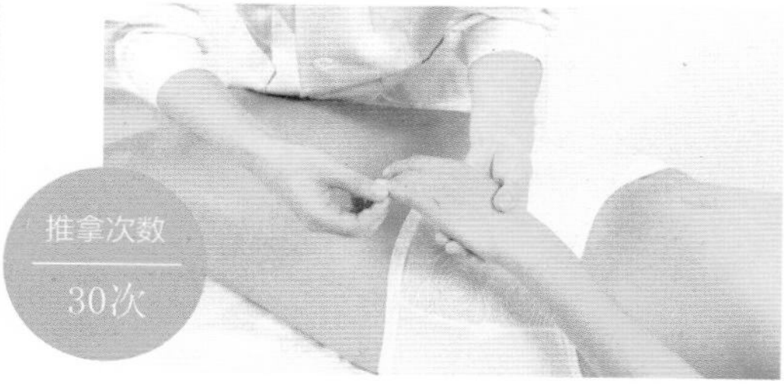

定位 | 位于手小指末节尺侧，距指甲角0.1寸（指寸）。

推拿方法 | 用拇指和食指、中指相对，夹提少泽穴，交替捻动。

足三里 补益气血、化生乳汁

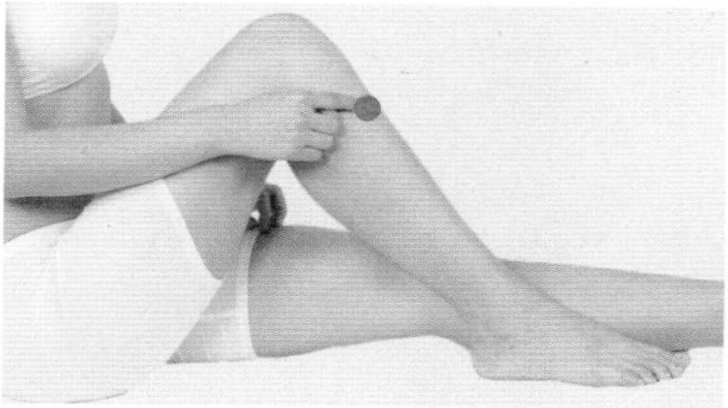

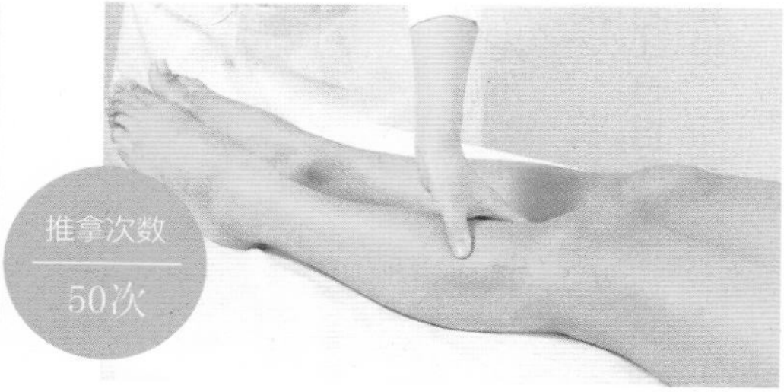

定位 | 位于小腿前外侧，当犊鼻下3寸，距胫骨前缘一横指。

推拿方法 | 以拇指指端点按在足三里穴位上，以顺时针的方向揉按。

更年期综合征

妇科

推拿方法

临床症状：更年期综合征是指女性从生育期向老年期过渡期间，因卵巢功能逐渐衰退，导致人体雌激素分泌量减少。主要临床表现有月经紊乱、不规则，伴潮热、心悸、胸闷、烦躁不安、失眠等症状。

基础治疗：中脘、建里、肝俞、脾俞、肾俞。

随症加穴：若心悸怔忡，加按心俞；若头晕目眩，加按风池；若头昏脑胀，加按太阳。

中脘 健脾益气和胃

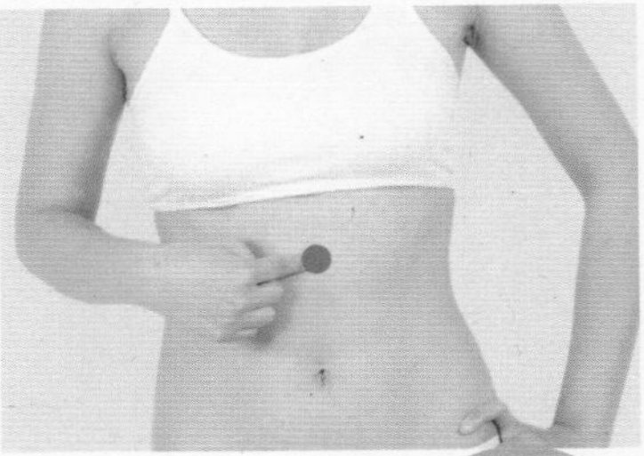

定位

位于上腹部，前正中线上，当脐中上4寸。

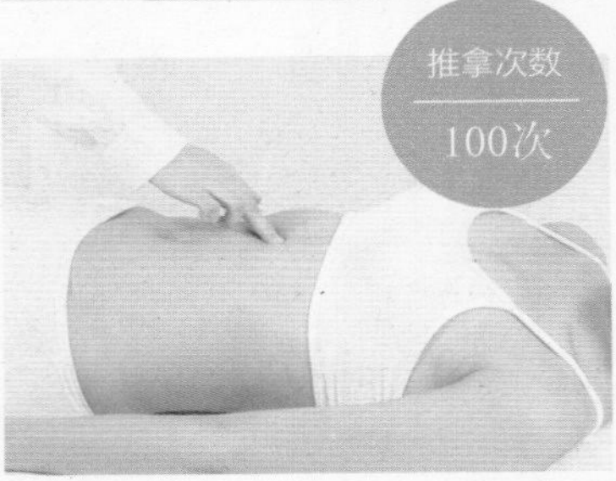

推拿方法

用中指指腹点揉中脘穴。

建里 和胃健脾

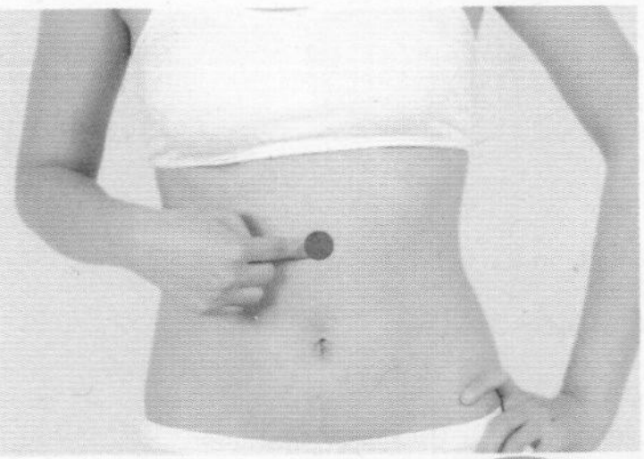

定位

位于上腹部，前正中线上，当脐中上3寸。

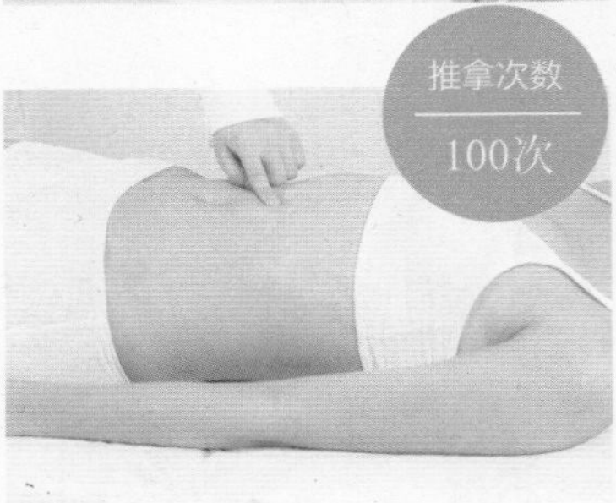

推拿方法

用食指指腹点揉建里穴。

肝俞 疏肝理气、育阴潜阳

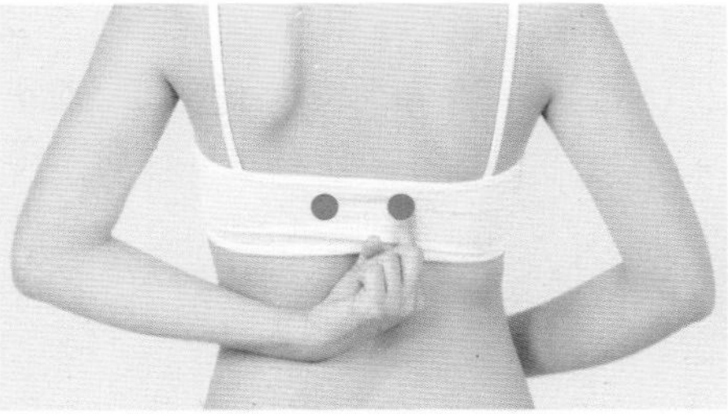

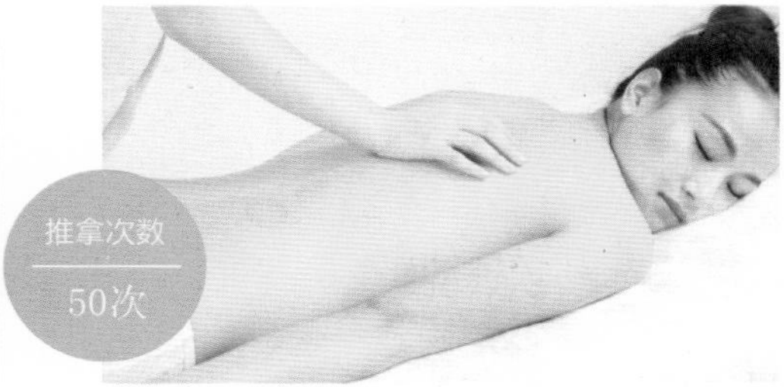

定位 位于背部，当第九胸椎棘突下，旁开 1.5 寸。

推拿方法 用手掌根部用力推揉肝俞穴，反复推揉，以局部有酸胀感为度。

脾俞 健脾和胃

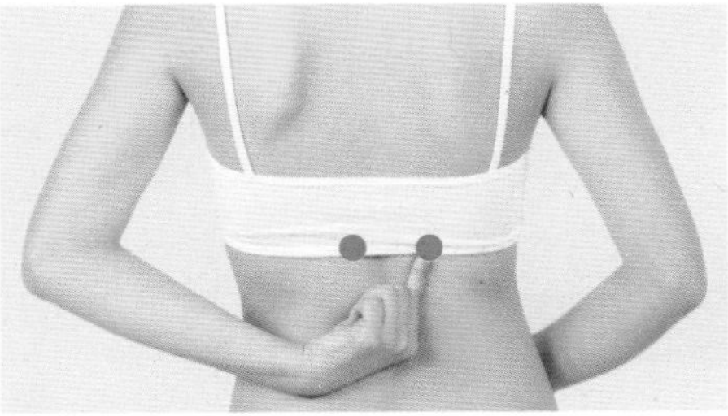

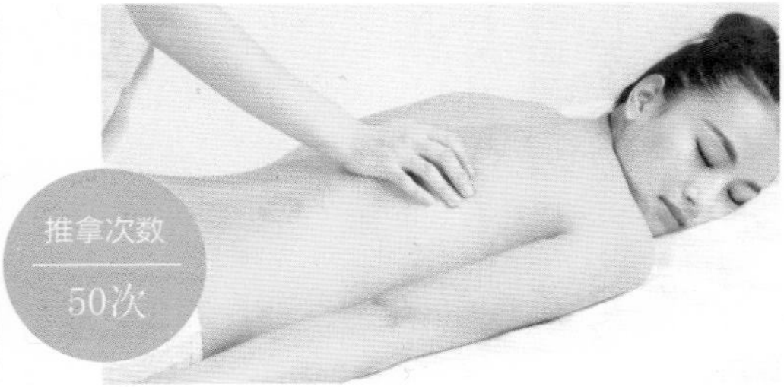

定位 位于背部，当第十一胸椎棘突下，旁开 1.5 寸。

推拿方法 用手掌根部用力推揉脾俞穴，反复推揉，以局部有酸胀感为度。

肾俞 补益肾气、强健腰膝

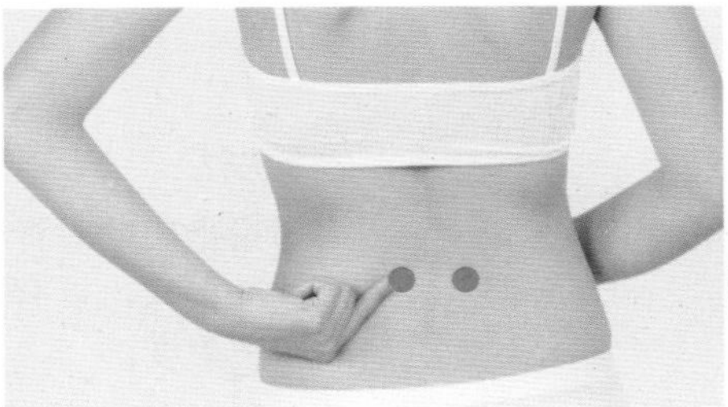

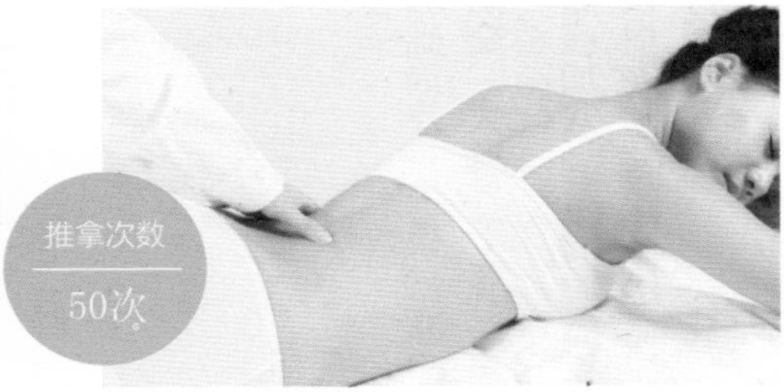

定位 位于腰部，当第二腰椎棘突下，旁开 1.5 寸。

推拿方法 用拇指指腹推揉肾俞穴，反复推揉，以局部有酸胀感为度。

阴道炎

妇科

推拿方法

临床症状：阴道炎是一种常见的妇科疾病，是阴道黏膜及黏膜下结缔组织的炎症，各个年龄阶段都可以罹患。临床上以白带的性状发生改变以及外阴瘙痒灼痛为主要临床特点，性交痛也常见，感染累及尿道时，可有尿痛等症状。

基础治疗：中极、冲门、三阴交、太溪、下髎。

随症加穴：若阴道瘙痒，加按血海；若阴道出血，加按行间。

中极 清利下焦湿热

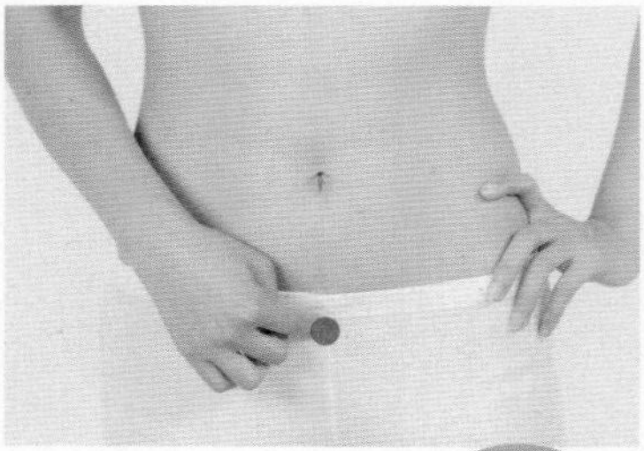

定位

位于下腹部，前正中线上，当脐中下4寸。

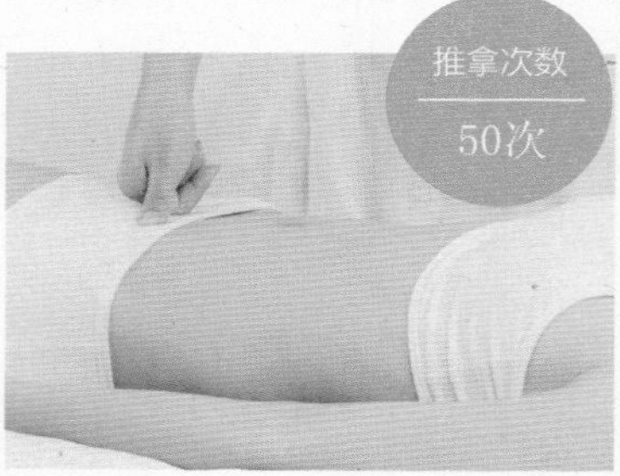

推拿方法

用拇指指腹顺时针按揉中极穴。

冲门 健脾化湿

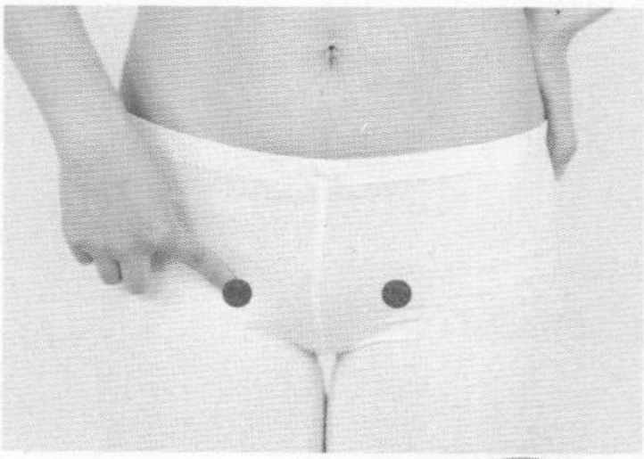

定位

位于腹股沟外侧，距耻骨联合上缘中点3.5寸，当髂外动脉搏动处的外侧。

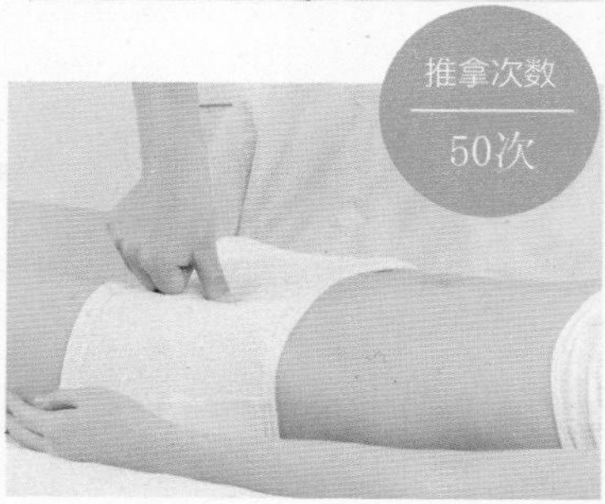

推拿方法

用拇指指腹顺时针按揉冲门穴，以有酸胀感为度。

三阴交 健脾利湿、兼调肝肾

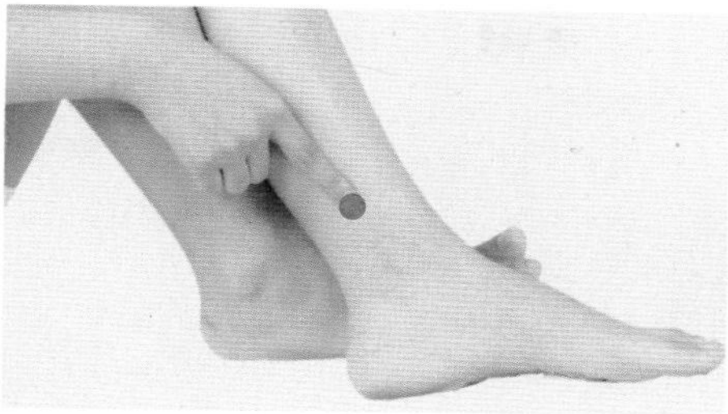

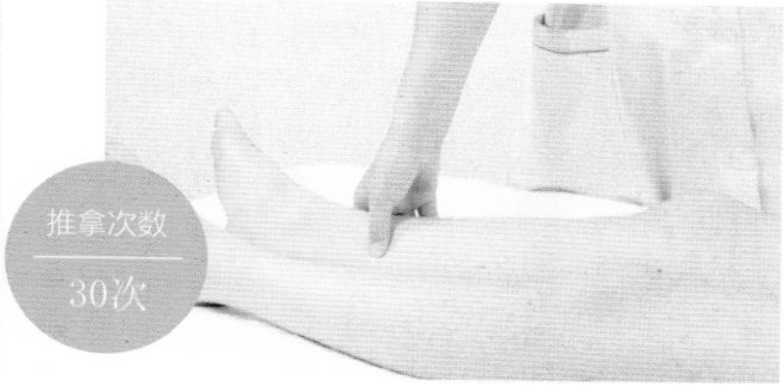

定位 | 位于小腿内侧，当足内踝尖上3寸，胫骨内侧缘后方。

推拿方法 | 用拇指指腹按揉三阴交穴，以有酸胀感为度。

太溪 补益培元、调节阴阳

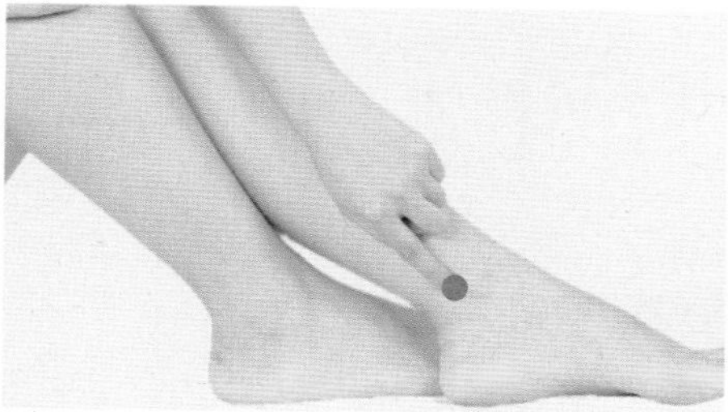

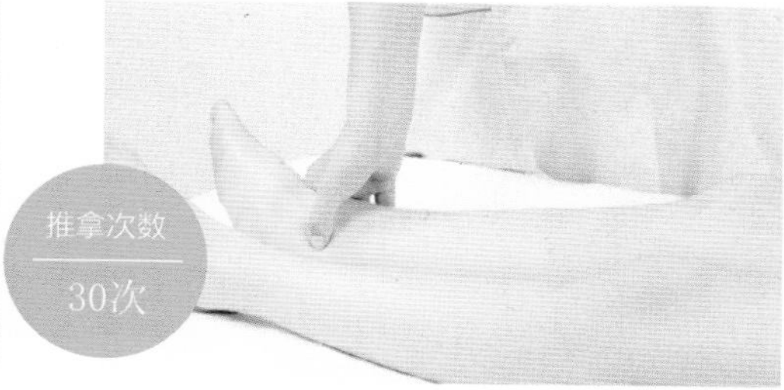

定位 | 位于足内侧，内踝后方，当内踝尖与跟腱之间的凹陷处。

推拿方法 | 用拇指指尖掐按太溪穴，以有酸胀感为佳。

下髎 清利下焦湿热

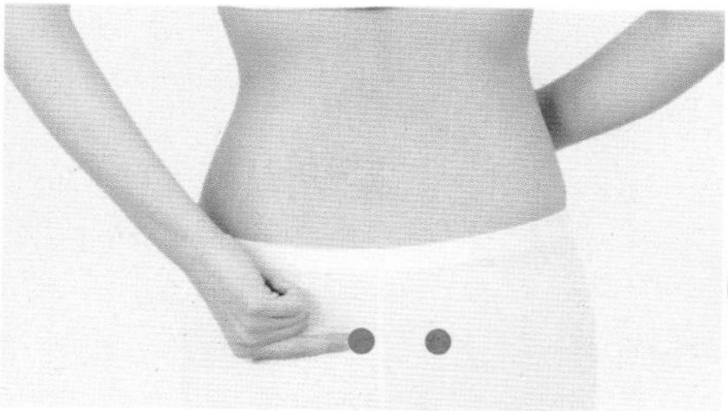

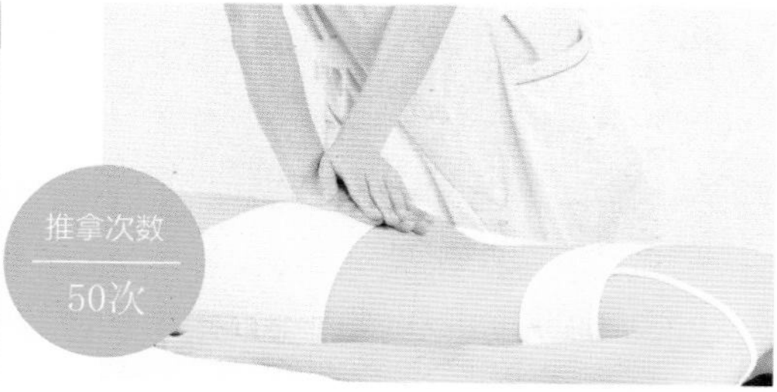

定位 | 位于骶部，当中髎下内方，适对第四骶后孔处。

推拿方法 | 用双手手掌交叠在骶部下髎穴来回摩擦，以透热为度。

子宫内膜炎

妇科

推拿方法

临床症状：子宫内膜炎是指由各种原因引起的子宫内膜结构发生的炎性改变。子宫内膜炎可分为急性子宫内膜炎和慢性子宫内膜炎。慢性子宫内膜炎是导致流产的最常见原因。临床表现为白带增多、月经过多、痛经等。

基础治疗：命门、白环俞、气海、关元、三阴交。

随症加穴：若小腹胀痛，加按中极；若带下量多腥臭，加按阴陵泉。

命门 温和肾阳、健腰益肾

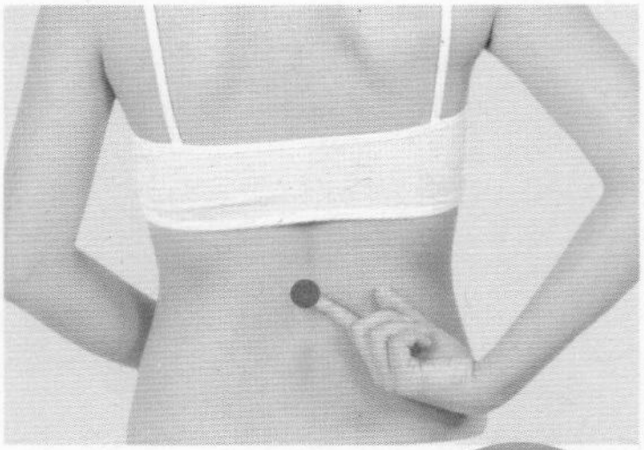

定位

位于腰部，当后正中线上，第二腰椎棘突下凹陷中。

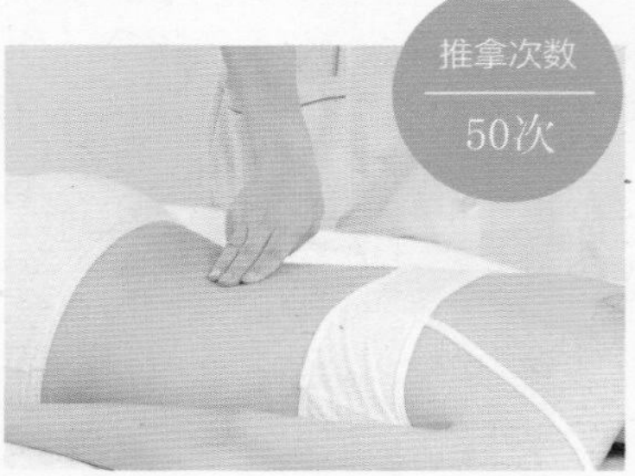

推拿方法

将食指、中指、无名指紧并，来回推揉命门穴。

白环俞 利湿止带

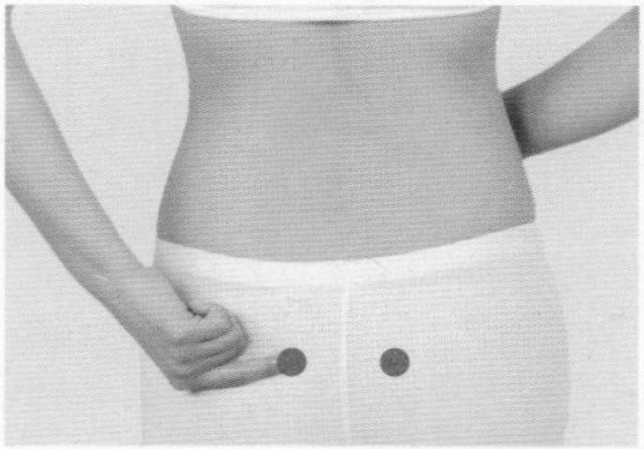

定位

位于骶部，当骶正中嵴旁1.5寸，平第四骶后孔。

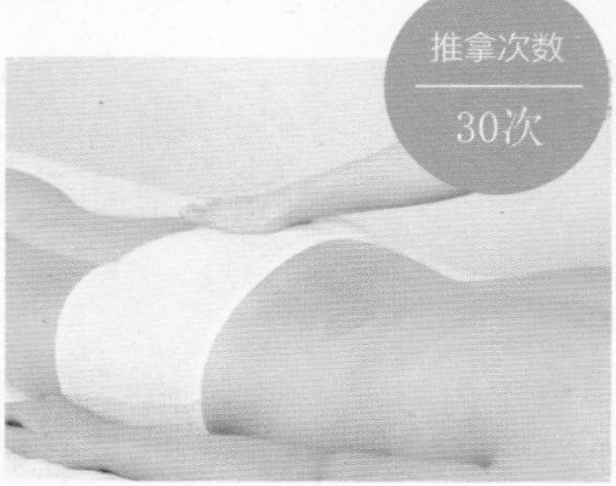

推拿方法

用手掌自上而下推拿白环俞穴。

气海 调理冲任、止带下

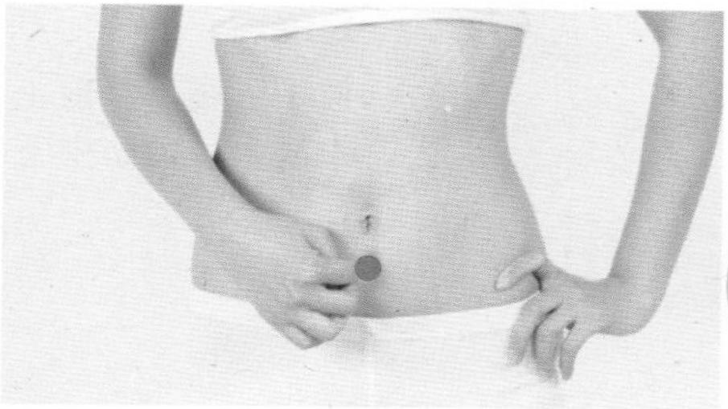

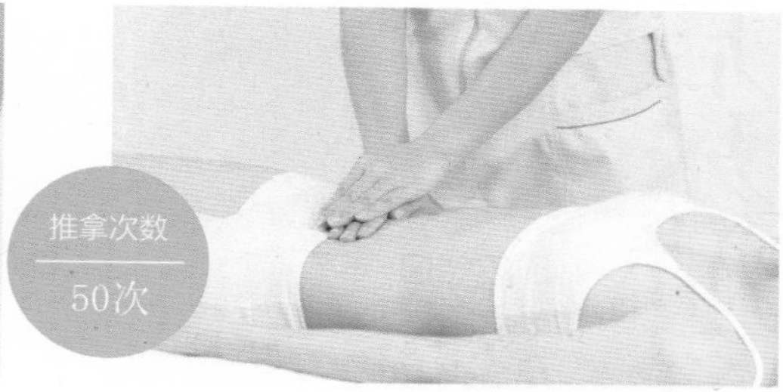

定位 位于下腹部，前正中线上，当脐中下 1.5 寸。

推拿方法 将双手掌心搓热，迅速覆盖在气海穴，来回摩擦。

关元 培元固本、降浊升清

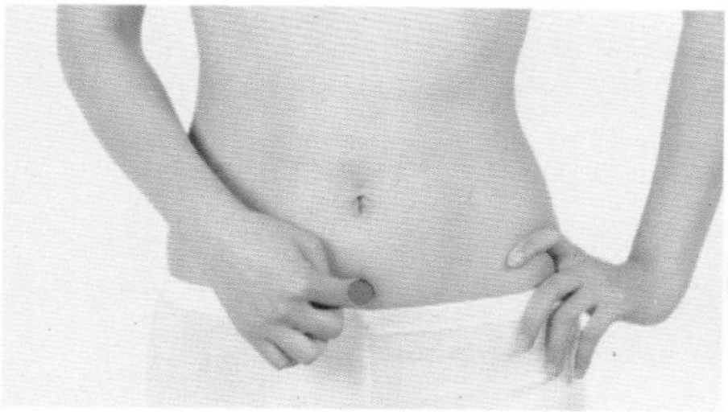

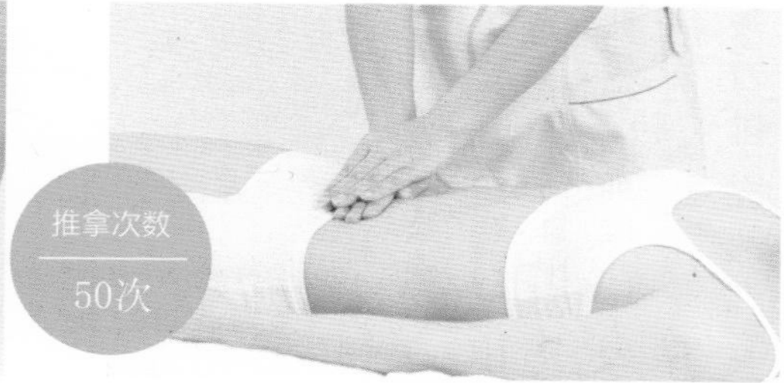

定位 位于下腹部，前正中线上，当脐中下 3 寸。

推拿方法 将双手掌心搓热，迅速覆盖在关元穴，来回摩擦。

三阴交 健脾利湿、兼调肝肾

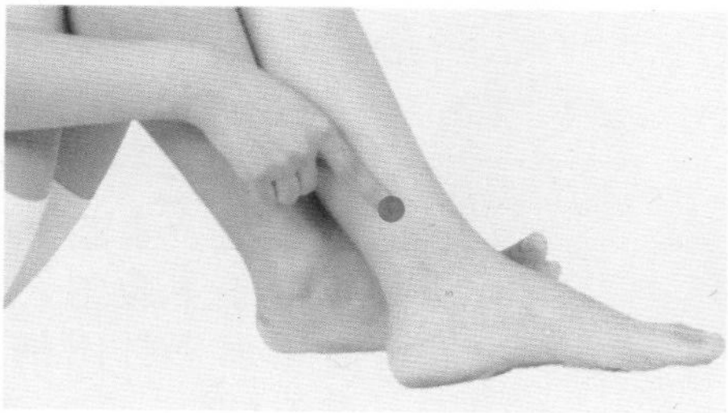

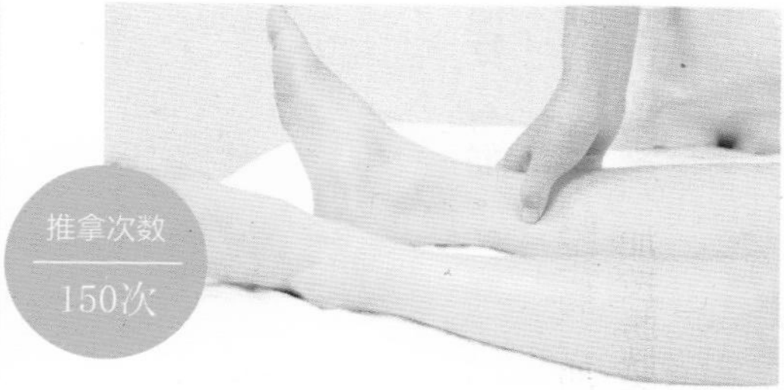

定位 位于小腿内侧，当足内踝尖上 3 寸，胫骨内侧缘后方。

推拿方法 将拇指指尖放于三阴交穴上，微用力揉按。

产后尿潴留

妇科

推拿方法

临床症状： 产后尿潴留是指产妇在分娩6~8小时后甚至在月子中，仍然不能正常地将尿液排出，并且膀胱还有饱胀感觉的现象。主要表现为膀胱胀满却无尿意，或是有尿意而排不出来或只排出一部分。

基础治疗：气海、关元。

随症加穴：若小腹胀痛，加按神阙；若排尿困难，加按膀胱俞。

气海 温补下元、行气利尿

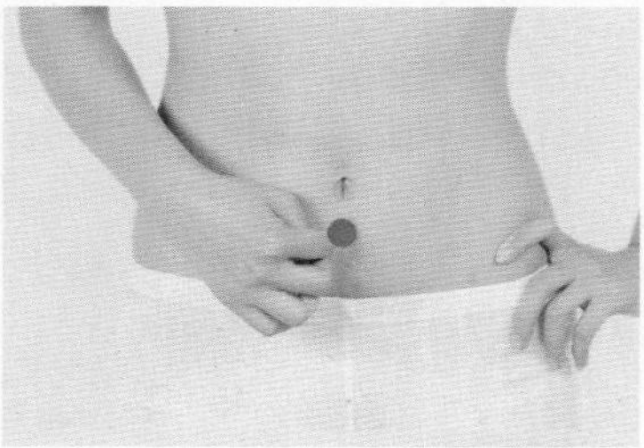

定位

位于下腹部，前正中线上，当脐中下1.5寸。

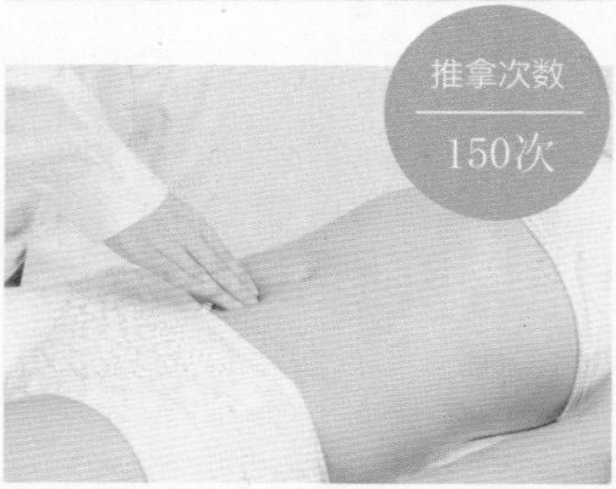

推拿方法

将食指、中指、无名指并拢置于下腹部，自上而下打圈推拿气海穴。

关元 补肾培元、温阳利尿

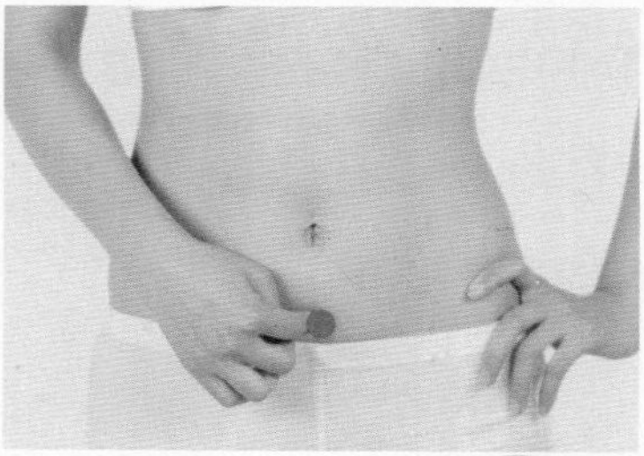

定位

位于下腹部，前正中线上，当脐中下3寸。

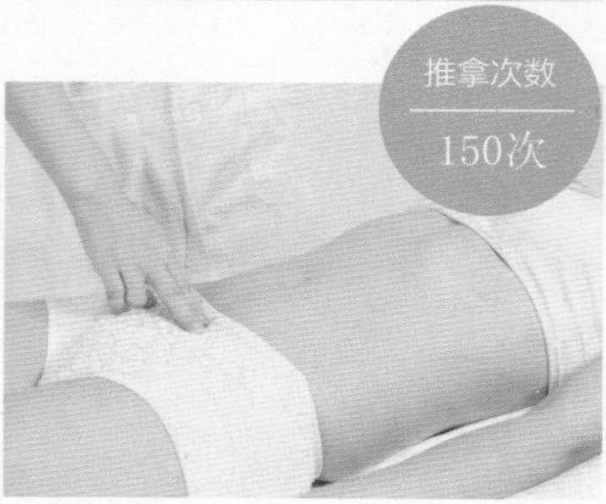

推拿方法

将食指、中指并拢置于下腹部，自上而下打圈推拿关元穴。

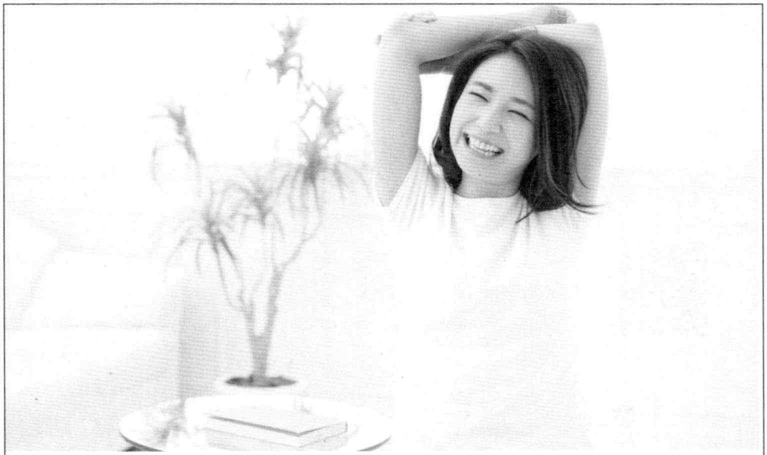

骨伤科：强身健体，通筋活络

第9章

人们在日常生活和工作中都难免受到伤害，有时伤及皮肉，有时伤筋动骨。通过经络推拿刺激改善人体各种骨伤科疾病的症状也是人类在长期实践中总结出来的。推拿可以有效舒筋活络，调补气血。

颈椎病

骨伤科

推拿方法

临床症状： 颈椎病多因颈椎骨、椎间盘及其周围纤维结构损害，致使颈椎间隙变窄、关节囊松弛、平衡失调所致。主要临床表现为头、颈、肩、臂、上胸、背疼痛或麻木、酸沉、放射性痛，头晕，无力。

基础治疗： 肩井、大椎、陶道、天宗、列缺。

随症加穴： 若形寒怕冷，加按风府；若上肢及手指麻痛，加按曲池。

肩井 舒经活络、理气止痛

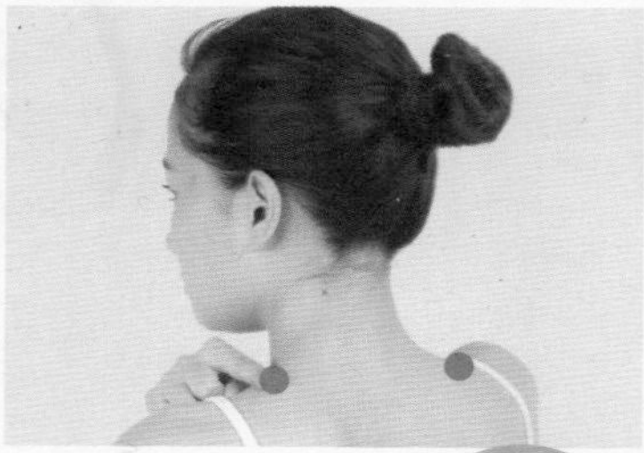

定位

位于肩上，前直乳中，当大椎与肩峰端连线的中点上。

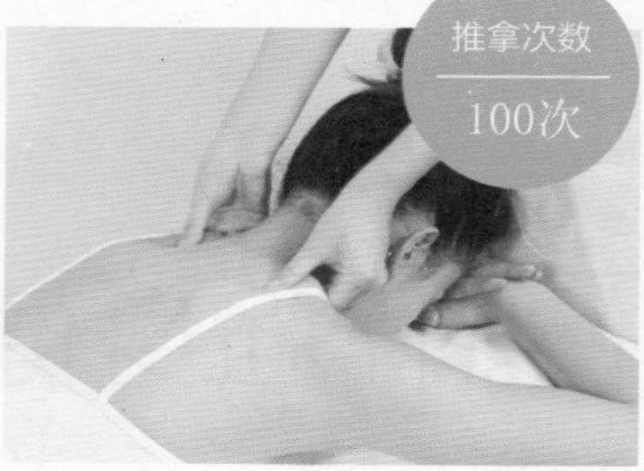

推拿方法

将拇指、食指、中指相对成钳状，放于肩井穴上捏揉。

大椎 清热止痛

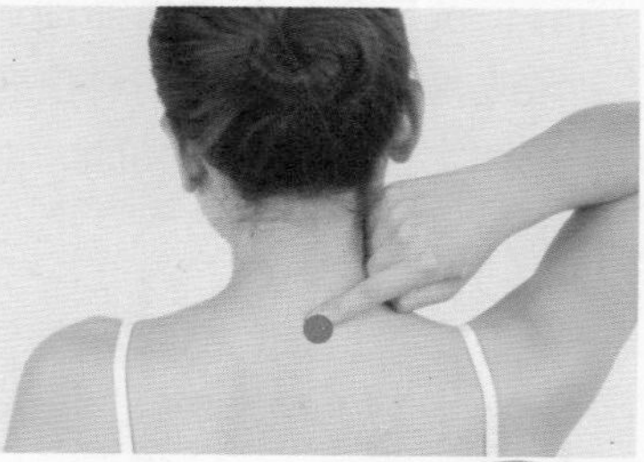

定位

位于后正中线上，第七颈椎棘突下凹陷处。

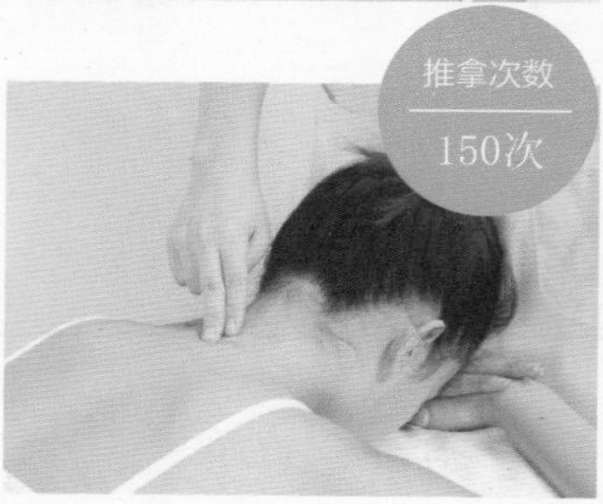

推拿方法

将食指、中指并拢，两指指腹放于大椎穴上，用力按揉。

陶道 舒经活络

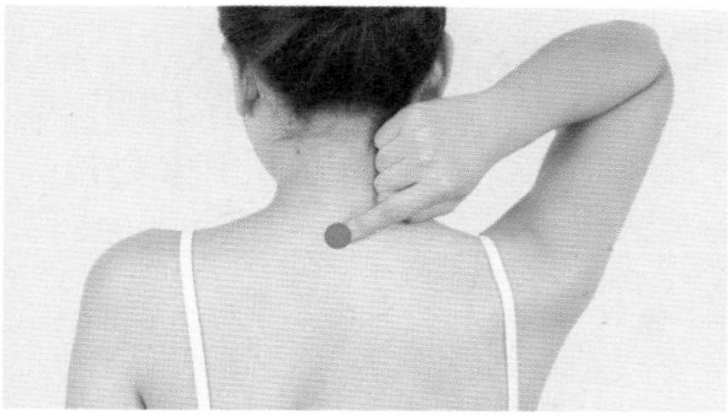

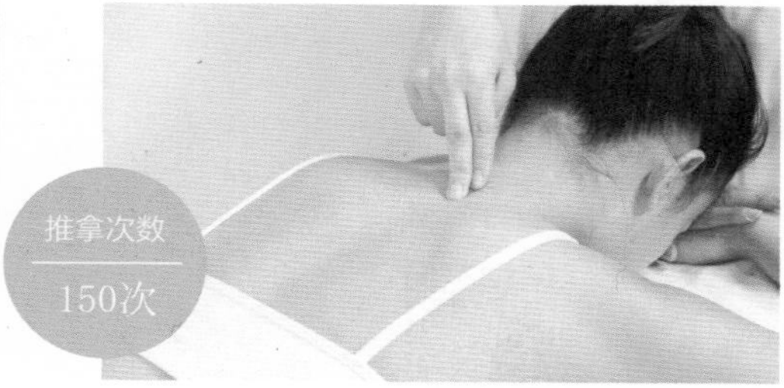

定位 位于背部，当后正中线上，第一胸椎棘突下凹陷中。

推拿方法 将食指、中指并拢，两指指腹放于陶道穴上，用力按揉。

天宗 舒经活络、理气消肿

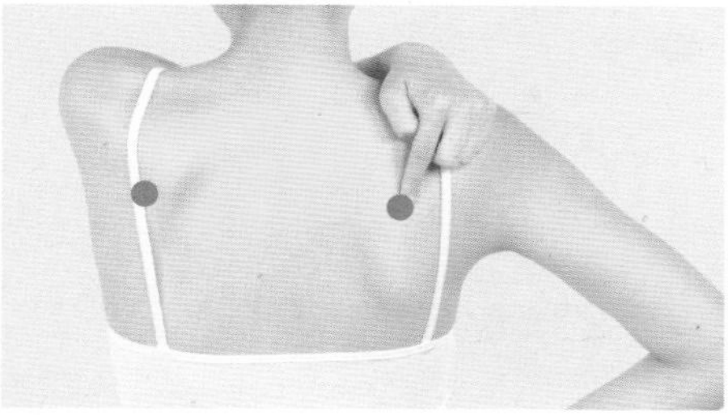

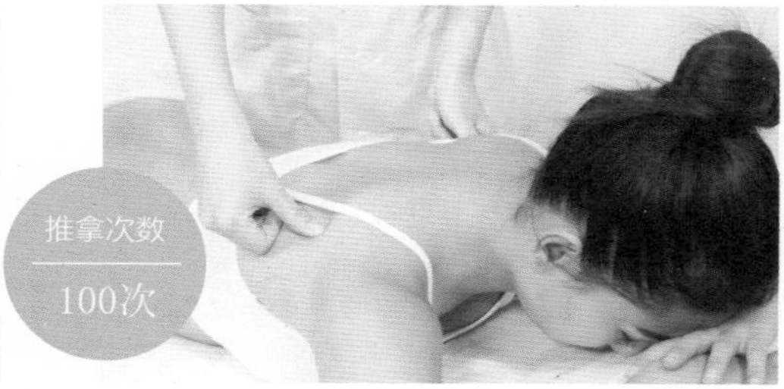

定位 位于肩胛部，当冈下窝中央凹陷处，与第四胸椎相平。

推拿方法 用拇指指尖垂直掐按天宗穴，以有酸胀感为宜。

列缺 通经活络

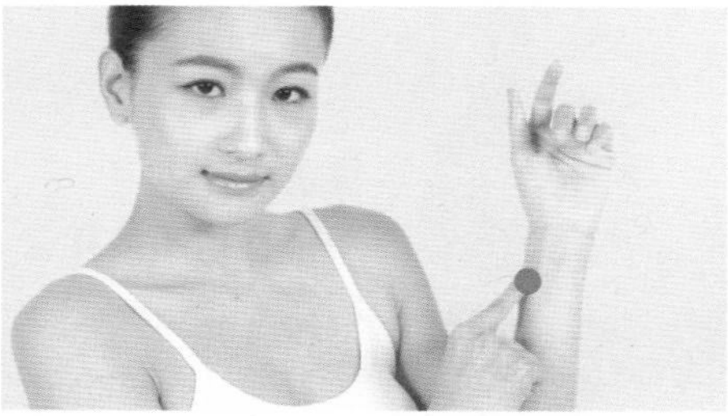

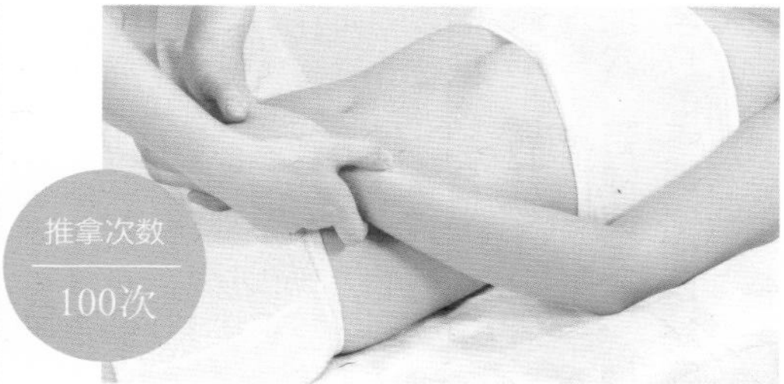

定位 位于前臂腕横纹上 1.5 寸，当肱桡肌与拇长展肌腱之间。

推拿方法 用拇指指腹按压列缺穴，以皮肤潮红、发热为佳。

肩周炎

骨伤科

推拿方法

临床症状：肩周炎是肩部关节囊和关节周围软组织的一种退行性、炎症性慢性疾患。主要临床表现为患肢肩关节疼痛，昼轻夜重，活动受限，日久肩关节肌肉可出现废用性萎缩。

基础治疗：缺盆、云门、手五里、肩髃、肩井。

随症加穴：若神疲乏力，加按气海；若食欲不振，加按脾俞。

缺盆 可放松颈肩部肌肉

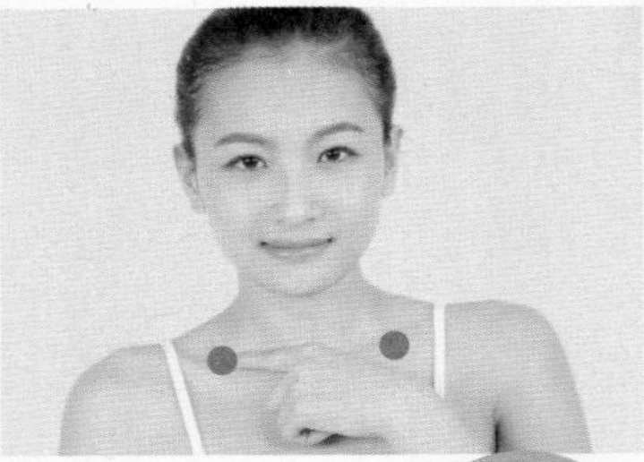

定位

位于锁骨上窝中央，距前正中线4寸。

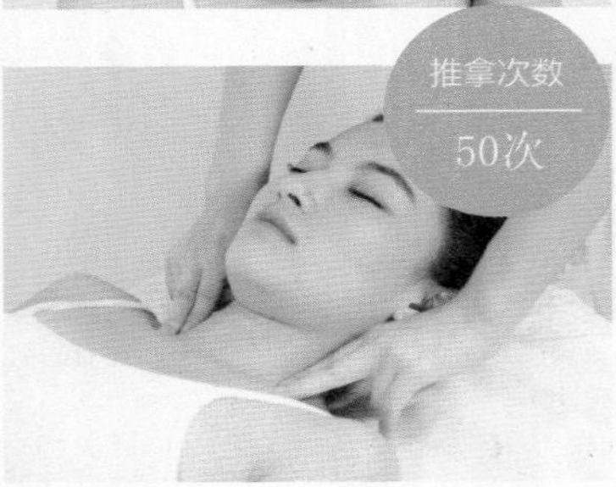

推拿方法

将食指、中指紧并，两指指腹放于缺盆穴上揉按。

云门 可放松颈肩部肌肉

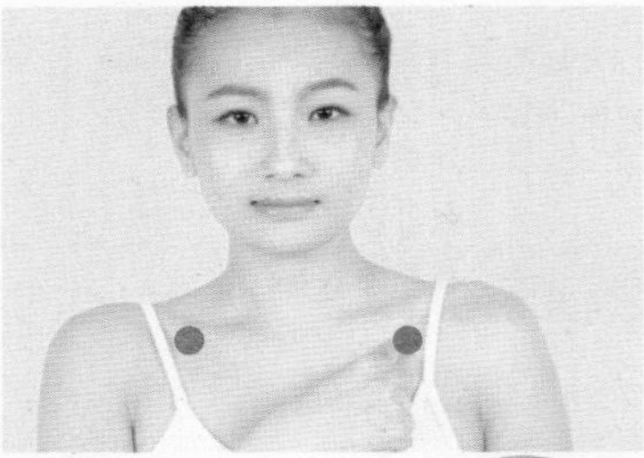

定位

位于胸前壁的外上方，锁骨下窝凹陷处，距前正中线6寸。

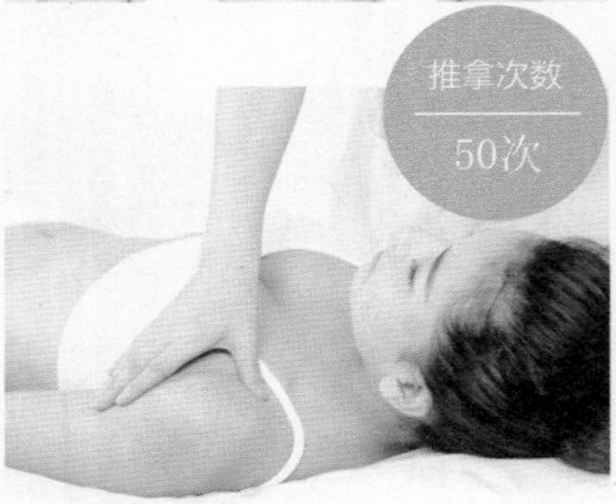

推拿方法

用拇指指腹按揉云门穴。

手五里 理气散结、舒经活络

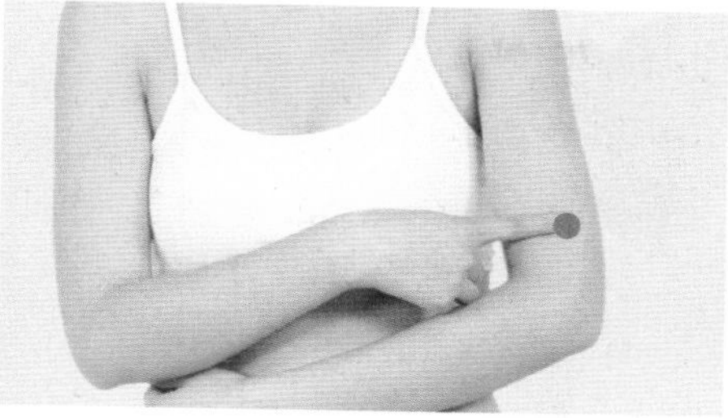

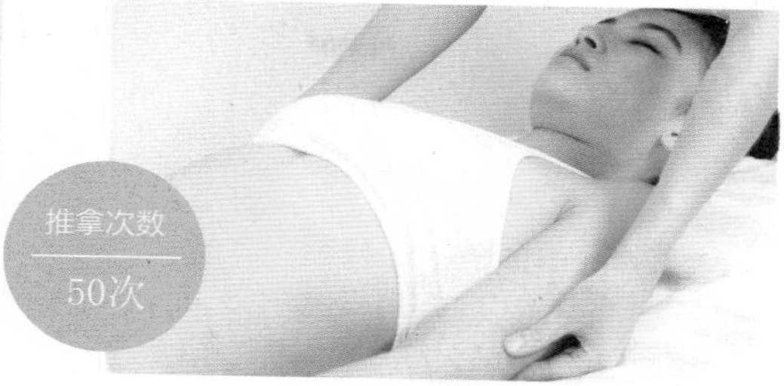

定位 位于臂外侧，当曲池与肩髃连线上，曲池上 3 寸。

推拿方法 将拇指指腹放于手五里穴上揉按，以局部有酸胀感为宜。

肩髃 有通经活络的作用

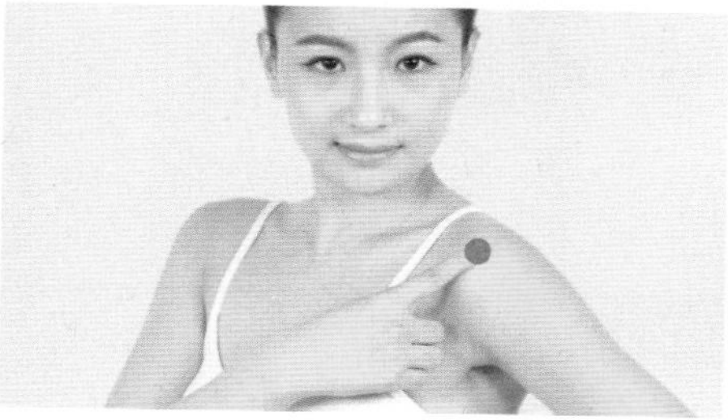

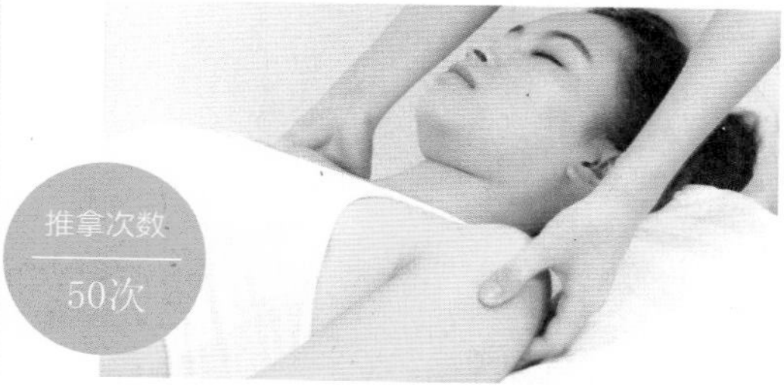

定位 位于臂外侧三角肌上，臂外展时，当肩峰前下方凹陷处。

推拿方法 将拇指指腹放于肩髃穴上揉按，以局部有酸胀感为宜。

肩井 舒经活络、理气止痛

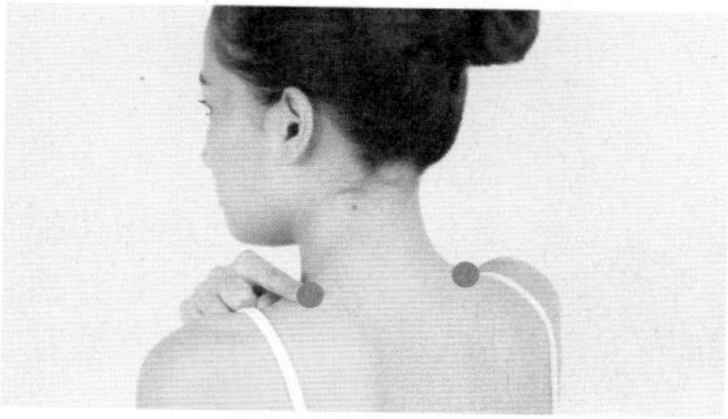

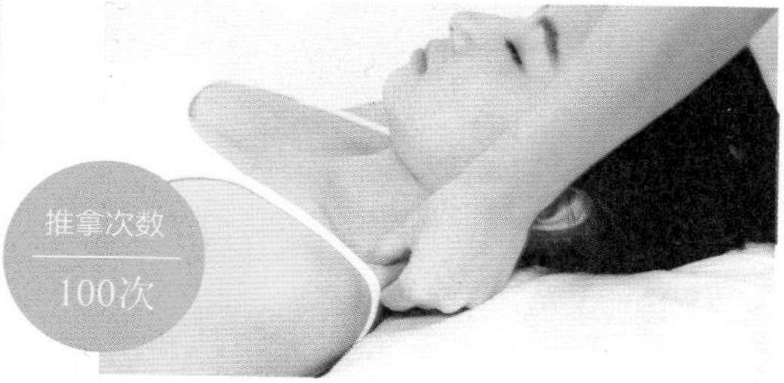

定位 位于肩上，前直乳中，当大椎与肩峰端连线的中点上。

推拿方法 将拇指与食指、中指相对成钳形，放于肩井穴上捏揉。

落枕

骨伤科

推拿方法

临床症状：落枕多因睡卧时体位不当，造成颈部肌肉损伤，或颈部感受风寒，或外伤，致使经络不通、气血凝滞、筋脉拘急而成。临床主要表现为颈项部强直酸痛不适，不能转动自如，并向一侧歪斜，甚则疼痛牵引患侧肩背及上肢。

基础治疗：风池、哑门、大椎、后溪、落枕。

随症加穴：若上肢及手指麻痛，加按曲池；若颈项不能转动，加按阿是穴。

风池 疏风解表、行气活络

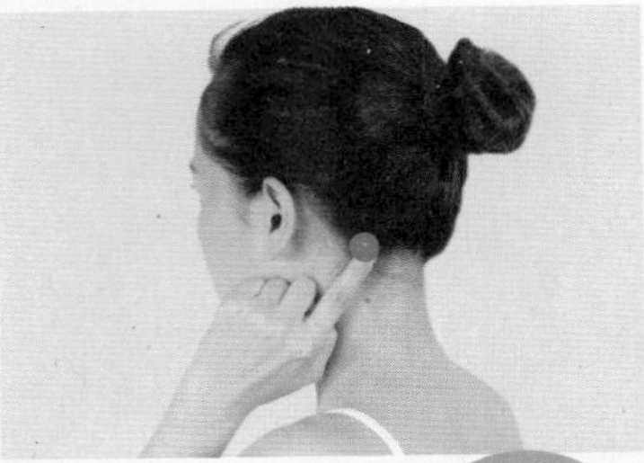

定位

位于项部，枕骨之下，与风府相平，胸锁乳突肌与斜方肌上端之间的凹陷处。

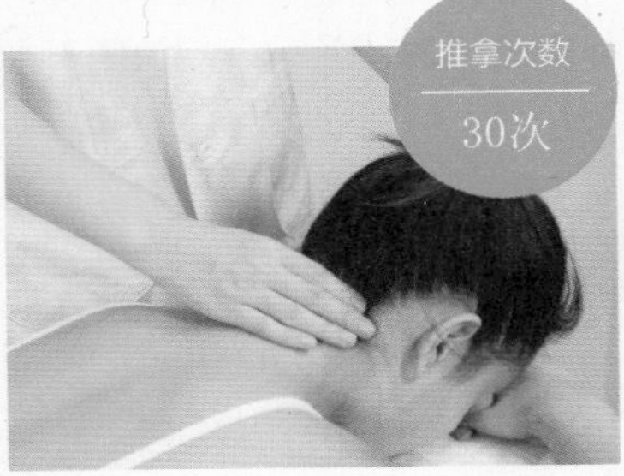

推拿方法

将拇指和食指两指相对成钳形拿捏风池穴。

哑门 散寒祛湿

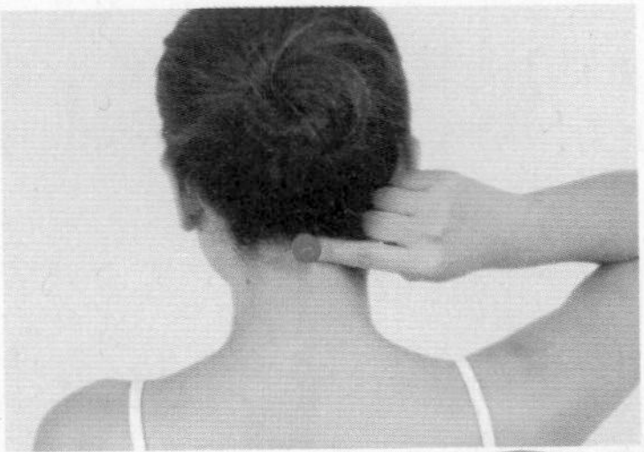

定位

位于项部，当后发际正中直上0.5寸，第一颈椎下。

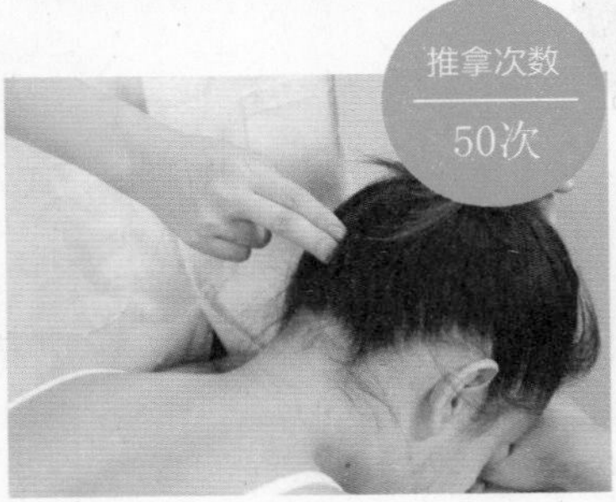

推拿方法

将食指与中指并拢放于哑门穴上揉按，以局部有酸胀感为宜。

大椎 祛风散寒、通经活络

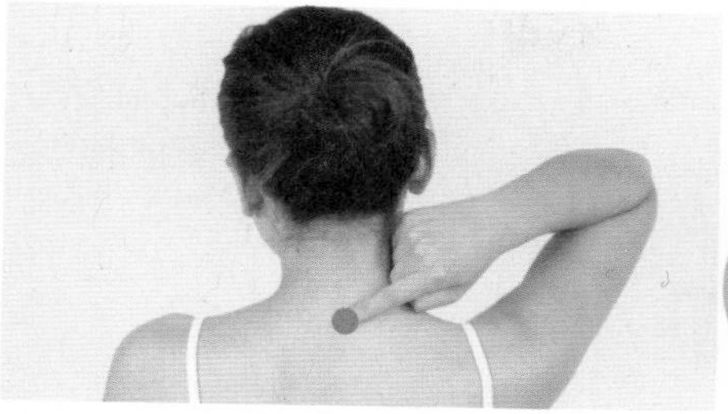

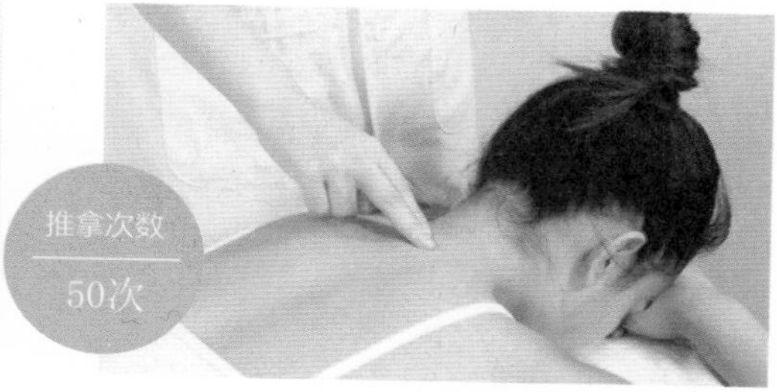

定位 位于后正中线上，第七颈椎棘突下凹陷中。

推拿方法 将食指、中指并拢，两指指腹放于大椎穴上，用力按揉。

后溪 通经活络止痛

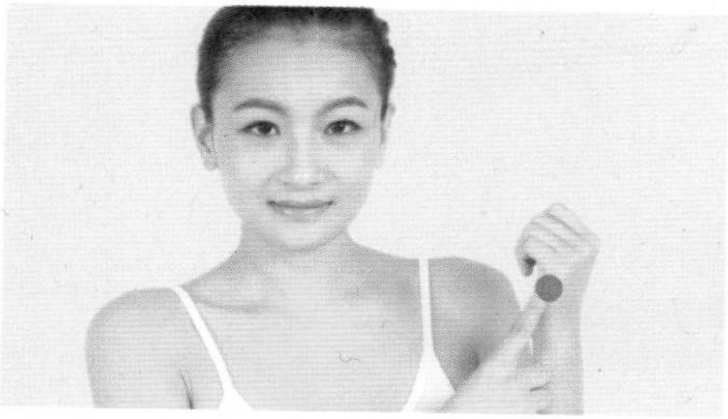

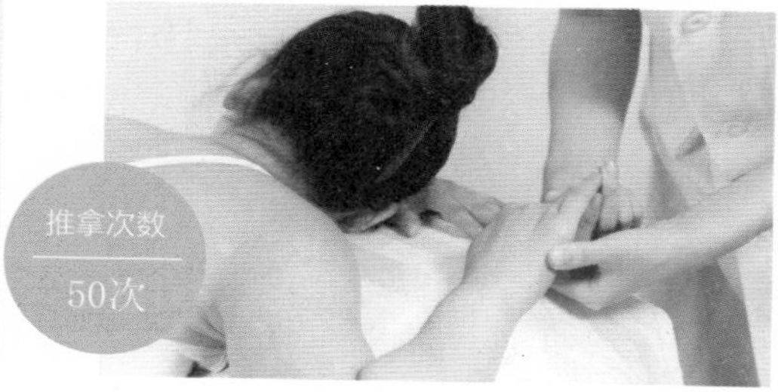

定位 位于手掌尺侧，当小指本节后的远侧掌横纹头赤白肉际。

推拿方法 将拇指放于后溪穴上揉按，以局部有酸胀感为宜。

落枕 治疗落枕的特效穴

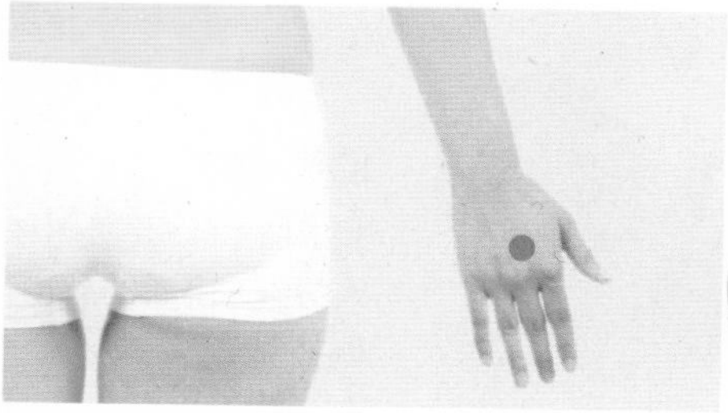

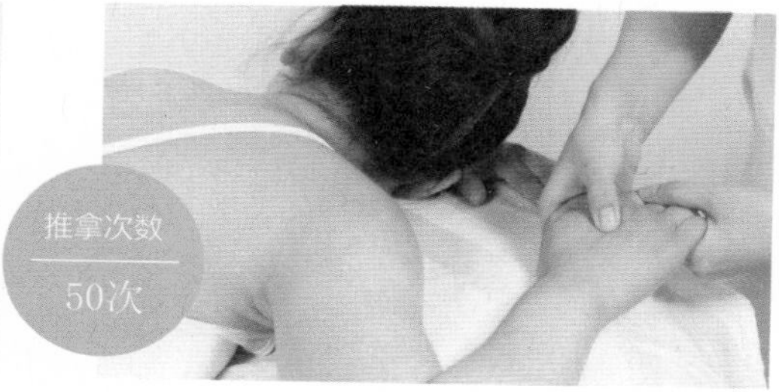

定位 位于手背侧，当第二、第三掌骨间，指掌关节后约0.5寸处。

推拿方法 将拇指放于落枕穴上揉按，以局部有酸胀感为宜。

膝关节炎

骨伤科

推拿方法

临床症状： 膝关节炎是最常见的关节炎，是以软骨退行性病变和关节边缘骨赘形成为特征的慢性进行性、退化性疾病。主要症状为膝关节深部疼痛、压痛，关节僵硬、伸屈不利，无法正常活动。

基础治疗： 犊鼻、委中。

随症加穴： 若关节红肿，加按太冲；若心烦失眠，加按三阴交。

犊鼻 通经活络、散寒止痛

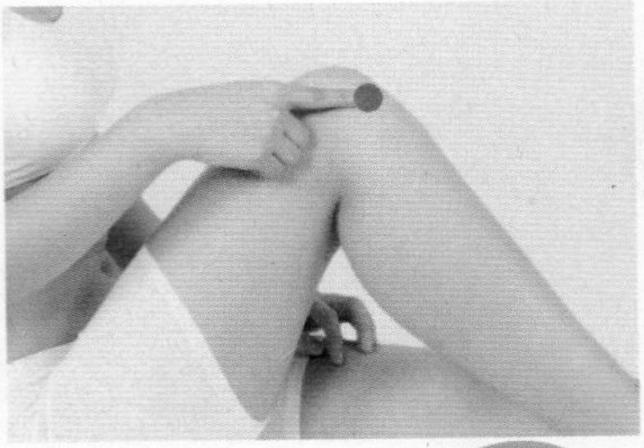

定位

位于膝部，髌骨与髌韧带外侧凹陷中。

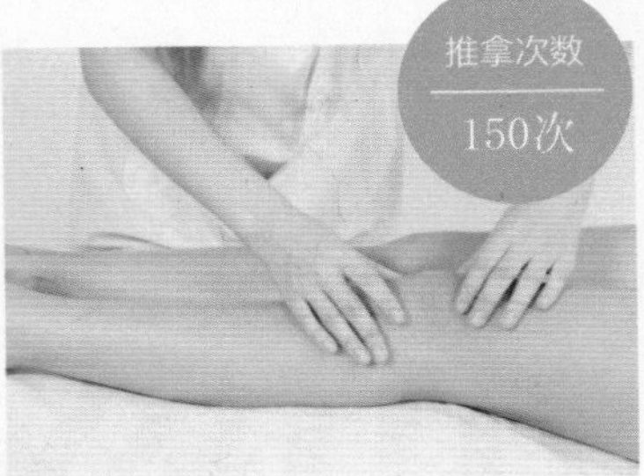

推拿方法

将拇指和食指、中指相对成钳状捏揉犊鼻穴。

委中 舒经活络、消肿止痛

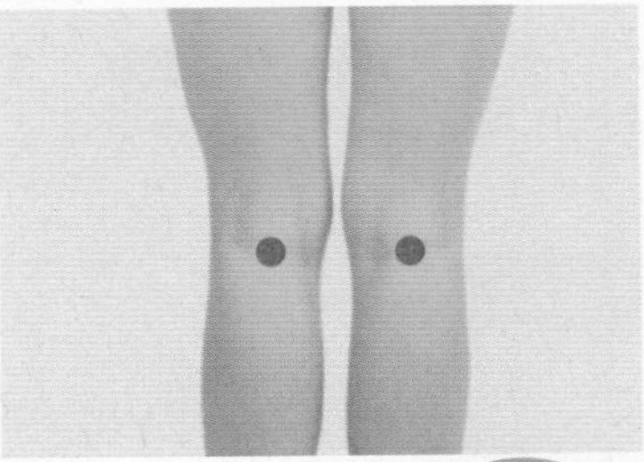

定位

位于腘横纹中点，当股二头肌腱与半腱肌肌腱的中间。

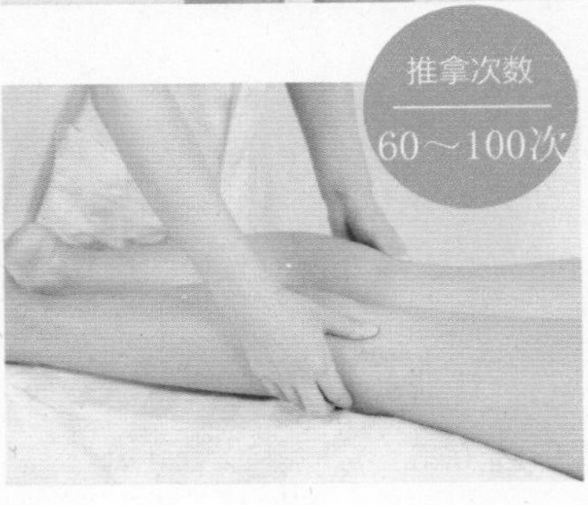

推拿方法

将拇指放于委中穴上，由轻渐重地按揉。

脚踝疼痛

骨伤科

推拿方法

临床症状：脚踝疼痛是因运动不适当，运动量超出了脚踝的承受力，造成脚踝软组织损伤，从而出现了局部疼痛的症状；严重者可造成脚踝滑膜炎、创伤性关节炎等疾病。

基础治疗：阳陵泉、解溪。

随症加穴：若疼痛剧烈，加按太溪；若恶风恶寒，加按大椎。

阳陵泉 疏经活络、通络止痛

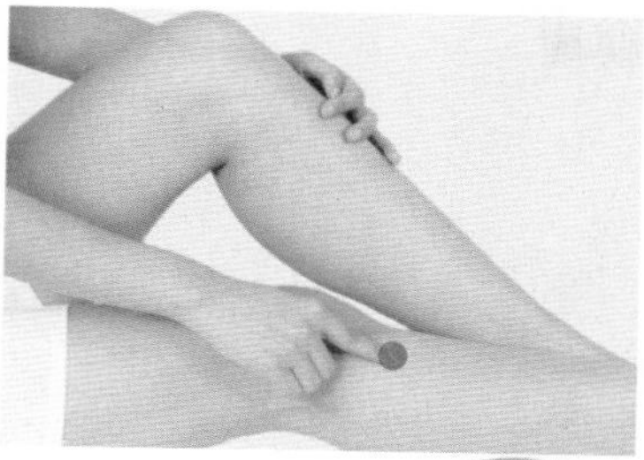

定位

位于小腿外侧，当腓骨小头前下方凹陷处。

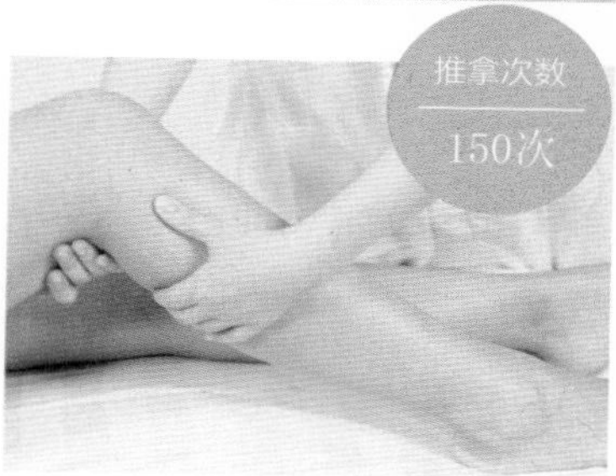

推拿方法

将拇指指腹放于小腿外侧的阳陵泉穴上，由轻渐重地揉按。

解溪 舒筋活络止痛

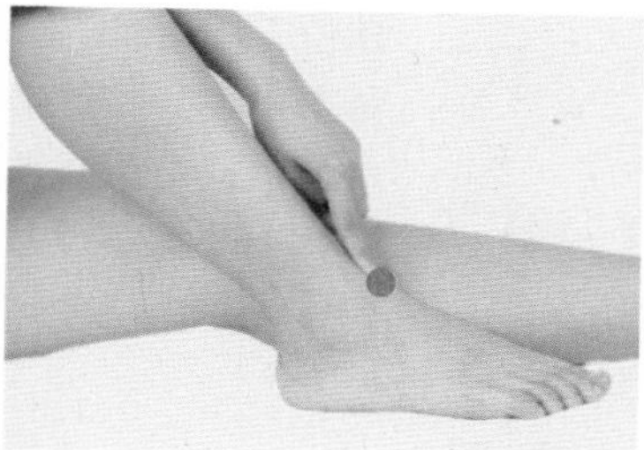

定位

位于足背与小腿交界处的横纹中央凹陷中，当拇长伸肌腱与趾长伸肌腱之间。

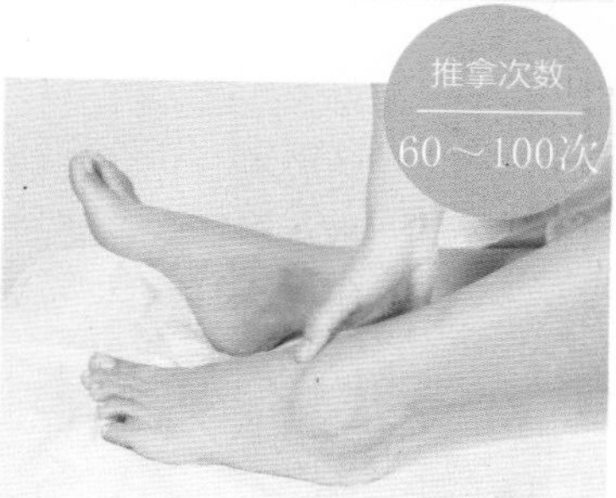

推拿方法

将拇指指腹放于解溪穴上，由轻渐重压揉。

腰酸背痛

骨伤科

推拿方法

临床症状：腰酸背痛是指脊柱骨关节及其周围软组织等劳损的一种症状。常用以形容劳累过度。日间劳累症状加重，休息后可减轻，日积月累，可使肌纤维变性，甚则少量撕裂，形成瘢痕或纤维索条或粘连，遗留长期慢性腰背痛。

基础治疗：肾俞、腰阳关。

随症加穴：若痛有定处，加按膈俞；若腰部隐痛，加按命门。

肾俞 调补肾气、通利腰脊

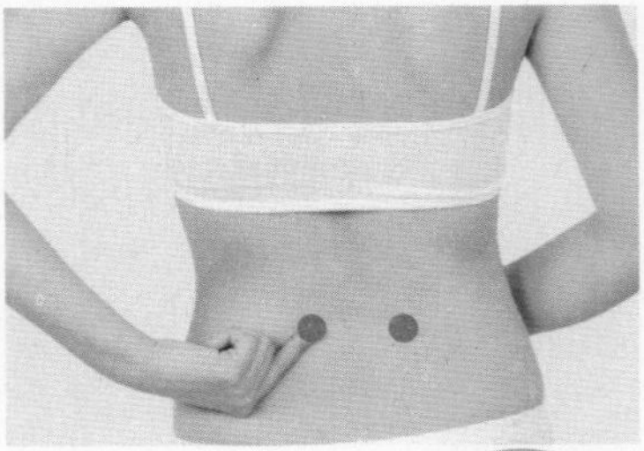

定位

位于腰部，当第二腰椎棘突下，旁开1.5寸。

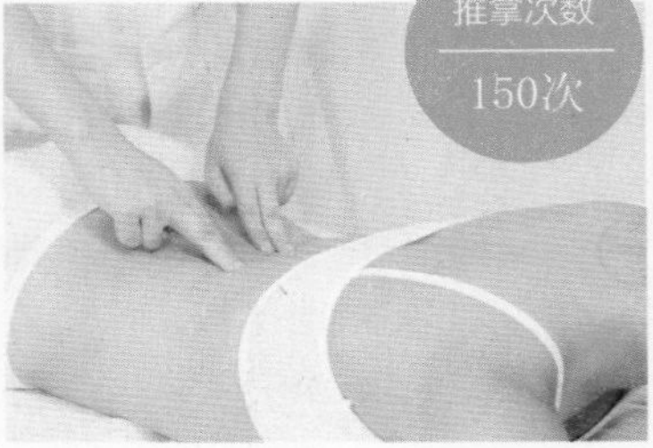

推拿次数

150次

推拿方法

将食指、中指紧并，两指指腹放于肾俞穴上点揉。

腰阳关 祛寒除湿、舒筋活络

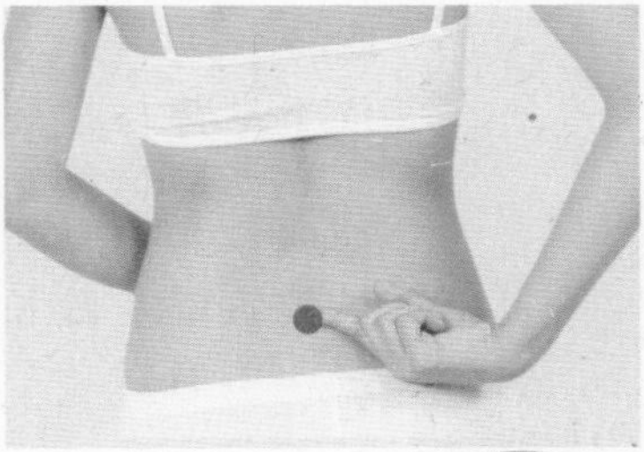

定位

位于腰部，当后正中线上，第四腰椎棘突下凹陷中。

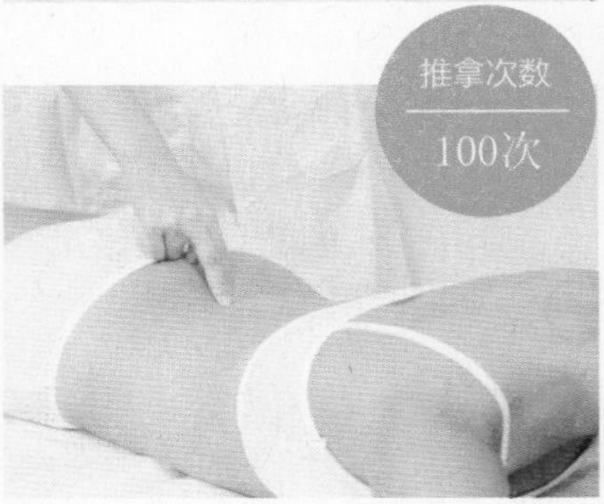

推拿次数

100次

推拿方法

将食指、中指指腹放于腰阳关穴上，用力按揉。

骨伤科

推拿方法

急性腰扭伤

临床症状：急性腰扭伤是由于腰部的肌肉、筋膜、韧带等部分软组织突然受到外力的过度牵拉所引起的急性损伤。临床表现有：伤后立即出现剧烈疼痛，腰部无力，疼痛为持续性。

基础治疗：肾俞、大肠俞。

随症加穴：若患处红肿，加按阳陵泉；若倦怠自汗，加按关元。

肾俞 调补肾气、通利腰脊

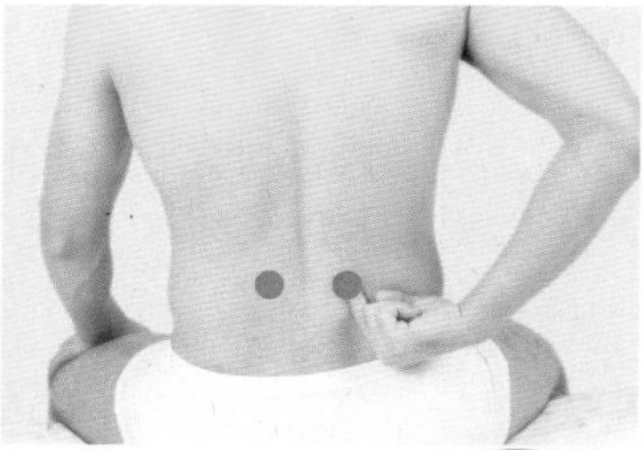

定位

位于腰部，当第二腰椎棘突下，旁开1.5寸。

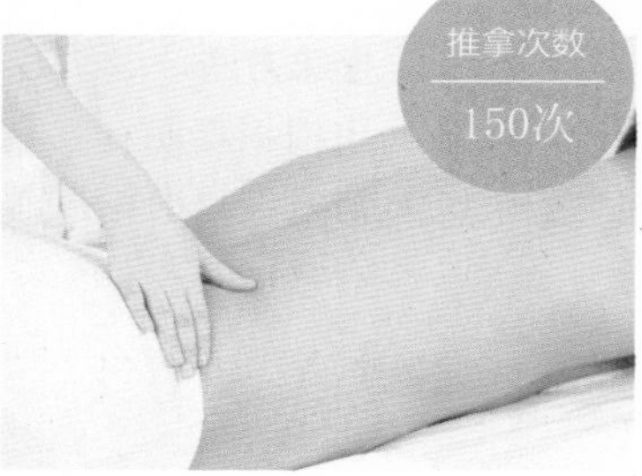

推拿方法

用拇指指腹点揉肾俞穴。

大肠俞 疏通经络、行气消肿

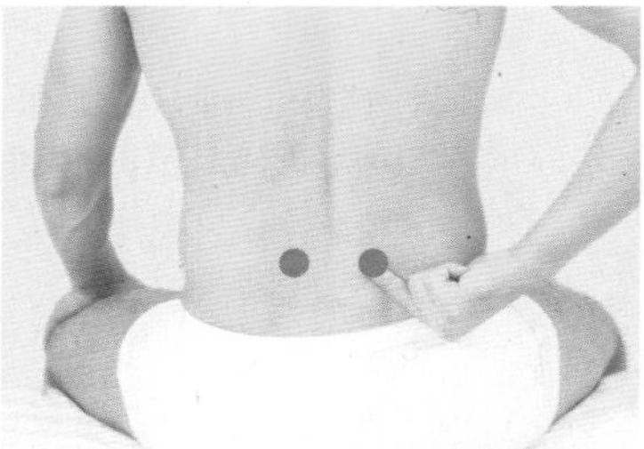

定位

位于腰部，当第四腰椎棘突下，旁开1.5寸。

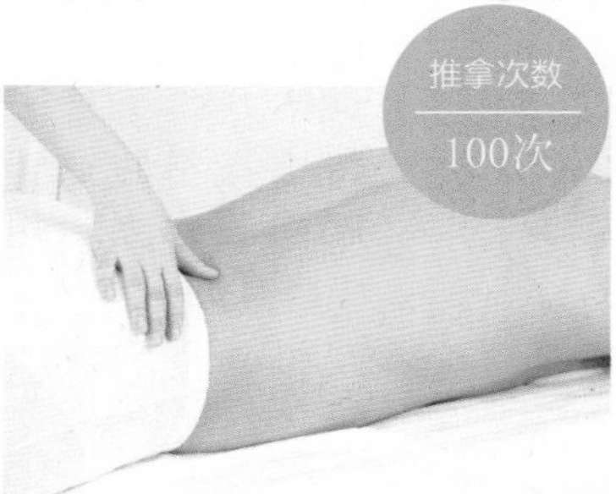

推拿方法

用拇指按揉大肠俞穴，力道略重。

腰椎间盘突出

骨伤科

推拿方法

临床症状：腰椎间盘突出症是指由于腰椎间盘退行性改变后弹性下降而膨出，椎间盘纤维环破裂，髓核突出，压迫神经根、脊髓而引起的以腰腿痛为主的临床常见病。主要临床症状有腰痛，可伴有臀部、下肢放射状疼痛。

基础治疗：肾俞、腰阳关、环跳、委中、阳陵泉。

随症加穴：若腰痛，加按志室；若活动受限，加按悬钟；若心烦不寐，加按太溪。

肾俞 调补肾气、通利腰脊

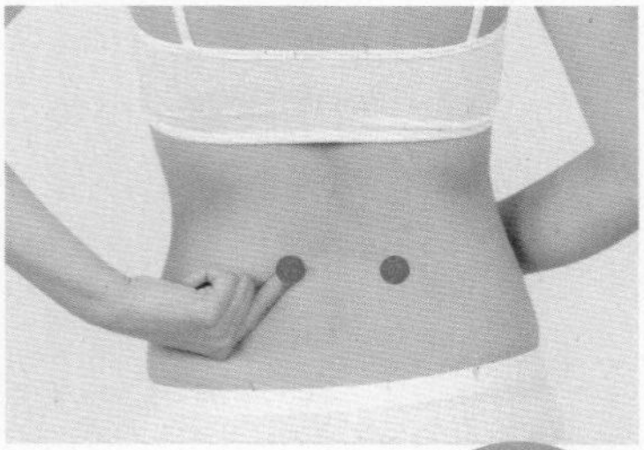

定位

位于腰部，当第二腰椎棘突下，旁开1.5寸。

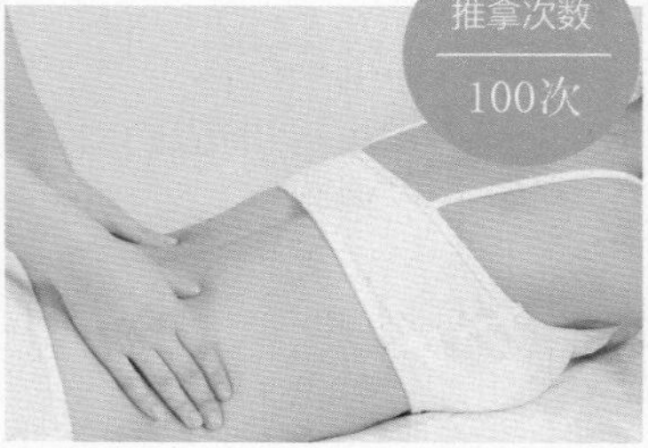

推拿次数 100次

推拿方法

用拇指指腹揉搓肾俞穴，以有酸胀感为宜。

腰阳关 舒筋通络、强健腰肌

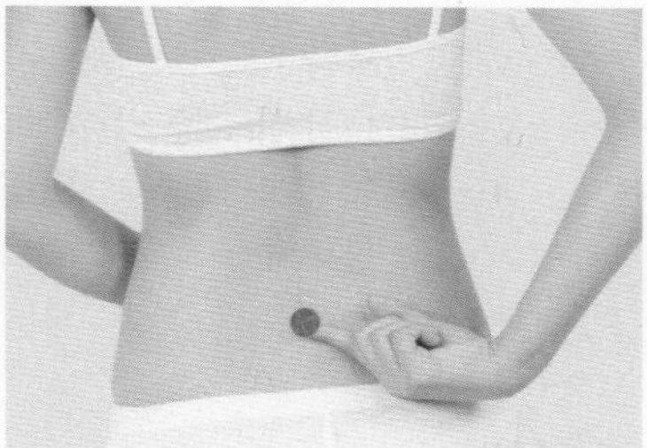

定位

位于腰部，当后正中线上，第四腰椎棘突下凹陷中。

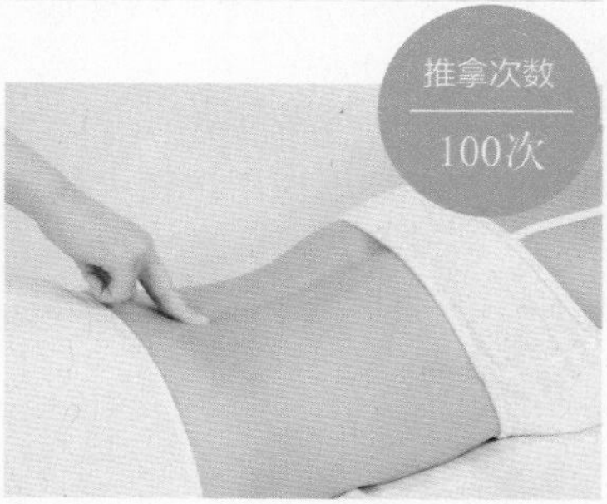

推拿次数 100次

推拿方法

将中指指腹放于腰阳关穴上，用力按揉。

环跳 疏经通络止痛

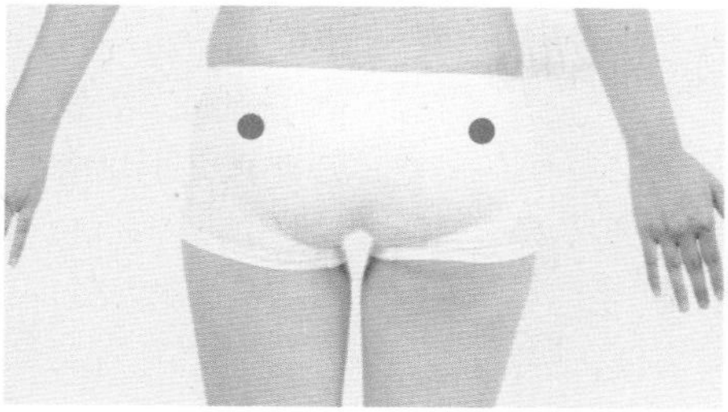

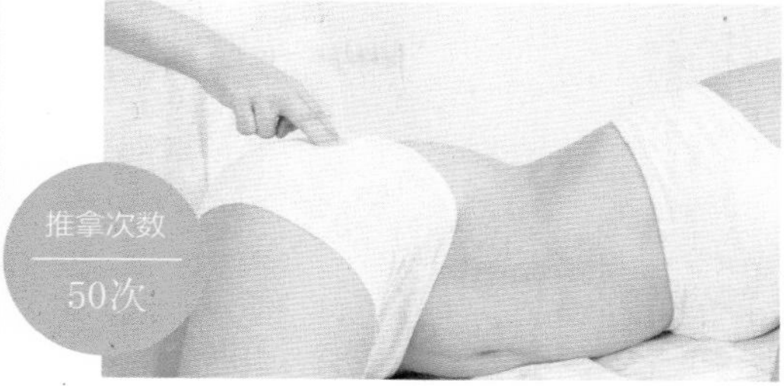

定位 位于股骨大转子最凸点与骶管裂孔连线的中外1/3交点处。

推拿方法 食指、中指放于环跳穴上，用力揉按，以有酸胀感为宜。

委中 舒筋通络、散瘀活血

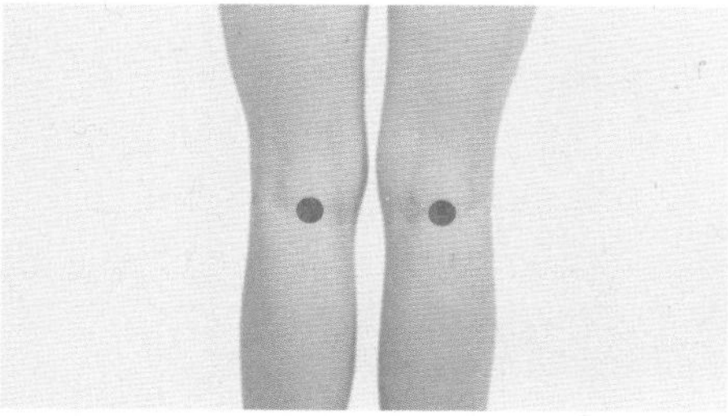

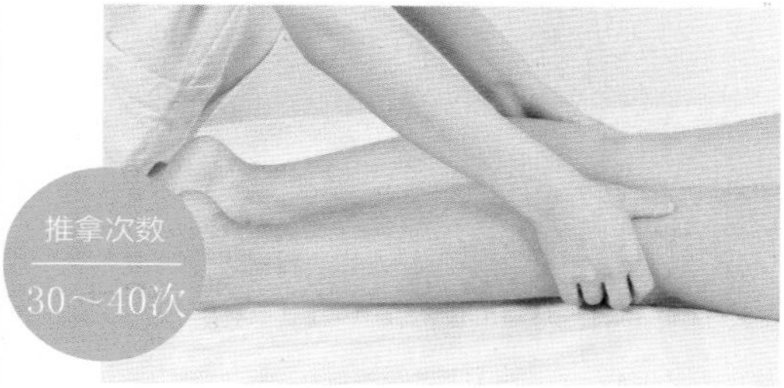

定位 位于腘横纹中点，当股二头肌腱与半腱肌肌腱的中间。

推拿方法 将拇指指腹按于委中穴，由轻渐重地按揉。

阳陵泉 活血祛瘀止痛

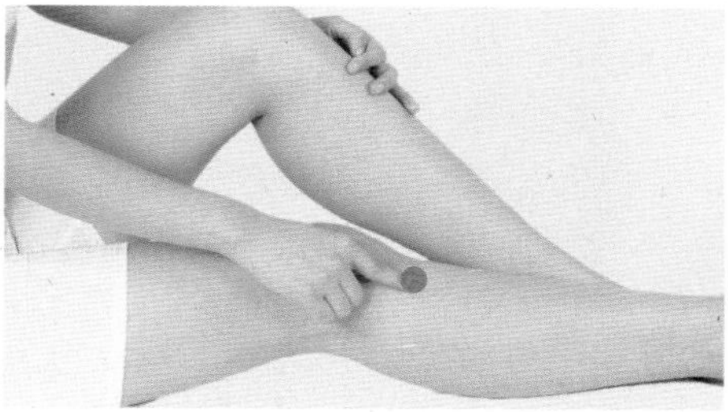

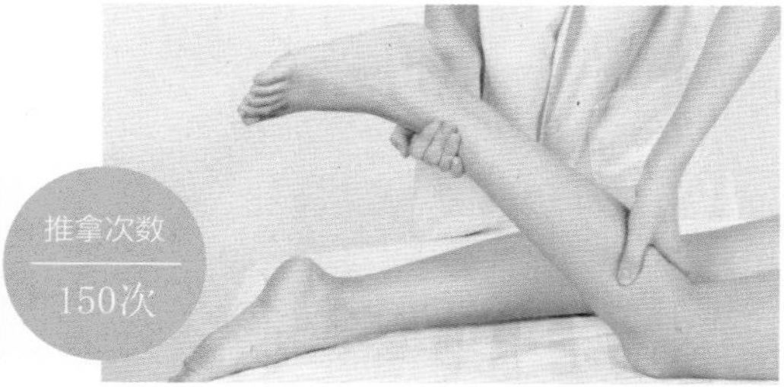

定位 位于小腿外侧，当腓骨头前下方凹陷处。

推拿方法 将拇指放于阳陵泉穴上，用指腹揉按，力度适中。

坐骨神经痛

骨伤科

推拿方法

临床症状： 坐骨神经痛指坐骨神经病变，沿坐骨神经即腰、臀部、大腿后、小腿后外侧和足外侧发生的疼痛综合征，多呈烧灼样或刀刺样疼痛，夜间痛感加重。典型表现为一侧腰部、臀部疼痛，并向大腿后侧、小腿后外侧延展。

基础治疗： 肾俞、志室、命门、承扶、委中。

随症加穴： 若活动受限，加按悬钟；若心烦不寐，加按太溪。

肾俞 疏经通络、行气止痛

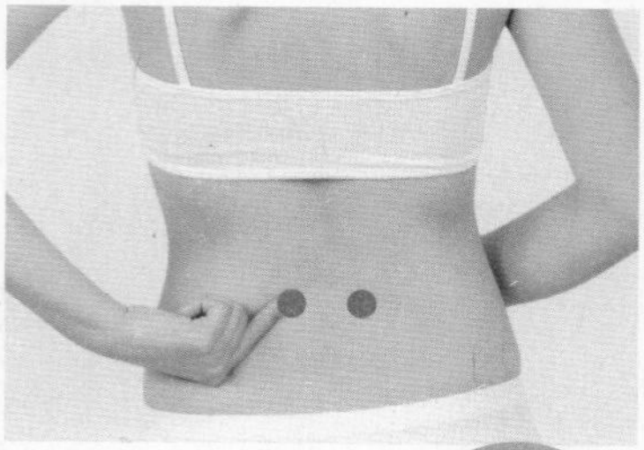

定位

位于腰部，当第二腰椎棘突下，旁开1.5寸。

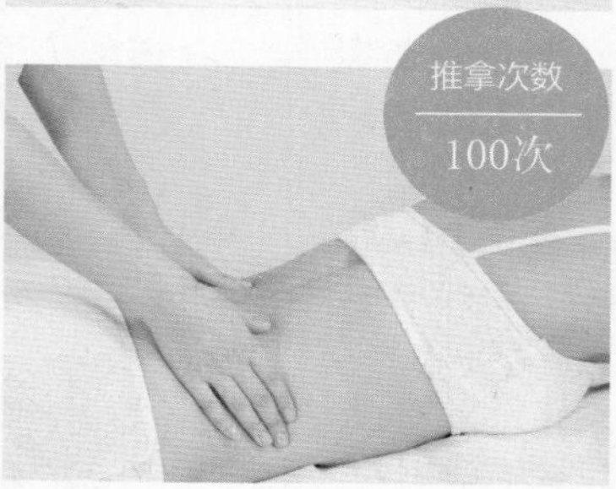

推拿方法

用双手拇指指腹揉按肾俞穴，适当用力揉按。

志室 疏通腰部经络之气

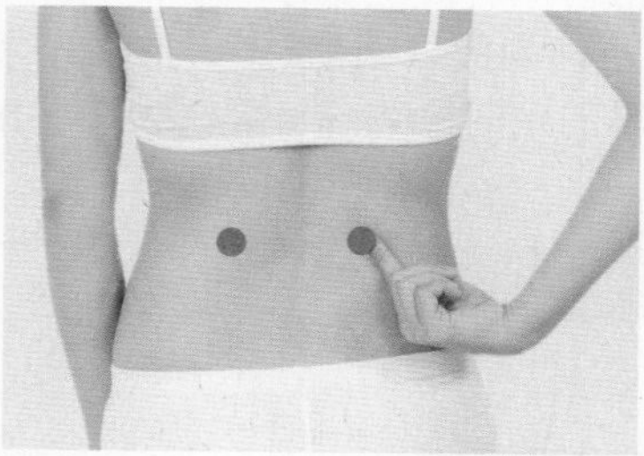

定位

位于腰部，当第二腰椎棘突下，旁开3寸。

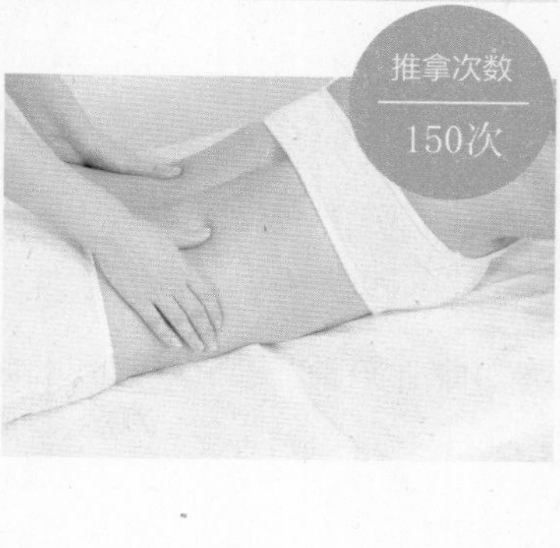

推拿方法

用双手拇指指腹按揉志室穴。

命门 温和肾阳、健腰益肾

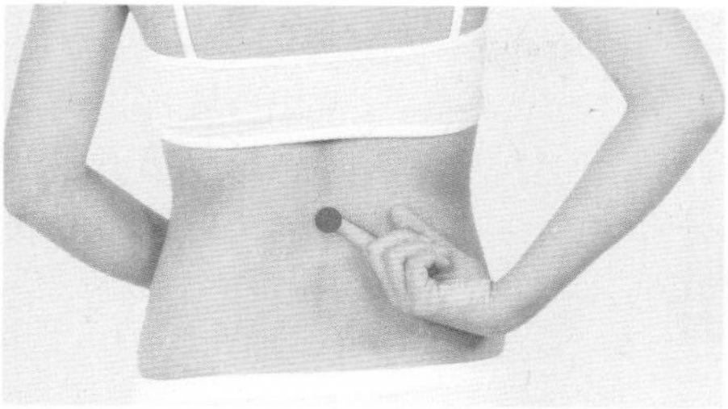
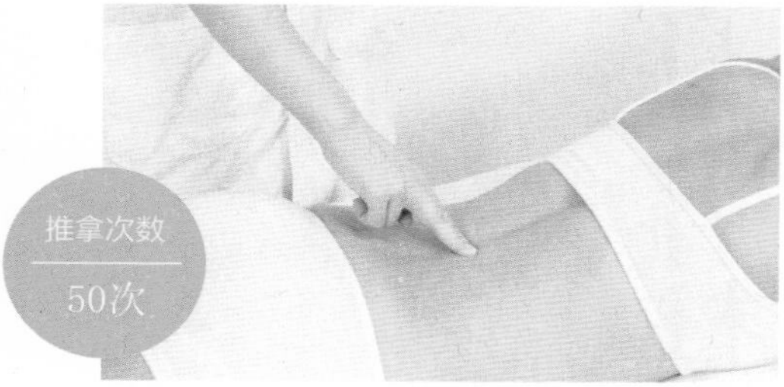

定位 | 位于腰部，当后正中线上，第二腰椎棘突下凹陷中。

推拿方法 | 将食指、中指并拢，用两指指腹按压命门穴。

承扶 舒筋活络

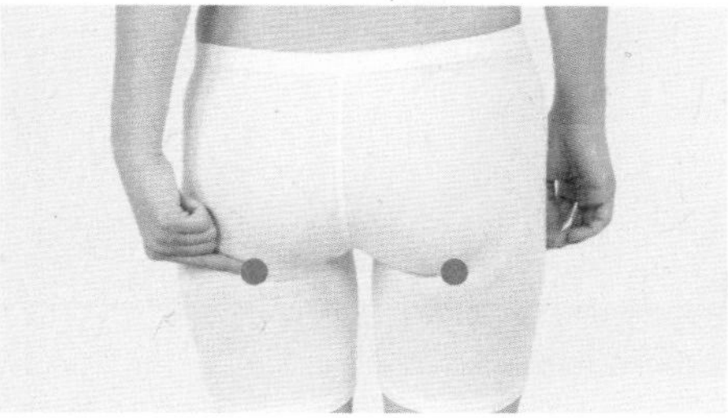
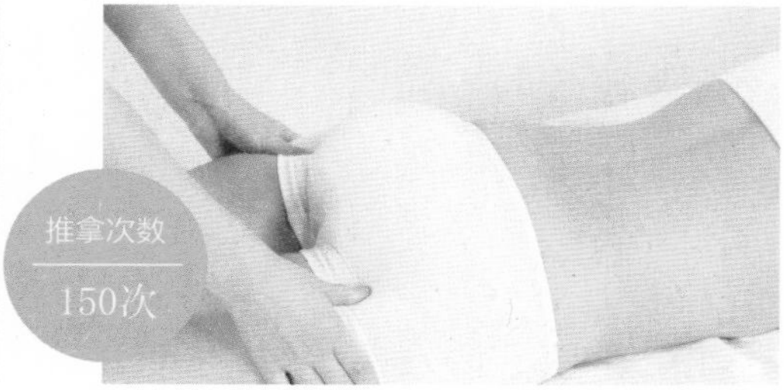

定位 | 位于大腿后面，臀下横纹的中点。

推拿方法 | 用拇指指腹按压承扶穴，以有酸胀感为宜。

委中 舒筋通络、散瘀活血

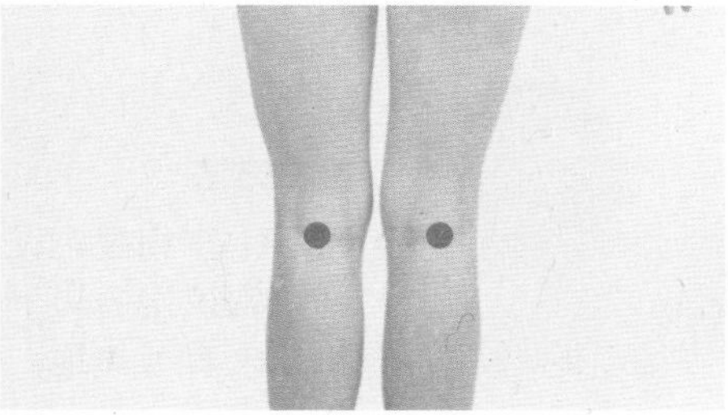
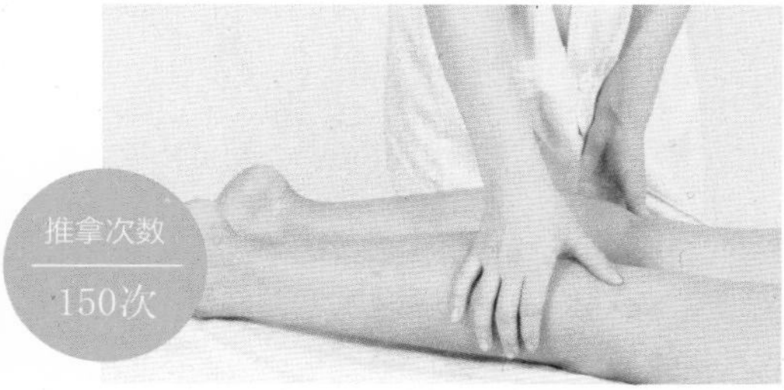

定位 | 位于腘横纹中点，股二头肌腱与股外侧肌腱之间。

推拿方法 | 用拇指指尖按压委中穴，以有酸胀感为度。

强直性脊柱炎

骨伤科

推拿方法

临床症状：强直性脊柱炎是一种慢性炎性疾病，主要侵犯骶髂关节、脊柱骨突、脊柱旁软组织及外周关节，可伴发关节外表现。患者早期无明显不适症状，病情进展期会出现腰、背、颈、臀、髋部疼痛以及关节肿痛，夜间痛或晨僵明显。

基础治疗：夹脊、环跳、风市、阳陵泉、悬钟。

随症加穴：若形寒肢冷，加按关元；若背部隐痛，加按命门。

夹脊 调节脏腑机体功能

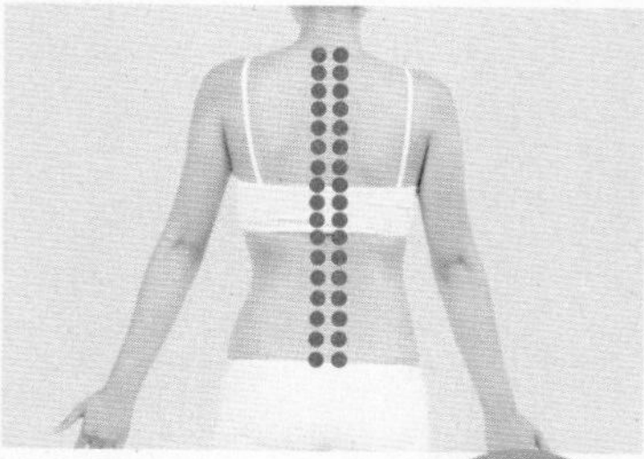

定位

位于背腰部，当第一胸椎至第五腰椎棘突下两侧，旁开0.5寸，一侧17穴。

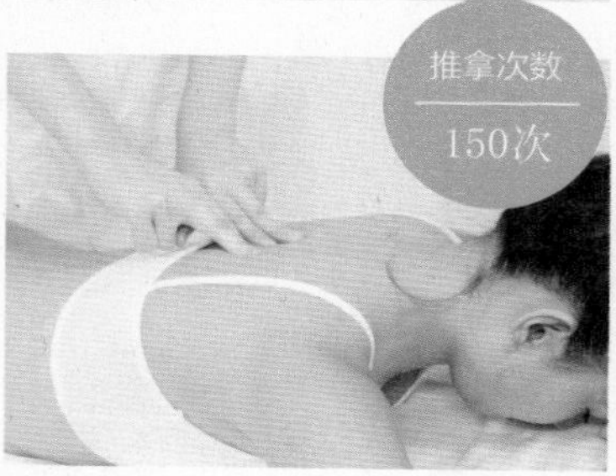

推拿方法

用食指和中指指腹点按夹脊穴。

环跳 疏经通络、健脾益气

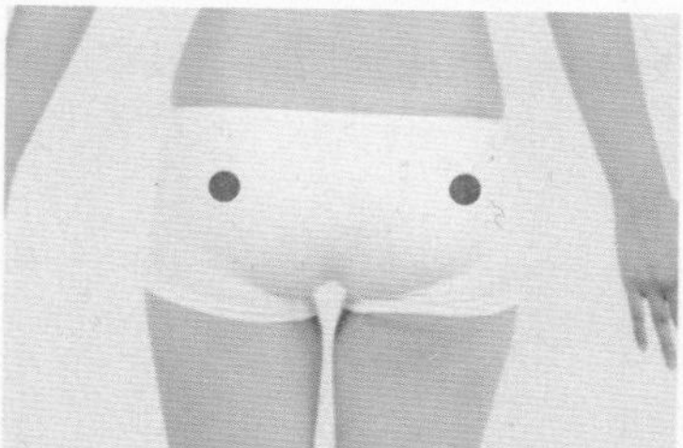

定位

位于股外侧部，侧卧屈股，当股骨粗隆最凸点与骶管裂孔连线的外1/3与中1/3交点处。

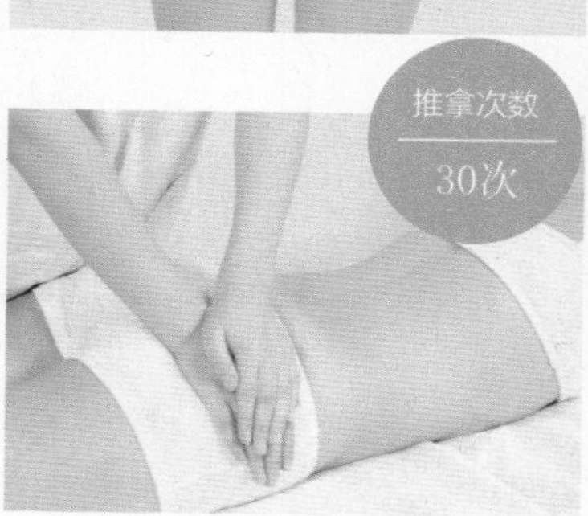

推拿方法

双手手掌相叠，在环跳穴上用力向下压按，有节律地一按一松。

风市 通经活络止痛

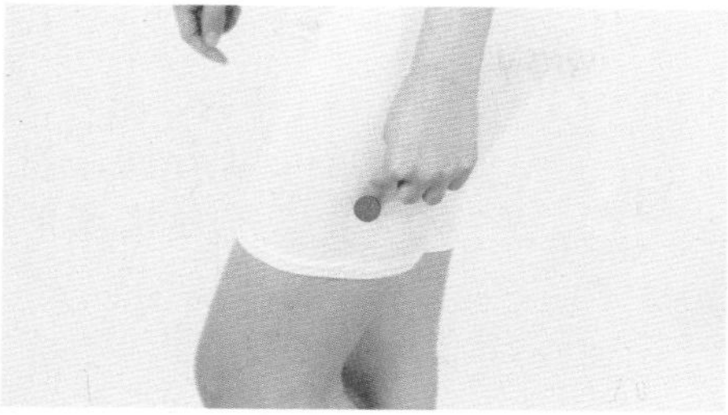

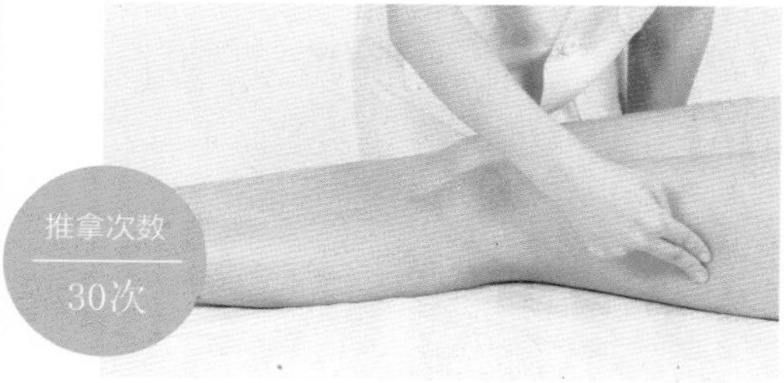

定位 位于大腿外侧部的中线上，当腘横纹上 7 寸。

推拿方法 将食指、中指并拢，用两指指腹揉按风市穴，以潮红发热为度。

阳陵泉 清热化湿、活血祛瘀

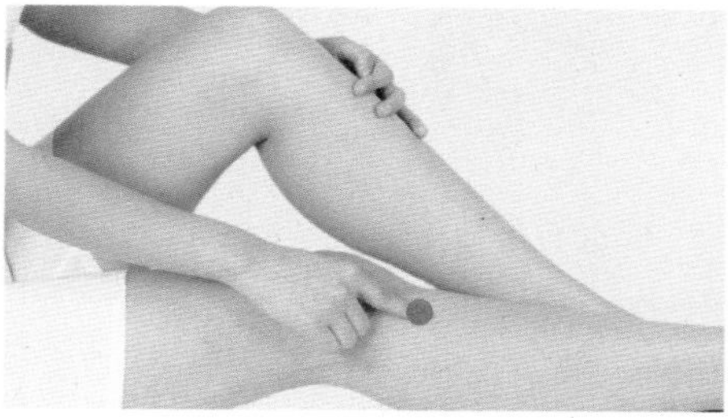

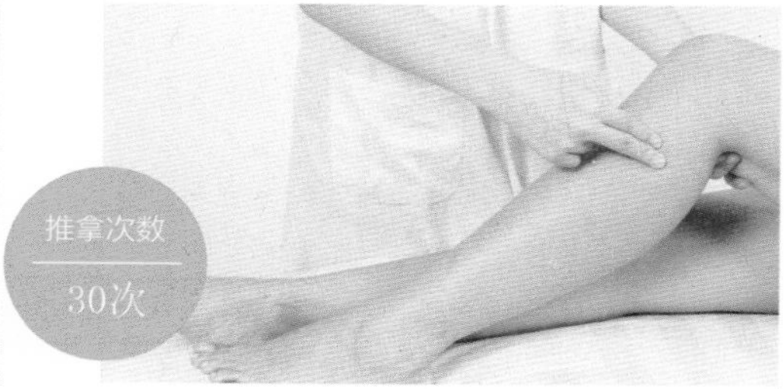

定位 位于小腿外侧，当腓骨头前下方凹陷处。

推拿方法 用食指、中指点按阳陵泉穴，以潮红发热为度。

悬钟 疏经通络止痛

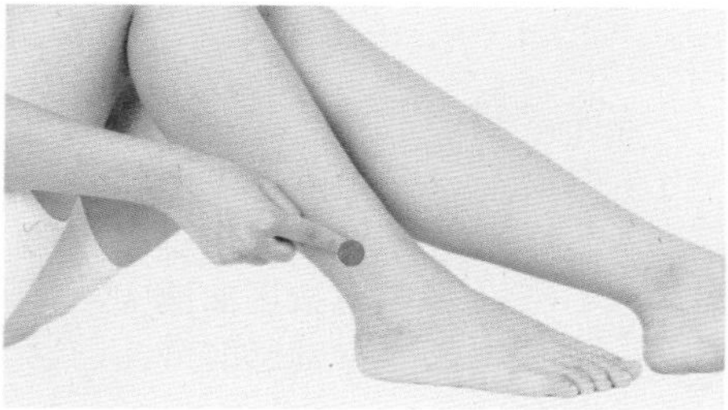

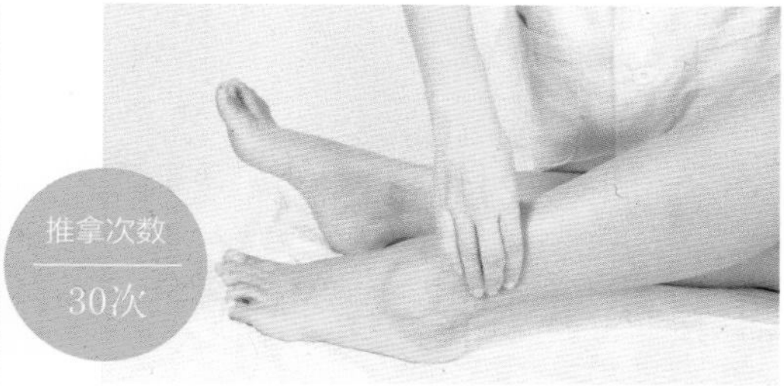

定位 位于小腿外侧，当外踝尖上 3 寸，腓骨前缘稍前方。

推拿方法 用四指指腹推按悬钟穴，以潮红发热为度。

风湿性关节炎

骨伤科

推拿方法

临床症状：风湿性关节炎是一种急性或慢性结缔组织性炎症。多以急性发热及关节疼痛起病，好发于膝、踝、肩、肘、腕等大关节部位，以病变局部呈现红、肿、灼热，肌肉游走性酸楚、疼痛为特征。

基础治疗：合谷、曲池、足三里、委中、昆仑。

随症加穴：若心烦失眠，加按三阴交；若头晕头痛，加按太阳。

合谷 镇静止痛、通经活络

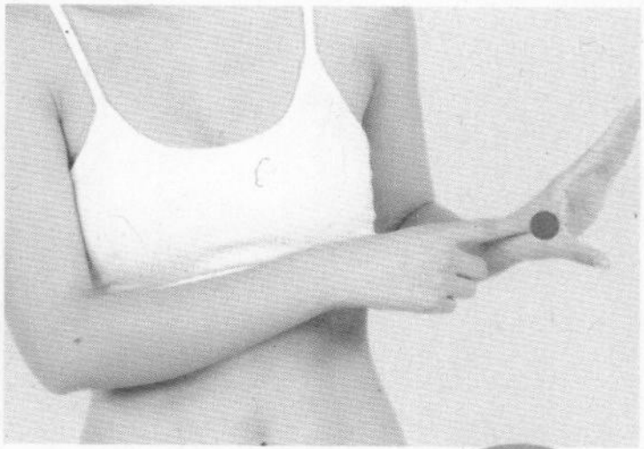

定位

位于手背，第一、第二掌骨间，当第二掌骨桡侧的中点处。

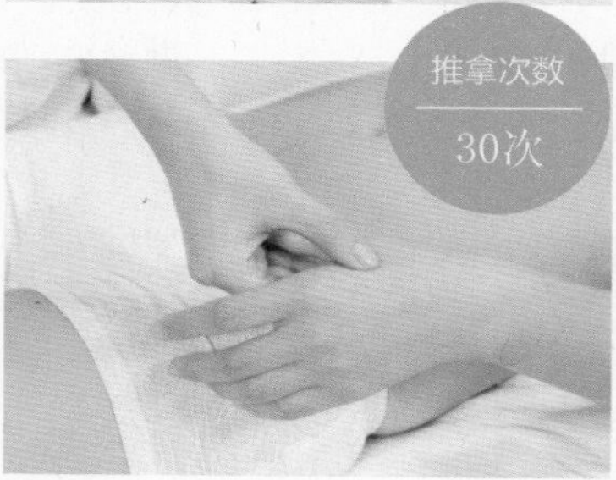

推拿方法

用拇指指尖按于合谷穴上，其余四指置于掌心，由轻渐重掐压。

曲池 清热和营、活络止痛

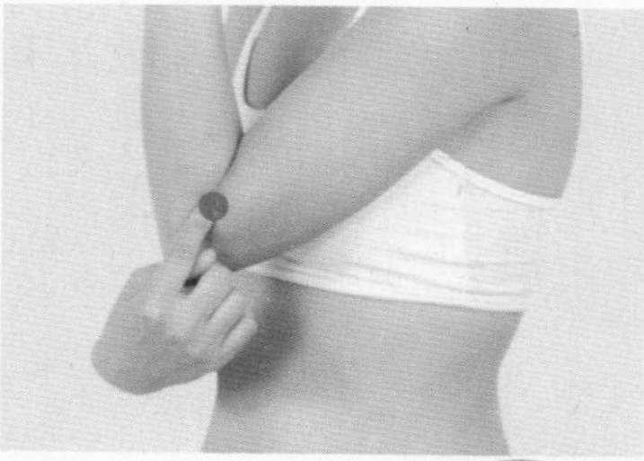

定位

位于肘横纹外侧端，屈肘，当尺泽与肱骨外上髁连线中点。

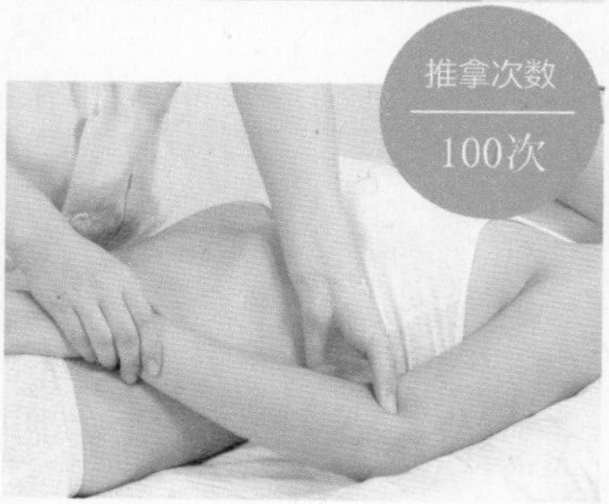

推拿方法

弯曲拇指以指腹垂直按压曲池穴，有酸痛感即可。

足三里 调理脾胃、补中益气

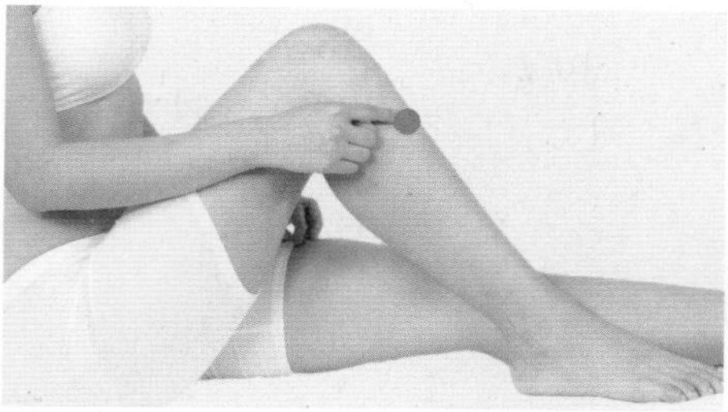

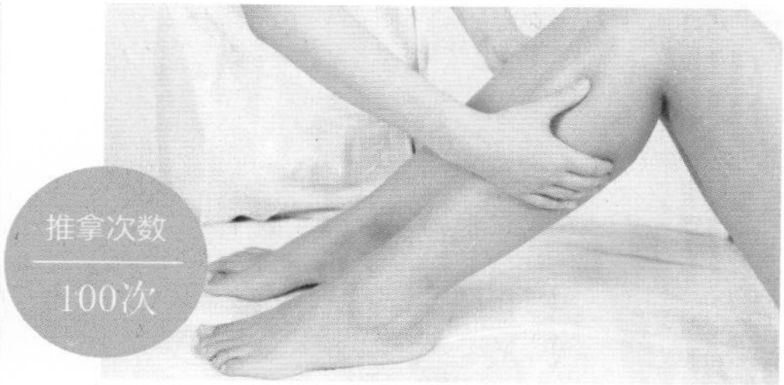

定位 | 位于小腿前外侧，当犊鼻下3寸，距胫骨前缘一横指。

推拿方法 | 用双手拇指指腹推按两侧足三里穴，力度适中。

委中 舒筋通络、散瘀活血

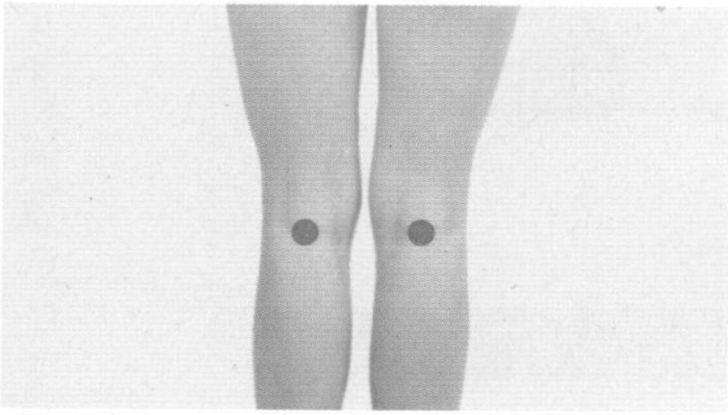

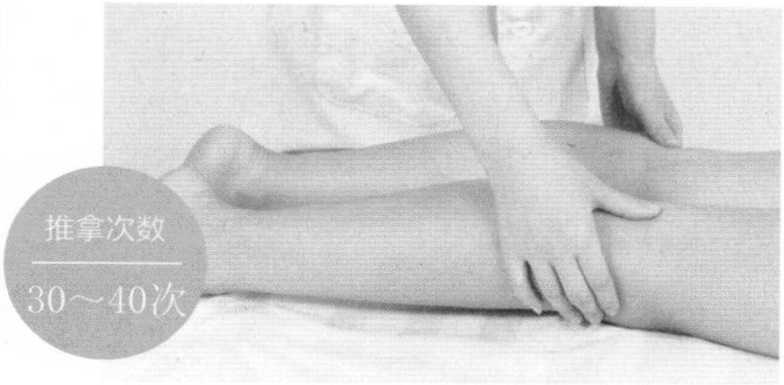

定位 | 位于腘横纹中点，当股二头肌腱与半腱肌肌腱的中间。

推拿方法 | 将拇指指腹按于委中穴上，由轻渐重地按揉。

昆仑 安神清热、舒经活络

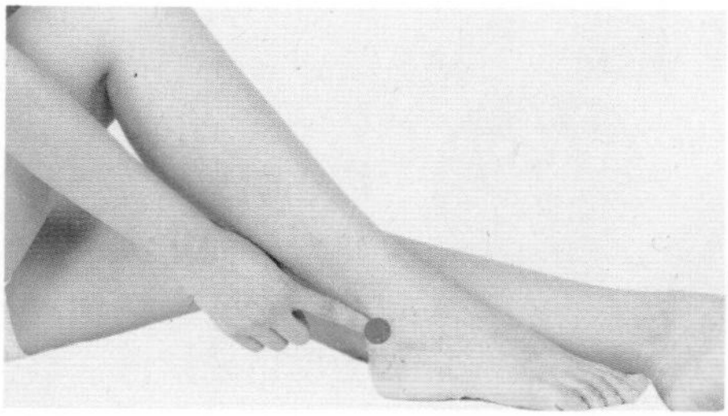

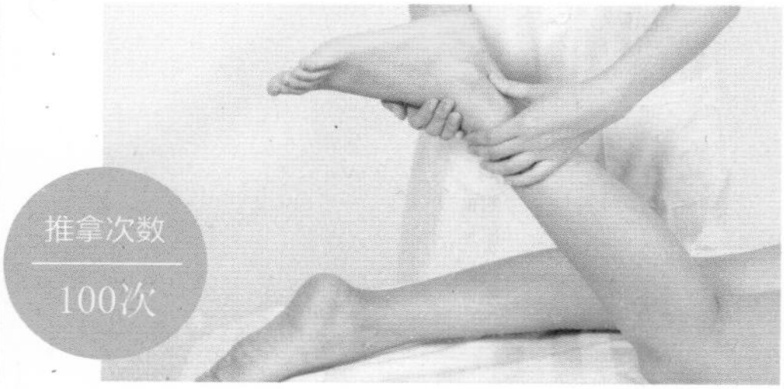

定位 | 位于足部外踝后方，当外踝尖与跟腱之间的凹陷处。

推拿方法 | 将拇指指腹按于昆仑穴上，由轻渐重地推按。

小腿抽筋

骨伤科

推拿方法

临床症状： 腿抽筋又称肌肉痉挛，是肌肉自发性的强直性收缩现象。小腿肌肉痉挛最为常见，由腓肠肌痉挛所引起，发作时会有酸胀或剧烈的疼痛。引发因素为外界环境的寒冷刺激、出汗过多、疲劳过度、睡眠不足等。

基础治疗： 阳陵泉、委中。

随症加穴： 若疼痛剧烈，加按太溪，若倦怠自汗，加按气海。

阳陵泉 疏肝理气、通络止痛

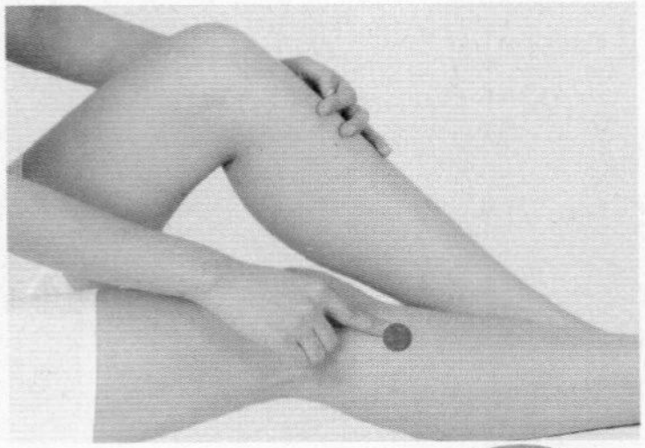

定位

位于小腿外侧，当腓骨头前下方凹陷处。

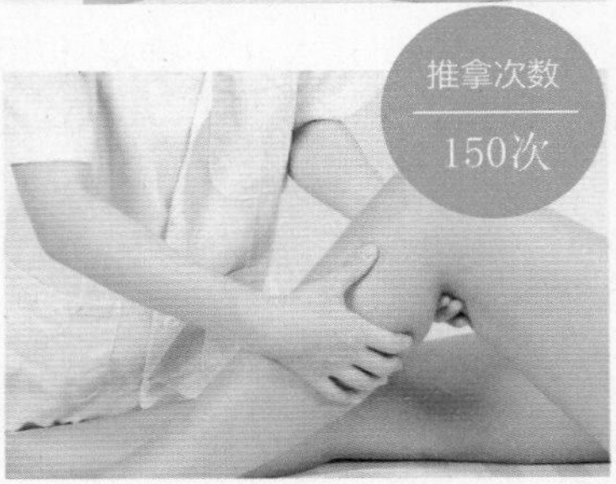

推拿方法

将拇指放于患者小腿外侧的阳陵泉穴上揉按。

委中 舒经活络、消肿止痛

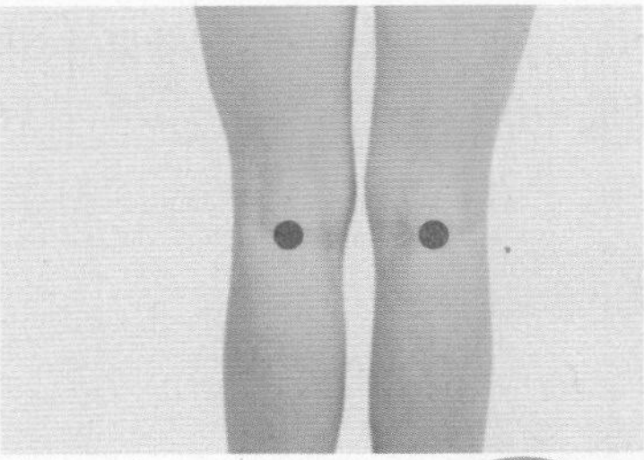

定位

位于腘横纹中点，当股二头肌腱与半腱肌肌腱的中间。

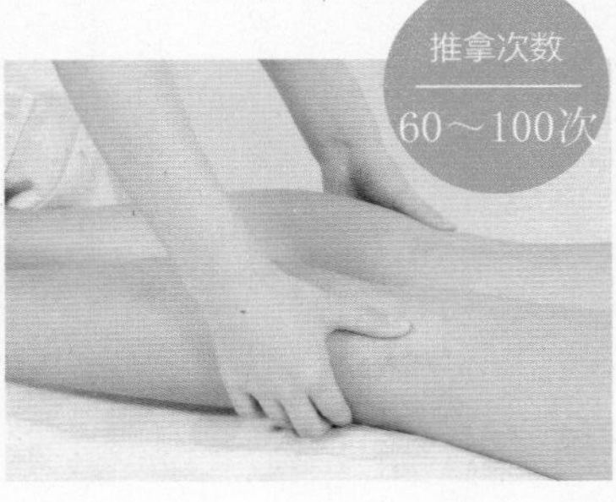

推拿方法

将双手拇指放于两侧委中穴上按揉，力度由轻渐重。

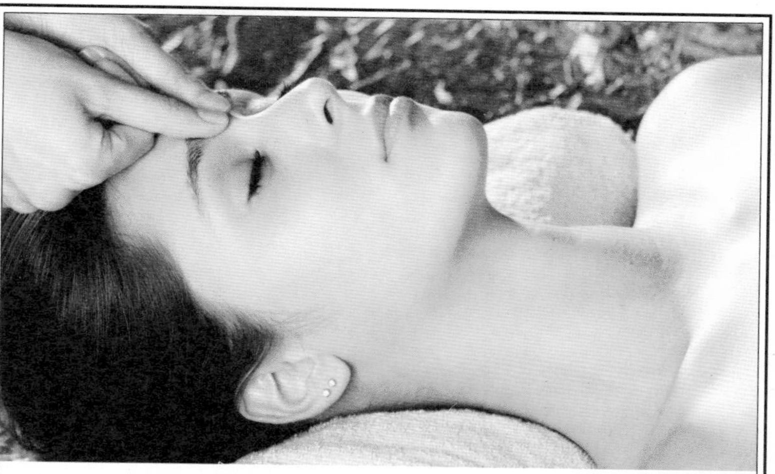

第10章 五官科：保持美丽容颜，让青春长驻

“五官”，指的就是“耳、眉、眼、鼻、口”五种人体器官。五官受损通常会严重影响到日常生活。经常推拿刺激穴位可以调畅气机、活血化瘀、通窍，有效改善五官科疾病。

黑眼圈、眼袋

五官科

推拿方法

临床症状：黑眼圈是由于经常熬夜，睡眠不足，情绪激动，眼部过度疲劳，静脉血管血流速度过于缓慢，导致二氧化碳及代谢废物积累过多，造成眼部色素沉着所致。眼袋，是指下眼睑水肿。

基础治疗：太阳、四白、期门、京门、关元。

随症加穴：若眼睑浮肿，加按承泣；若头晕头痛，加按百会。

太阳 清肝明目、活血通络

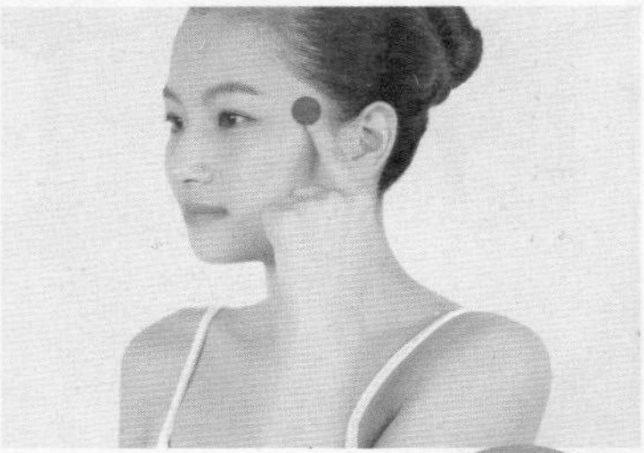

定位

位于颞部，当眉梢与目外眦之间，向后约一横指的凹陷处。

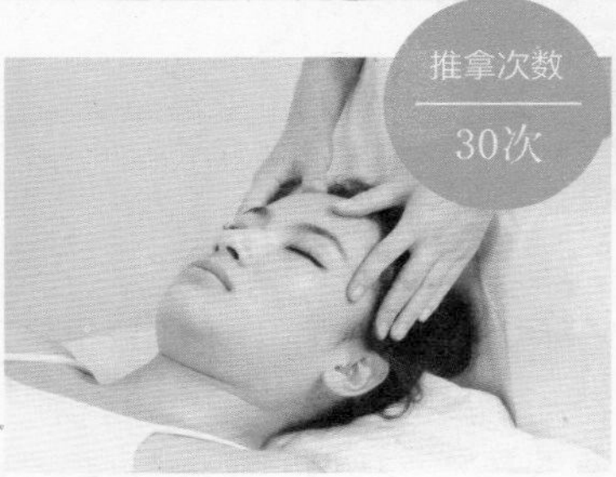

推拿方法

两手食指指尖分别放于两侧太阳穴上，顺时针或逆时针揉太阳穴。

四白 祛风明目、通经活络

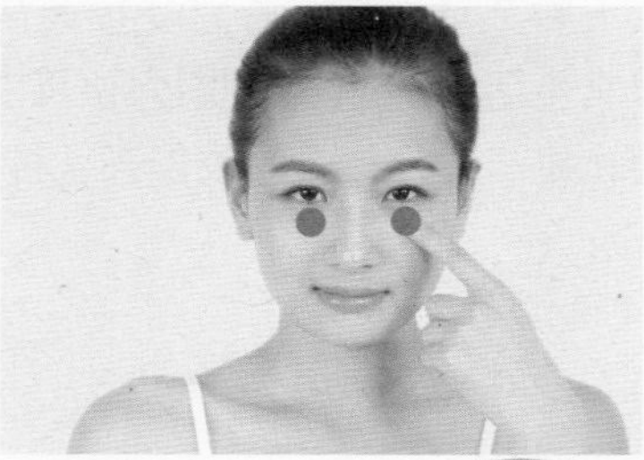

定位

位于面部，瞳孔直下，当眶下孔凹陷处。

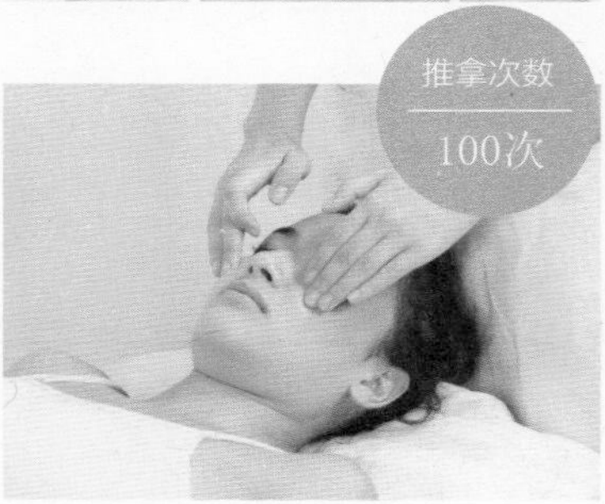

推拿方法

用中指指腹点按四白穴，力度适中。

期门 疏肝健脾、理气活血

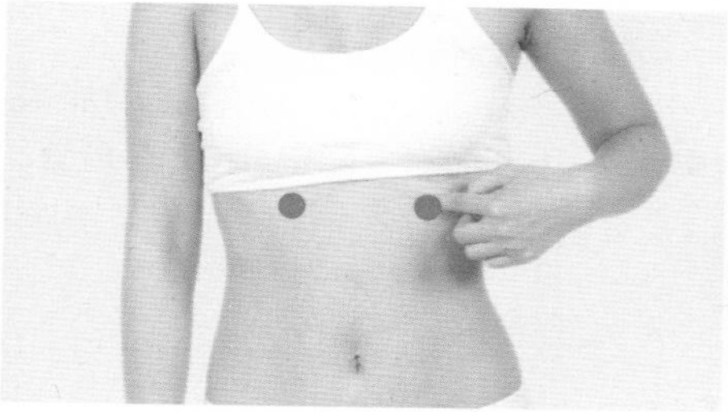

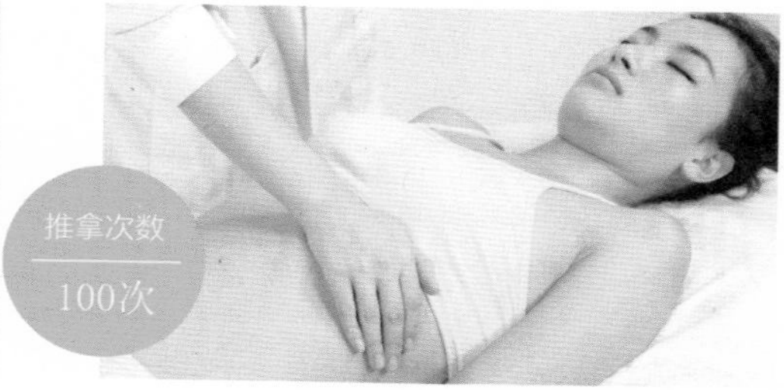

定位 位于胸部，当乳头直下，第六肋间隙，前正中线旁开 4 寸。

推拿方法 用手掌鱼际按揉期门穴，有胀痛的感觉，先左后右或同时进行。

京门 健脾理气、温阳益肾

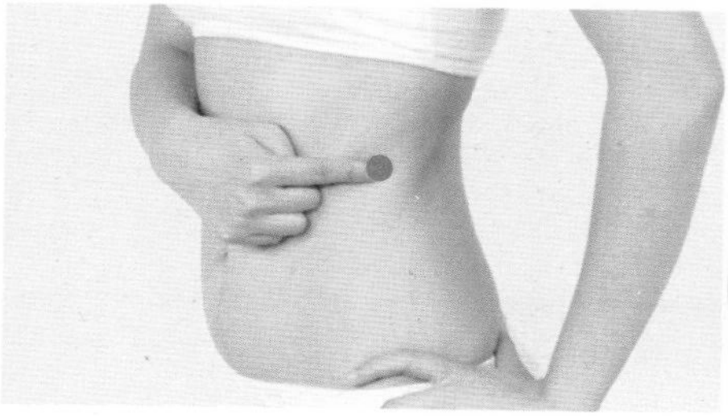

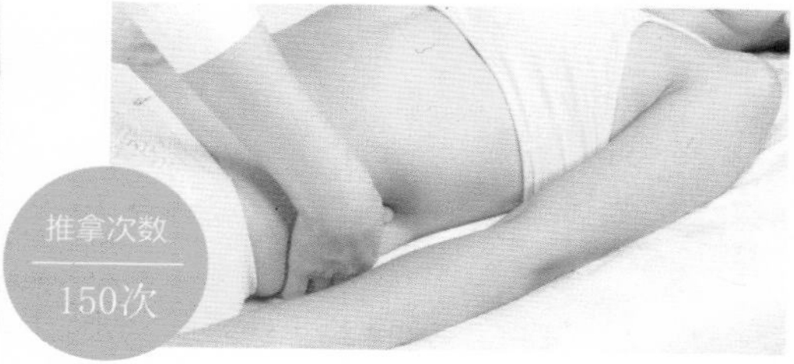

定位 位于侧腰部，章门后 1.8 寸，当第十二肋骨游离端的下方。

推拿方法 将拇指指腹平贴于京门穴上，由轻渐重地揉按。

关元 培元固本

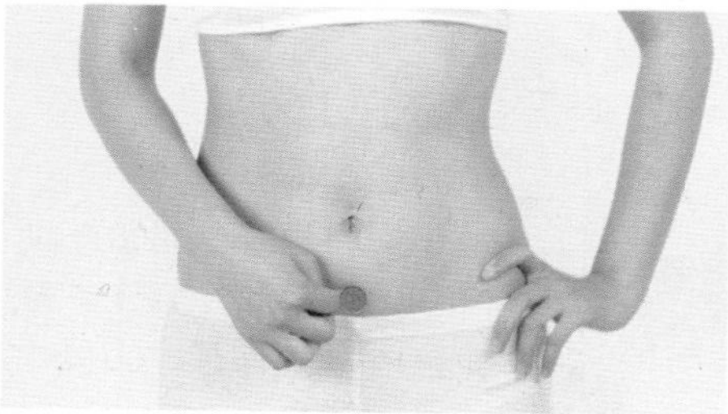

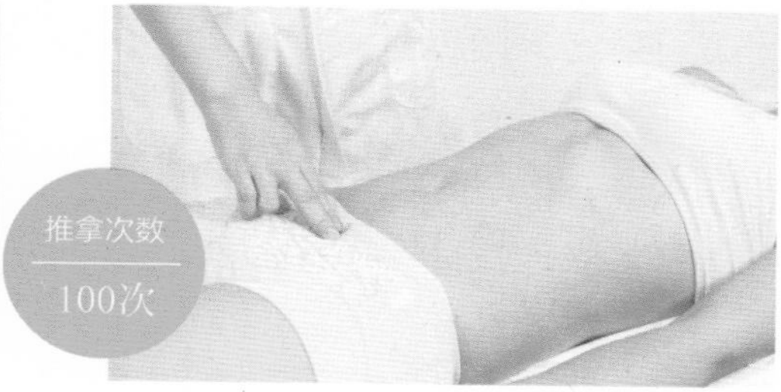

定位 位于下腹部，前正中线上，当脐中下 3 寸。

推拿方法 将食指、中指紧并，用两指指腹推揉关元穴。

麦粒肿

五官科

推拿方法

临床症状：麦粒肿俗称针眼，分为两型：外麦粒肿和内麦粒肿。外麦粒肿：睫毛毛囊部的皮脂腺的急性化脓性炎症。发病初期，眼睑局部有红肿，有硬结，有明显的胀疼、压痛，数日后硬结逐渐软化，在睫毛根部形成黄色的脓疱。

基础治疗：攒竹、丝竹空、太阳、合谷、内庭。

随症加穴：若患处红肿，加按四白；若患处疼痛，加按后溪。

攒竹 清热明目、散结消肿

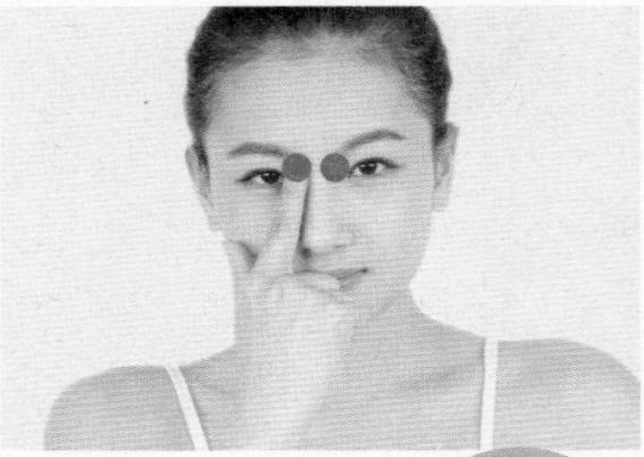

定位

位于面部，当眉头陷中，眶上切迹处。

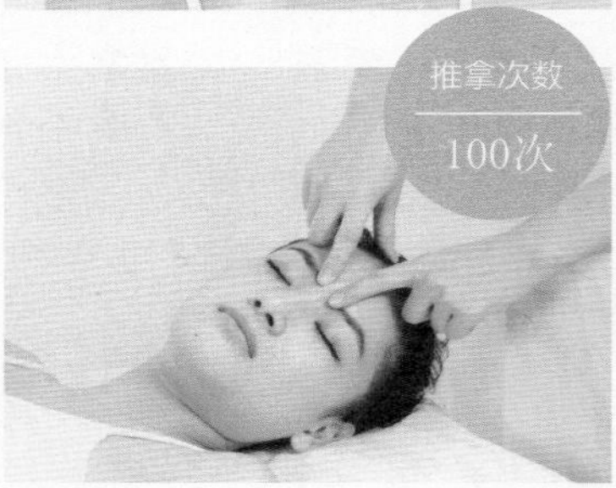

推拿方法

伸出双手食指，食指指腹放于两侧攒竹穴上，顺时针揉按。

丝竹空 明目、清热散结

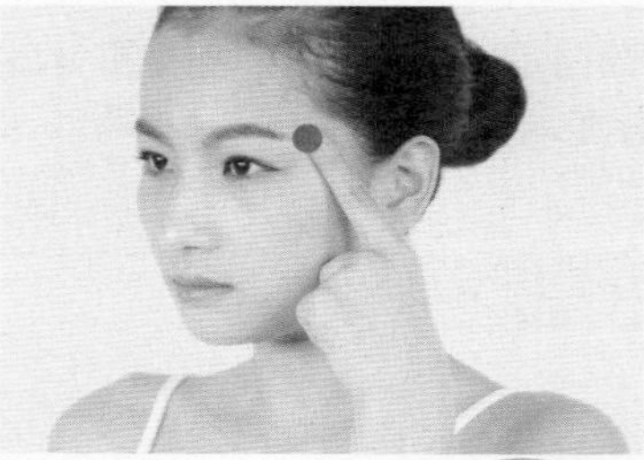

定位

位于面部，当眉梢凹陷处。

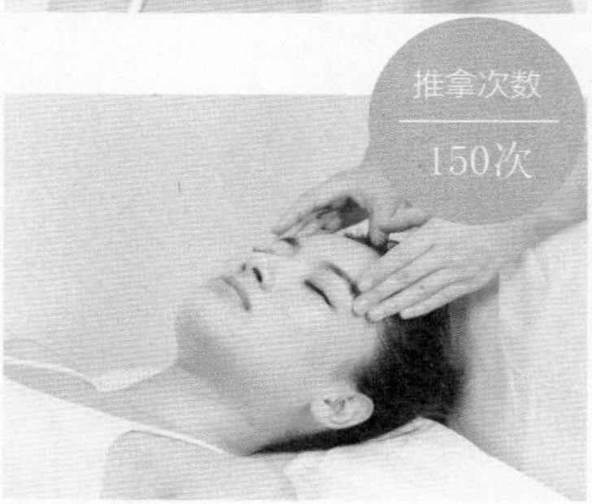

推拿方法

将双手中指放于两侧丝竹空穴上，顺时针揉按，力度由轻至重。

太阳 清泻眼部郁热

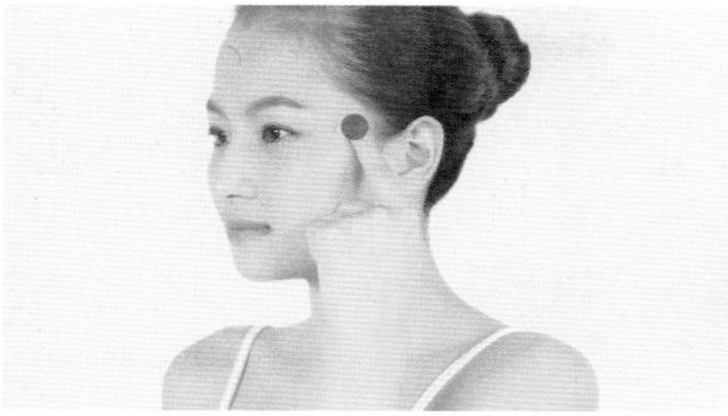

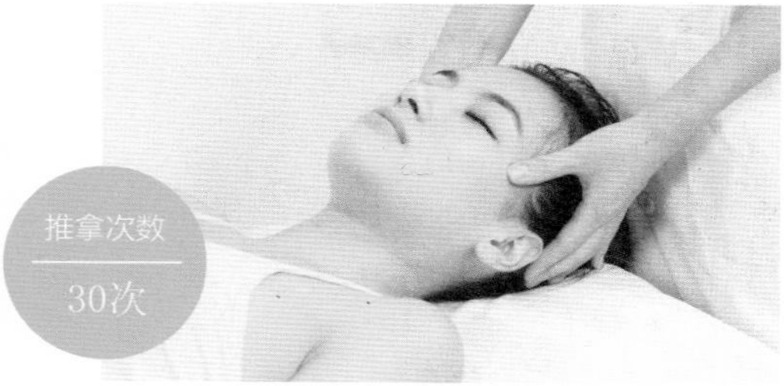

定位 位于颞部，当眉梢与目外眦之间，向后约一横指的凹陷处。

推拿方法 用两手拇指指尖分别放于两侧太阳穴上，顺时或逆时针揉太阳穴。

合谷 疏风清热

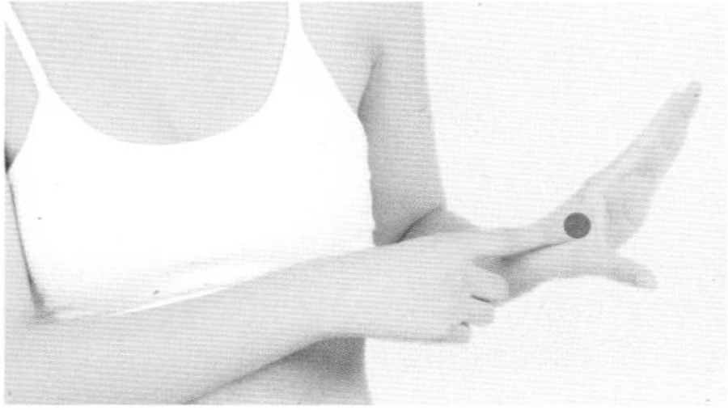

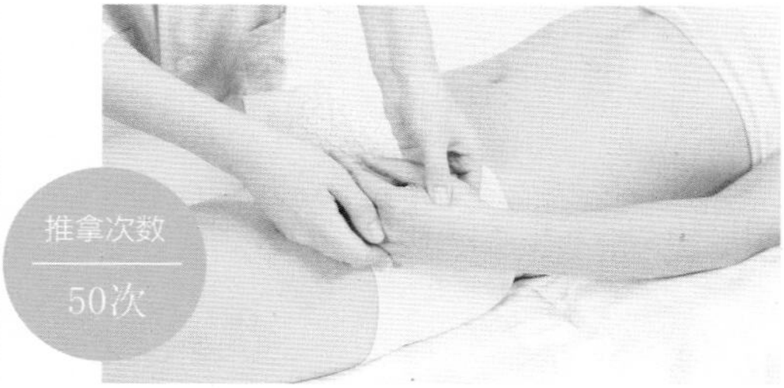

定位 位于手背，第一、第二掌骨间，当第二掌骨桡侧的中点处。

推拿方法 拇指放于合谷穴上，其食指顶于掌面，由轻渐重掐压。

内庭 清胃热、散肿结

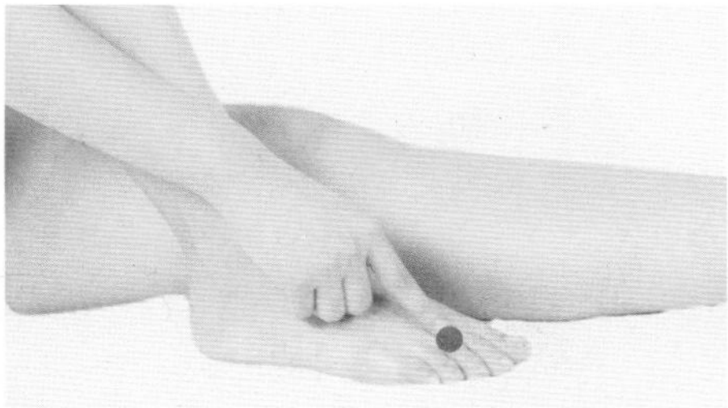

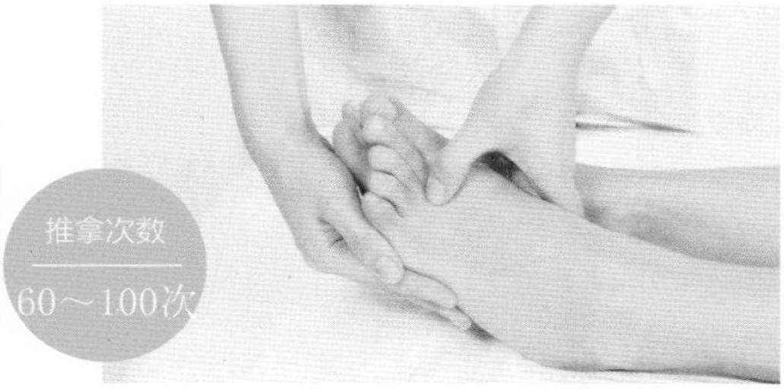

定位 位于足背，当第二、第三趾间，趾蹼缘后方赤白肉际处。

推拿方法 将拇指放于足背部的内庭穴上，用力掐揉。

急性结膜炎

五官科

推拿方法

临床症状：急性结膜炎是眼科常见病之一，由细菌或病毒感染而成。本病临床主要表现为畏光、流泪、异物感，显著的结膜充血和有黏液性或脓性分泌物等。本病多发于春、夏、秋季，且起病急，具有传染性或流行性。

基础治疗：肝俞、风池。

随症加穴：若结膜充血，加按太阳；若畏光，加按承泣。

肝俞 疏肝清热

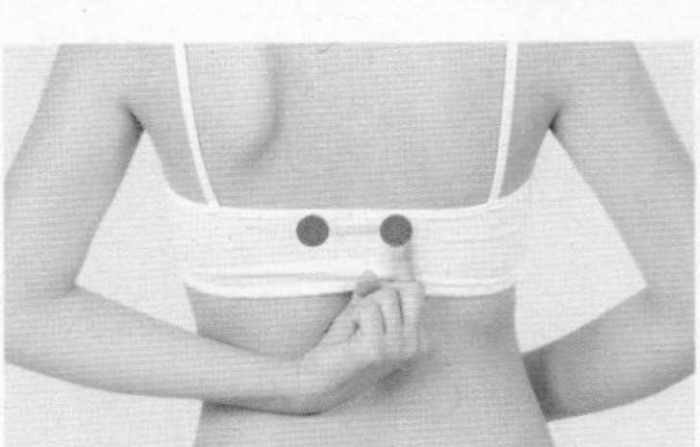

定位

位于背部，当第九胸椎棘突下，旁开1.5寸。

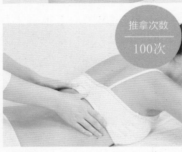

推拿方法

用拇指指腹点按肝俞穴，以有酸胀感为度。

风池 疏泄风热、通络明目

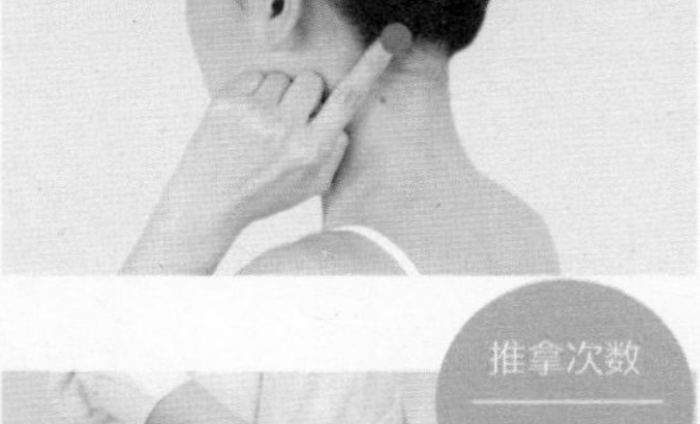

定位

位于项部，枕骨之下，与风府相平，胸锁乳突肌与斜方肌上端之间的凹陷处。

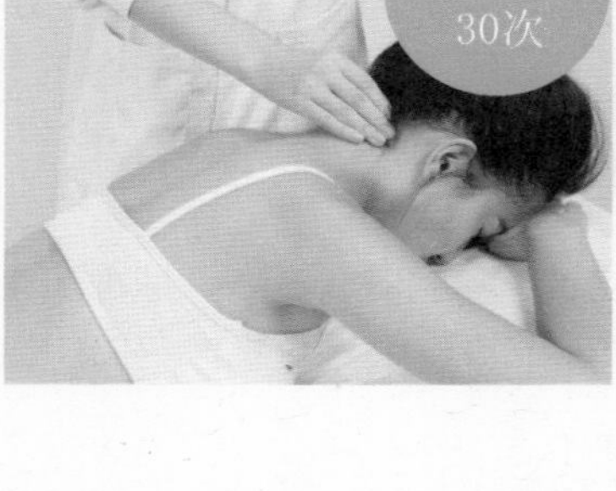

推拿方法

将拇指和食指相对如钳形，拿捏风池穴。

鼻出血

五官科

推拿方法

临床症状：鼻出血是常见的临床症状之一。鼻腔黏膜中的微细血管分布很密，很敏感且脆弱，容易破裂而致出血。引起偶尔流鼻血的原因有上火、脾气暴躁、心情焦虑，或鼻子被异物撞击、人为殴打等。

基础治疗：迎香、巨髎。

随症加穴：若心烦易怒，加按太冲；若出血不止，加按膈俞；若头晕头痛，加按百会。

迎香 治鼻病要穴

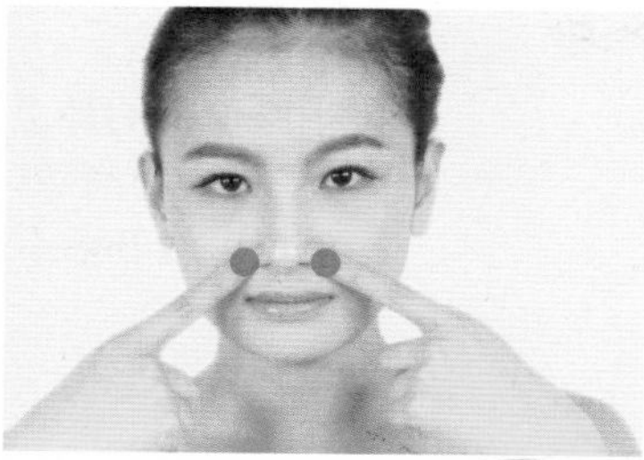

定位

位于鼻翼外缘中点旁，当鼻唇沟中。

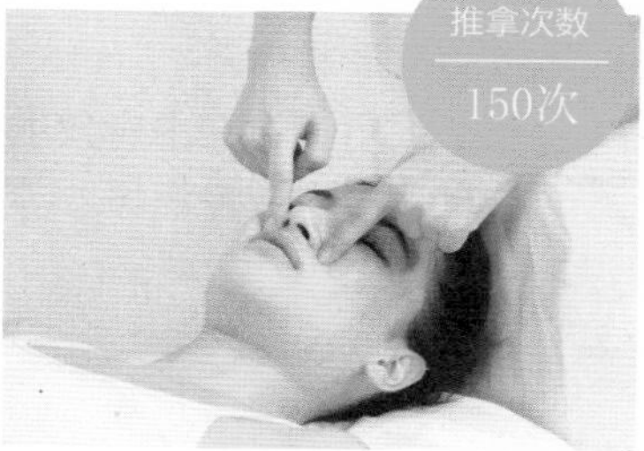

推拿方法

将食指放于鼻翼迎香穴上揉按，速度稍快，用力较轻。

巨髎 祛瘀止血

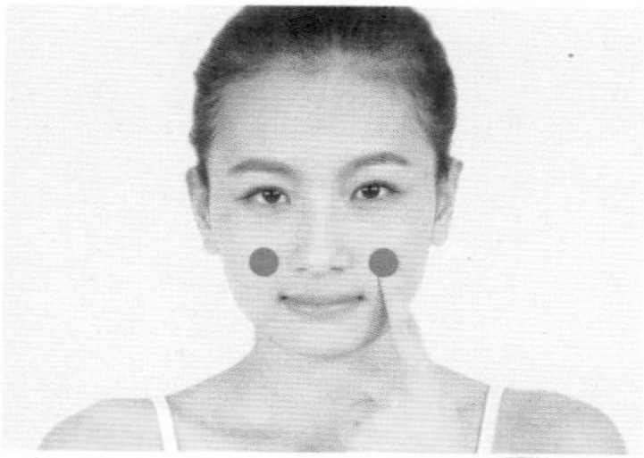

定位

位于面部，瞳孔直下，平鼻翼下缘处，当鼻唇沟外侧。

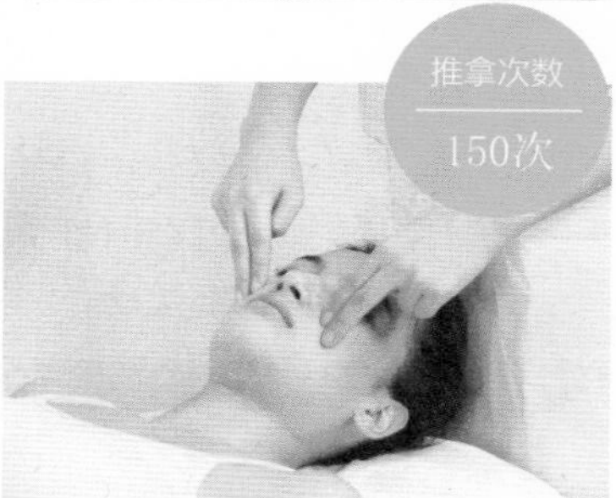

推拿方法

将食指、中指紧并，放于巨髎穴上揉按，以有酸胀感为度。

鼻炎

五官科

推拿方法

临床症状：鼻炎一般可分为急性鼻炎及变应性鼻炎等。急性鼻炎多为急性呼吸道感染的一个并发症，以鼻塞、流涕、打喷嚏为主要症状。

基础治疗：中府、迎香、印堂、合谷、肺俞。

随症加穴：若鼻塞流涕，加按风池；若鼻部瘙痒，加按血海。

中府 清泻肺热

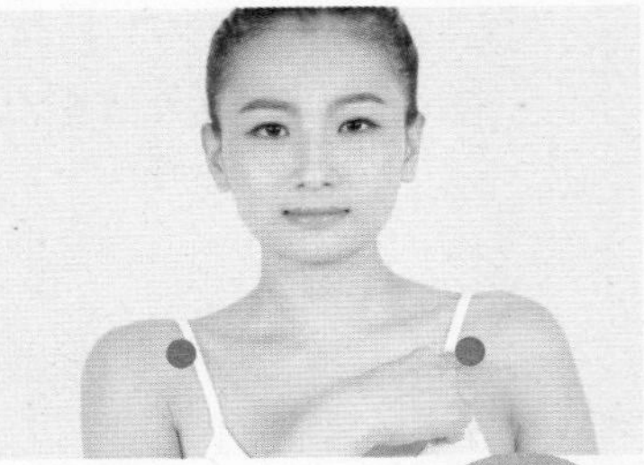

定位

位于胸前壁的外上方，平第一肋间隙，距前正中线 6 寸。

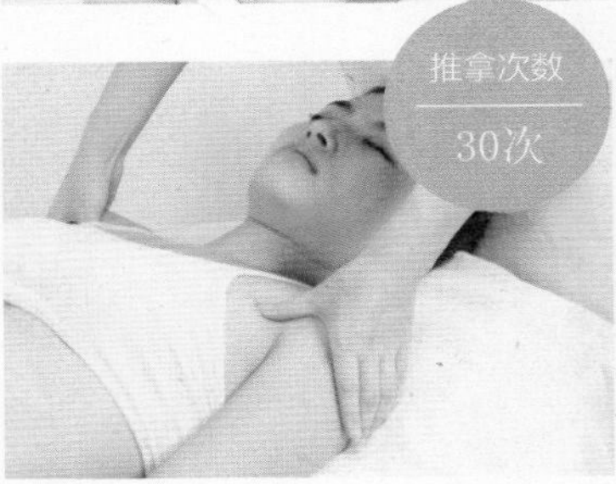

推拿方法

用拇指在中府穴上用力向下按压，力度由轻至重。

迎香 通利鼻窍

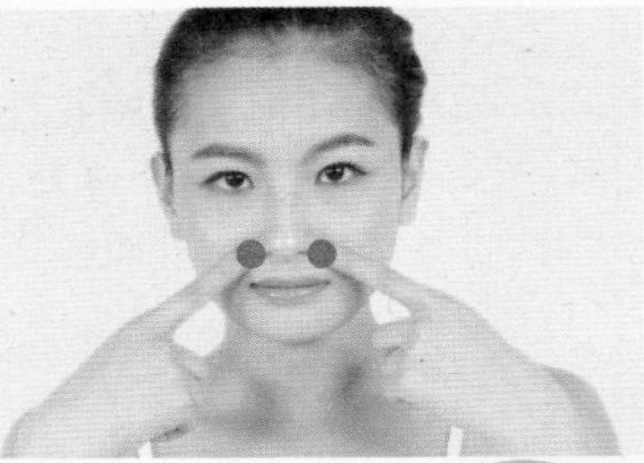

定位

位于鼻翼外缘中点旁，当鼻唇沟中。

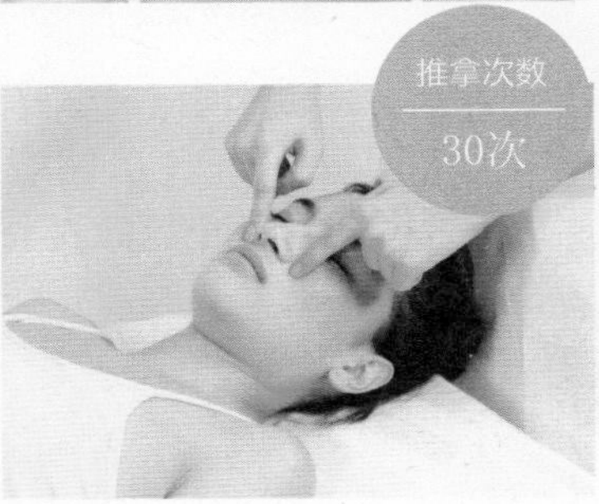

推拿方法

用食指轻轻点按迎香穴，以顺时针方向做回旋揉动。

印堂 治鼻炎要穴

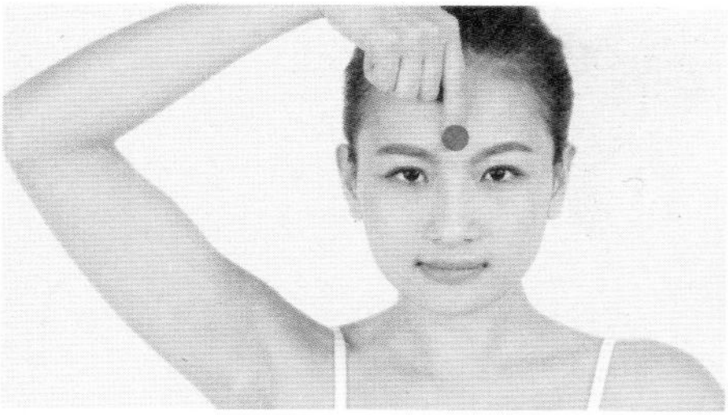

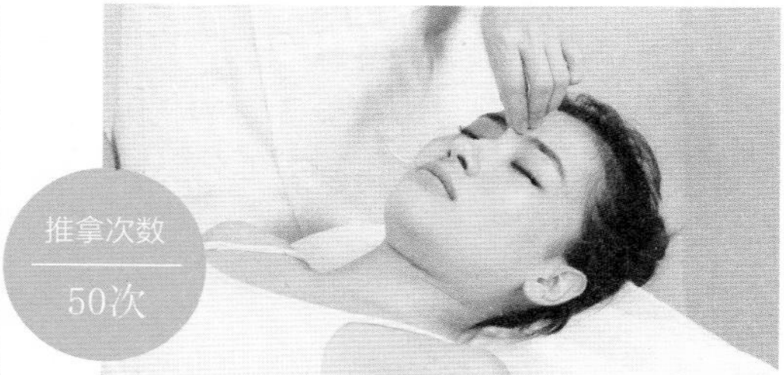

定位 位于额部，当两眉头之中间。

推拿方法 用拇指和食、中两指相对，挟提印堂穴，力度适中。

合谷 善治头面诸疾

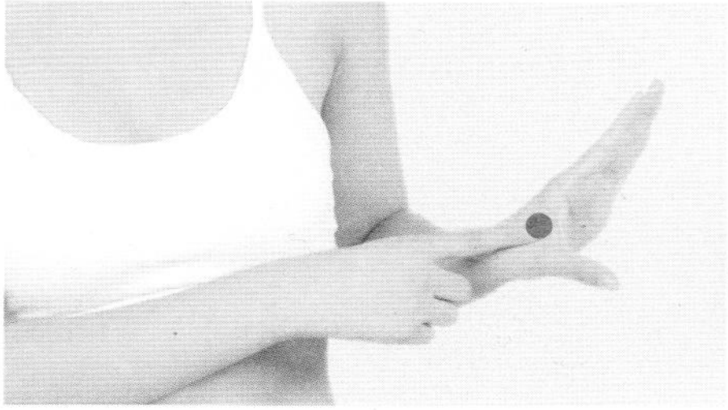

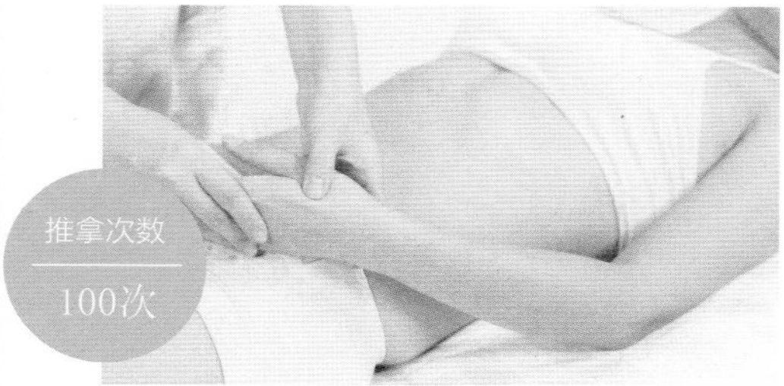

定位 位于手背，第一、第二掌骨间，当第二掌骨桡侧的中点处。

推拿方法 用拇指指腹揉按合谷穴，以潮红发热为度。

肺俞 调补肺气、通利鼻窍

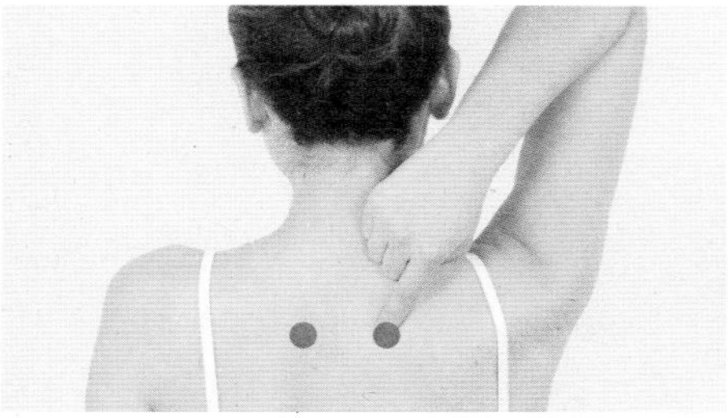

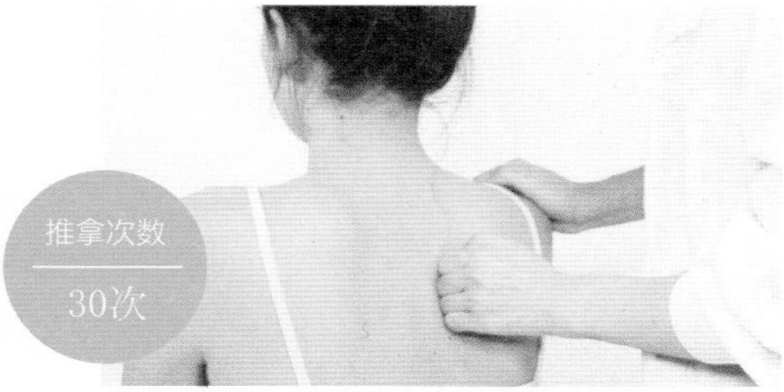

定位 位于背部，当第三胸椎棘突下，旁开 1.5 寸。

推拿方法 单手握拳点按在肺俞穴上，以顺时针方向揉按。

牙痛

五官科

推拿方法

临床症状：牙痛又称齿痛，是一种常见的口腔科疾病。主要是由牙齿本身、牙周组织及颌骨的疾病等引起。临床主要表现为牙齿疼痛、长龋齿、牙龈肿胀、龈肉萎缩、牙齿松动、牙龈出血等，遇冷、热、酸、甜等刺激，则疼痛加重。

基础治疗：下关、颊车、合谷、牙痛、行间。

随症加穴：若牙龈红肿出血，加按曲池。

下关 消肿止痛、清热泻火

定位

位于面部耳前方，当颧弓与下颌切迹所形成的凹陷中。

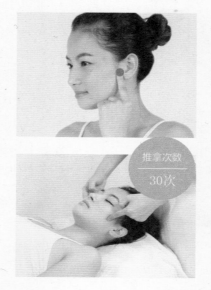

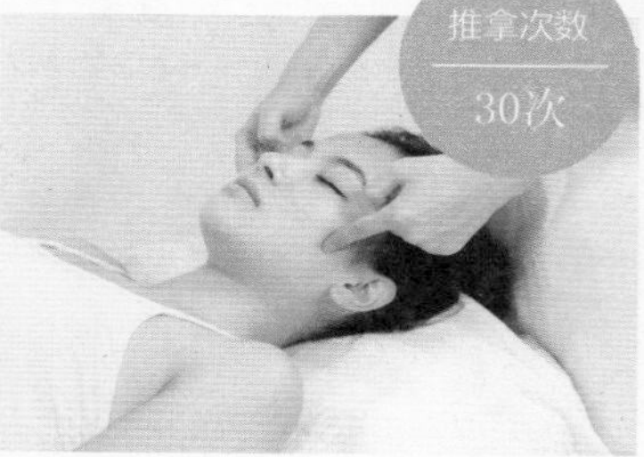

推拿方法

用双手食指指腹放于两侧下关穴，适当用力按揉。

颊车 活络止痛、祛风清热

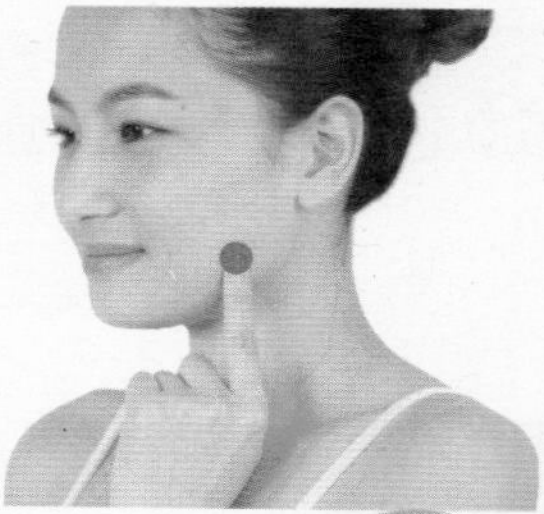

定位

位于下颌角前上方约一横指，当咀嚼时咬肌隆起时，按之凹陷处。

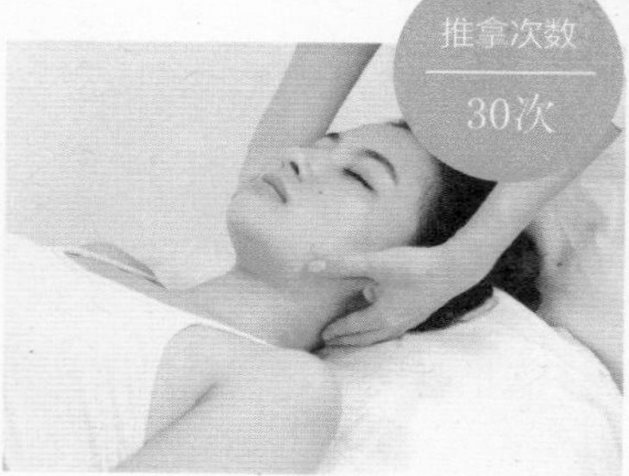

推拿方法

将两手拇指指腹放于两侧颊车穴上，由轻渐重按压。

合谷 清热泻火、活络止痛

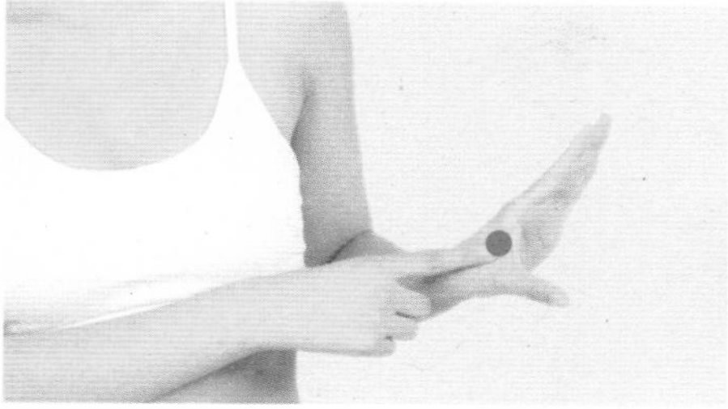

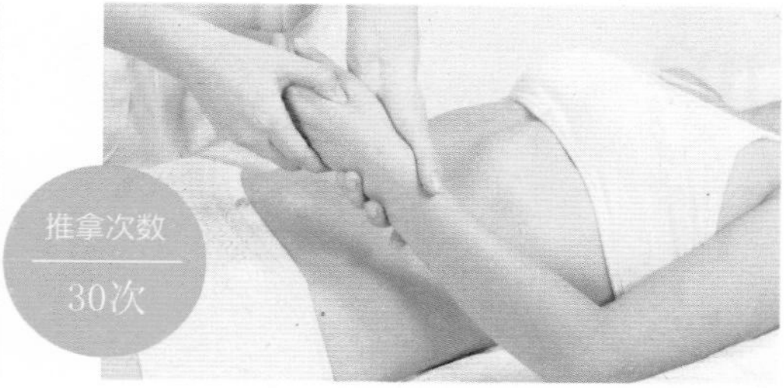

定位 位于手背，第一、第二掌骨间，当第二掌骨桡侧的中点处。

推拿方法 将拇指指尖按于合谷穴上，适当用力，由轻渐重掐压。

牙痛 治疗牙痛的特效穴

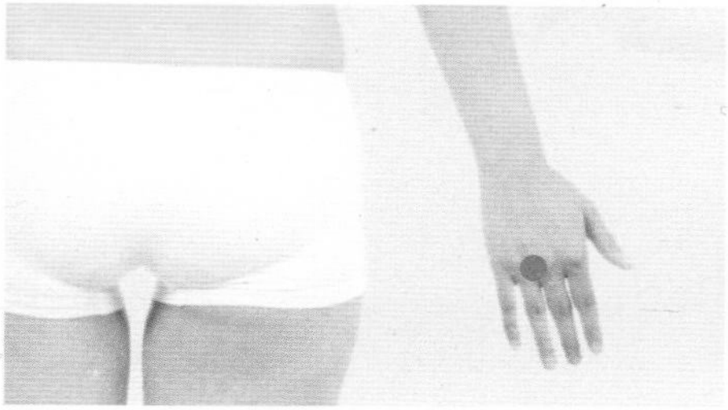

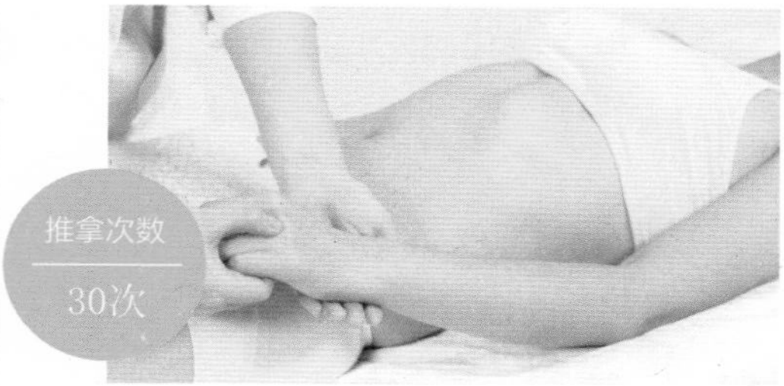

定位 位于手掌侧面，当第三、第四掌指关节间之中点处。

推拿方法 将拇指指尖放在牙痛穴上，适当用力掐压。

行间 调理肝肾、清热熄风

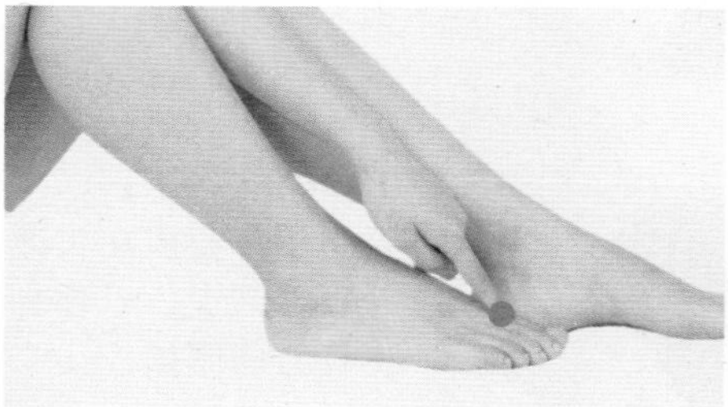

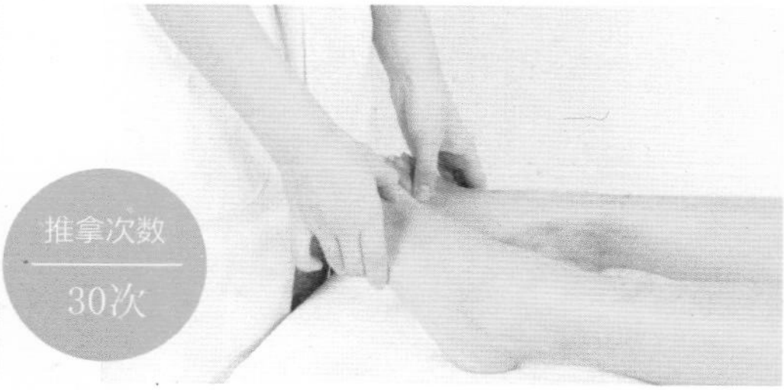

定位 位于足背侧，当第一、第二趾间，趾蹼缘的后方赤白肉际处。

推拿方法 用两手拇指指腹放在两侧行间穴，适当用力上下推动。

耳鸣耳聋

五官科

推拿方法

临床症状：耳鸣、耳聋在临床上常同时并见，而且治疗方法大致相同，故合并论述。耳鸣是以耳内鸣响为主症；耳聋是以听力减退或听觉丧失为主症。

基础治疗：听宫、百会、翳明、风池、肾俞。

随症加穴：若食欲不振，加按脾俞。

听宫 聪耳开窍

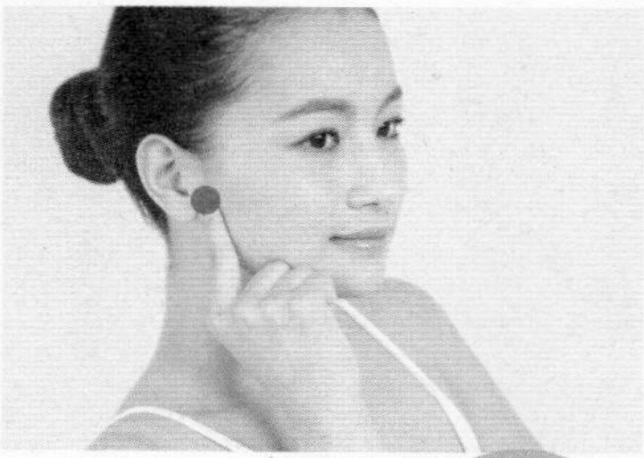

定位

位于面部，耳屏前，下颌骨髁状突的后方，张口时呈凹陷处。

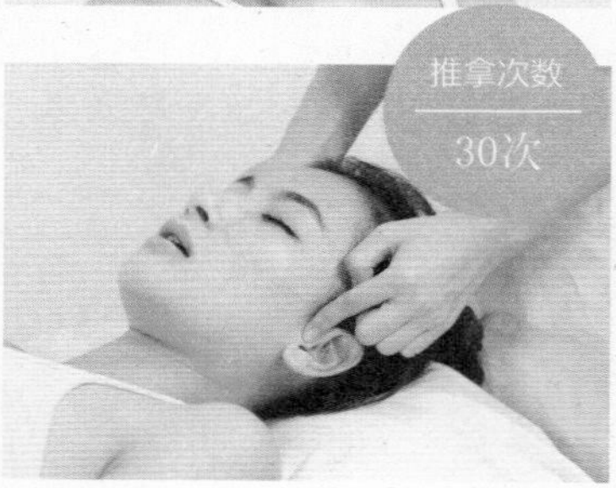

推拿方法

半握拳，食指伸直，将食指指腹放在听宫穴上，用力按揉。

百会 安神定志

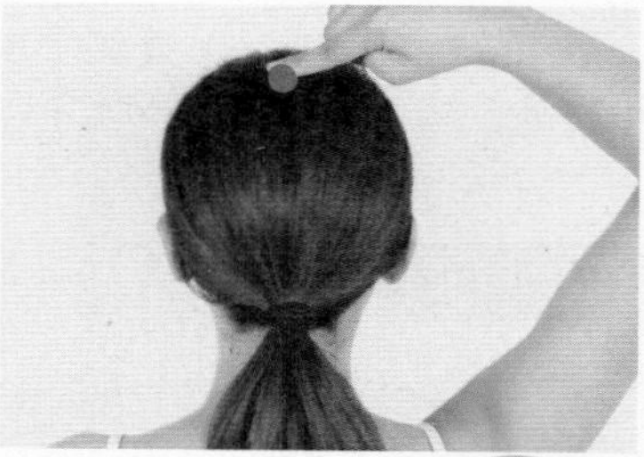

定位

位于头部，当前发际正中直上 5 寸，或两耳尖连线的中点处。

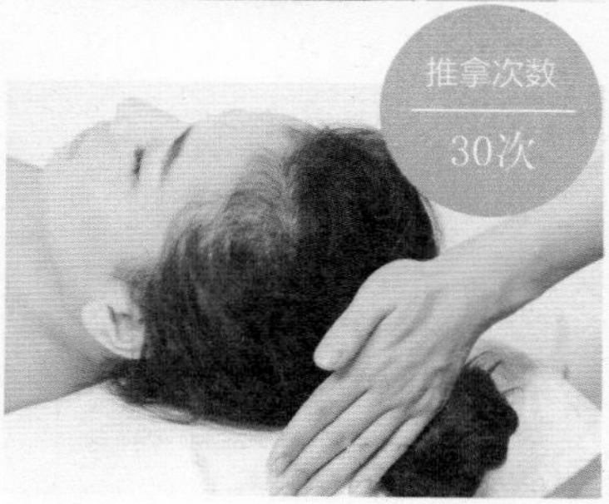

推拿方法

将手掌心放在头顶百会穴上，以顺时针方向摩揉。

翳明 聪耳通窍、散内泄热

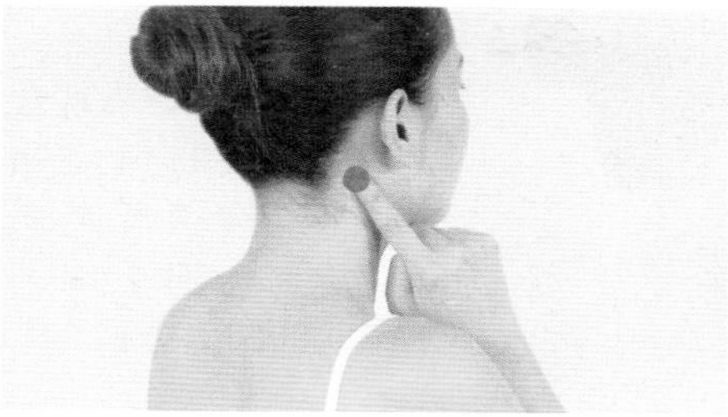

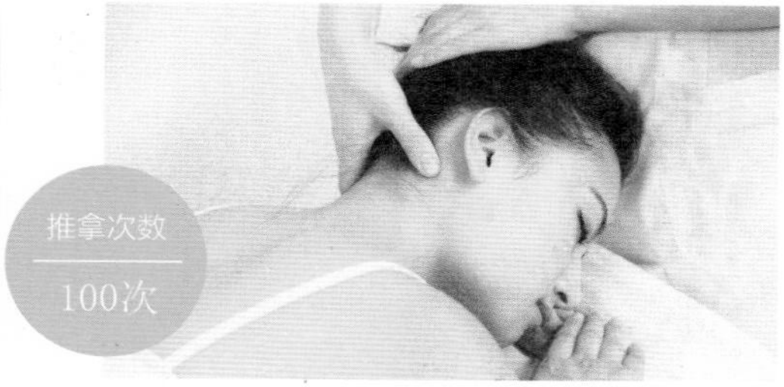

定位 位于项部，当翳风后 1 寸。

推拿方法 用拇指指腹揉按翳明穴，力度由轻渐重。

风池 疏风清热、宣通耳窍

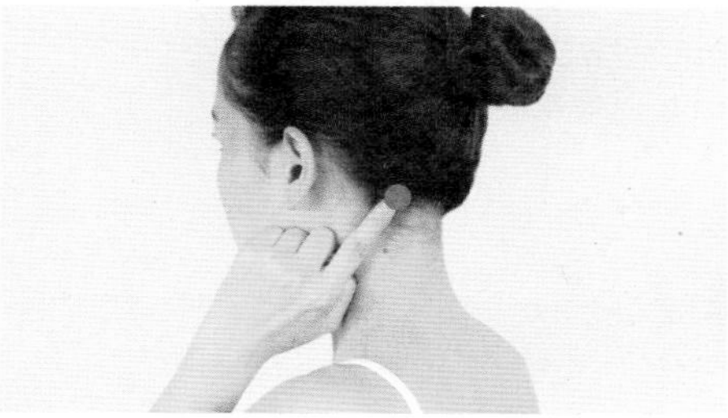

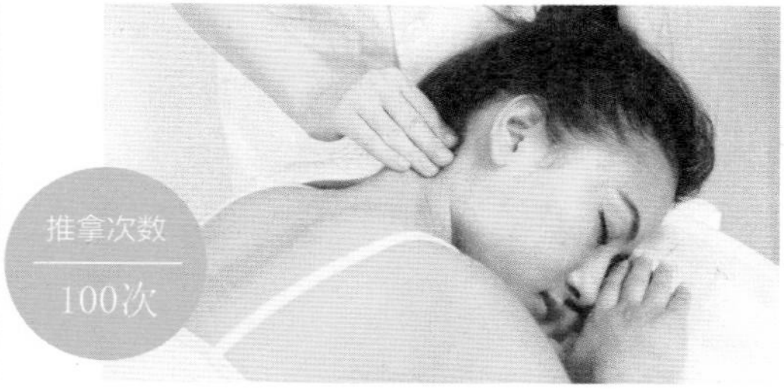

定位 位于枕骨之下，与风府相平，胸锁乳突肌与斜方肌之间凹陷。

推拿方法 用五指相对成钳状揉按风池穴，以潮红发热为度。

肾俞 调补肾气、通利耳窍

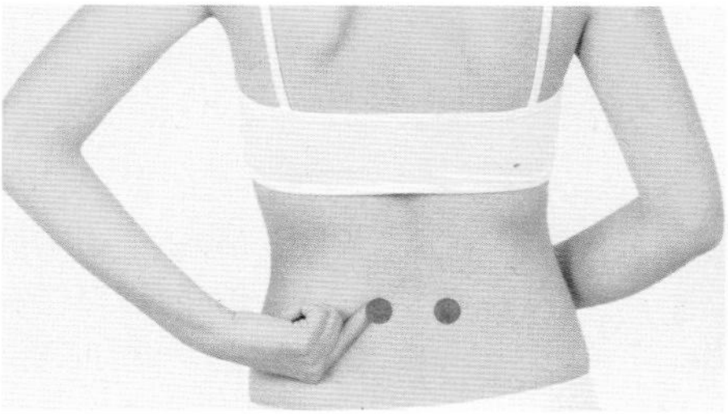

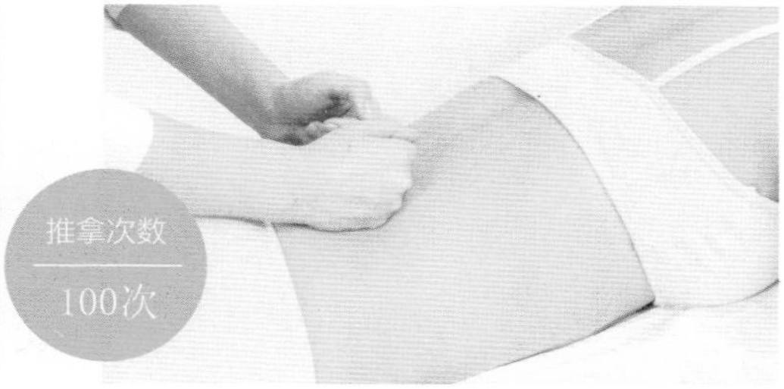

定位 位于腰部，当第二腰椎棘突下，旁开 1.5 寸。

推拿方法 微握拳紧贴于肾俞穴上，连续摆动腕掌部，适当用力按揉。

急性扁桃体炎

五官科

推拿方法

临床症状：扁桃体位于扁桃体隐窝内，是人体呼吸道的第一道免疫器官。但它的免疫能力只能达到一定的效果，当吸入的病原微生物数量较多或吸入毒力较强的病原菌时，就会引起相应的症状。

基础治疗：风池、风府、肩井、人迎、天突。

随症加穴：若患处红肿，加按膈俞；若头晕头痛，加按百会。

风池 疏风清热镇痛

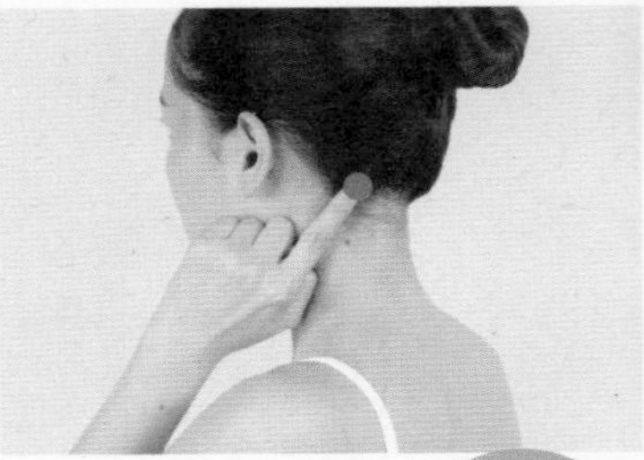

定位

位于项部，当枕骨之下，与风府相平，胸锁乳突肌与斜方肌上端之间的凹陷处。

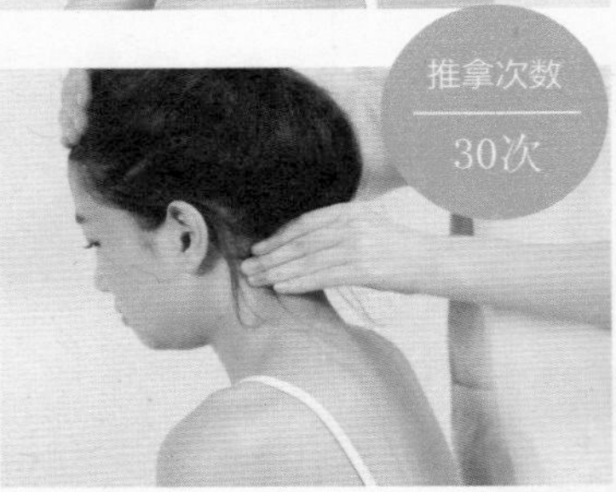

推拿方法

将五指如钳形相对拿捏风池穴，以每秒钟2次的频率提拿。

风府 疏风通络

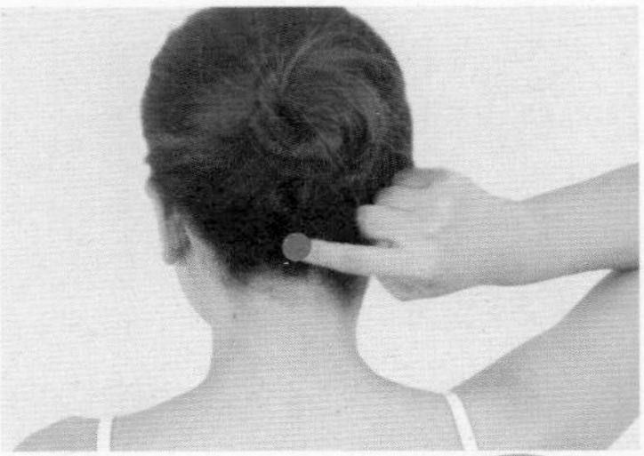

定位

位于项部，当后发际正中直上1寸，枕外隆凸直下，两侧斜方肌之间凹陷中。

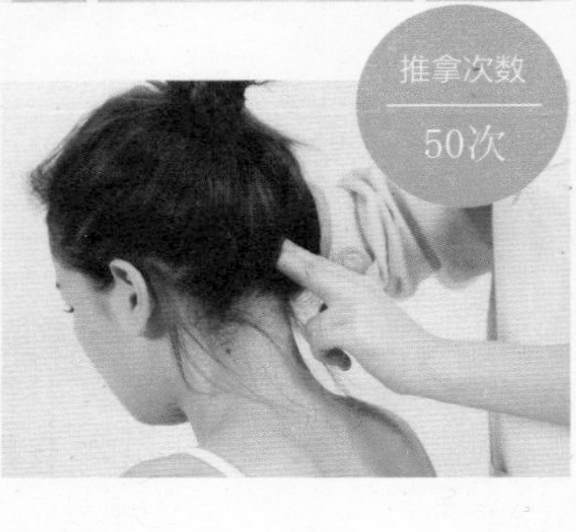

推拿方法

将食指与中指并拢，指腹放于风府穴上，顺时针揉按。

肩井 祛风清热、活络消肿

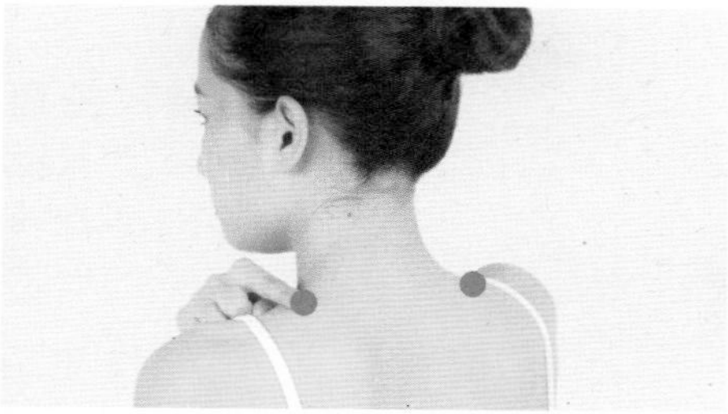

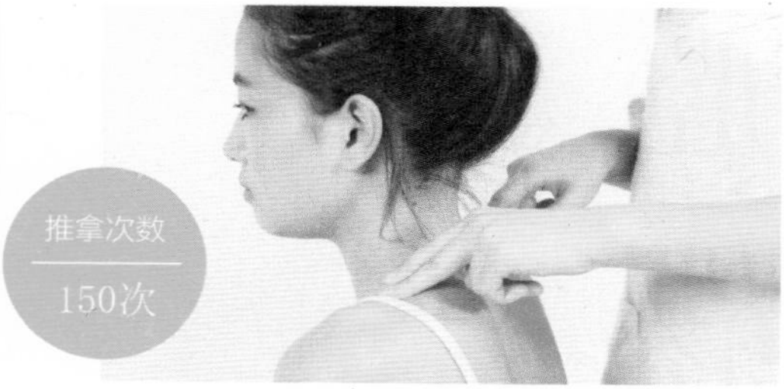

定位 位于肩上，前直乳中，当大椎与肩峰端连线的中点上。

推拿方法 将食指、中指并拢，用两指指腹按揉肩井穴，以局部有酸胀感为宜。

人迎 利咽散结

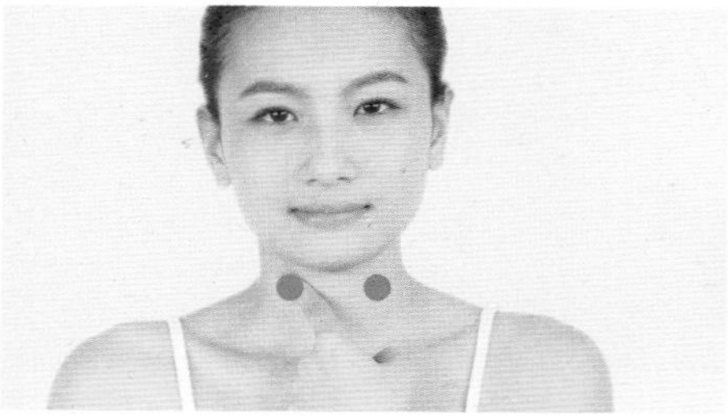

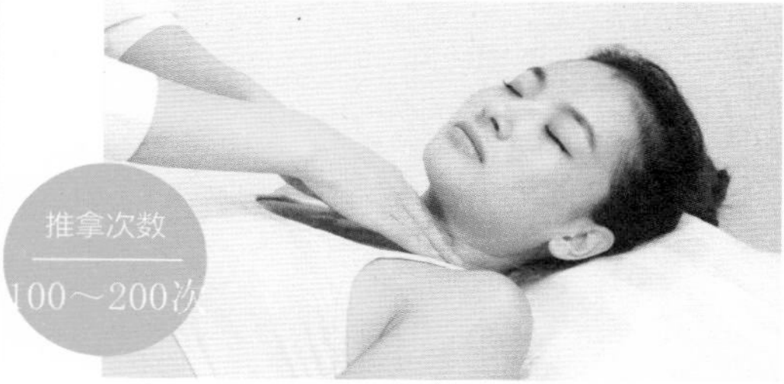

定位 位于颈部，结喉旁，当胸锁乳突肌的前缘，颈总动脉搏动处。

推拿方法 将四指指腹放在人迎穴上揉按，至潮红发热。

天突 宣通肺气、消肿止痛

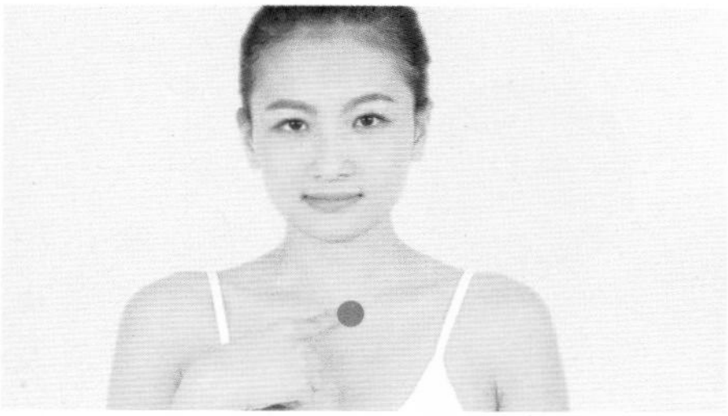

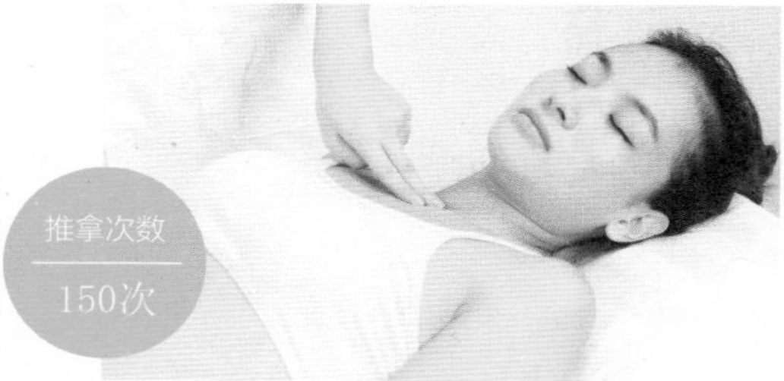

定位 位于颈部，当前正中线上，胸骨上窝中央。

推拿方法 将食指、中指并拢，用两指指腹持续按擦天突穴。

口腔溃疡

五官科

推拿方法

临床症状： 口腔溃疡又称『口疮』，是因不讲卫生或饮食不当引起舌尖或口腔黏膜发炎、溃烂而导致进食不畅的疾病。常见症状为在口腔内唇、舌、颊黏膜、齿龈、硬腭等处出现白色或淡黄色大小不等的溃烂点。

基础治疗： 曲池、尺泽、合谷、内庭、涌泉。

随症加穴： 若患处肿痛，加按后溪；若心烦不眠，加按三阴交。

曲池 清热和营

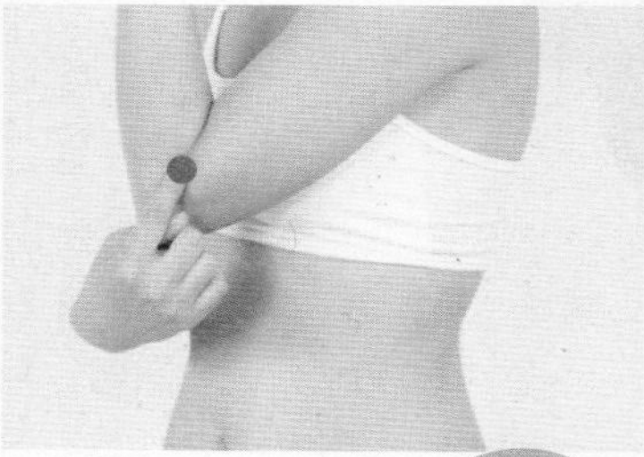

定位

位于肘横纹外侧端，屈肘，当尺泽与肱骨外上髁连线中点。

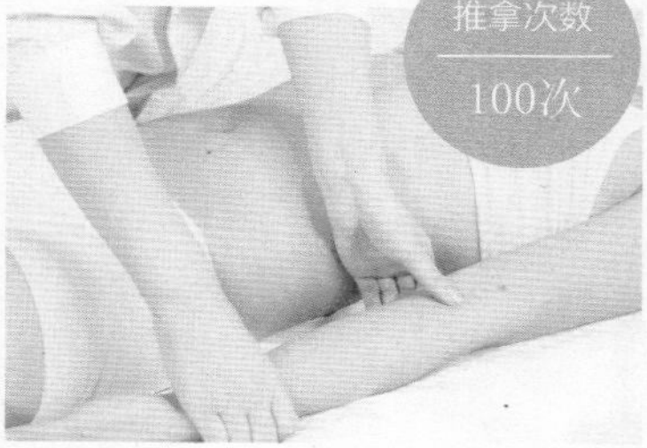

推拿次数

100次

推拿方法

用拇指指腹揉按曲池穴，以皮肤微微潮红、发热为宜。

尺泽 清热和胃、通络止痛

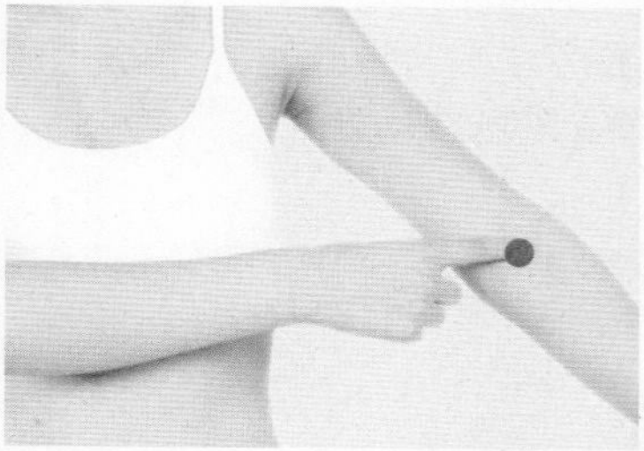

定位

位于肘横纹中，肱二头肌腱桡侧凹陷处。

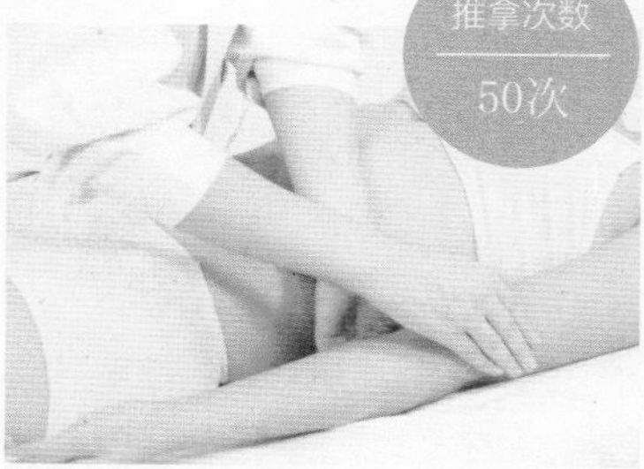

推拿次数

50次

推拿方法

手呈空心掌，拍打尺泽穴，至皮肤微微潮红、发热为宜。

合谷 镇静止痛、通经活络

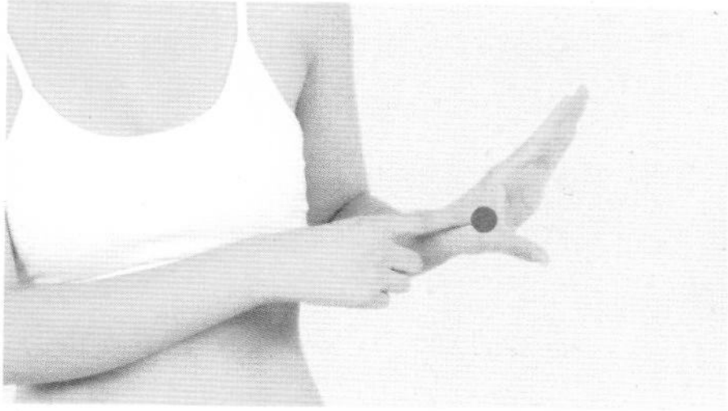

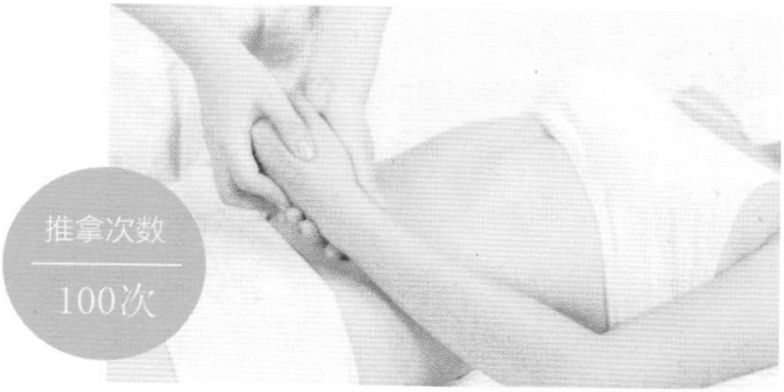

定位 位于手背，第一、第二掌骨间，当第二掌骨桡侧的中点处。

推拿方法 用拇指指腹以顺时针方向揉按合谷穴，力度适中。

内庭 清胃热、化积滞

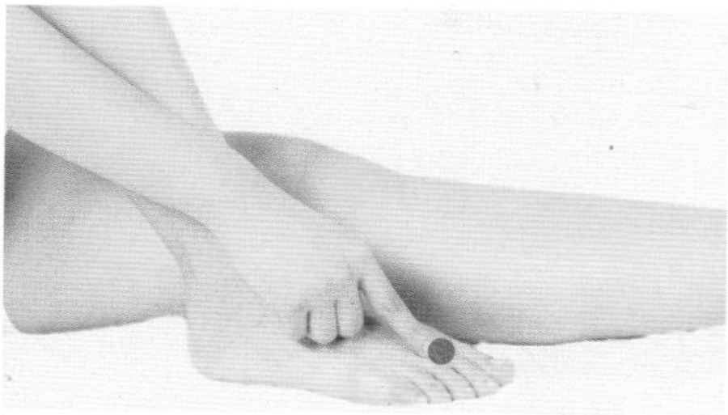

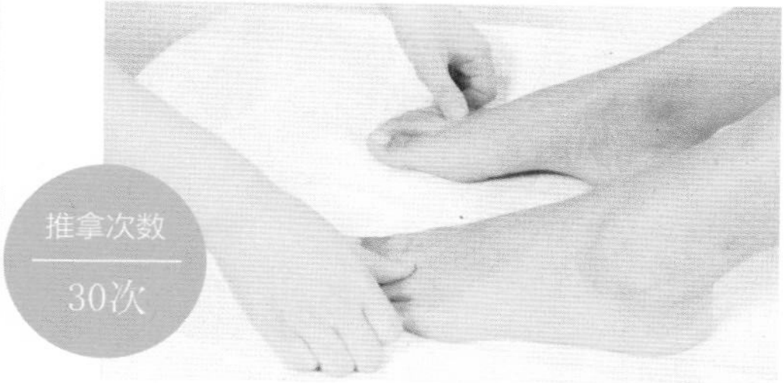

定位 位于足背，当第二、第三趾间，趾蹼缘后方赤白肉际处。

推拿方法 用双手拇指指腹揉按双侧内庭穴。

涌泉 滋阴益肾

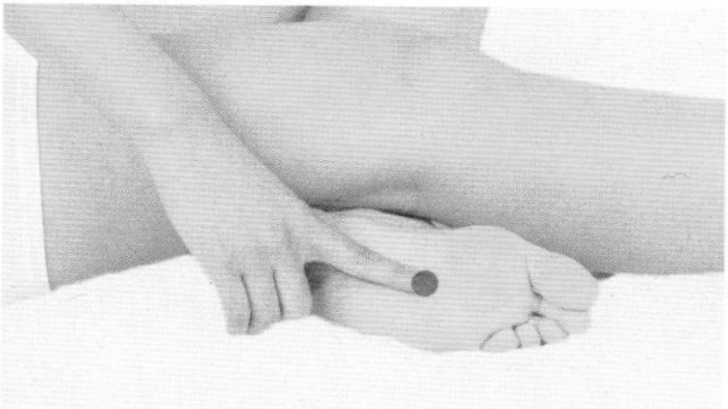

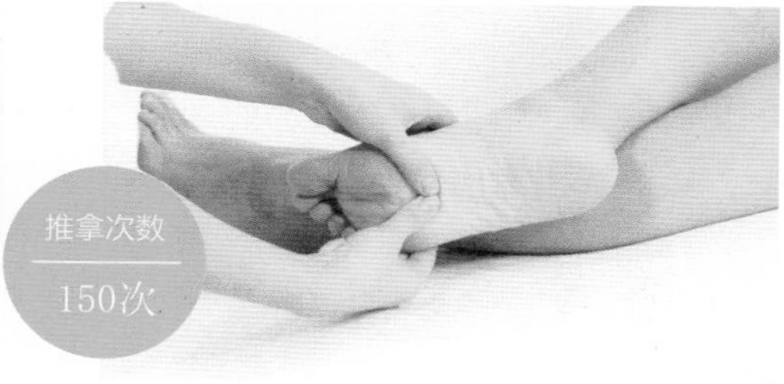

定位 位于足底第二、第三趾趾缝纹头端与足跟连线的前 1/3 处。

推拿方法 用双手握住脚背，两手拇指按压涌泉穴。

咽喉肿痛

五官科

推拿方法

临床症状：咽喉肿痛是口咽和喉咽部病变的主要症状。临床表现主要是咽喉红肿疼痛、吞咽不适，多伴有发热、咳嗽等上呼吸道感染症状及食欲不振等全身症状，在中医学上属于『喉痹』等范畴。

基础治疗：天突、列缺。

随症加穴：若鼻塞流涕，加按迎香；若头晕头痛，加按印堂。

天突 通利气道、清热化痰

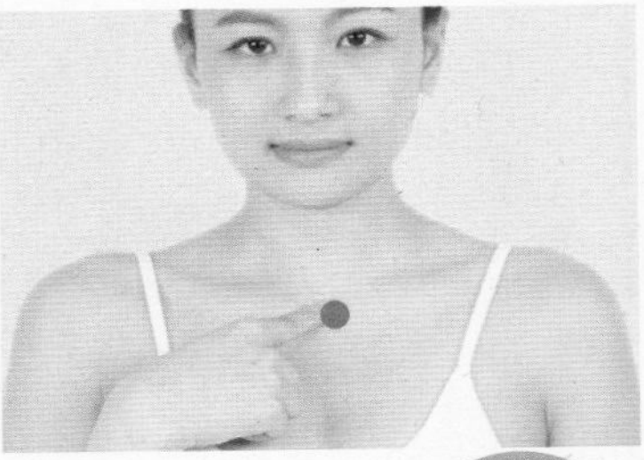

定位

位于颈部，当前正中线上，胸骨上窝中央。

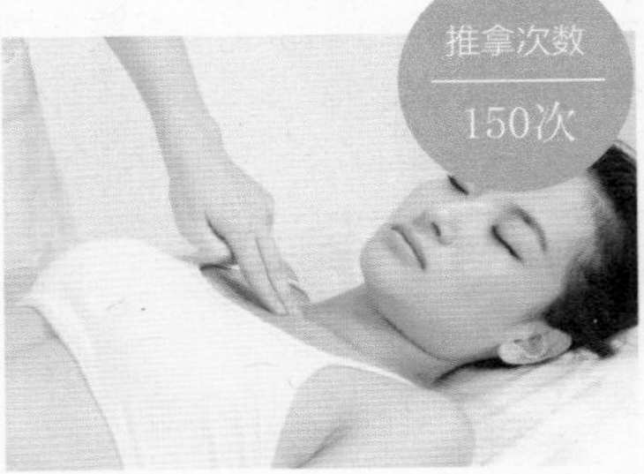

推拿方法

将食指、中指并拢，用两指指腹持续按擦天突穴。

列缺 宣肺解表、通经活络

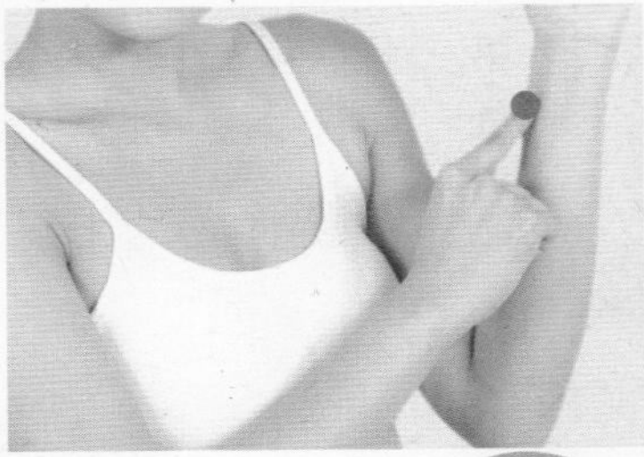

定位

位于前臂桡侧缘，腕横纹上 1.5 寸，当肱桡肌与拇长展肌腱之间。

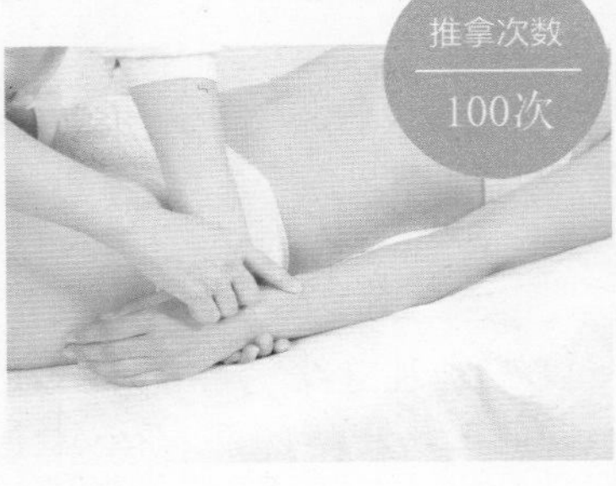

推拿方法

用食指指腹按揉列缺穴，以有酸痛感为宜。

五官科

推拿方法

中耳炎

临床症状：中耳炎可分为非化脓性及化脓性两大类。化脓性中耳炎以耳内流脓为主要表现，同时还伴有耳内疼痛、胸闷等症状。化脓性者有急性和慢性之分。非化脓性者包括分泌性中耳炎、气压损伤性中耳炎等。

基础治疗：听宫、听会。

随症加穴：若头晕头痛，加按百会；若食欲不振，加按脾俞。

听宫 开窍聪耳

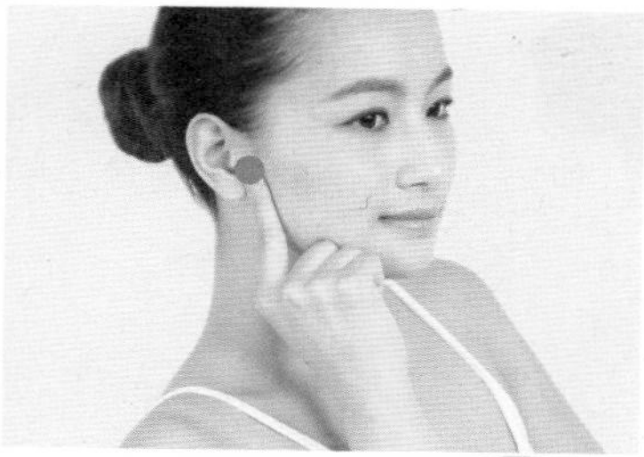

定位

位于面部，耳屏前，下颌骨髁突的后方，张口时呈凹陷处。

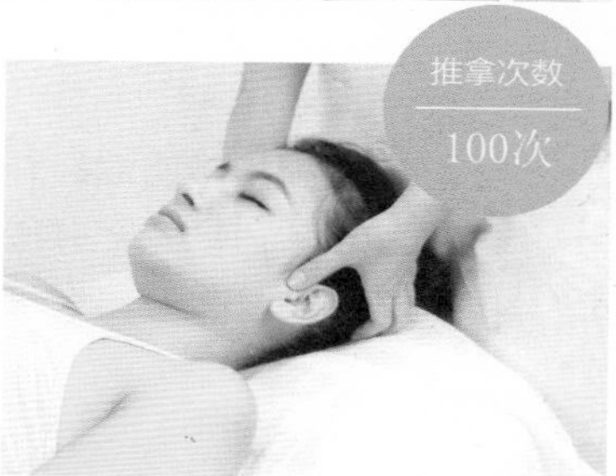

推拿方法

用拇指指尖轻轻按揉听宫穴，有刺痛感为度。

听会 疏利少阳、行气通窍

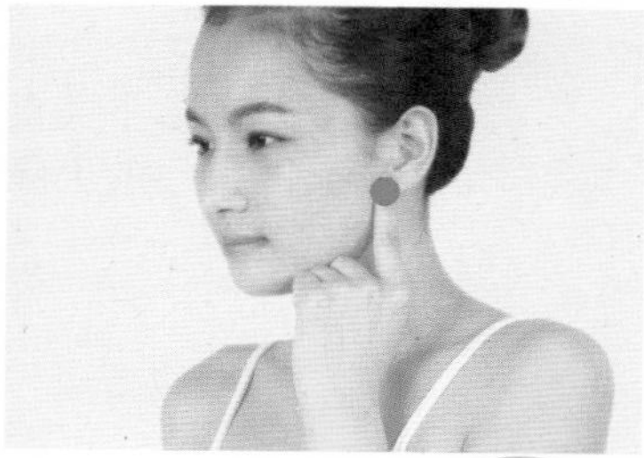

定位

位于面部，当屏间切迹的前方，下颌骨髁突的后缘，张口有凹陷处。

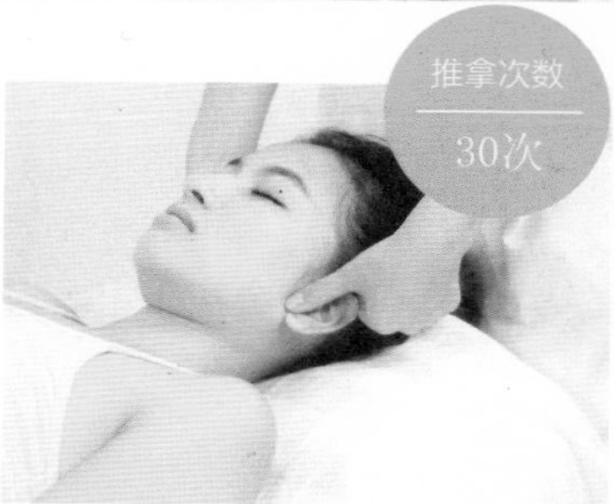

推拿方法

将拇指指尖放于听会穴上揉按，其余四指半握拳。

颞下颌关节紊乱综合征

五官科

推拿方法

临床症状：颞下颌关节紊乱综合征是指颞下颌关节部位在运动过程中出现杂音、下颌运动障碍、咀嚼。主要临床表现为颞下颌关节区酸胀疼痛、运动时弹响、张口运动障碍等，还可伴有颞部疼痛、头晕、耳鸣等症状。

基础治疗：翳风、上关。

随症加穴：若颞部疼痛，加按颊车；若头晕头痛，加按太阳；若耳鸣，加按肾俞。

翳风 疏通局部经络

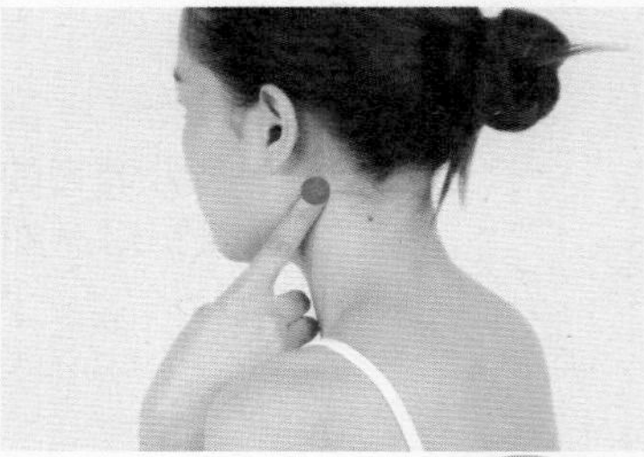

定位

位于耳垂后方，当乳突与下颌角之间的凹陷处。

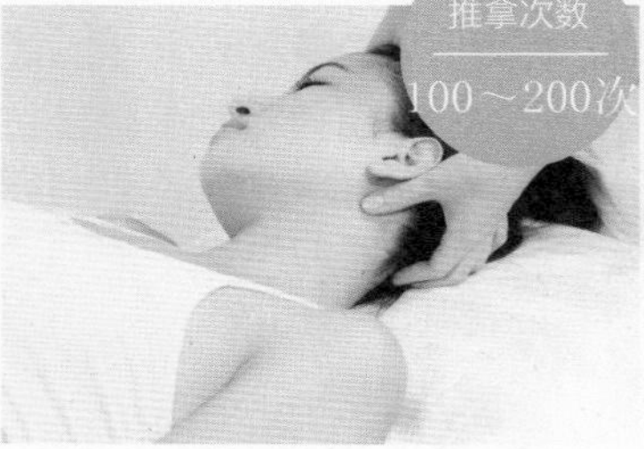

推拿次数

100～200次

推拿方法

用拇指指腹端轻轻按揉翳风穴，有酸胀感为度。

上关 疏筋活血、通络止痛

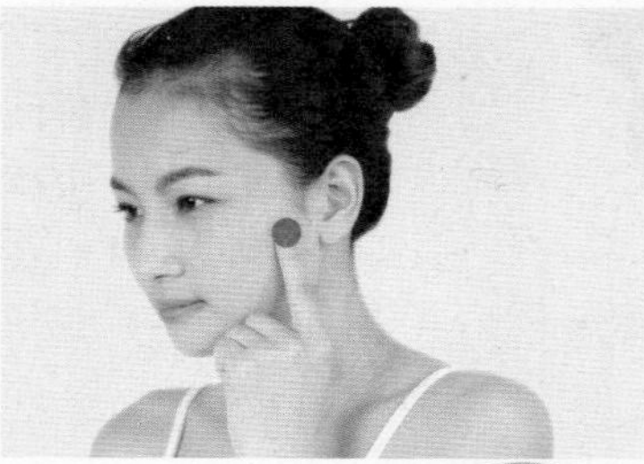

定位

位于耳前，下关直上，当颧弓的上缘凹陷处。

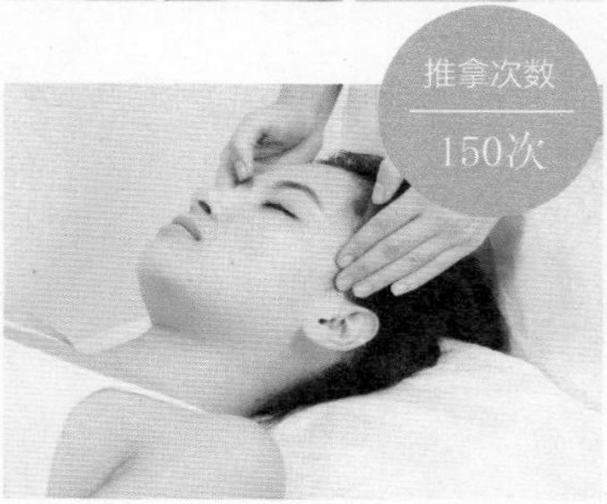

推拿次数

150次

推拿方法

将食指、中指、无名指三指并拢，三指指尖放于上关穴上揉按。

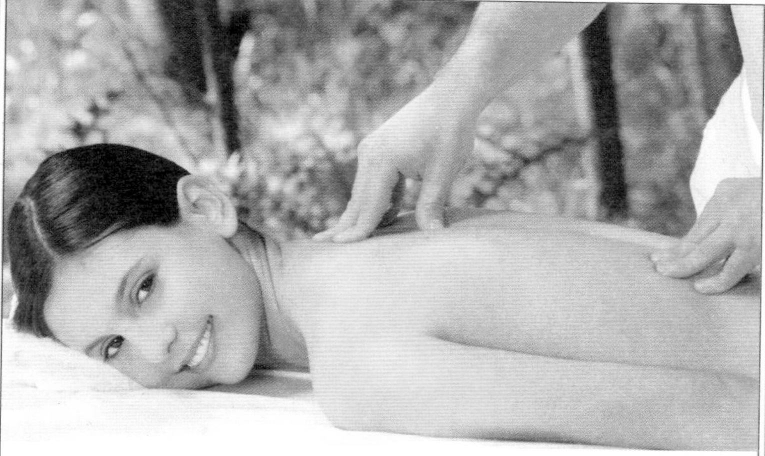

皮肤科：美肌养颜对症推拿

第11章

在医学上，皮肤病是有关皮肤的疾病，是严重影响人们健康的常见病、多发病之一，如麻风、疥疮、真菌病、皮肤细菌感染等。皮肤作为人体的第一道生理防线和最大的器官，时刻参与着机体的功能活动，维持着机体和自然环境的平衡，机体的任何异常情况都可以在皮肤表面反映出来。

痤疮

皮肤科

推拿方法

临床症状： 痤疮是一种发生于毛囊皮脂腺的慢性皮肤病，多发于面部、颈部、前胸、后背等皮脂腺丰富的部位。以好发于面部的粉刺、丘疹、脓疱、结节等多形性皮损为特点。

基础治疗： 曲池、血海。

随症加穴： 若患处瘙痒，加按膈俞；若大便秘结，加按太溪。

曲池 清热凉血、泻火解毒

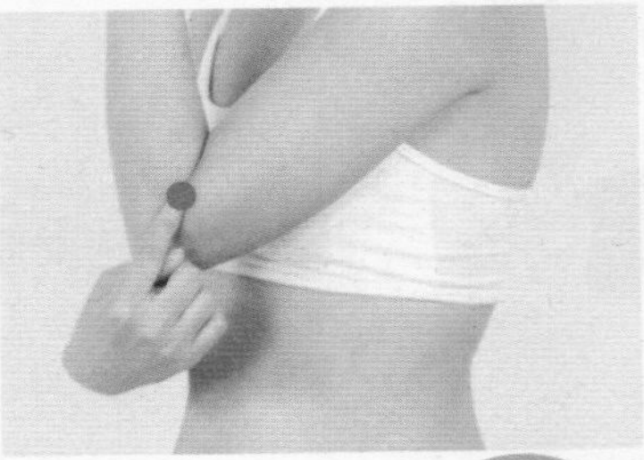

定位

位于肘横纹外侧端，屈肘，当尺泽与肱骨外上髁连线中点。

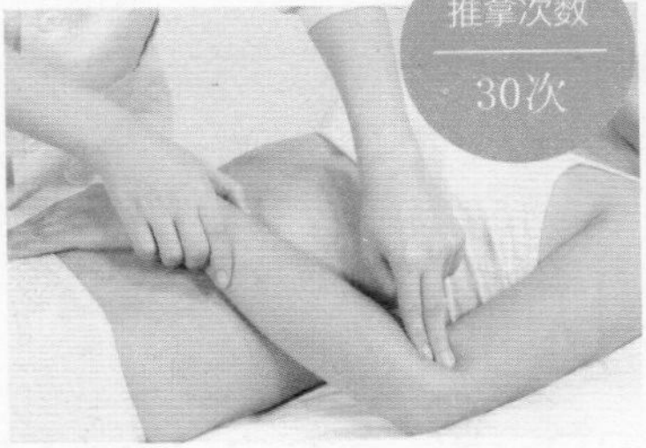

推拿次数

30次

推拿方法

将食指、中指并拢，用两指指腹揉按曲池穴。

血海 清热凉血解毒

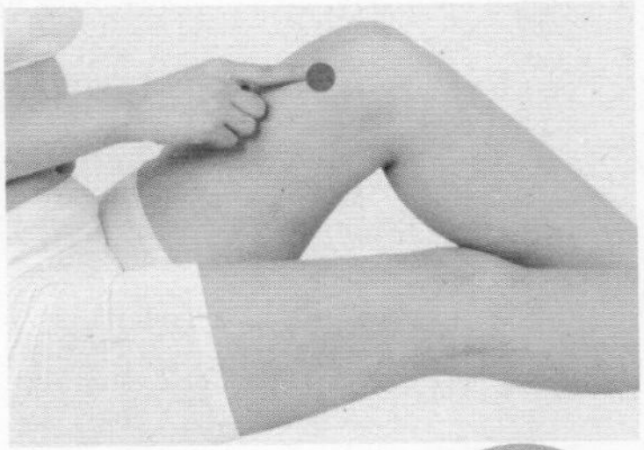

定位

位于大腿内侧，髌底内侧端上 2 寸，当股四头肌内侧头的隆起处。

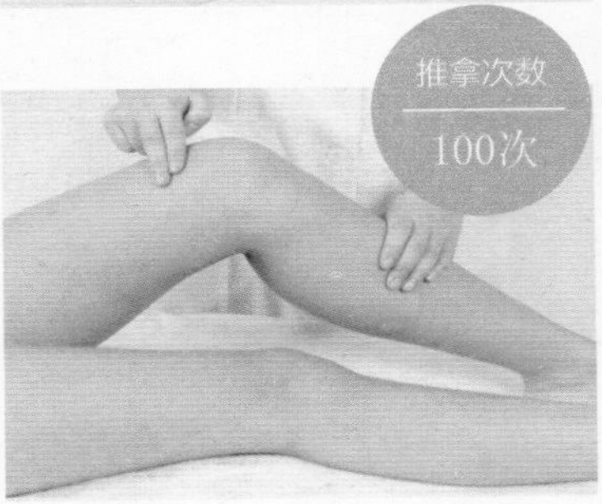

推拿次数

100次

推拿方法

将食指与中指并拢，以两指指腹按压血海穴。

荨麻疹

皮肤科

推拿方法

临床症状：荨麻疹是一种常见的变态反应性疾病。本病多属突然发病，常因饮食、药物、肠管寄生虫、化学因素、精神因素及全身性疾患等引起。轻者以瘙痒为主，亦有疹块散发出现。

基础治疗：曲池、膈俞。

随症加穴：若发热，加按大椎；若食欲不振，加按中脘。

曲池 通经活络、行气活血

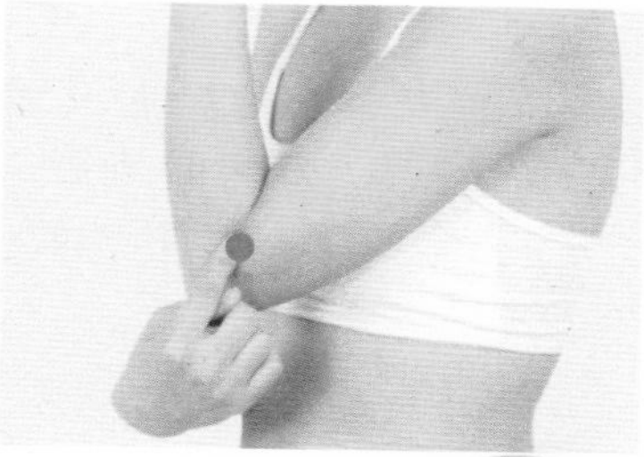

定位

位于肘横纹外侧端，屈肘，当尺泽与肱骨外上髁连线中点。

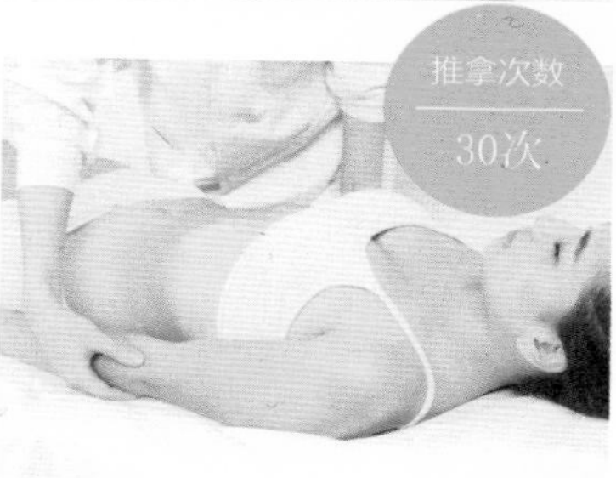

推拿方法

用拇指按住曲池穴，以顺时针方向揉按。

膈俞 活血止痒

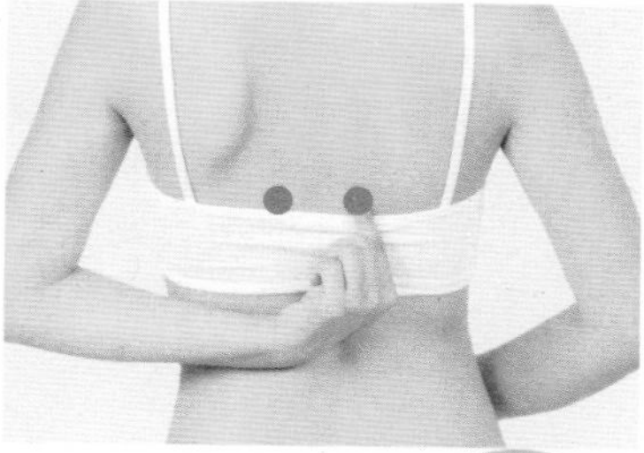

定位

位于背部，当第七胸椎棘突下，旁开1.5寸。

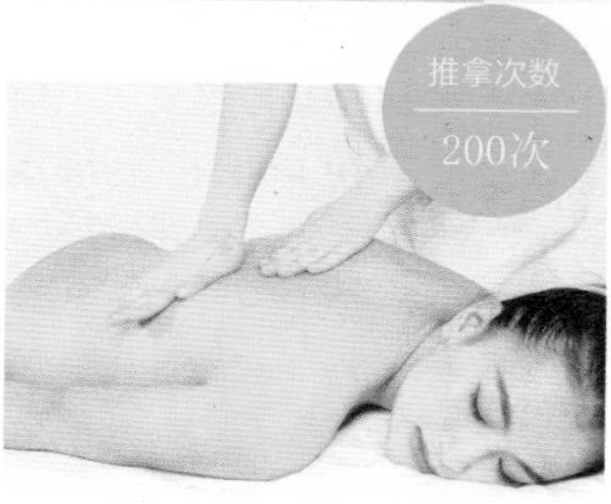

推拿方法

用双掌来回横擦膈俞穴，以每分钟100次的频率有节律地横擦。

黄褐斑

皮肤科

推拿方法

临床症状：黄褐斑，又称『蝴蝶斑』『肝斑』，是有黄褐色色素沉着的皮肤病。临床主要表现为颜面中部有对称性蝴蝶状的黄褐色斑片，边缘清楚。中医学认为，本病由肝气郁结、气血瘀滞，或肾阳虚寒等所致。

基础治疗：合谷、血海、三阴交、太冲、涌泉。

随症加穴：若心烦失眠，加按内关。

合谷 通经活络

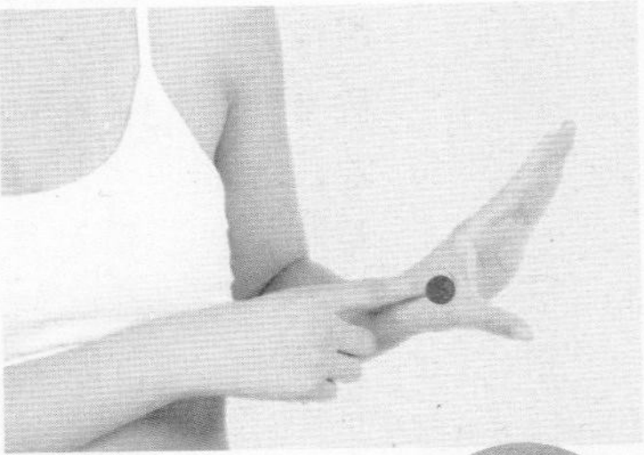

定位

位于手背，第一、第二掌骨间，当第二掌骨桡侧的中点处。

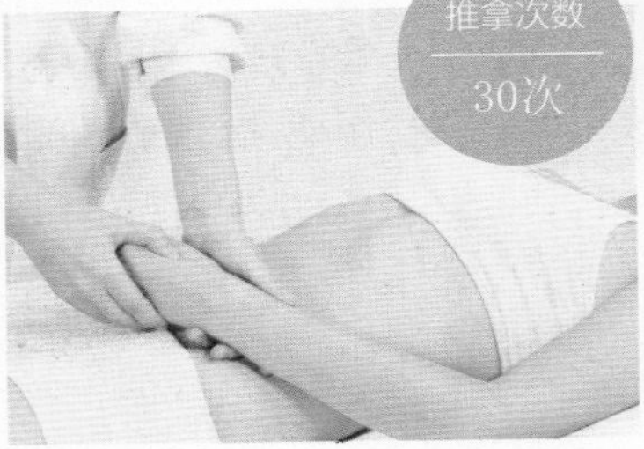

推拿次数

30次

推拿方法

用拇指指腹以顺时针的方向轻摩合谷穴。

血海 行气活血化瘀

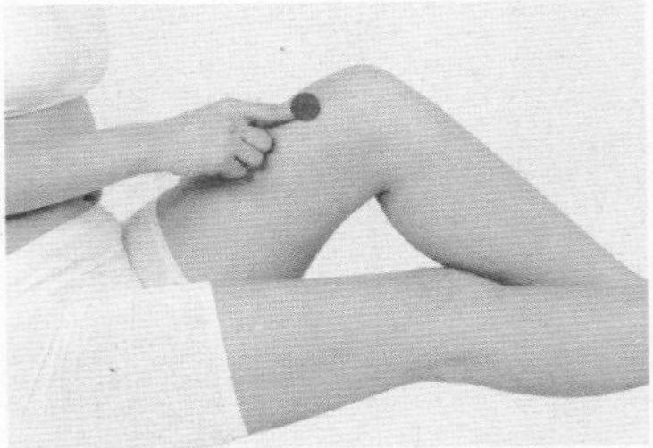

定位

屈膝，位于大腿内侧，髌底内侧端上2寸，当股四头肌内侧头的隆起处。

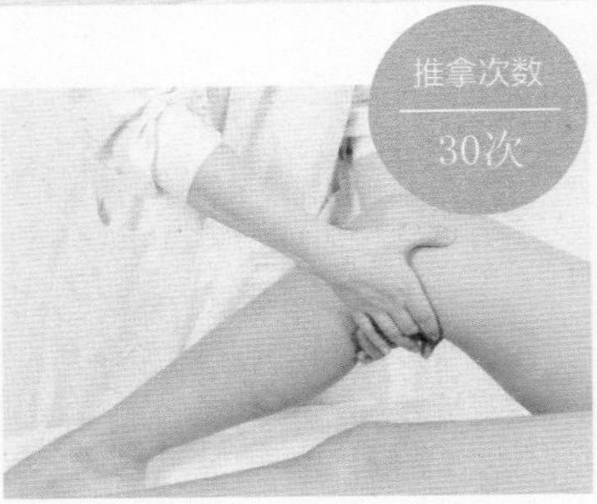

推拿次数

30次

推拿方法

用拇指指腹按压血海穴，以每秒2次的频率有节奏地按压。

三阴交 健脾利湿、兼调肝肾

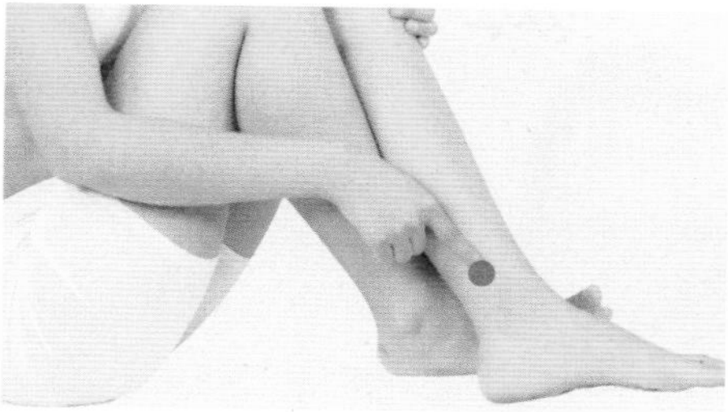

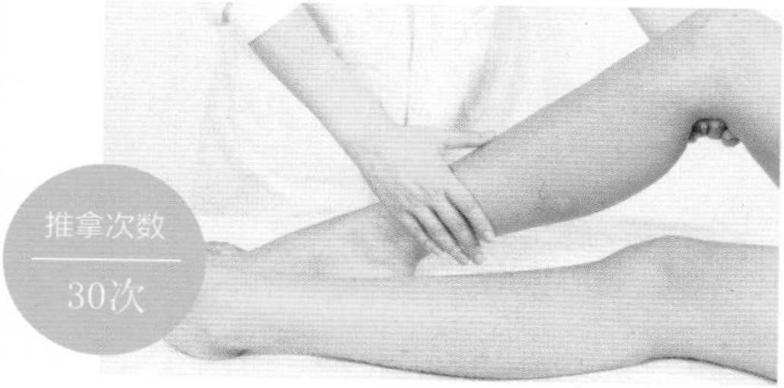

定位 | 位于小腿内侧，当足内踝尖上3 寸，胫骨内侧缘后方。

推拿方法 | 用四指指腹按压三阴交穴，以每秒2次的频率有节奏地按压。

太冲 疏肝理气解郁

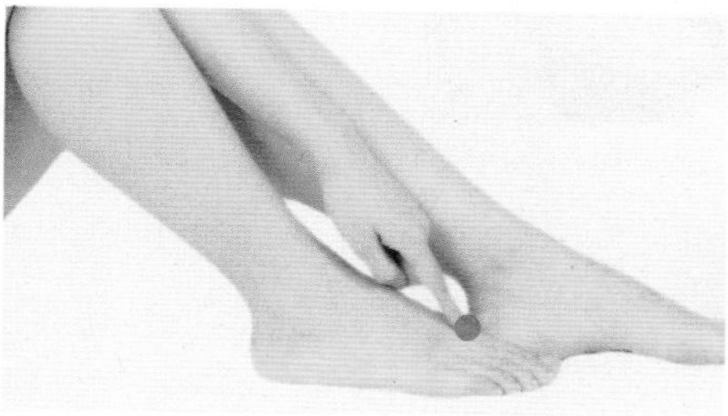

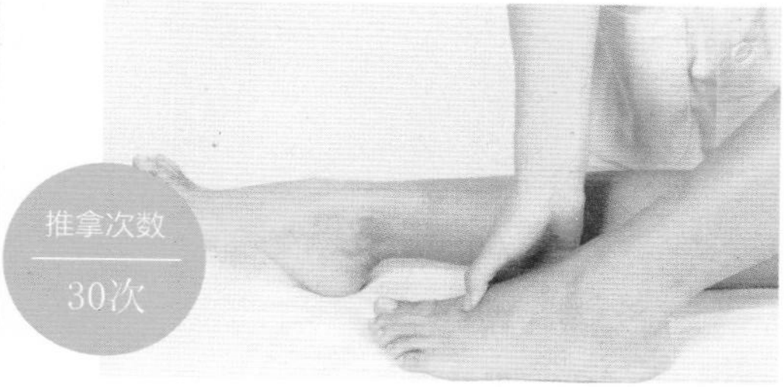

定位 | 位于足背侧，当第一跖骨间隙的后方凹陷处。

推拿方法 | 用拇指指腹按压太冲穴，以每秒2次的频率有节奏地按压。

涌泉 补养肾气

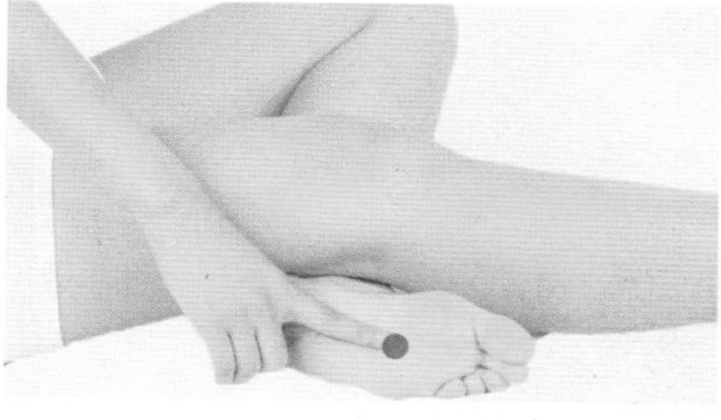

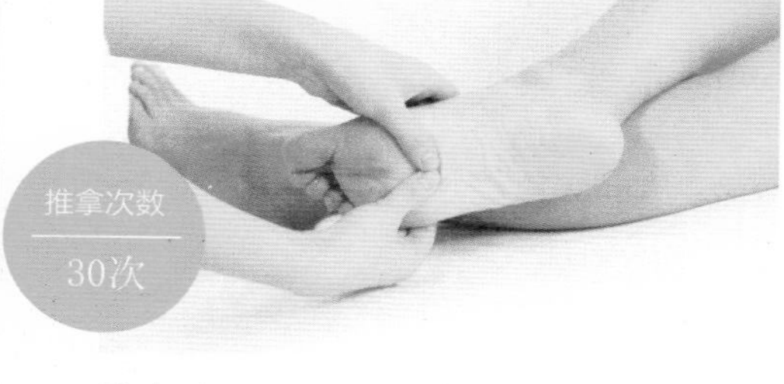

定位 | 位于足底第二、第三趾趾缝纹头端与足跟连线的前 1/3 处。

推拿方法 | 用拇指指腹按压涌泉穴，以每秒2次的频率有节奏地按压。

脱发

皮肤科

推拿方法

临床症状：脱发是头发脱落的现象，有生理性和病理性之分。生理性脱发是指头发正常脱落。病理性脱发是指头发异常或是过度脱落。

基础治疗：上星、百会、率谷、玉枕、三阴交。

随症加穴：若心烦失眠，加按心俞；若食欲不振，加按中脘；若心烦易怒，加按太冲。

上星 疏通头部气血

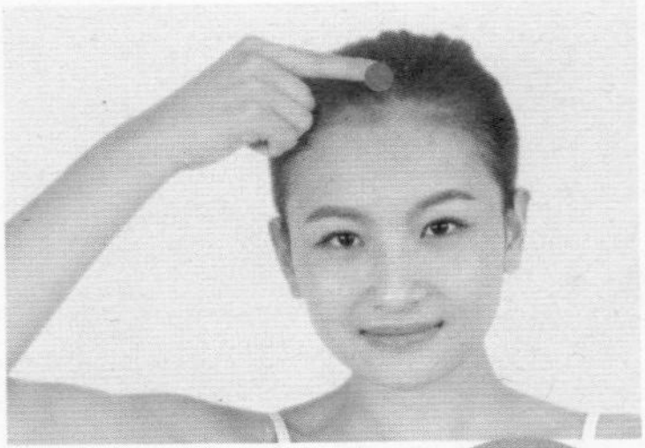

定位

位于头部，当前发际正中直上1寸。

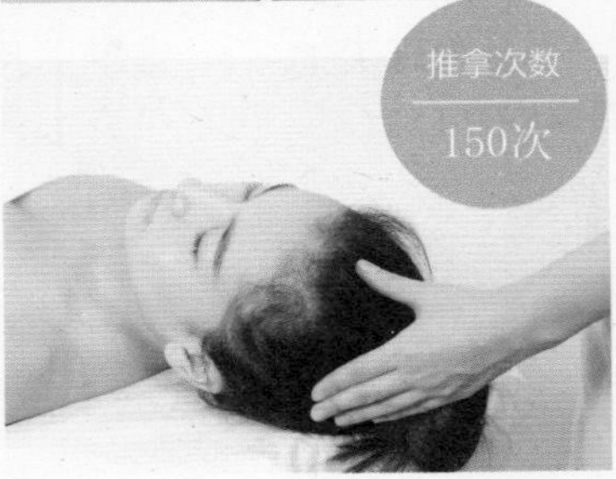

推拿方法

将拇指指腹放于上星穴上揉按，以局部有酸痛感为度。

百会 引气血上行、止脱发

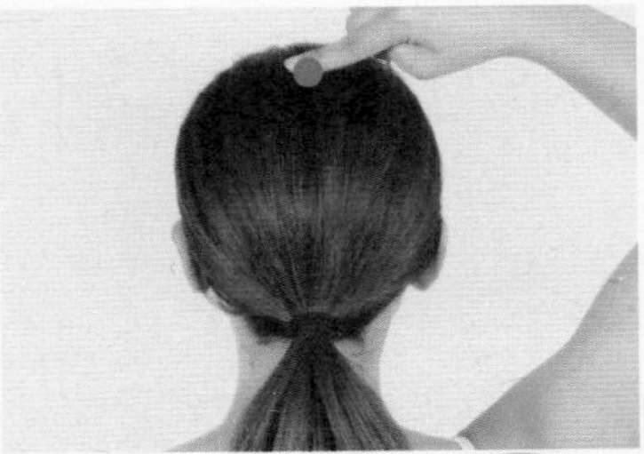

定位

位于头部，当前发际正中直上5寸，或两耳尖连线的中点处。

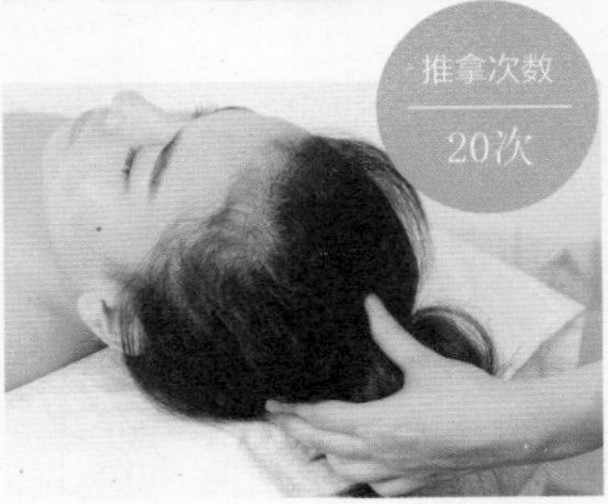

推拿方法

用拇指指腹按揉百会穴，感到酸胀时，再顺时针揉动。

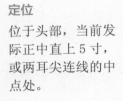

率谷 活血通络止脱

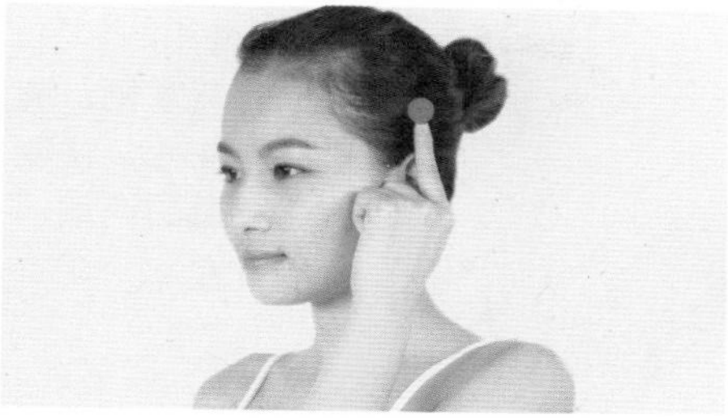

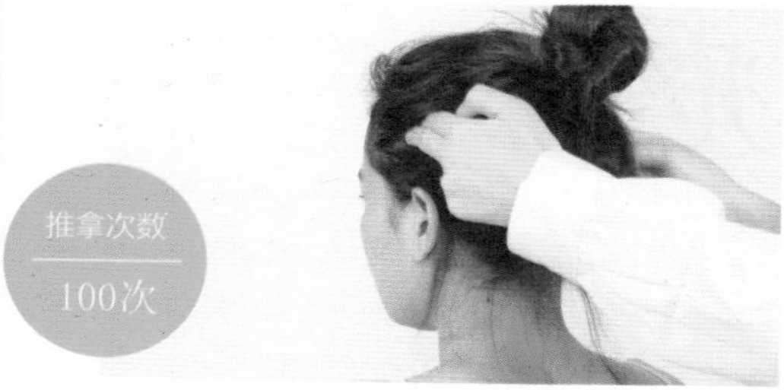

定位 位于头部，当耳尖直上入发际1.5寸，角孙直上方。

推拿方法 将食指和中指并拢，按揉率谷穴，以有酸胀感为度。

玉枕 疏通头部气血

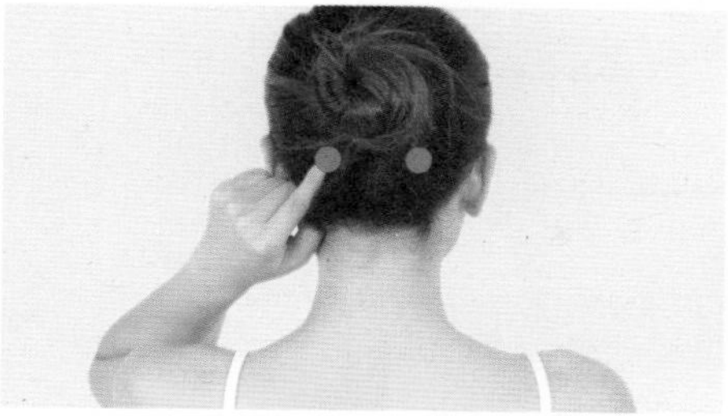

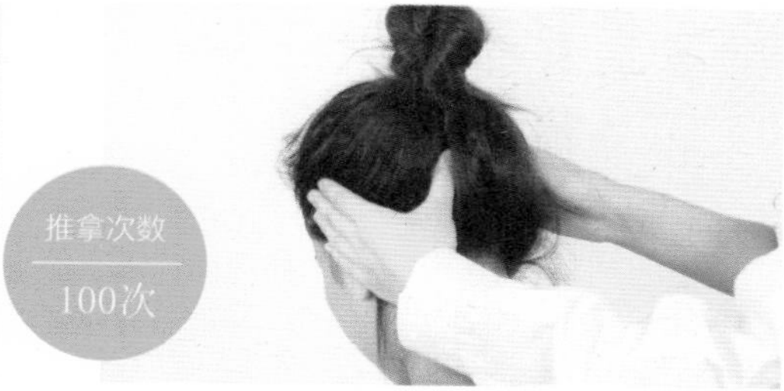

定位 位于后发际正中直上2.5寸，旁开1.3寸。

推拿方法 用四指做支撑，用拇指揉按玉枕穴，以有酸胀感为度。

三阴交 健脾利湿、兼调肝肾

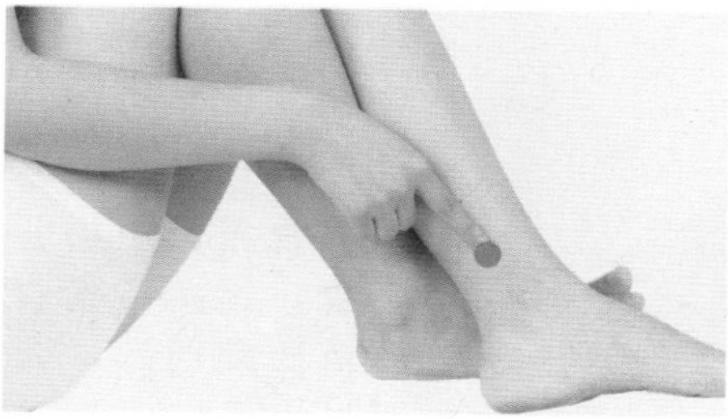

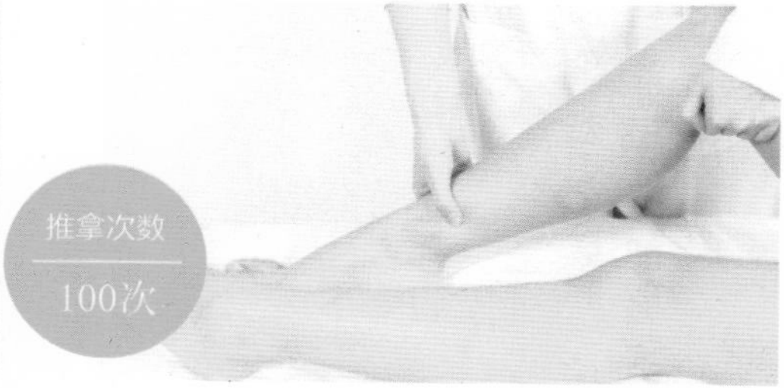

定位 位于小腿内侧，当足内踝尖上3寸，胫骨内侧缘后方。

推拿方法 用拇指指尖垂直按压三阴交穴，以局部有酸痛感为度。

疔疮

皮肤科

推拿方法

临床症状：疔疮好发于颜面、四肢、背部，主要是由皮肤不洁、饮食不当所引起。初起时疮头像一粟米样，形状小，坚硬如钉，日久，内硬结增大，疼痛加剧，形似蜂窝状，红肿范围多在9厘米以上。

基础治疗：二白、郄门、身柱、灵台、委中。

随症加穴：若患处红肿，加按血海；若患处瘙痒，加按膈俞；若大便秘结，加按太溪。

二白 清热利湿止痒

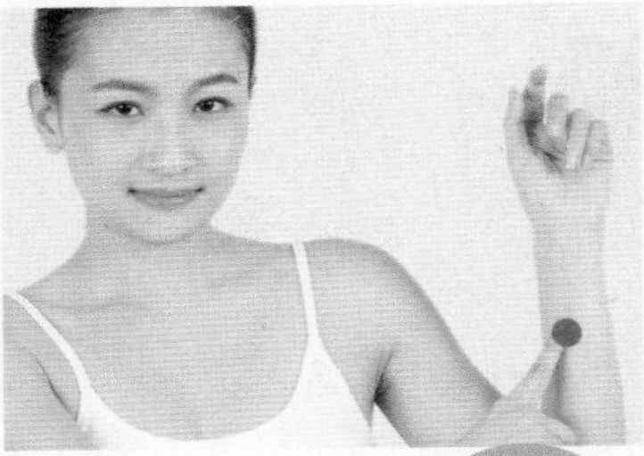

定位

位于前臂掌侧，腕横纹上4寸，桡侧腕屈肌腱的两侧，一侧2穴。

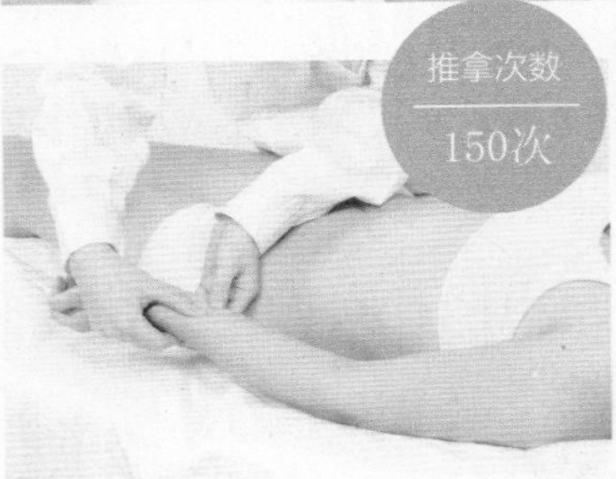

推拿方法

将双手拇指指腹放于二白穴上揉按，其余四指附于手臂上。

郄门 清营凉血

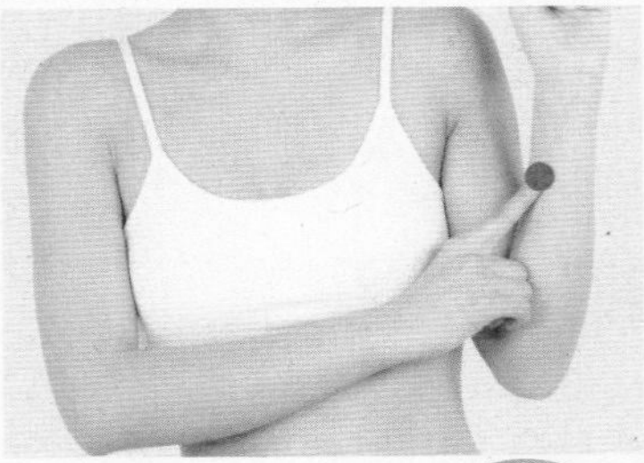

定位

位于前臂掌侧，当曲泽与大陵的连线上，腕横纹上5寸。

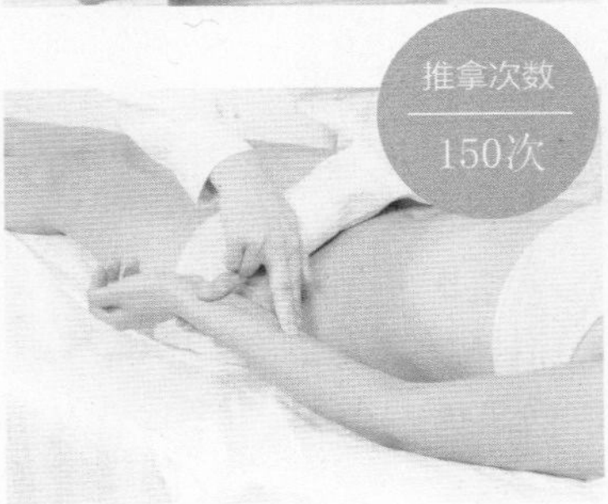

推拿方法

将食指、中指并拢，用两指指腹按压郄门穴，力度适中。

身柱 补气壮阳

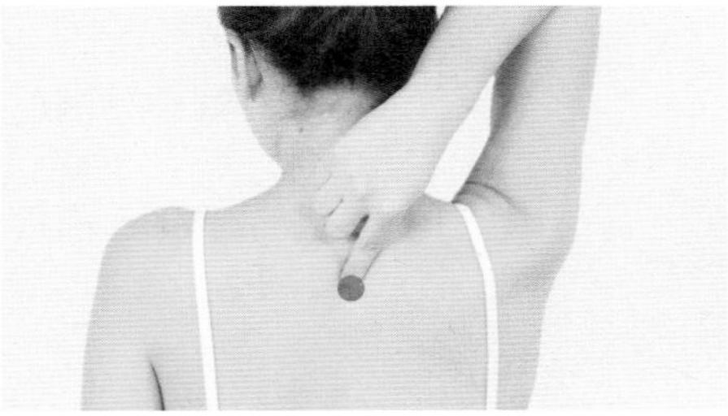

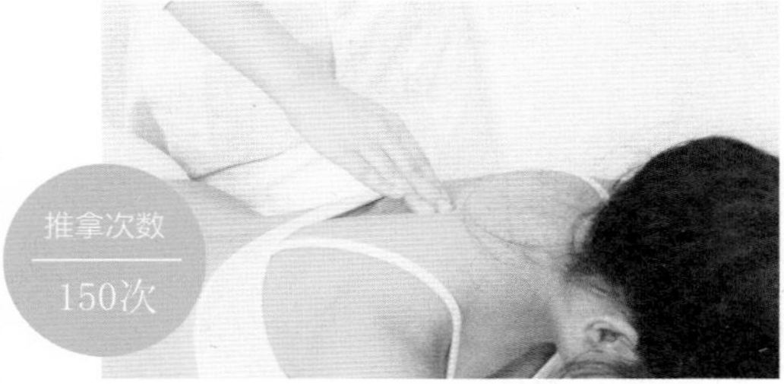

定位 位于背部，后正中线上，当第三胸椎棘突下凹陷中。

推拿方法 将食指、中指、无名指三指并拢，微用力反复推揉身柱穴。

灵台 清热化湿

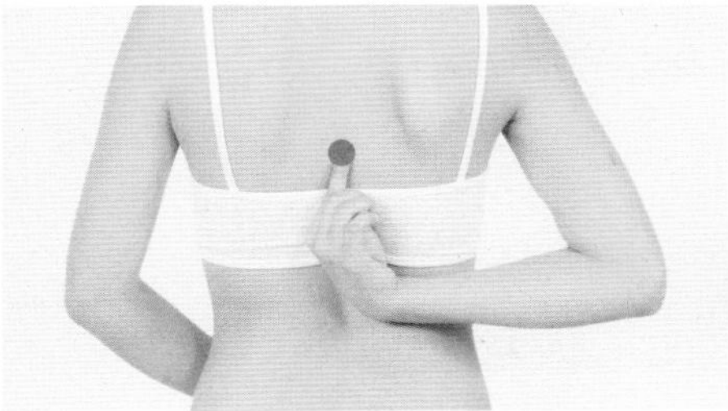

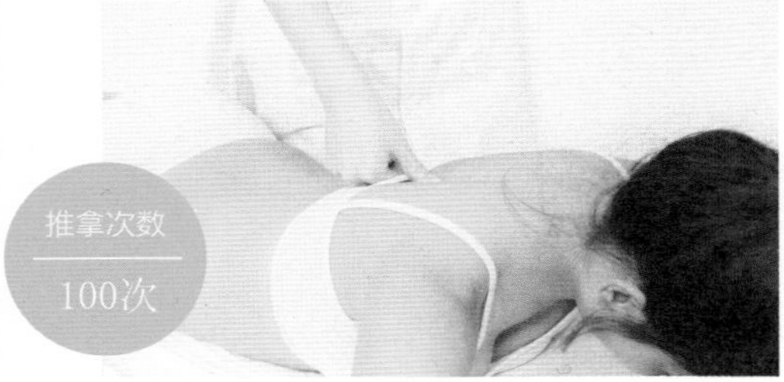

定位 位于背部，后正中线上，当第六胸椎棘突下凹陷中。

推拿方法 将拇指指尖放于灵台穴上，微用力揉按。

委中 舒筋通络、散瘀活血

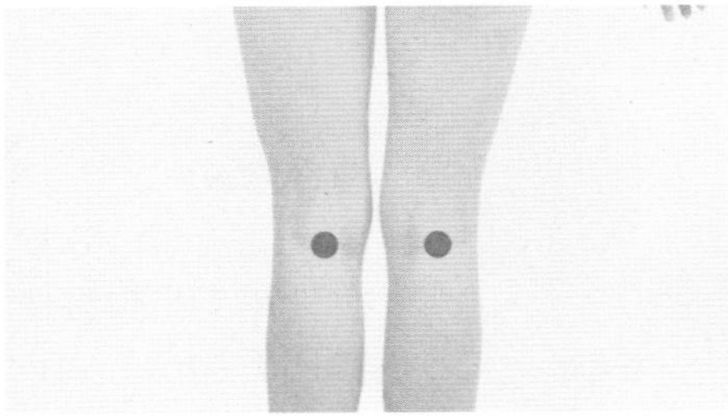

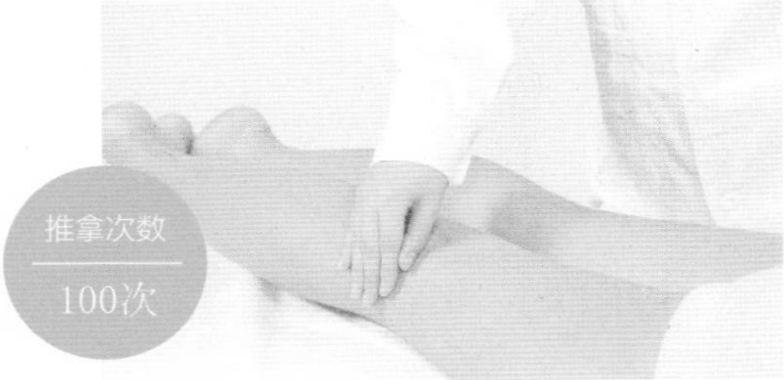

定位 位于腘横纹中点，当股二头肌腱与半腱肌肌腱的中间。

推拿方法 手半握成空心掌，拍打委中穴至发热为度，再用大鱼际揉按。

脚气

皮肤科

推拿方法

临床症状：脚气俗称『香港脚』，是一种常见的感染性皮肤病，主要由真菌感染引起，常见的主要致病菌是红色毛癣菌。好发于足跖部和趾间，皮肤癣菌感染也可延及到足跟及足背。

基础治疗：足三里、阴陵泉、三阴交、公孙、太白。

随症加穴：若患处瘙痒，加按膈俞，若食欲不振，加按中脘。

足三里 健脾祛湿止痒

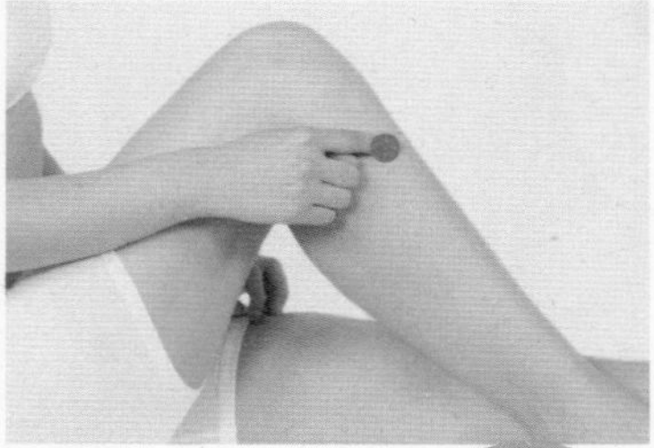

定位

位于小腿前外侧，当犊鼻下3寸，距胫骨前缘一横指（中指）。

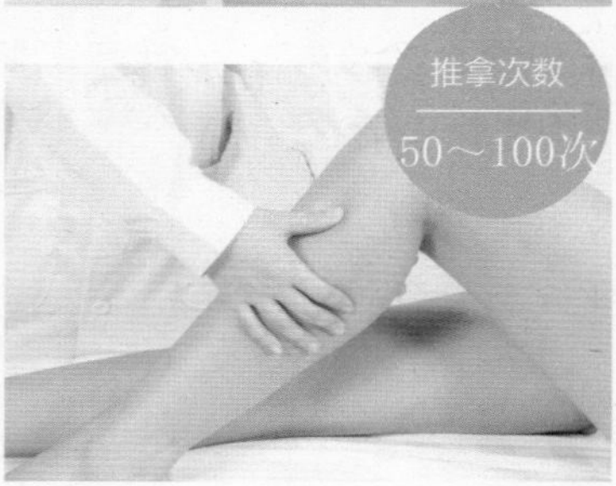

推拿方法

用拇指按住足三里穴，以顺时针方向揉按。

阴陵泉 健脾渗湿止痒

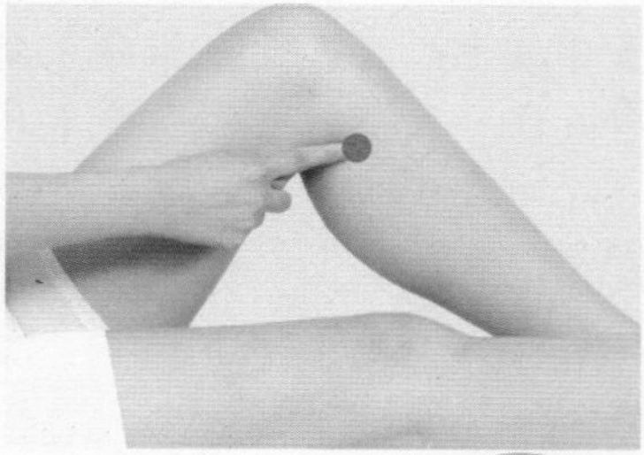

定位

位于小腿内侧，当胫骨内侧髁后下方凹陷处。

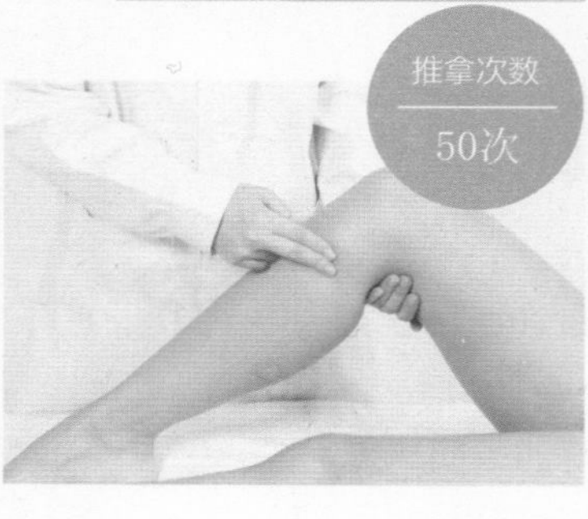

推拿方法

将食指、中指紧并，用手指指腹按揉阴陵泉穴。

三阴交 健脾利湿、兼调肝肾

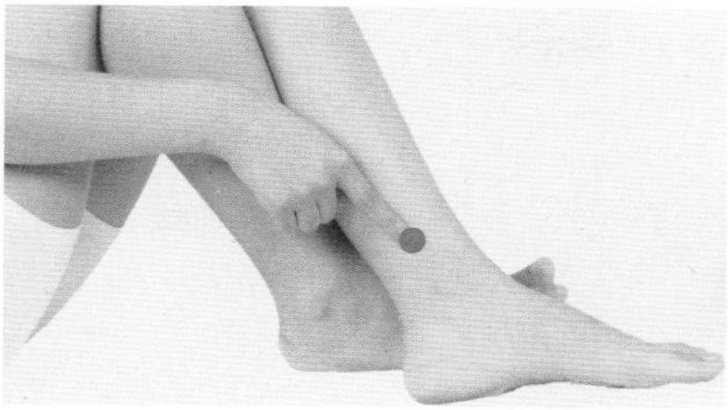

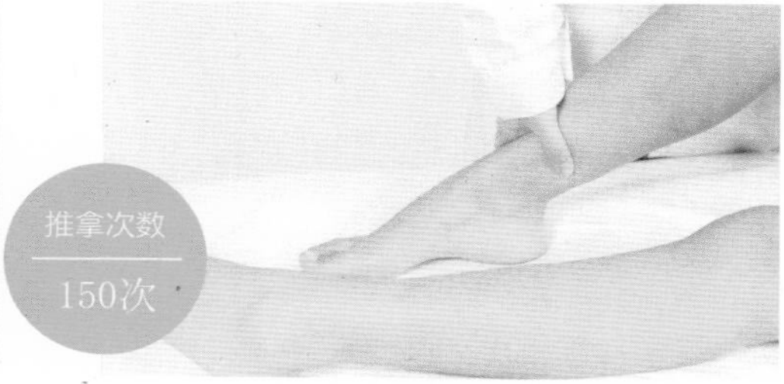

定位 位于小腿内侧，当足内踝尖上3寸，胫骨内侧缘后方。

推拿方法 伸出拇指指尖放于三阴交穴上，微用力压揉。

公孙 健脾化湿、和胃理中

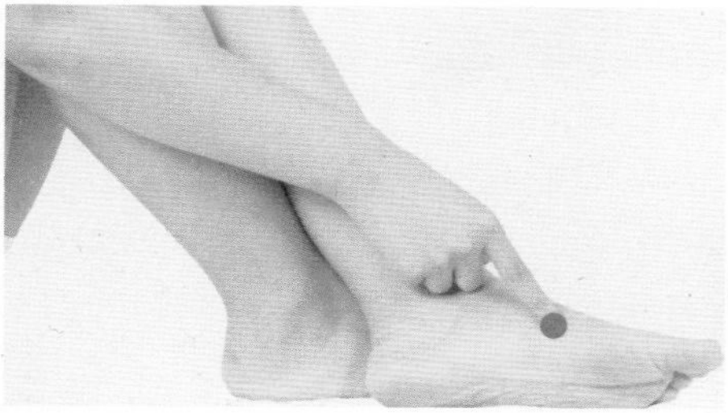

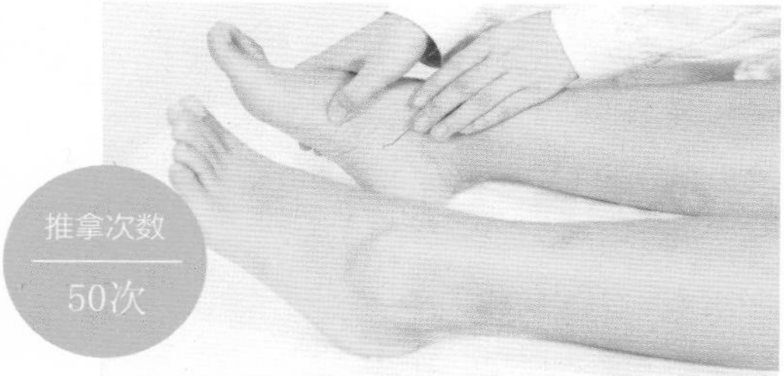

定位 位于人体的足内侧缘，当第一跖骨基底部的前下方。

推拿方法 将拇指指腹放于公孙穴上压揉，力度适中。

太白 健脾化湿、理气止痒

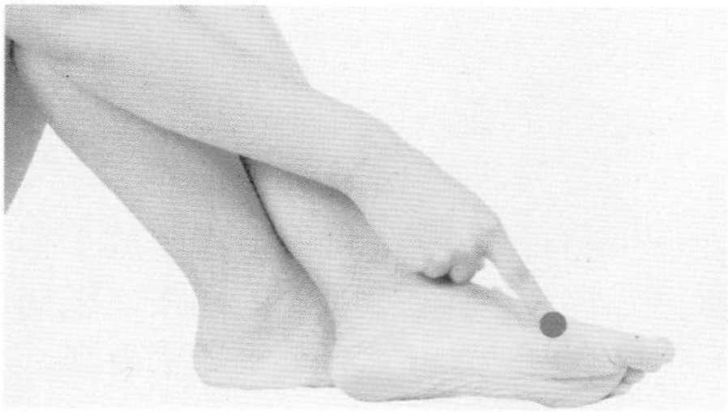

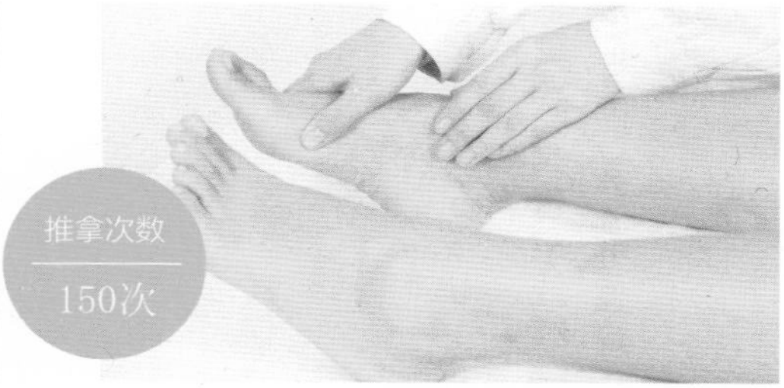

定位 位于足大趾第一跖骨关节，后下方赤白肉际凹陷处。

推拿方法 将拇指指腹放于太白穴上按揉，其余四指附于足背。

褥疮

皮肤科

推拿方法

临床症状：褥疮是由于身体局部组织长期受压，导致血液循环不足而引起的局部皮肤及皮下组织缺血缺氧以致发生破皮、溃疡甚至坏疽的疾病。褥疮多见于截瘫、昏迷的患者，好发部位为肩胛骨、坐骨结节、足跟部等处。

基础治疗：足三里、丰隆。

随症加穴：若患处红肿，加按血海；若患处瘙痒，加按膈俞。

足三里 生发胃气、燥化脾湿

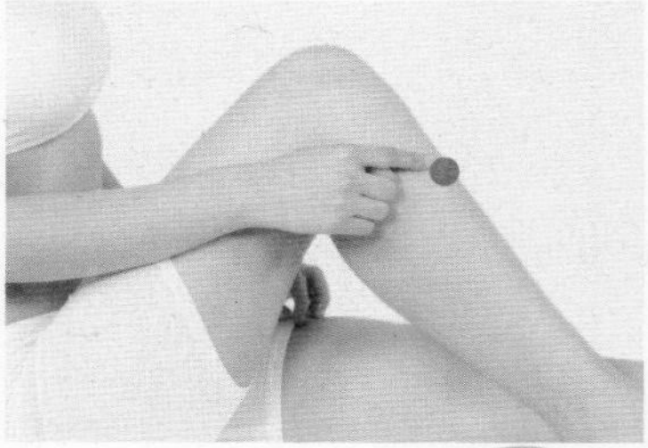

定位

位于小腿前外侧，当犊鼻下3寸，距胫骨前缘一横指（中指）。

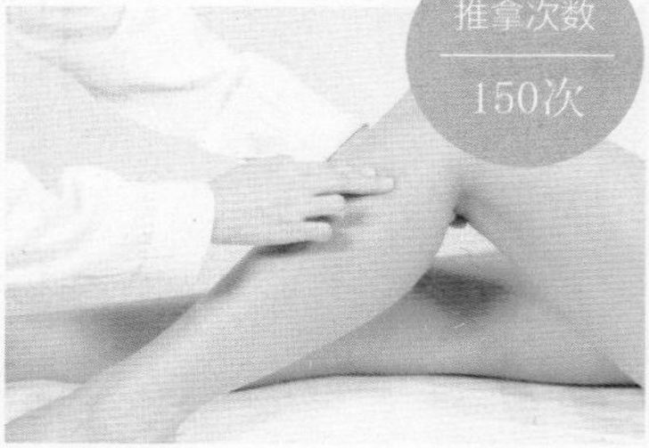

推拿次数

150次

推拿方法

将食指、中指合并按在足三里穴上，以顺时针方向揉按。

丰隆 祛湿化痰止痒

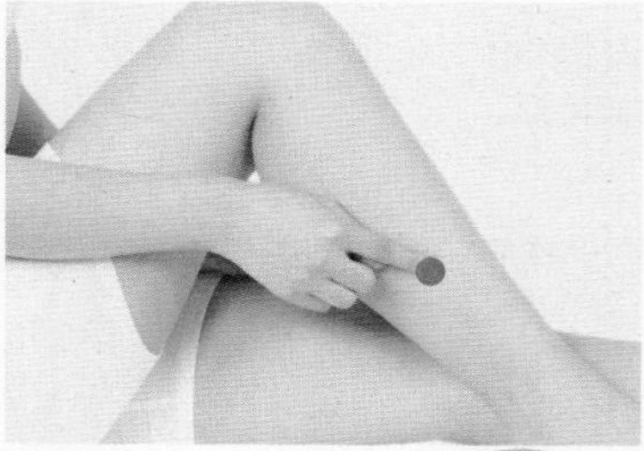

定位

位于小腿前外侧，当外踝尖上8寸，距胫骨前缘二横指（中指）。

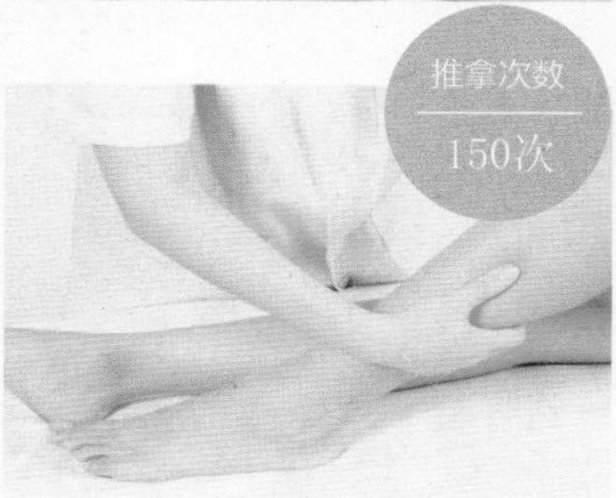

推拿次数

150次

推拿方法

将拇指指腹放于丰隆穴上揉按，以局部有酸痛感为宜。